“十二五”普通高等教育本科国家级规划教材
“十三五”高等医学院校本科规划教材
住院医师规范化培训辅导教材

U0802844

供基础、临床、护理、预防、口腔、中医、药学、医学技术类等专业用

眼科学

Ophthalmology

（第4版）

主　　编　王宁利　杨　柳

副主编　魏文斌　马建民　刘　平　颜　华

编　　委　（按姓名汉语拼音排序）

陈跃国（北京大学第三医院）
胡　磊（山东第一医科大学第二附属医院）
李朝辉（中国人民解放军总医院）
李会琳（长治医学院）
李俊红（山西省眼科医院）
刘大川（首都医科大学宣武医院）
刘　平（哈尔滨医科大学附属第一医院）
卢　苇（大连医科大学附属第二医院）
吕红彬（西南医科大学附属医院）
马建民（首都医科大学附属北京同仁医院）
瞿　佳（温州医科大学附属眼视光医院）
沈　吟（武汉大学人民医院）
王海彬（承德医学院）
王宁利（首都医科大学附属北京同仁医院）
魏文斌（首都医科大学附属北京同仁医院）
吴　珂（贵州医科大学）
颜　华（天津医科大学）
杨　柳（北京大学第一医院）
袁　非（复旦大学附属中山医院）
袁　玲（昆明医科大学第一附属医院）
原慧萍（哈尔滨医科大学附属第二医院）
张　弘（哈尔滨医科大学附属第一医院）
张　虹（天津医科大学中新生态城医院）
张　磊（滨州医学院第一临床医学院）
张铭连（河北省眼科医院）
张　琪（重庆医科大学附属第一医院）
钟　勇（中国医学科学院北京协和医院）
朱　丹（内蒙古医科大学附属医院）

编写秘书　柳　睿（首都医科大学）

北京大学医学出版社

YANKEXUE

图书在版编目（CIP）数据

眼科学 / 王宁利，杨柳主编．—4 版．—北京：北京大学医学出版社，2019.12（2025. 1 重印）
ISBN 978-7-5659-1936-7

Ⅰ．①眼… Ⅱ．①王… ②杨… Ⅲ．①眼科学－医学院校－教材 Ⅳ．① R77

中国版本图书馆 CIP 数据核字（2019）第 001490 号

眼科学（第 4 版）

主　　编：王宁利　杨　柳
出版发行：北京大学医学出版社
地　　址：（100191）北京市海淀区学院路 38 号　北京大学医学部院内
电　　话：发行部 010-82802230；图书邮购 010-82802495
网　　址：http://www.pumpress.com.cn
E-mail：booksale@bjmu.edu.cn
印　　刷：北京金康利印刷有限公司
经　　销：新华书店
责任编辑：张李娜　　**责任校对**：靳新强　　**责任印制**：李　啸
开　　本：850 mm × 1168 mm　1/16　　**印张**：20.25　　**字数**：584 千字
版　　次：2019 年 12 月第 4 版　2025 年 1 月第 5 次印刷
书　　号：ISBN 978-7-5659-1936-7
定　　价：68.00 元

修订说明

国务院办公厅颁布《关于深化医教协同进一步推进医学教育改革与发展的意见》、以“5+3”为主体的临床医学人才培养体系改革、教育部本科临床医学专业认证等一系列重要举措，对新时期高等医学教育人才培养提出了新的要求，也为教材建设指明了方向。

北京大学医学出版社出版的临床医学专业本科教材，从2001年开始，历经3轮修订、17年的锤炼，各轮次教材都高比例入选了教育部“十五”“十一五”“十二五”国家级规划教材。为了顺应医教协同和医学教育改革与发展的要求，北京大学医学出版社在教育部、国家卫生健康委员会和中国高等教育学会医学教育专业委员会指导下，经过前期的广泛调研、综合论证，启动了第4轮教材的修订再版。

本轮教材基于学科制课程体系，在院校申报和作者遴选、编写指导思想、临床能力培养、教材体系架构、知识内容更新、数字资源建设等方面做了优化和创新。共启动46种教材，其中包含新增的《基础医学概论》《临床医学概论》《诊断学》《医患沟通艺术》4种。《基础医学概论》和《临床医学概论》虽然主要用于非临床医学类专业学生的学习，但须依托于临床医学的优秀师资才能高质量完成，故一并纳入本轮教材中。《诊断学》与《物理诊断学》《实验诊断学》教材并存，以满足不同院校课程设置差异。第4轮教材修订的主要特点如下：

1．为更好地服务于全国高等院校的医学教育改革，对参与院校和作者的遴选精益求精。教材建设的骨干院校结合了研究型与教学型院校，并注重不同地区的院校代表性；由各学科的委员会主任委员或理事长和知名专家等担纲主编，由教学经验丰富的专家教授担任编委，为教材内容的权威性、院校普适性奠定了坚实基础。

2．以“符合人才培养需求、体现教育改革成果、教材形式新颖创新”为指导思想，以深化岗位胜任力培养为导向，坚持“三基、五性、三特定”原则，密切结合国家执业医师资格考试、全国硕士研究生入学考试大纲。

3．部分教材加入了联系临床的基础科学案例、临床实践应用案例，使教材更贴近基于案例的学习、以问题为导向的学习等启发式和研讨式教学模式，着力提升医学生的临床思维能力和解决临床实际问题的能力；适当加入知识拓展，引导学生自学。

4．为体现教育信息化对医学教育的促进作用，将纸质教材与二维码技术、网络教学平台相结合，教材与微课、案例、习题、知识拓展、图片、临床影像资料等融为一体，实现了以纸质教材为核心、配套数字教学资源的融媒体教材建设。

在本轮教材修订编写时，各院校对教材建设提出了很好的修订建议，为第4轮教材建设的顶层设计和编写理念提供了详实可信的数据储备。第3轮教材的部分主编由于年事已高，此次不再担任主编，但他们对改版工作提出了很多宝贵的意见。前3轮教材的作者为本轮教材的日臻完善打下了坚实的基础。对他们的贡献，我们一并表示衷心的感谢。

尽管本轮教材的编委都是多年工作在教学一线的教师，但囿于现有水平，书中难免有不当之处。欢迎广大师生多提宝贵意见，反馈使用信息，以臻完善教材的内容，提高教材的质量。

“十三五”高等医学院校
本科规划教材评审委员会

序

国务院办公厅《关于深化医教协同进一步推进医学教育改革与发展的意见》（以下简称《意见》）指出，医教协同推进医学教育改革与发展，加强医学人才培养，是提高医疗卫生服务水平的基础工程，是深化医药卫生体制改革的重要任务，是推进健康中国建设的重要保障。《意见》明确要求加快构建标准化、规范化医学人才培养体系，全面提升人才培养质量。要求夯实5年制临床医学教育的基础地位，推动基础与临床融合、临床与预防融合，提升医学生解决临床实际问题的能力，推进信息技术与医学教育融合。从国家高度就推动医学教育改革发展作出了部署、明确了方向。

高质量的医学教材是满足医学教育改革、培养优秀医学人才的核心要素，与医学教育改革相辅相成。北京大学医学出版社出版的临床医学专业本科教材，立足于岗位胜任力的培养，促进自主学习能力建设，成为临床医学专业本科教学的精品教材，为全国高等医学院校教育教学与人才培养工作发挥了重要作用。

在医教协同的大背景下，北京大学医学出版社启动了第4轮教材的修订再版工作。全国医学院校一大批活跃在教学一线的专家教授，以无私奉献的敬业精神和严谨治学的科学态度，积极参与到本轮教材的修订和建设工作当中。相信在全国高等医学院校的大力支持下，有广大专家教授的热情奉献，新一轮教材的出版将为我国高等医学院校人才培养质量的提高和医学教育改革的发展发挥积极的推动作用。

柯杨　詹启敏

前言

本版《眼科学》教材延续前一版的教学模式，强调“三基”（基本理论、基础知识、基本技能）、“五性”（思想性、科学性、先进性、启发性、适用性）和“三特定”（特定的对象、特定的要求、特定的限制），特别强调了以问题为基础的学习（problem-based learning, PBL）。以问题为引导，以病例为切入点，以期对医学生奠定扎实基础知识、提升临床思维能力有所裨益。此外，根据研究新成果，更新知识体系，在此基础上尽量删繁就简，努力做到精炼，为学生自主学习、教师讲解与答疑留下适当的空间和余地，更贴近学生的理论学习和临床实践需要。

本版教材在编写过程中，得到北京大学医学出版社的支持和指导，得到了国内外知名专家的鼎力支持，众多编委、参编作者和编写秘书在此过程中均付出了辛勤的劳动，在此表示衷心的感谢！

本版教材在编写过程中，虽经过缜密的校对及审核，但百密难免有一疏，缺点、错误在所难免，诚望各位同仁批评斧正。

主编

二维码资源索引

续表

目　录

第1章 绪论

第一节 眼科学的专业内容与意义

眼科学（ophthalmology）是研究视觉器官疾病的发生、预防和治疗的专门医学科学，研究的对象是视觉器官，包括眼球及其附属器官、视路等。由于视器的特点及其功能的复杂性，早在19世纪，眼科学已独立于外科学，作为一门独立的学科，是临床医学的重要组成部分。

“眼是心灵之窗”，这句话不仅是文学描述，更是科学表述。人类通过感觉器官从外界获得的信息，大约90%来自于眼睛，外界信息在眼中转化成信号传到大脑中枢，从客观事物转化成具有个体特质的信息，眼睛在人类的生活、学习和工作中具有极为深远的影响。精细的眼部结构、特殊的信息传导、不可再生的神经等特点决定了眼科学是一门特殊的学科。

眼是独立的器官，却不是孤立的结构，与临床其他疾病密切相关，有资料统计，人体有500多种疾病可以在眼睛得以反映，几乎涵盖了身体各大系统。但临床实践中，由于学科的专科化，各专科医生常常如同盲人摸象，忽略了人是作为一个整体存在的。因此，学好眼科学不仅是眼科专业工作者所必需的，也是从事其他医学专业的同仁所必要的。

眼科学与其他领域的专业学科之间休戚相关。对视觉系统的深入研究，为信息科学、光电技术、光学仪器等学科的创新与发展提供了大量仿生学资料，促进相关学科的迅猛发展；另外，眼科新仪器、新设备的优化更新，特别是近年来的人工智能开发，也将促进眼科新的治疗方法及技术的发展。因此，对于一些非医学专业工作者，学好眼科学也将有利于自身知识的融会贯通，并从中受到启发，开卷有益。

第二节 眼科学发展史的启迪

眼科学的发展史是一部不同国家、不同地区、不同民族互相学习、互相交流、互相合作的历史。我国传统医学对眼病最早的记载始于公元前14世纪，殷武丁时代的甲骨文卜辞就出现了“疾目”的描述，唐代的《龙树眼论》是第一部眼科专著，隋唐以后开展了白内障复明手术——“金针拨开眼前雾”，中医中药和针灸疗法在眼病防治上的独到之处，是我国古代科学的瑰宝。19世纪，现代眼科学从西方传入我国。1918年北京协和医学院将眼科与耳鼻喉科分开，成立独立的眼科，并举办眼科讲座，培训眼科医生。同时期，一些以眼科为重点的综合医院或眼科专科医院如雨后春笋般涌现，其中成立较早的有北京同仁医院。1937年，中华眼科学会正式成立。改革开放以来，立足中国国人病情特点，我们引进国外先进技术，洋为中用，推陈出新，我国的眼科事业取得了长足进步。

眼科学的发展史是一部继承与发展，传承与创新，不断地否定之否定，波浪式前进的历史。新中国成立初期，全国的眼科医生仅有百余人，且主要集中在大城市，在政府的积极支持及正确引导下，毕华德、林文秉、周诚浒和张晓楼等一批著名眼科专家积极开展眼病防治工作，培养了大批眼科专业人才，到1959年，眼科专业医生的人数已经增加了10倍。目前我国眼科医师的人数达到了3.8万名，平均每5万人拥有至少一名眼科医师，达到了世界卫生组织对眼科医师数量的要求。前辈的付出值得后人的学习和肯定，但在继承与学习前人理论的实践过程中，需要后人知其然，知其所以然，对既有知识体系持有批判性思维，不断地对知识体系进行修正完善，这也是学科发展前进的必经之路。

眼科学的发展史也是一部与工业、光学、电子等领域协同发展的历史。各学科在交流中不断碰撞出科学的火花，使得一些新的理论和技术的出现成为可能，学科之间互相渗透，互相借鉴，互相启发，互相促进，才能达到共同发展，百家争鸣。

借鉴历史，扎根现实，创新未来，让我们去拥抱眼科学更加光辉灿烂的明天！

（王宁利　马建民）

第2章 眼科学基础知识

第一节　眼的解剖

眼为视觉器官，由眼球、视路、眼附属器等组成。眼球与视路完成对外界视觉信息的捕捉、提取和传递功能，在视皮质形成视觉。眼附属器对眼球起保护和辅助作用。

一、眼球

眼球（eye ball）位于眼眶内，借眶筋膜、韧带与眶壁联系，前有眼睑保护，周围有眶脂肪的垫衬而得以相对稳定。它包括眼球壁和眼内容两部分（图 2-1）。眼球向前方平视时，一般突出于外侧眶缘 12 ~ 14 mm，两眼球突出度相差通常不超过 2 mm。眼球壁由外、中、内三层构成，眼内容包括房水、晶状体和玻璃体，眼球以晶状体后面为界分为眼前节和眼后节（图 2-2）。

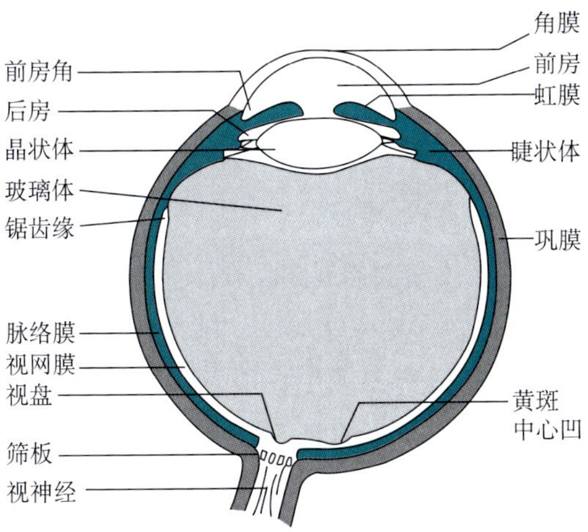

图 2-1　眼球主要解剖结构示意图

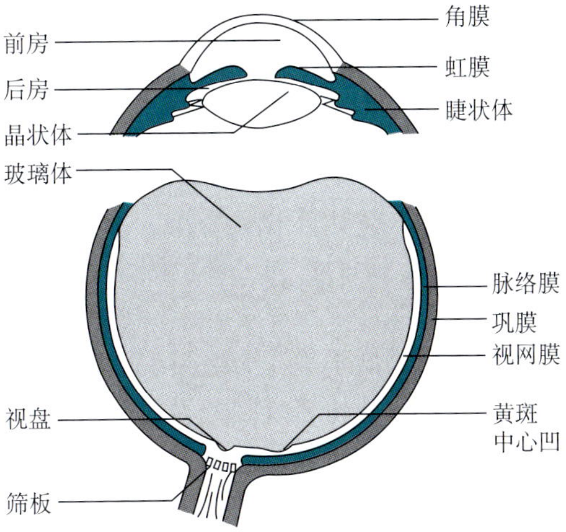

图 2-2　眼前节、眼后节示意图

（一）眼球壁

1．外层　外层主要由致密的纤维组织构成，称为纤维膜。此膜前 1/6 透明区为角膜，后 5/6 不透明区为巩膜，两者移行处称为角巩膜缘。

（1）角膜（cornea）：位于眼球前部中央，呈向前凸的透明组织结构，略呈横椭圆形，横径 11.5 ~ 12 mm，垂直径 10.5 ~ 11 mm。角膜曲率半径的前表面约为 7.8 mm，后表面约为 6.8 mm。角膜厚度：中央部 0.5 ~ 0.55 mm，周边部约 1 mm。其感觉神经十分丰富，主要由三叉神经眼支经睫状神经分布于角膜各层，尤以角膜上皮层最丰富。角膜具体切面分层见图 2-3。角膜无血管，其营养主要来自角膜缘血管网、房水及泪液。代谢所需要的氧 80% 源于空气，15% 源于角膜缘血管网，5% 源于房水。

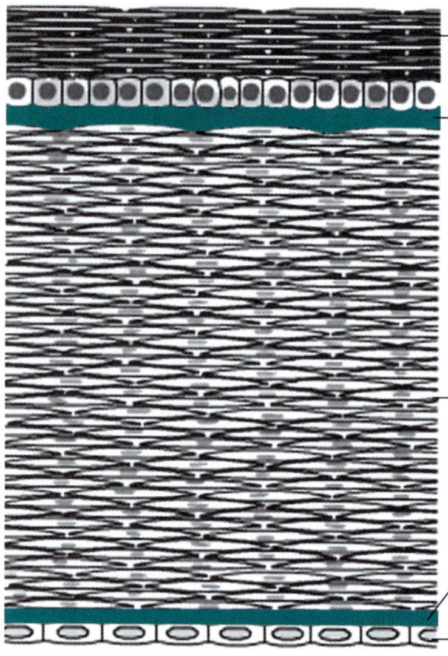

图 2-3 角膜切面示意图

（2）巩膜（sclera）：由致密的胶原纤维和弹性纤维构成，质地坚韧，不透明，乳白色。向前与角膜相连，向后至视盘部，在此处分为两层，其外层和视神经鞘膜相连，内层呈网眼状，形成巩膜筛板，有视神经纤维穿过。视神经穿过巩膜处形成筛板区，包括神经纤维层、筛板前区、筛板区、筛板后区。

巩膜厚度各处不同，视神经周围最厚，约 1 mm；向前逐渐变薄，到赤道部为 0.4 ~ 0.5 mm；在各直肌附着部最薄，为 0.3 mm。巩膜被许多血管和神经穿过。巩膜自外向内分为三层：①表层巩膜（外层巩膜）（episcleral）：由疏松结缔组织和弹性纤维构成，与眼球筋膜相邻，血管丰富；②巩膜实质层（substantia propria sclera）：由致密的纤维组织构成，此层血管甚少；③棕黑色板层（lamina fusca）：为形成脉络膜上腔外壁的巩膜内面，此层纤维较细，并有大量弹力纤维和色素细胞。

（3）角巩膜缘（limbus）：是角膜和巩膜的移行区，由透明角膜逐渐过渡并嵌入到巩膜内，因此在眼球表面没有明确的分界线。前界起于角膜前弹力层止端，相当于球结膜的附着处，后界定于经过房角内的巩膜突或虹膜根部并垂直于眼表的平面，各象限宽不同。角膜缘部可见各约 1 mm 宽的前部半透明区（即从前弹力层止端到后弹力层止端）以及后部延续的 0.75 mm 宽的白色巩膜区（即后弹力层止端到巩膜突或虹膜根部，包含有小梁网及 Schlemm 管等组织结构）。角膜缘干细胞位于其基底部，发挥着角膜上皮细胞再生的作用。角膜缘解剖结构上是前房角及房水引流系统的所在部位，该缘部是许多内眼手术的入路。

2．中层 此层富含血管和色素，称为葡萄膜（uvea），前面有瞳孔，后面有视神经穿过。此层分为虹膜、睫状体和脉络膜。

（1）虹膜（iris）：为一褐色圆盘形膜状组织，由睫状体前部伸展到晶状体前面，中央为瞳孔，正常瞳孔大小 2.5 ~ 4 mm，并受年龄、屈光状态、周围环境光照度、精神状态等因素影响。虹膜表面高低不平，为虹膜纹理和隐窝，距瞳孔缘 1.5 mm 处皱褶特别明显，呈环行隆起，为虹膜卷缩轮，此轮将虹膜分为两区，内侧为瞳孔区，外侧为睫状区。虹膜根部与睫状体相接处比较薄弱，外伤时，此处易于离断。瞳孔缘的黑色环呈花边状，是虹膜后面的色素上皮外翻所致，称为瞳孔领。瞳孔的大小变化调节进入眼内的光线，以保证视网膜成像清晰。虹膜由前向后分为五层：①内皮细胞层：覆盖虹膜前面，与角膜内皮细胞相延续；②前界膜：由成纤维细胞和黑色素细胞构成，无血管；③基质层：由疏松结缔组织构成，含有血管、神经、色素细胞及瞳孔括约肌。瞳孔括约肌司缩瞳作用；④色素上皮层：含黑色素，前部分化出瞳孔开大肌，司散瞳作用；⑤内界膜：与睫状体、视网膜的内界膜相连续。

（2）睫状体（ciliary body）：是连接虹膜和脉络膜的中间部分，其前端为虹膜根部附着，后端以锯齿缘与脉络膜为界。睫状体矢状面呈三角形，分两部分，前 1/3 为睫状冠（corona ciliary），较肥厚，宽约 2mm，有 70 ~ 80 条纵行突起，称睫状突（ciliary process），睫状突上皮分泌房水，营养眼内组织并维持眼压；后 2/3 为睫状体平坦部（pars plana），宽约 4 mm。由于平坦部血管少，是玻璃体切割术的入路。从睫状体发出纤维至晶状体称为晶状体悬韧带。

睫状体由外向内分为五层：①睫状肌：为平滑肌，包括纵行、放射状和环行三种肌纤维。在结构和功能上睫状肌是一个整体；②血管层：睫状冠部血管丰富，平坦部血管较少；③玻璃膜：为脉络膜 Bruch 膜的延续；④上皮细胞层：由两层细胞构成，外层为色素上皮，内层为非色素上皮，可产生房水；⑤内界膜：为视网膜内界膜的延续。

（3）脉络膜（choroid）：由视网膜前端的锯齿缘开始，直到视神经周围。含丰富的血管，营养脉络膜与视网膜外层，并且使脉络膜具有勃起组织的特点，对眼压有一定的调节作用；同时脉络膜色素丰富，对眼球起遮光和暗房的作用。

脉络膜由外向内分为：①脉络膜上组织：构成脉络膜上腔；②大血管层：主要由睫状后动脉分支和相互吻合的静脉构成，黄斑部无大血管层；③中血管层；④毛细血管层：为一层致密的毛细血管网组成，以黄斑部分布最密；⑤ Bruch 膜：为一透明的无结构均质薄膜。Bruch 膜破裂将导致视网膜下新生血管。

脉络膜与巩膜内层贴附，血管、神经穿过巩膜处脉络膜与巩膜黏着紧密，因此，当脉络膜脱离时常以涡静脉为界。睫状后长动脉、睫状后短动脉及睫状神经走行于脉络膜上腔。

3. 内层　即视网膜（retina），为一透明薄膜，贴附于葡萄膜内面，起自视盘周围，向前达锯齿缘。眼底图像的重要标志包括视盘（optic disc）、黄斑（macula）、中心凹（fovea）及中心小凹（foveola）。黄斑中心仅有视锥细胞，中心 0.3 ~ 0.45 mm 区无血管，称为黄斑中心无血管区，其营养由脉络膜毛细血管提供，视盘又称视乳头，是距黄斑鼻侧约 3mm、大小约 1.5 mm × 1.75 mm、境界清楚的橙红色略呈竖椭圆形的盘状结构，是视网膜上视觉神经纤维汇集组成视神经，向视觉中枢传递穿出眼球的部位，视盘中央有小凹陷区，称为视杯（optic cup）。视盘上有视网膜中央动脉和静脉通过，并分支走行在视网膜上。视盘仅有视神经纤维，没有感光细胞，在视野中形成生理盲点。视网膜是由胚胎时期神经外胚叶形成的视杯发育而来，视杯外层形成单一的视网膜色素上皮层（retinal pigment epithelium，RPE），视杯内层则分化为视网膜神经感觉层（neurosensory retina），二者间有一潜在间隙，临床上视网膜脱离即由此处分离。

组织学上视网膜由外向内分 10 层：①色素上皮层（retinal pigment epithelium，RPE）：由排列整齐的单层六角形细胞组成，黄斑部较厚，周边部变薄。RPE 呈极性排列，基底部与脉络膜的 Bruch 膜紧密连接，细胞顶部有较多微绒毛，将光感受器的外节包埋于黏多糖间质中。RPE 外侧与脉络膜的 Bruch 膜贴附紧密，但内侧与视细胞层仅为贴附关系，这是视网膜脱离发生于此两层之间的解剖基础。②光感受器（视锥、视杆细胞层）：黄斑区具有大量的视锥细胞，且每个视锥细胞只与一个神经节细胞联系，因此黄斑区视敏度最高。黄斑区尚有颜色视觉。视杆细胞以距中心凹 5 ~ 6 mm 的环行区和视盘下方分布最多，具有感受弱光的暗视觉，无色觉。③外界膜：为一有孔的丝网状薄膜。④外核层：由视锥和视杆细胞核组成。⑤外丛状层：为疏松网状结构，含有视锥、视杆细胞的轴突与双极细胞和无长突细胞的突触连接。⑥内核层：含有双极细胞、水平细胞，无长突细胞和 Müller 细胞的细胞核。⑦内丛状层：由双级细胞与神经节细胞的树突形成突触连接。⑧神经节细胞层：由神经节细胞核组成。⑨神经纤维层：以神经节细胞的轴突构成的视神经纤维为主，在视神经周围最厚。视神经纤维呈束状排列，与视网膜平行走向，集合于视盘。黄斑的纤维直接到达视盘颞侧，称为视盘黄斑束，此处视神经纤维最丰富，鼻侧纤维直行至视盘，颞侧纤维绕过黄斑后到达视盘上下极。⑩内界膜：属于 Müller 细胞的基底膜，覆盖于除视盘外的整个视网膜表面（图 2-4）光感受器细胞的结构包括外节、连接绒毛、内节、体部和突触五部分。每个外节由约 700 个扁平膜盘堆积组成。视杆细胞外节为圆柱形，视锥细胞外节呈圆锥形，膜盘不断脱落和更新。

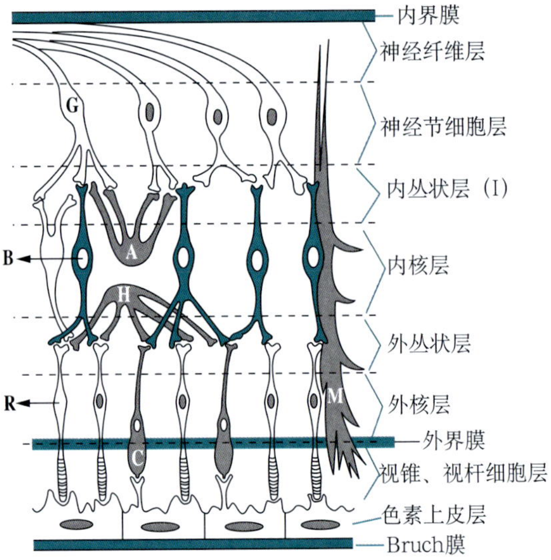

图 2-4 视网膜垂直切面示意图

R：视杆细胞；C：视锥细胞；B：双极细胞；H：水平细胞；A：无长突细胞；I：内丛状层；G：神经节细胞；M：Müller 细胞

（二）眼球内容物

包括房水、晶状体和玻璃体。

1．房水（aqueous humor） 角膜后面与虹膜、晶状体前面之间的空间称为前房（anterior chamber）。虹膜后面、睫状体前端、晶状体悬韧带和晶状体侧面的环行间隙称为后房（posterior chamber）。前、后房中充满房水。前房角是房水循环路径中重要结构之一，是位于角膜、巩膜、虹膜根部之间的间隙（图 2-5）。

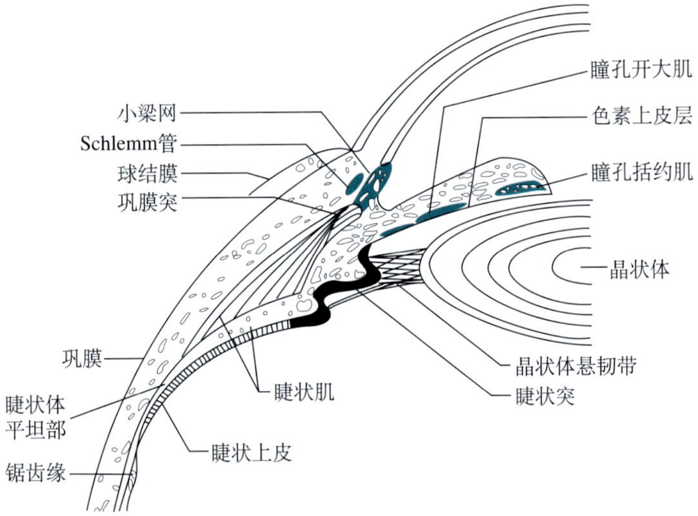

图 2-5 前房角及周围结构

2．晶状体（lens） 为富有弹性、透明的双凸结构，位于虹膜后面和玻璃体前，由晶状体悬韧带将其与睫状体相连，以维持晶状体的位置。晶状体前、后两面的中心分别称前极和后极，前、后面结合部称为赤道部。晶状体前面的曲率半径约 10 mm，后面约 6 mm，晶状体直径约 9 mm，厚度随年龄增长而缓慢增加，中央厚度一般约为 4 mm。晶状体由晶状体囊和纤维（包括核）构成（图 2-6）。前囊厚度是后囊的 3 ~ 4 倍。晶状体囊为一透明薄膜，在前囊下和赤道部囊下有一层上皮细胞，后囊下上皮细胞缺如。胚胎发育时晶状体核出现两个方向相反的 Y 字缝（图 2-7）。晶状体纤维在一生中不断增生，随着年龄的增长，晶状体增大并变致密，弹性下降。

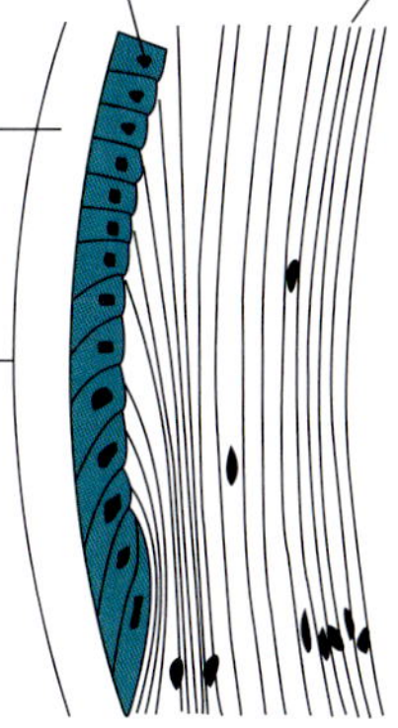

图 2-6　晶状体矢状切面

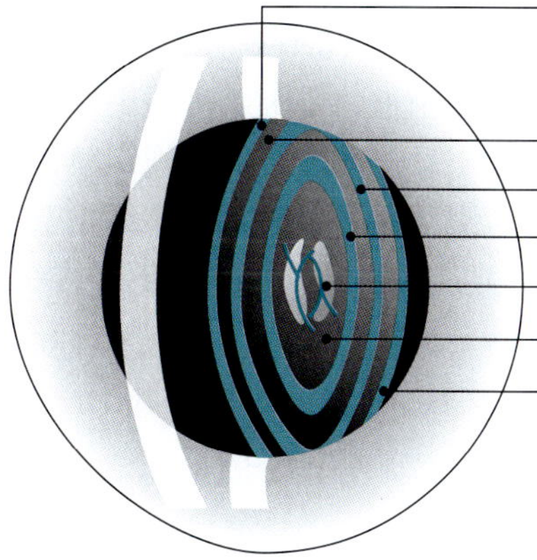

图 2-7　晶状体 Y 字缝

3．玻璃体（vitreous） 为一无色透明的胶体，约占眼球容积的 80%，成人玻璃体的体积约为 4.5 ml。玻璃体前面有一凹面称为玻璃体凹，晶状体后面嵌于此凹内，其他部分附于睫状体和视网膜内面。玻璃体由胶原纤维构成网状支架，大致分为三个区：玻璃体皮质、中央玻璃体和中央管（也称 Cloquet 管）。

二、视路及瞳孔反射路

（一）视路

视路（visual pathway）是视觉兴奋传导的神经通路。视锥细胞和视杆细胞为光感受器细胞，系统解剖学认为双极细胞为第一级神经元，神经节细胞为第二级神经元，其轴突形成视神经、视交叉、视束，在外侧膝状体换神经元后发出新的纤维构成视放射，最终到达枕叶视中枢。

1．视网膜光感受器在光反应下发生超级化，刺激内核层的双极细胞、无长突细胞和水平细胞，将所有的感光信息汇聚于神经节细胞。由神经节细胞发出的神经纤维（视神经）将视觉信息转化成连续变化的动作电位沿视路传递到视中枢。

2．视神经（optic nerve） 分四段：眼内段、眶内段、视神经管内段和颅内段。眼内段的前表面位于巩膜筛板处，是整个视路中唯一能通过眼底检查所见的部分。在筛板前的视神经纤维无髓鞘，故最细，筛板后即增粗，因自此处起纤维被髓鞘包裹。眼内段由脉络膜血管供应营养。眶内段呈“S”形，其长度大于眼球至视神经孔的距离，以利眼球转动。视神经为三层鞘膜包裹，是三层脑膜的延续。鞘膜间隙与颅内同名间隙相通。视网膜中央动脉在眼球后 7 ~ 12 mm 处进入视神经与同名静脉伴行。此段主要由眼动脉及其分支供养。视神经管内段走行于骨性视神经管内，有眼动脉伴行。本段的营养来自颈内动脉发出的软脑膜动脉。颅内段和视交叉前角相连。由颈内动脉、大脑前动脉及前交通支的分支供给营养。

3．视交叉（optic chiasma） 位于蝶鞍上方，其神经纤维分别来自两眼视网膜的鼻侧交叉纤维和来自颞侧的不交叉纤维两部分。视交叉与周围组织的关系较为复杂，前面稍上方为大脑前动脉及前交通动脉，后方主要有脑垂体的漏斗，两侧为颈内动脉，上方为第三脑室，下方为脑垂体。

4．视束（optic tract） 自视交叉发出的视神经束绕大脑脚分别终止于外侧膝状体、丘脑和四叠体的上丘。

5．外侧膝状体（lateral geniculate body） 位于大脑脚的外侧，视束的大部分纤维终止于外侧膝状体的神经节细胞，并由该细胞的另一端发出神经纤维，形成视放射。

6．视放射（optic radiation） 为外侧膝状体发出的纤维，通过内囊和豆状核的后下方呈扇形散开，分成背侧、外侧和腹侧三束，经侧脑室颞侧角形成 Meyer 袢，止于枕叶。

7．视皮质（visual cortex） 位于大脑枕叶皮质相当于 Brodmann 分区的 17、18 及 19 区，是人类视觉的最高中枢，是大脑皮质中最薄的区域。每侧与双眼同侧一半的视网膜相关联，如左侧视皮质与左眼颞侧和右眼鼻侧视网膜相关联。视网膜上部的神经纤维止于距状裂上唇，下部纤维止于距状裂下唇，黄斑部纤维终止于枕叶纹状区后极部。交叉纤维位于深内颗粒层，不交叉纤维位于浅内颗粒层。由于视觉纤维在视路各段排列不同，因此，当视路系统发生病变时，可表现为特定的视野异常，对中枢神经系统的定位诊断有重要意义（见第 15 章）。

（二）瞳孔反射

见第十五章第一节及图 15-3。

三、眼附属器

（一）眼睑

眼睑（eye lids）分上睑和下睑，上睑的上缘以眉为界，下睑的下缘与面颊部皮肤延续，无明显分界。

上、下睑的游离缘称为睑缘（palpebral margin），上、下睑缘间的裂隙称为睑裂（palpebral fissure）。上睑遮盖角膜上部 1 ~ 2 mm。睑裂的鼻侧端称内眦，颞侧端称外眦。内眦与眼球之间隔以泪湖，泪湖鼻侧的肉样隆起称为泪阜。睑缘宽约 2 mm，分前唇和后唇。前唇钝圆，有 2 ~ 3 排睫毛位于前唇，上睑睫毛较下睑多，毛囊周围有皮脂腺（Zeis 腺）及变态汗腺（Moll 腺），其开口于毛囊。后唇呈直角，与眼球紧贴，有利于泪液沿眼球表面流入泪道。前、后唇相连的交界处称为灰线（gray line），灰线后方可见一排细孔，为睑板腺的开口（图 2-8），睑板腺开口的结膜侧为皮肤黏膜交接处，临床上可用荧光素、虎红或丽丝胺绿染色。上、下睑缘近内眦部各有一乳头状隆起称为泪乳头，中央均有一小孔称为泪小点。

组织学上眼睑分五层（图 2-9），由前向后为：①皮肤层：由 6 或 7 层复层鳞状上皮构成，是人体皮肤最薄之处，易形成皱褶，角化少，其内侧含有朗格汉斯细胞。②皮下组织层：由疏松结缔组织构成，易形成水肿。③肌层：包括眼轮匝肌、提上睑肌和 Müller 肌。眼轮匝肌由面神经支配，司眼睑闭合，其肌纤维呈环行，故眼睑手术时切口应与肌纤维平行；眼轮匝肌尚

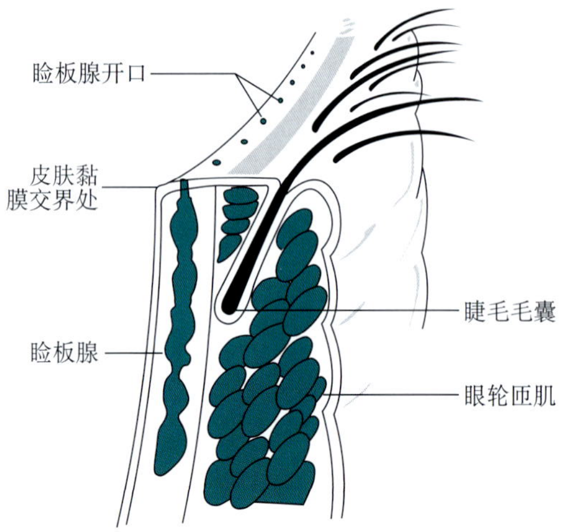

图 2-8 睑缘解剖示意图

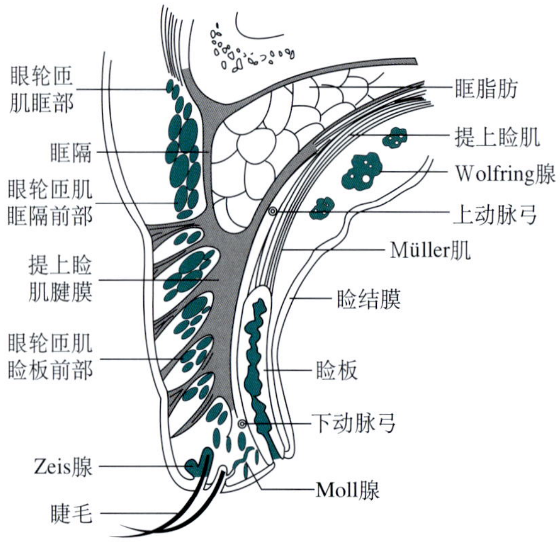

图 2-9 上眼睑矢状切面示意图

有部分纤维分布泪囊部，收缩时可使泪囊有规律地收缩与扩张，使泪液排出。提上睑肌起自视神经孔处的总腱环，沿眶上壁向前呈扇形展开分别止于上睑板上缘、眼睑皮肤、眼轮匝肌和结膜上穹窿部，由动眼神经支配，司上睑提起的作用。Müller 肌分别起自提上睑肌下面和下直肌的筋膜，止于上、下睑板缘。Müller 肌受交感神经支配，收缩时使睑裂增大。④纤维层：由睑板和眶隔组成。睑板由致密结缔组织组成，类似软骨，为眼睑的支架组织。上睑板较下睑板宽而厚，呈半月形，两端通过内、外眦韧带固定于相应的眶骨膜上。睑板内有大量与睑缘垂直排列的睑板腺（meibomian）开口于睑缘，是全身最大的皮脂腺，分泌油脂。眶隔（orbital septum）为一弹性结缔组织膜，一面与眶缘骨膜相连，另一面与睑板附着。⑤睑结膜层：紧贴于睑板后面。

眼睑的血管：眼睑的血供来自两个系统，浅部来源于颈外动脉系统，包括面动脉、颞浅动脉和眶下动脉；深部来源于颈内动脉的眼动脉分支，包括泪腺动脉、额动脉、眶上动脉及鼻梁动脉。眼睑深部动脉组织有三个动脉弓，一般上睑有睑缘动脉弓和周围动脉弓，下睑只有睑缘动脉弓。从睑缘动脉弓发出分支分布于眼轮匝肌、睑板腺和睑结膜。静脉则汇入眼静脉、颞静脉及面静脉中。由于这些静脉皆无静脉瓣，眼睑的化脓性炎症可能蔓延至海绵窦而致严重后果。

眼睑的淋巴：眼睑外侧淋巴回流至耳前淋巴结和腮腺淋巴结，眼睑内侧淋巴回流至颌下淋巴结。

眼睑的感觉神经来自第Ⅴ脑神经的第Ⅰ、Ⅱ分支。

（二）结膜

结膜（conjunctiva）为一层薄而透明的黏膜，覆盖在眼睑内面和巩膜前面。按其不同的解剖部位分为睑结膜、球结膜和穹窿结膜三部分（图 2-10）。由结膜形成的囊状间隙称为结膜囊（conjunctival sac）。①睑结膜（palpebral conjunctiva）与睑板连接紧密，不能推动。睑结膜薄而透明，可见垂直走行的小血管及部分睑板腺；②穹窿结膜（fornical conjunctiva）介于睑结膜与球结膜之间，此部结膜松弛，易于伸展，利于眼球转动；③球结膜（bulbar conjunctiva）覆盖眼球前 1/3 部分，薄而透明，与巩膜之间有疏松联结，富移动性。距角膜缘 3 mm 以内的球结膜与其下的眼球筋膜、巩膜紧密结合。

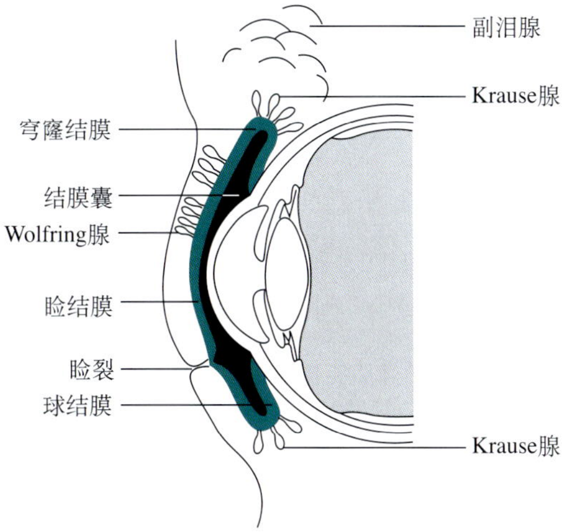

图 2-10　结膜及结膜囊示意图

组织学上结膜分为上皮层和固有层。睑缘部为复层鳞状上皮，表层有角化现象；睑缘后唇为非角化的鳞状上皮，睑板至穹窿部结膜由立方上皮过渡到圆柱状上皮，球结膜上皮为扁平形，无角化现象，在角膜缘部上皮变为复层鳞状上皮。结膜的固有层又分为浅层腺样层和深层纤维层。腺样层由纤细的结缔组织组成，结构疏松，富含淋巴细胞，易形成淋巴滤泡。纤维层由致密的纤维结缔组织和弹力纤维构成，睑板部结膜无此层。各部结膜均含杯状细胞，以穹窿部和半月皱襞处最多，其功能为分泌黏液以湿润结膜和角膜。此外，穹窿部结膜含有 Krause 和 Wolfring 副泪腺，分泌泪液。

结膜的血液供应来源于周围动脉弓、睑缘动脉弓和睫状前动脉。由于供血的不同，临床上充血可表现为结膜充血和睫状充血。结膜的感觉由面神经支配。

（三）泪器

泪器（lacrimal apparatus）包括泪腺和泪道两部分。①泪腺（lacrimal gland）：泪腺位于眶

缘外上方的泪腺窝内，正常时不宜触及。泪腺被提上睑肌腱膜分割成较大的眶部泪腺和较小的睑部泪腺。泪腺的排泄管共 10 ~ 12 根，大部分开口于上穹窿结膜的外侧。泪腺的血液供应来自眼动脉的泪腺动脉。泪腺的神经支配较复杂，多种刺激所致反射性流泪经三叉神经眼支传入；而泪腺的传出神经支配包括副交感神经和交感神经，其中由异物刺激或哭泣所产生的大量泪液分泌是副交感神经支配；②泪道（lacrimal passage）是泪液的排出通道，包括上下睑的泪点、泪小管、泪囊和鼻泪管。泪小点为泪道的起始部的小孔，位于泪乳头中央，贴附于眼球表面。泪小管是连接泪小点与泪囊的通道，最开始 1 ~ 2 mm 的泪小管与睑缘垂直，然后呈水平走行约 8 mm 后与泪囊相连，到达泪囊前，上、下泪小管多先汇合成泪总管后进入泪囊，也可直接进入泪囊。泪囊（lacrimal sac）位于泪骨的泪囊窝内，泪囊的顶部为盲端，恰在内眦韧带之下，此韧带是泪囊定位的标志。泪囊下方与鼻泪管连接。鼻泪管（nasolacrimal duct）上接泪囊，向下后稍外走行，开口于下鼻道，全长约 18 mm。鼻泪管下端的 Hasner 瓣有阀门作用。

（四）眼外肌

眼外肌（extraocular muscles）：每眼有六条，包括四条直肌和两条斜肌。四条直肌是内直肌、外直肌、上直肌和下直肌。四条直肌均起自眶尖部视神经孔的总腱环，向前向外展开，越过赤道部止于巩膜上（图 2-11）。直肌止点距角膜缘不同，内直肌最近为 5.5 mm，下直肌为 6.5 mm，外直肌为 6.9 mm，上直肌最远为 7.7 mm。当内直肌收缩时，眼球向内转动，外直肌收缩时眼球向外转动。上、下直肌与视轴有 23° 的交角，收缩时除使眼球上转或下转，上直肌尚有内转与内旋、下直肌尚有内转与外旋的功能。斜肌分为上、下斜肌。上斜肌也起始于总腱环，沿眶内上壁向前至滑车并转向后、外侧，经上直肌下面到达眼球赤道部后方，终止于眼球的外上巩膜处。下斜肌由眶内下方开始，经下直肌之下，向上、外、后方向走行，终止于眼球赤道部后方的外侧巩膜上。上、下斜肌与视轴有 51° 交角，收缩时上斜肌有下转、外转与内旋，下斜肌有上转、外转与外旋的功能。神经支配：除上斜肌为滑车神经支配，外直肌为展神经支配，其余眼外肌均为动眼神经支配。眼外肌的血液供应来自眼动脉分出的上、下肌支以及泪腺动脉和眶下动脉。除外直肌由泪腺动脉分出的一支血管供给外，其余直肌均有两条睫状前动脉供血，并与睫状体内的动脉大环交通。

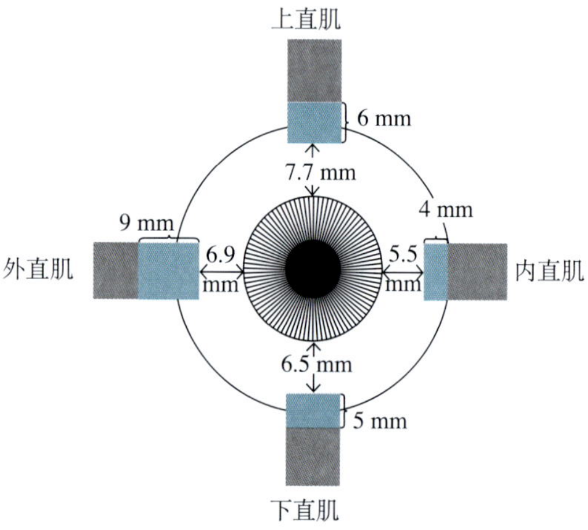

图 2-11　直肌距角膜缘的距离及肌腱长度

（五）眼眶

眼眶（orbit）呈四棱锥体形，底向前，尖向后，与颅内相通。眼眶由额骨、蝶骨、颧骨、上颌骨、腭骨、筛骨与泪骨组成。眼眶分为上、下、内、外四个壁。外侧壁较厚，且稍偏后，使眼球暴露较多，视野得以扩大，也使眼球易受来自外侧的伤害。其他三壁骨质较薄，受外力时易骨折，且与额窦、筛窦及上颌窦毗邻，当这些鼻窦发生炎症、肿瘤时易波及眶内。眼眶骨壁有下列出入通道（图 2-12，2-13）：①视神经孔和视神经管（optic foramen and canal）：视神经孔位于眶尖部，呈椭圆形，孔径 4 ~ 6 mm。由视神经孔向后为视神经管，通过颅腔，管内有视神经、眼动脉及交感神经纤维通过。②眶上裂（superior orbital fissure）：在眶上壁与眶外壁的连接处，长约 22 mm，与颅中窝相通，为眼眶与颅内最大的通路。经此裂通过的有第Ⅲ、Ⅳ、Ⅵ脑神经，第Ⅴ脑神经眼支，眼上静脉和部分交感神经纤维。因此，此部受损可出现眶上裂综合征；③眶下裂（inferior orbital fissure）：在眶外壁与眶下壁交界处，有第Ⅴ脑神经的第二支、眶下神经、眶下动脉及眶下静脉通过；④眶上切迹（或孔）与眶下孔：眶上切迹位于眶上缘的内 1/3 处，有眶上神经、第Ⅴ脑神经第一支（眼支）及血管通过。眶下孔位于眶下缘内 1/3、离眶缘约 4 mm 处，有眶下神经、第Ⅴ脑神经第二支通过。此外，眶外上角有泪腺窝、内上角有滑车窝，内侧壁前下方有泪囊窝。泪囊窝前缘为泪前嵴，为泪囊手术的重要解剖标志。眶内容包括：眼球、眼外肌、泪腺、血管和神经，各组织间有脂肪填充，并由筋膜联系。

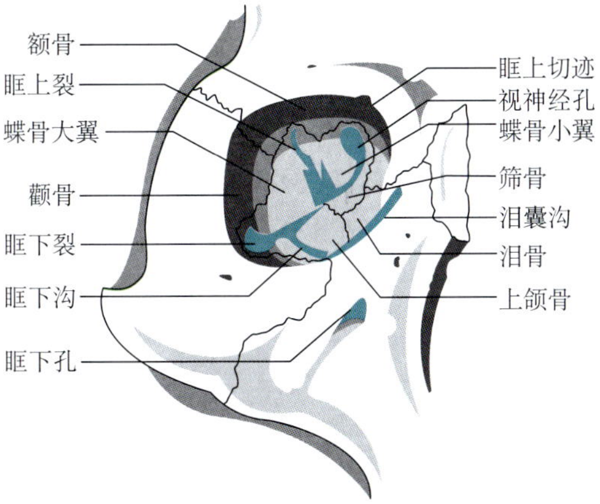

图 2-12　右眼眶前面观

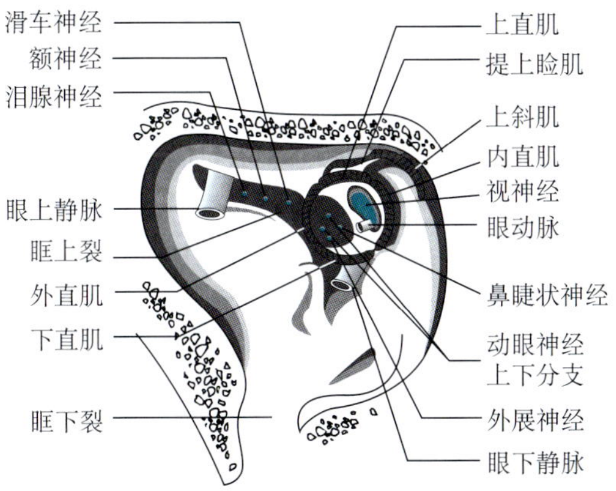

图 2-13　右眼眶骨壁出入的血管和神经

四、眼部血管和神经

（一）眼球的血液循环

1．动脉　眼球的血液供给来自颈内动脉的眼动脉分支。眼动脉经视神经孔进入眶内，在眶内分为视网膜中央血管系统和睫状血管系统。

（1）视网膜中央动脉（central retinal artery）：为眼动脉的分支，在眼球后 7 ～ 12 mm 处进入视神经，并和视网膜中央静脉一起穿过筛板进入眼内。视网膜中央动脉在进入眼内后分为颞上、颞下血管弓及鼻上、鼻下血管弓。视网膜中央动脉属于终末血管，供应视网膜内五层及视盘表面的神经纤维层的营养，视网膜外五层的营养由脉络膜毛细血管提供。黄斑区的营养由颞上及颞下动脉弓的分支供应，而黄斑中心凹的营养由其下的脉络膜毛细血管供应。

（2）睫状动脉系统：①睫状前动脉：来自眼动脉的内、外侧肌动脉分支，其分支数量和位置变异较大，通常上、下、内直肌内有 2 支，仅外直肌有 1 支。这 7 支血管伴眼外肌沿巩膜表面前行，沿途发出许多分支，在巩膜表面者为浅层巩膜动脉，营养巩膜；近肌止端穿过巩膜，与睫状后长动脉吻合形成虹膜大环，营养虹膜和睫状体；在角膜缘处分支与结膜后动脉吻合形成角膜缘血管网；②睫状后短动脉：直接发自眼动脉，分 10 ～ 20 支，在视神经周围穿过巩膜进入脉络膜，形成脉络膜毛细血管网，呈分区供应，营养脉络膜和视网膜外层及视盘的筛板和筛板前区；③睫状后长动脉：只有两支，在视神经两侧穿过巩膜，沿脉络膜上腔前行，营养睫状体、虹膜和脉络膜前部，并发出分支与睫状前动脉吻合形成虹膜大环，大环再发出小支，在近瞳孔缘处形成虹膜小环。

2．静脉　①视网膜静脉基本上与动脉伴行，静脉之间也互不吻合，最后回流到眼上静脉或海绵窦；②睫状血管系统的静脉无瓣膜，其中睫状前静脉收集虹膜、睫状体的血液，并有房水静脉加入，上半部静脉血流入眼上静脉，下半部血流入眼下静脉，大部分经眶上裂注入海绵窦，一部分经眶下裂注入面静脉及翼腭静脉丛，进入颈外静脉。与涡静脉共同形成眼上、下静脉，经眶上裂回流入海绵窦；③涡静脉（vortex vein）共 4 ～ 7 条，每个象限有 1 或 2 条，在直肌之间赤道部后距角膜缘 14 ～ 25 mm 处斜穿出巩膜，收集虹膜、大部分睫状体和脉络膜的血液，在巩膜内潜行穿出眼球，经眼上、下静脉注入海绵窦。

（二）神经支配

1. 鼻睫神经（nasociliary nerve） 司眼部感觉，由三叉神经第一分支的神经分出。在眶内发出以下各支：睫状长神经、睫状神经节长根、滑车下神经、筛前和筛后神经。睫状长神经（long ciliary nerve）在视神经周围分为两支，在眼球后穿过巩膜进入眼内，其中含有交感神经纤维，分支在角膜、虹膜、睫状体及瞳孔开大肌，司一般感觉及瞳孔开大。睫状神经节长根的纤维进入睫状神经节。睫状短神经（short ciliary body）即睫状神经节的节后纤维，共6～10支，在视神经周围进入眼内，含有感觉、运动和交感神经三种纤维，分布于虹膜及睫状体内，司缩瞳及调节作用。

2. 睫状神经节（ciliary ganglion） 位于视神经孔前约10mm，居外直肌之下、视神经的外下方。其节前纤维包括：①长根，又名感觉根，来自鼻睫神经，支配全眼球的感觉，其中的交感神经纤维支配瞳孔开大肌。②短根为运动根，来自第Ⅲ脑神经的下斜肌支，支配睫状肌和瞳孔括约肌的运动。③交感根，来自颈内动脉丛，支配眼血管的舒缩。节后纤维即睫状短神经。

（张　磊）

第二节　眼生理生化及代谢概述

一、眼睑

功能为保护眼球。眼睑的主动性和反射性闭合动作可使眼球避免强光和异物的损害，同时保证泪膜的稳定性，在维持眼表健康中起到非常重要的作用。瞬目运动可及时地去除眼表面的尘埃或微生物，将泪液均匀分布于角膜表面，防止角膜干燥。睫毛可以遮挡灰尘及减弱强光刺激。

二、眼表

由结膜、角膜的未角化上皮、泪膜组成。泪膜由外向内分为脂质层、水液层和黏液层。脂质层可阻止泪液蒸发和维持泪膜稳定。水液层为泪膜的主要成分，转送水溶性营养成分。黏液层含多种蛋白，其基底部分嵌入角、结膜上皮细胞的微绒毛之间，可降低表面张力，使疏水的上皮细胞变为亲水状态，润滑眼球表面，提供光滑的光学表面，维持屈光特性。泪膜防止角膜结膜干燥，保护角膜结膜上皮；供给角膜氧气和营养物质；通过机械冲洗及泪膜中所含的抗菌成分抑制微生物生长；是眼球屈光系统的重要组成部分。结膜主要含有上皮细胞，作为阻止外部物质进入的屏障，同时上皮内杯状细胞分泌黏蛋白，其为参与免疫反应。

三、泪器

分为泪液分泌部和泪液排出部。泪液分泌部主要由泪腺、副泪腺（包括Krause腺、Wolfring腺等）和结膜杯状细胞等外分泌腺组成。泪腺受交感神经和副交感神经的双重支配，当其受到外界刺激（如角膜异物、化学物质刺激等）或情绪激动时分泌量增加，这种分泌称为反射性分泌。而正常结膜囊内存在的泪液主要由副泪腺、结膜杯状细胞等分泌，这种分泌称为基础分泌。反射性分泌的泪液主要起冲洗和稀释刺激物的作用，而基础分泌的泪液用于维持角膜、结膜的湿润。此外，目前公认泪液分泌与激素水平有关，但机制不详。正常情况下小部分泪液是通过蒸发消失的，绝大部分泪液是借助眨眼运动排出的。在眼睑闭合时，眼轮匝肌收缩，泪小点缩窄，泪囊扩大，泪液进入泪囊；开睑时，眼轮匝肌松弛，泪小管扩大，泪湖的泪液进入泪小管，同时泪囊变小，泪囊中的泪液进入鼻泪管。

四、角膜

角膜是主要的眼屈光间质之一，感觉神经末梢在角膜内脱髓鞘，从前弹力层呈分支进入上皮细胞层，角膜感觉十分敏锐。角膜无血管，其营养代谢主要来自房水、角膜缘血管网和泪膜（见第 7 章）。

五、巩膜

巩膜内无细胞结构，由Ⅰ型和Ⅲ型胶原纤维不规则排列构成基质，巩膜内细胞外基质的活跃性，可能决定了眼球的形状和大小，进而影响屈光度。同时，眼内部分液体是直接通过跨巩膜进行引流。

六、葡萄膜

阻止光线进入眼内，起到遮光和暗房的作用。前方为瞳孔，常见的瞳孔反应有：

1．瞳孔对光反射　为光线照射一侧眼球时，引起双侧瞳孔缩小的反应。光照侧瞳孔缩小称为瞳孔直接对光反射，对侧的瞳孔缩小称为间接对光反射。对光反射途径分为传入和传出两部分。传入路对光反射纤维开始与视觉纤维伴行，在外侧膝状体前离开视束，经四叠体上丘臂，至中脑顶盖前核，在核内交换神经元后，一部分纤维绕中脑导水管，到同侧 Edinger Westphal 核（EW 核），另一部分经后联合交叉，到对侧 EW 核。传出路为两侧 EW 核发出的纤维，随动眼神经入眶至睫状神经节，交换神经元后，由节后纤维随睫状短神经到眼球内瞳孔括约肌。

2．瞳孔近反射　为视近物时瞳孔缩小，与调节和集合作用同时发生的现象，系大脑皮质的协调作用的结果。其传入路与视路伴行到达皮质。传出路为视皮质发出的纤维，经枕叶中脑束至中脑的 EW 核和动眼神经的内直肌核，再随动眼神经到达瞳孔括约肌、睫状肌和内直肌，完成瞳孔缩小、调节和集合作用。睫状体上皮细胞间紧密连接结构，是血 - 房水屏障的重要部分。虹膜和睫状体有三叉神经眼支的分布，当该部位有炎症时会出现疼痛。房水是由睫状体无色素上皮细胞的分泌和睫状突的超滤过产生。睫状肌的舒缩可改变睫状体环的大小，通过悬韧带改变晶状体的凸度，起到调节屈光状态的作用。脉络膜毛细血管有通透性，可使小分子的荧光素易于渗漏，而大分子的吲哚青绿不易渗漏，因此通过吲哚青绿眼底血管造影，可较好地显示脉络膜血管影像。由于脉络膜血供丰富，因此可起到眼部温度调节的作用。

七、房水

房水中无血细胞，仅有微量蛋白（约为 0.2 mg/ml），因此房水成为透明的屈光间质的一部分。当血 - 房水屏障被破坏时，房水中蛋白的含量明显增加。房水中含有乳酸、维生素 C、葡萄糖、肌醇、谷胱甘肽、尿素、钠、钾、氯等。pH 为 7.5 ~ 7.6。房水为眼内组织提供营养，维持正常代谢。房水维持和调节眼压。房水循环途径：由睫状体产生后进入后房，经瞳孔到达前房，再经前房角的小梁网进入 Schlemm 管，然后经外集合管和房水静脉汇入巩膜表面的睫状前静脉和外层巩膜静脉，回流到血循环系统。另有 10% ~ 20% 的房水从前房角睫状体间隙经脉络膜上腔外流。约 5% 的房水经虹膜表面的隐窝吸收。

八、晶状体

晶状体是眼屈光系统的重要组成部分，相当于19D的凸透镜，具有屈光折射功能。它可滤去部分紫外线，对视网膜有保护作用。晶状体悬韧带附着在晶状体赤道部周围前后的囊膜上，参与眼的调节功能。晶状体无血管，由房水和玻璃体供给营养物质。晶状体囊膜在代谢物质转运方面起重要作用。

九、玻璃体

玻璃体主要成分是水（占99%）和胶质。胶质的主要成分是形成细纤维网支架的Ⅱ型胶原和交织于其间的透明质酸黏多糖。玻璃体是屈光间质之一。正常状况下，玻璃体呈凝胶状态，代谢缓慢，不能再生，具有塑形性、黏弹性和抗压缩性。随着年龄增长，玻璃体胶原纤维支架结构塌陷或收缩，玻璃体液化及后脱离。

十、视网膜

视网膜色素上皮层具有复杂而重要的生理生化功能，包括维生素A的储存、转运和代谢，药物解毒，合成色素和细胞外基质，在视网膜外层和脉络膜之间选择性转运代谢物质，吞噬和消化光感受器外节脱落的膜盘，起到光感受器活动的色素屏障及环境维持等作用。视网膜色素上皮层可促进视网膜与脉络膜的解剖附着。视网膜中的Müller细胞贯穿神经感觉层，其纤维从外界膜纵向伸展到内界膜，对视网膜起到结构支持和营养代谢等作用。视觉信息在视网膜内形成视觉神经冲动，进行传递，即光感受器、双极细胞、神经节细胞。光感受器即视杆细胞和视锥细胞。视锥细胞感受强光（明视觉）和色觉，大约700万个，在中心凹处只有视锥细胞，视力非常敏锐。当黄斑区发生病变时，视力会明显减退。中心凹以外，视锥细胞密度显著降低。视杆细胞感弱光（暗视觉）和黑白视觉。在中心凹处视杆细胞缺乏，距中心凹0.13 mm处开始出现，并逐渐增多，在5 mm左右视杆细胞最多，再向周边又逐渐减少。当周边部发生视网膜病变时，视杆细胞受损，可发生夜盲。每个光感受器细胞外节内只有1种感光色素。视杆细胞外节中所含感光色素为视紫红质，由顺视黄醛和视蛋白结合而成。在暗处，视紫红质再合成，能提高视网膜对暗光的敏感性。视锥细胞含有3种色觉感光素：视紫蓝质、视紫质和视青质，在光的作用下形成色觉。因此，色觉是眼在明亮处视锥细胞的功能。黄斑部色觉敏感度最高，远离黄斑部色觉敏感度降低，周边的视网膜几乎无色觉。对于色觉理论，目前普遍认为，正常色觉者在视锥细胞中有感受三种波长光，即长波（570 nm）、中波（540 nm）和短波（440 nm）的感光色素，对应为红、绿、蓝三原色。每一种感光色素主要对一种原色光发生兴奋，而对其余两种原色仅发生程度不等的较弱反应。例如在红色的作用下，感红光色素发生兴奋，感绿色光色素有弱的兴奋，感蓝色光色素更弱。这样可形成色觉。如果视锥细胞中缺少某一种感光色素，则可发生色觉障碍。

（朱　丹）

第三节　眼的胚胎发育

一、胚眼的发生和形成

胚眼（embryonic eye）是由神经外胚叶、表皮外胚叶及中胚叶三种胚胎组织发育而成。最初的胚眼位于神经沟（neural groove）前端的两侧。在胚胎2周（胚长2.5 mm）时，前脑前端神经褶（neural fold）的两侧出现凹陷即为视窝（optic pit）。神经褶融合，形成神经管（neural tube)。在第 3 周（胚长 3.2 mm）时，视神经管闭合，视窝加深，视沟外翻形成中空的憩室（在前脑两侧形成对称性的囊状突起）称视泡（optic vesicle)。视泡向前生长，近脑端较窄，形成视茎（optic stalk)，即视神经的原基。在第 4 周（胚长 4 mm）时，原始视泡向外侧生长，突出膨大与表面外胚叶接触，表面外胚叶形成晶状体板（lens plate)，晶状体板凹陷再形成晶状体泡（lens vesicle)，同时视泡远端逐渐变平，其远端和下方向内凹陷形成第二视泡，即视杯（optic cup)。视杯下方停止生长并内陷，形成胚裂（fetal cleft）或称眼裂（ocular cleft)。视杯逐渐加深，包绕晶状体，视杯前缘最后形成瞳孔。中胚叶组织经过胚裂进入眼内，视神经纤维经胚裂到达视茎，形成视神经。视杯内层较厚形成视网膜神经层，外层较薄形成色素上皮层。胚裂在第 5 周（胚长 12 mm）时，开始关闭，于第 7 周（17 mm）时完全闭合。此时眼各部组织已具雏形，即形成胚眼。如果闭合不全，可发生脉络膜、虹膜缺损。

二、眼球的发育

（一）神经外胚叶的发育

1．视网膜　视杯的外层形成视网膜色素上皮层，于胚胎第 4 周时细胞内开始生成黑色素，第 5 周时色素颗粒充满细胞内。视杯的内层高度分化、增厚，形成视网膜的神经感觉层。在胚胎 6 周～ 3 个月时，视网膜显著分化，当胚胎 2 月末（胚长 26 mm）时，神经上皮层发育至赤道附近。胚胎 3 个月的后期（胚长 65 mm)，视网膜神经上皮层伸展到锯齿缘。当胚胎 8 个月（胚长 170 mm）时，视网膜的各层已基本形成。胚胎 3 个月时黄斑出现，其发育较周围视网膜迟缓，到胎儿 7 ～ 8 个月时，开始迅速分化，黄斑中心凹形成。出生时黄斑部视锥细胞尚未完全发育，所以婴儿出生时尚不能固视。出生以后黄斑继续发育，直至生后 4 个月黄斑发育完全。

2．视神经　在胚胎 7 个月时，视网膜神经纤维逐渐汇集于视茎内，视茎内层的细胞亦逐渐汇集于视茎内，形成视神经。视茎内层的细胞逐渐减少，在胚胎 25 mm 时，视茎完全被视神经胶质充填，视泡腔不再与前脑相通。某些由原始视茎留下来的细胞形成视神经胶质，排列成行，位于神经纤维之间。视神经纤维来自视网膜神经节细胞，视神经纤维的髓鞘由视交叉开始，逐渐向前生长，出生时止于筛板后，偶有进入视网膜者，则形成有髓神经纤维。

（二）表皮外胚叶的发育

1．晶状体　晶状体的发育可分为晶状体泡形成和晶状体纤维产生两个时期。在胚胎第 5 周时，由视泡基底层形成晶状体囊，晶状体泡与表皮外胚叶完全分开。在晶状体分化过程中，晶状体前壁细胞终生保持其上皮性质，形成前囊下面的上皮细胞。晶状体泡后壁细胞逐渐向前生长到达泡前壁下面，最后形成晶状体原始纤维充满泡腔，构成晶状体胚胎核。胚胎第 7 周以后，赤道部的晶状体细胞开始分裂，分化为第二晶状体纤维，产生新的晶状体纤维围绕晶状体核，向前后生长，新的纤维以同样方式不断生长，位于已形成的纤维外面，把原始纤维挤向中央，终生不停。各层纤维末端彼此联合成线状，形成晶状体核前后缝，核前缝为“Y”形，核后缝为“人”形。

2．角膜上皮　胚胎第 5 周，晶状体泡从表面外胚叶分离后，表面上皮又融合成为一层立方上皮，即角膜上皮。在胚胎第 6 周时，角膜上皮增生为两层，8 周时，上皮已达 3 层，在出生时上皮有 4 层，到生后 4 ～ 5 个月，才出现第 5 层或第 6 层上皮。

（三）玻璃体

形成玻璃体可分为三个时期：

1．原始玻璃体（primary vitreous)　由原始视泡和晶状体泡之间的细胞间质形成，玻璃体腔内充满透明的血管系统，于胚胎第 6 周时发育完成。

2．次级玻璃体（secondary vitreous)　胚胎第 6 ～ 12 周，玻璃体血管系统逐渐萎缩，无血管的次级玻璃体形成。原始玻璃体被次级玻璃体挤向眼球中央和晶状体后面，形成Cloquet管，其中有玻璃体血管通过。

3．三级玻璃体（tertiary vitreous） 即晶状体悬韧带。在胚胎4个月时，由睫状体的神经上皮细胞分泌，位于睫状突部，初为膜状，胚胎32周时变为由细小的纤维组成的束状，于出生时发育成晶状体悬韧带。

（四）中胚叶的发育

1．血管系统 胚胎第3周（胚长4.5 mm）时血管出现，是由眼动脉而来。眼动脉为原始颈内动脉的分支。当胚胎10周以后，眼部的血管分为两个系统：眼外系统包括眼眶及原始脉络膜的血管。眼内系统包括玻璃体动脉和晶状体血管膜。前者充满玻璃体腔，后者包围晶状体。当胚胎第3个月（胚长60 mm）时，这些血管开始萎缩，出生时完全消失，若萎缩不全则生后形成永存性玻璃体动脉。胚胎第3个月末时，在玻璃体动脉经过视盘的地方开始出现血管芽，逐渐形成视网膜中央血管系统。

2．葡萄膜 在胚胎第6周末时，表皮外胚叶与晶状体之间形成一裂隙，即前房始基。它的后壁是由富含血管的中胚叶组织所形成，即虹膜瞳孔板。板的周边部分厚，以后将形成虹膜的表面中胚叶部分。板的中央部分薄，称为瞳孔膜（pupillary membrane），胚胎第7个月时，瞳孔膜开始萎缩形成瞳孔，如萎缩不全，则生后可见先天性永存瞳孔膜。睫状体的睫状突和睫状肌在胚胎第3个月时开始由中胚叶分化而来，至出生1年后完成。胚胎2个月时，睫状体部位出现静脉血管网，6个月时，虹膜大动脉环发出分支进入睫状突。脉络膜发生于原始视泡周围的中胚叶组织。胚胎4～5周时，出现毛细血管网，第3个月时出现静脉。胎儿4个月时出现动脉，此动脉来自睫状后短动脉。胎儿5个月时，成人的各层脉络膜都已出现。胎儿5～7个月时，在血管间出现色素细胞。

3．角膜 胚胎6周末，中胚叶细胞分化成角膜内皮细胞层和角膜基质层。胚胎3个月时角膜内皮细胞分泌一层透明膜，形成后弹力层，角膜基质浅层分泌一层透明膜，即前弹力层。

4．前房角 胚胎2个月末，巩膜开始增厚。3个月末，角巩膜缘出现，并由视杯缘静脉丛的内皮细胞衍变形成Schlemm管，并具有许多分支小管。Schlemm管出现不久，其内侧中胚叶分化形成小梁网，在Schlemm管后面，巩膜向内突起形成巩膜突。前房角是由前房内间质细胞和中胚叶组织逐渐萎缩，房角底部向后变深形成，于出生前完成。

5．巩膜 胚胎第2个月末由视杯周围的中胚叶组织变致密形成巩膜纤维，第5个月完整的巩膜形成。

三、眼眶及眼附属器的发育

（一）眼眶

由围绕视杯的中胚叶组织发育而成。其发育比眼球慢，胚胎6个月时，眶缘仅在眼球的赤道部，眼眶发育一直持续到青春期，如在儿童时期把眼球摘除，就会影响眼眶的正常发育。随着眼眶的发育，眶轴逐渐前移，视轴也随之变化。胚胎7～9 mm时，两眼朝向外侧，两眼视轴成160°角；胚胎2个月时，视轴为120°；胚长40 mm时为72°；最后为45°。视轴的改变对双眼单视的形成有重要意义。

（二）眼外肌

胚胎第3周（胚长7 mm）时，视泡周围组织形成未分化的致密组织，有第Ⅲ脑神经分布，形成原始眼外肌组织。当胚胎9 mm时，第Ⅲ、Ⅳ脑神经进入，此时原始肌组织逐渐分化和分开。胚胎14 mm时，已能分辨出4条直肌和2条斜肌。胚胎20 mm时，6条眼外肌已能完全分开。胚胎60 mm时，提上睑肌由上直肌分化出来。

（三）眼睑、结膜、泪腺

胚胎第 5 周开始，眼球周围组织形成褶，褶的外面形成眼睑皮肤，内面形成结膜。中胚叶在褶的中间形成结缔组织和肌纤维。胚胎 3 个月上下睑缘彼此接触相互粘连。胚胎 6 个月上下睑由鼻侧开始完全分开。在胚胎 32 mm 时半月皱襞出现，58 mm 时形成泪阜。73 mm 时睑板腺形成，其周围的中胚叶组织变得更加致密，形成睑板。

（四）泪器

由表皮外胚叶内陷而来。泪腺在胚胎第 6 周出现，副泪腺于胚胎 2 个月时出现。在胚胎第 6 周时，表皮外胚叶组织在外侧鼻突和上颌突之间下陷成沟，以后此处上皮和表面上皮脱离，逐渐形成管道。胎儿 7 个月时，泪点开放，8 个月时鼻泪管下端开放。如泪道内残留隔膜或泪点发育不良，可出现溢泪。

四、眼部组织的发育来源

1．神经外胚叶　视网膜内九层、视神经、虹膜色素上皮、睫状体上皮、瞳孔括约肌和开大肌、玻璃体。

2．表皮外胚叶　晶状体、角膜上皮、视网膜色素上皮层、眼睑皮肤、泪器、结膜。

3．中胚叶　血管、角膜基质、角膜内皮、巩膜、葡萄膜基质、眼外肌、眼眶、眼睑肌肉、睑板、原始玻璃体。

（朱　丹）

第四节　眼科微生物学概论

一、与眼科有关的细菌

（一）葡萄球菌属

金黄色葡萄球菌是眼及其周围组织化脓性炎症或毒素性眼病的重要致病菌，常致睑缘炎、睑腺炎（麦粒肿）、麦氏腺炎、结膜炎、角膜溃疡、眶蜂窝织炎、泪囊炎、眼外伤或内眼手术后眼内炎、全眼球炎等多种眼病。表皮葡萄球菌为白内障囊外摘除，眼内人工晶状体植入后慢性眼内炎、眼外伤、眼内异物或内眼手术后眼内感染的常见致病菌。

（二）链球菌属

1．甲型溶血性链球菌或草绿色链球菌　为正常结膜囊的常在菌，一定条件下致睑缘炎、新生儿结膜炎、幼儿结膜炎、角膜溃疡、眼外伤或抗青光眼滤过手术后眼内炎、转移性眼内炎、泪囊炎等。

2．乙型溶血性链球菌　致病性强，能引起多种眼病。

3．丙型链球菌　为肠道正常寄生菌，一般无致病力，偶致眼内炎。

4．肺炎链球菌　常致匐行性角膜溃疡、急性结膜炎、边缘性角膜浸润，可致眼内炎、转移性眼内炎等。

（三）奈瑟菌属

淋菌可致淋菌性结膜炎、角膜溃疡、眼内炎、眶蜂窝织炎等。患淋病产妇分娩时，新生儿通过产道时被污染致新生儿淋菌性眼炎。

（四）假单胞菌属

铜绿色假单胞菌（也称绿脓杆菌）所致眼病有角膜脓疡、环形角膜溃疡、角膜巩膜溃疡、眼内炎、全眼球炎、眶蜂窝织炎、泪囊炎、转移性眼内炎、新生儿结膜炎等，常致盲。

（五）莫拉菌属

莫拉双杆菌又名慢性结膜炎莫拉菌，本菌引起的眼部感染为眦部睑缘炎、眦部睑结膜炎、慢性滤泡性结膜炎。

二、与眼科有关的衣原体

衣原体属内有沙眼包涵体结膜炎衣原体、鹦鹉热衣原体、肺炎衣原体三个种。

三、与眼科有关的真菌

（一）丝状真菌

1．曲霉菌属 致眼病的常见曲霉菌有以下几种：烟曲霉、黄曲霉、黑曲霉。曲霉菌所致眼病有角膜溃疡、巩膜溃疡、眼外伤或手术后眼内炎、全眼球炎。

2．镰刀菌属 镰刀菌产生蛋白酶、胶原酶，常致角膜脓疡及眼内炎。致眼病的常见镰刀菌为：茄病镰刀菌、串珠镰刀菌、禾谷镰刀菌。

3．青霉菌属、拟青霉菌属 青霉菌、拟霉真菌广泛存在于自然界，正常结膜囊偶可检出，一般不致病，一定条件下致角膜溃疡、眼内炎。

（二）类酵母型真菌、酵母型真菌

白念珠菌（又称白假丝酵母菌）为重要条件致病菌。眼及其附属器皆可感染，表现为眼睑假丝酵母菌病、湿疹性睑缘炎、假膜性结膜炎或球结膜鹅口疮、角膜溃疡、术后眼内炎或播散性内因性眼内炎、脉络膜视网膜炎等。

四、与眼科有关的病毒

1．单纯疱疹病毒（HSV） 单纯疱疹病毒有Ⅰ、Ⅱ两型（HSV-1、HSV-2），能引起多种眼病，如眼睑和睑缘单纯疱疹、急性滤泡性结膜炎、星状角膜炎、树枝状角膜炎、地图状角膜炎、盘状角膜炎、基质角膜炎、角膜葡萄膜炎、虹膜睫状体炎、视网膜脉络膜炎等。其中单纯疱疹性角膜炎多次复发恶化，严重危害视力，是角膜盲的首要眼病。

2．水痘 - 带状疱疹病毒 眼带状疱疹为潜伏在三叉神经半月神经节或眼支的水痘 - 带状疱疹病毒活化致眼部急性感染，主要沿额神经、泪神经、鼻睫状神经支达该神经支配的皮肤、眼及其附属器引起病变。所致的眼病有单侧额部、眼睑、睑缘带状疱疹，急性卡他性结膜炎，滤泡性结膜炎，上巩膜炎，巩膜炎，树枝状角膜炎，盘状角膜炎，虹膜睫状体炎，继发性青光眼，视神经炎，眼肌麻痹等。近年研究认为水痘 - 带状疱疹病毒和急性视网膜坏死综合征有关联。

3．巨细胞病毒 眼部表现为巨细胞病毒性视网膜炎、视网膜脱离、葡萄膜炎、角膜内皮炎。

4．EB 病毒 所致眼病有急性滤泡性结膜炎、钱币状角膜炎、上巩膜炎、虹膜睫状体炎、泪腺炎、原发性眼干燥症、视神经炎、脉络膜视网膜炎等。

5．腺病毒 引起的常见眼病为流行性角膜结膜炎、咽结膜热、非特异性滤泡性结膜炎。致眼病的腺病毒主要为 B、D、E 亚组，引起流行性角膜结膜炎的腺病毒常为 8、3、7、4、10、11、15、19、37、42 型。引起咽结膜热的腺病毒常为 3、4、7 型，引起非特异性滤泡性结膜炎的腺病毒常为 1-11、14-17、19、20 等型。

6．肠道病毒 70 型和柯萨奇病毒 A24 可为流行性出血性结膜炎的病原体。

7．人类免疫缺陷病毒（HIV） 病毒感染眼部表现为视网膜棉绒斑、视网膜及球结膜微血管异常、缺血性黄斑病变、注视麻痹、眼内眼外肌麻痹、视盘水肿、视神经炎、视神经萎缩等。AIDS 患者眼部恶性肿瘤为卡波西肉瘤、眼窝淋巴瘤。

五、与眼科有关的寄生虫

1. 猪肉绦虫　囊尾蚴是较常见的眼寄生虫，可寄生在眼的各部位，如结膜下、巩膜、眼外肌、眼睑、眼眶等处，但常见的眼囊尾蚴病是囊尾蚴经后睫状动脉到抵睫状体、脉络膜达视网膜下或穿过视网膜侵入玻璃体内。

2. 鼠弓形体　眼弓形体病为弓形体进入视网膜血流，寄居毛细血管内皮，再侵入视网膜引起视网膜脉络膜炎、视网膜动脉周围炎或致葡萄膜炎、玻璃体炎、渗出性视网膜脱离、继发性青光眼、视神经萎缩等。孕妇妊娠期间感染弓形体，虫血症期虫体经胎盘可感染胎儿。

3. 棘阿米巴属　棘阿米巴致上皮性角膜炎、地图状角膜上皮缺损、慢性进行性角膜溃疡并发虹膜睫状体炎、前房积脓、环形角膜炎、盘状角膜溃疡、放射状角膜炎、基质性角膜炎、巩膜角膜炎等。血行播散致葡萄膜炎、视神经炎等。

（张　磊）

第五节　其他相关基础知识概要

光波在传播过程中遇到小孔或狭缝时，穿过小孔或狭缝的光会以新光源的形式向周围传播，这一现象称为光的衍射。当瞳孔直径小于 2.5 mm 时，入射的光线会在视网膜上形成朦胧环，称为 Airy 斑，影响视力。波长越长衍射性越强，Airy 斑直径也大。

光源有强弱之分，每一单位空间角度内光流量放射光源的发光量为发光强度，单位是坎德拉（Candela）。投射到单位面积上的光流量称为照度，单位是勒克斯（Lux）。

光线从真空空间投射到某透明介质后，角度发生改变。称为折射，与法线（即入射点与该介质表面的垂直线）之间的夹角称折射角。入射角与折射角正弦函数的比值称为折射率，用“n”表示。在光束传播路线上的透射镜或反光镜可将光线汇聚或发散成像（实像或虚像）。物点与像点称为共轭点。能反射光线的球面称为球面镜，分为凹球面与凸球面。光线能通过并发生折射的球面物质称为球面透镜，并可形成焦点，凸透镜形成实性焦点，凹透镜形成虚性焦点（即折射后光线的反向延长线的交点）。圆柱透镜成像，不能形成焦点，形成两条互相垂直的焦线，两线之间为椭圆形或圆形的不同形状弥散圈，称为 Sturm 光锥。三棱镜是楔形透镜，不仅可将白色光分成橙红黄绿青蓝紫多种颜色成分，而且还可使通过三棱镜的光线折射向其底边方向，因此，通过三棱镜视物时，眼球向三棱镜的尖端（即顶角）方向转动。棱镜两面产生的偏向角之和是该棱镜的总偏向角。光线通过棱镜后产生的偏转量，用距离棱镜 1 米处光线偏折的厘米数来度量，单位为棱镜度。通过棱镜的光线偏向棱镜的底，通过棱镜观察物体时，物像为虚像，并向棱镜的尖移位，称为棱镜的像移。球面透镜的光心处透镜度为零，离开光心就有三棱镜的作用。凸透镜以光心处相当于三棱镜的底。凹透镜以光心处相当于三棱镜的尖。球面透镜的这种作用称透镜的三棱镜效应。这一效应的大小与透镜上某点的屈光力成正比。球镜周边部的折光能力大于轴部，球镜靠近轴部与远轴部屈光力的不同称为球差。物体离轴时产生的球差，由点光源形成的像呈彗星形，称为彗差。一个平面物体经过球面透镜结成的像为弯曲形状，称为场曲。一条直线形的物体经过透镜后成像呈现弧形弯曲形状，称为畸变。不同波长（不同颜色）的光线通过透镜后折射能力不同，结像后焦距也不同，短波光线比长波光线焦距短，称为色像差。

将眼球的屈光间质的平均光学参数用光学模型表达，称为模型眼，常用 Gullstrand 模型眼表示。将眼球复杂的屈光间质系统简化为单一屈光介质，称为简约眼，常用 Emsley 简约眼表示。眼前的镜片远移或近移时，其屈光效果改变，称为距离效应。当眼处于调节静止状态时与视网膜黄斑中心凹上的像成共轭关系的眼前方物点的位置称为远点，眼球行使最大调节功能时所能看清的眼前一点为近点。眼睛分辨开外界两个物点（或光点）间最小距离的能力称为视力。用视角大小来计算，视力 =1/ 视角。空间频率是每单位视角包含有黑白相间的线条数目。对比度是物体亮度与其背景亮度的相对关系。眼能改变与调整屈光状态以求看清眼前不同距离物体的功能称为眼的调节。近点和远点屈光度之差为调节幅度。两眼视轴同时相交于近方光点，称为集合。两眼能保持集合状态（即两眼视轴相交于近方光点）的最近点，称为集合近点。集合程度的量化表示是以视轴和双眼中线交角测量，称为集合角。如果双眼注视 1 米处光点，行使 1.00D 的调节量，视轴和双眼中线的交角为 1 米角（MA），称为米角单位。三棱镜单位与米角单位换算公式：三棱镜度 = MA × 瞳孔距离（mm）。

双眼视觉是将两只眼睛视网膜上形成的两个物像同时感知，融合为一，产生立体视觉的感知功能。形成双眼单视的条件包括：①双眼物像大小之差在 5% 以内；②双眼同时感知外界物像，双眼有足够大的共同视野，并同时结像在双眼视网膜对应点上，且无单眼抑制；③注视功能正常；④双眼球运动功能正常，协调一致；⑤有正常融合能力和融合范围；⑥视路与视中枢功能正常。双眼视觉分为 3 级：同时视、融合、立体视。双眼视野内共同注视方向上的双眼视网膜上对应点具有的功能称为视网膜对应。一眼视网膜上一定区域的任何一点与另一眼视网膜上某区域中某一点同时受到刺激时，形成单一的融合功能，这一区域称为 Panum 融合区。能同时结像在两眼视网膜对应点上的物像所在区域称为双眼单视区。

存在屏障与通道是生命体的基本结构与功能特点。视觉器官——眼也存在着层层屏障和条条通道。眼眶保护着眼内容物，是眼内容物的屏障，同时，眼眶也存在很多孔道。结膜与巩膜之间、巩膜与脉络膜之间、脉络膜与视网膜之间、视网膜与玻璃体之间、角膜与前房之间都存在着既互相阻隔又相沟通的关系。

由于眼球适应特殊功能要求，存在血 - 眼屏障。睫状体上皮细胞间的紧密连接是构成虹膜的血 - 房水屏障的重要部分。视网膜有两种血 - 视网膜屏障（blood-retinal barrier，BRB），称为视网膜内屏障和外屏障。视网膜毛细血管内皮细胞间的闭合小带（zonula occludens）和壁内周细胞构成视网膜内屏障，视网膜色素上皮和其间的闭合小带构成了视网膜外屏障。

思考题

思考题答案

1. 负责眼球上转的肌肉都有哪些？
2. 麻醉睫状神经节可以导致怎样的结果？

（张　磊）

第3章 眼科检查

第一节　眼部常见症状和体征

眼部常见症状包括眼红、眼痛、眼涩、异物感、眼球突出或内陷、眼分泌物增多、溢泪或流泪、眼睑肿物、视力障碍或视野缺损、色觉异常。常见体征有眼球充血，角膜混浊，瞳孔变形，前房积血，玻璃体积血，视网膜出血，渗出，水肿，脉络膜新生血管。

一、眼部疼痛

1．眼球疼痛　常见于结膜角膜炎症、干眼症、前段葡萄膜炎、眼内炎、青光眼、球后视神经炎、神经性眼痛、机械损伤和化学损伤。

2．眼眶疼　常见于眶蜂窝织炎、眼球筋膜炎、三叉神经痛等。

二、眼球突出

高度近视、眶内或球后肿物、突眼性甲状腺肿。

三、眼分泌物

分泌物可分为水样（浆液）、黏液、黏液脓性和脓性。常见于细菌、病毒感染，物理和化学刺激，过敏，寄生虫，炎症。

四、流泪或溢泪

1．流泪　是指泪液分泌量增加，而泪液排出正常所致的泪液由结膜囊流出，常见于泪腺疾病，如泪腺炎；因刺激，如三叉神经受刺激，面神经、交感神经、味觉反射受刺激，精神性流泪，药物及化学毒剂刺激。

2．溢泪　是指泪液分泌量正常，而泪液排泄通道不畅或堵塞引起的泪液流出结膜囊，常见于上下泪小点外翻或内翻，泪道功能不全，泪道狭窄或阻塞。

五、眼睑肿物

1．良性　睑腺炎，睑板腺囊肿，眼睑血管瘤，眼睑色素痣，眼睑黄色瘤，乳头状瘤。

2．恶性　眼睑基底细胞癌，眼睑皮脂腺癌，眼睑鳞状细胞癌，眼睑恶性黑色素瘤。

六、视力障碍或视野缺失

1．视力障碍　①一过性视力丧失：视盘水肿、一过性缺血、体位性低血压、视网膜中央动脉痉挛、癔症；②视力突然下降不伴眼痛：视网膜动脉或静脉阻塞、玻璃体积血、视网膜脱离、视神经炎；③视力逐渐下降：白内障、屈光不正、开角型青光眼、年龄相关性黄斑变性；④视力突然下降伴眼痛：闭角型青光眼、葡萄膜炎、角膜炎症水肿；⑤视力下降而眼底正常：球后视神经炎、中毒或肿瘤所致的视神经病变、弱视、癔症；⑥间断性视物模糊：见于视疲劳、干眼症，经过休息和眨眼后改善。

2．视野缺损 ①中心暗点：常见于视神经炎及球后视神经炎、Leber 病；②旁中心暗点：常见于青光眼的早期损害、中心性视网膜脉络膜病变；③弓形暗点：常见于青光眼、前部缺血性视神经病变；④环形暗点；⑤同侧或对称性象限性缺损：视交叉或视交叉以上损害；⑥生理盲点扩大：高度近视视盘旁大的近视弧、视盘缺损、视盘有髓神经纤维、视盘视网膜炎、视盘血管炎；⑦向心性视野缩小：视网膜色素变性、视神经萎缩、晚期青光眼、中毒性视网膜病变、癔症。

3．色觉异常 色盲或色弱：先天性遗传或后天某些眼病引起。

4．夜盲 ①先天性：周边视网膜病变、视网膜色素变性、白点状视网膜变性；②后天性：青光眼、屈光间质周边部混浊、虹膜后粘连、瞳孔缩小、维生素 A 缺乏。

5．昼盲 角膜、晶状体中心区混浊、黄斑病变、轴性视神经炎。

6．视物变形 ①黄斑病变；②视网膜脱离；③视网膜脉络膜炎；④视网膜寄生虫；⑤屈光不正。

7． 视物重影 常见于眼肌麻痹、散光、白内障。

8．闪光视觉 常见于视网膜脱离、视网膜脉络膜炎、玻璃体后脱离、闪辉暗点、颅脑外伤。

9．视疲劳 常见于屈光不正、调节异常、集合异常、精神心理因素。

七、眼球充血

包括结膜充血、睫状充血、混合充血，其鉴别见表 3-1。

表3-1 结膜充血与睫状充血的鉴别

	结膜充血	睫状充血
颜色	鲜红	暗红
显著部位	远角膜缘（近穹窿部）	近角膜缘
血管分支	清晰	不清晰
血管来源	结膜后动脉	睫状前动脉
血管层次	位于结膜表面	位于结膜下深层
血管形态	粗大、弯曲	微细、直行
推动球结膜	血管随之移动	血管不移动
睫状体压痛	无	有
分泌物	有	少或无
常见疾病	结膜炎症	角膜炎、虹膜睫状体炎、巩膜炎、青光眼
对肾上腺素的反应	充血消失	充血不消失

八、角膜混浊

常见于角膜水肿和浸润、溃疡、角膜新生血管、角膜表面组织增殖、炎症、外伤、变性及营养不良（角膜变性、角膜软化症、带状角膜变性、Kayser-Fleischer 环、颗粒状、斑状及格子状角膜营养不良）、瘢痕、薄翳、白斑、角膜葡萄肿。其鉴别见表 3-2。

表3-2　角膜活动性病变与陈旧性混浊的鉴别

	活动性病变	陈旧性混浊
病变的境界	不清楚	边界清楚
病变的表面	表面粗糙无光泽	表面光滑有光泽
睫状充血	+	–
刺激症状	+	–
荧光素角膜染色	着色	不着色

九、瞳孔变形

先天性虹膜缺损、先天性无虹膜、先天性永存瞳孔膜、瞳孔异位、多瞳症、虹膜后粘连、虹膜前粘连、虹膜根部离断、虹膜脱出、外伤瞳孔缘断裂。

十、白瞳征

白内障、视网膜母细胞瘤、Coats 病、永存原始玻璃体增生症、早产儿视网膜病变、转移性眼内炎。

十一、眼底出血

视网膜浅层出血、视网膜深层出血、视网膜前出血、玻璃体积血、视网膜色素上皮下出血。

十二、脉络膜新生血管

年龄相关性黄斑变性、病理性近视、眼底血管样条纹、Best 病、Stargardt 病及其他视网膜变性疾病、炎症、肿瘤、外伤。

第二节　视功能检查

包括视觉心理物理学检查及视觉电生理学检查。

一、视力

视力（visual acuity）即视觉敏锐度（visual acuity），是分辨二维物体形状、大小及位置的能力，分为中心视力和周边视力。中心视力反映黄斑区中心凹的视功能，可分为远、近视力，矫正视力即验光试镜的视力。临床上≥ 1.0 的视力是为正常视力。周边视力是指黄斑中心凹之外视网膜的功能，又称为视野。

（一）视力表的设计及种类

视力表用于测量视力的图表，其设计基于视角原理，国际标准视力表 1.0 的标准为可看见 1 分角（1’ 角）空间变化的视标的视力。常用的视力表有国际标准视力表、对数视力表和

Landolt 环视力表。

1．国际标准视力表 以 E 字为视标，每笔画和间隔均为 1 分视角，视标 E 的边宽为 5 分视角，缺口宽度为 3 分视角，视力以小数记录，为等差级数（0.1 ～ 1.0）。

2．对数视力表 有些视力表视标增进率与视角增进率不一致。如视标 0.1 行比 0.2 行大 1 倍，而视标 0.9 行比 1.0 行仅大 1/9。根据视标阶梯按视角递增，两行视标视角差异大小为 1.26，设计为对数视力表，采用 5 分记录法。国外的 LogMAR 视力表（logarithm of minimal angle of resolution）采用对数法进行视标等级的分级。对数视力表是目前临床试验的标准方法，视标增率为 1.26，每隔 3 行视角增加 1 倍，如小数记录行 1.0、0.5、0.25、0.125。该视力表共 14 行，每行 5 个字母，检查距离 4m，识别 1 字为 1 分。全部识别为 100 分，相当视力 2.0。

3．Landolt 环形视力表 是采用 C 字形视标，在 7.5 毫米正方形中有 1.5 毫米宽度的环，环上有 1.5 毫米宽的缺口。标准视力以小数记录，等差级数计算，增率为 0.1、0.2……2.0，记录采用小数法。

4．视标的种类 Snellen“E”字形、英文字母或阿拉伯数字、Landolt 带缺口的环形视标、儿童用的简单图形视标。视力计算公式为 V= d/D，V 为视力，d 为实际看见某视标的距离，D 为正常眼应当能看见该视标的距离。可采用小数表示法，也可以将视力表置于 6m(或 20 英尺）处，记录 为 6/6、6/12、6/30、6/60（或 20/20、20/40、20/100、20/200 等）。

（二）视力检查法

1．注意事项 两眼分别进行，一般先右后左；标准光线照明；远视力检查距离为 5 m，近视力检查距离为 30 cm。检查者指着视标，受试者应在短时间（一般为 3 ～ 5 秒）内说出或用手势表示该视标的缺口方向。

2．检查步骤 ①远视力检查：如果在 5 m 处不能识别最大的视标，嘱患者逐步向视力表走近，直至识别视标为止。根据 V = d/D 的公式计算；②小孔视力检查：加小孔镜，视力有改进则提示屈光不正；③数指检查：检查距离从 1 m 开始，逐渐移近，直到能正确辨认指数，记录距离，如“数指 /30 cm”。在 5 cm 处仍不能识别，则检查手动。记录“手动 / 距离”，如“手动 /20 cm”；④光感检查：暗室中用手电筒照射受试眼，对侧眼须严格遮盖不透光，记录“光感 / 距离”，如“光感 /60 cm”。否则记录“无光感”。有光感者还需检查光源定位能力，光源置于受检者前方 1 米处上、下、左、右、中、左上、左下、右上、右下九个方位检测，有光感以“+”、无光感以“–”描述；⑤近视力检查：Jaeger 近视力表分 7 个等级，徐广第研制了标准近视力表，使远、近视力表标准一致。应用标准近视力表检查，需要充足光线照明，可改变检测距离直至得到最佳检测结果，并记录视力 / 距离，如 1.0/15 cm。

3．婴幼儿视力检查 新生儿追随光源及瞳孔对光反射，浏览周围目标；3 个月时双眼注视手指；交替遮眼反应：遮盖患眼时患儿无反应，遮健眼时患儿试图躲避。视动性眼球震颤（optokinetic nystagmus，OKN），将黑白条栅测试鼓置于婴儿眼前，在转动鼓时，双眼先是随着测试鼓顺向转动，随之骤然逆向转动，逐渐将测试鼓条栅变窄，直至被检者不产生视动性眼球震颤为止，可评估视力。视觉诱发电位也可客观地检测儿童视功能。

防止背诵的视力表很有意义。包括转盘式视力表、投影式视力表等。

二、视野

视野（visual field）是指眼向前方固视时所见的空间范围，反映周边视力。距注视点 30° 以内的范围称为中心视野，30° 以外的范围称为周边视野（图 3-1）。现代的视野检查标准化、自动化，而且与蓝黄色的短波视野、高通视野、运动觉视野、频闪光栅刺激的倍频视野等相结合。

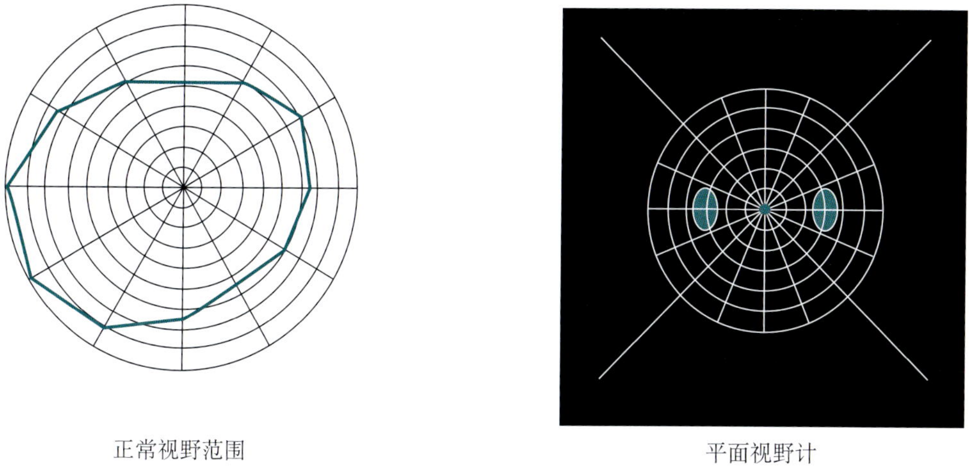

图 3-1　视野图

（一）视野计的设计及检查方法

早期视野计为动态视野计，包括手动的中心平面视野计和周边弓形视野计，Goldmann 半球形视野计建立了严格的背景光和刺激光亮度，将视野检查量化；现代应用的自动视野计是应用计算机控制的静态定量视野检查。

1．视野检查的种类　分动态及静态视野检查：①动态视野检查（kinetic perimetry）：用不同大小的视标，从不同方位移动，记录下刚能感受到视标出现的点，光敏感度相同的点构成了某一视标检测的等视线，不同视标检测的等视线绘成了类似等高线描绘的视野地形图（图 3-2）。速度快，但是对小的、旁中心相对暗点发现率低；②静态视野检查（static perimetry）：在视屏的各个设定点上，由弱至强增加视标亮度，刚能感受到的亮度即为该点的视网膜光敏感度或光阈值。

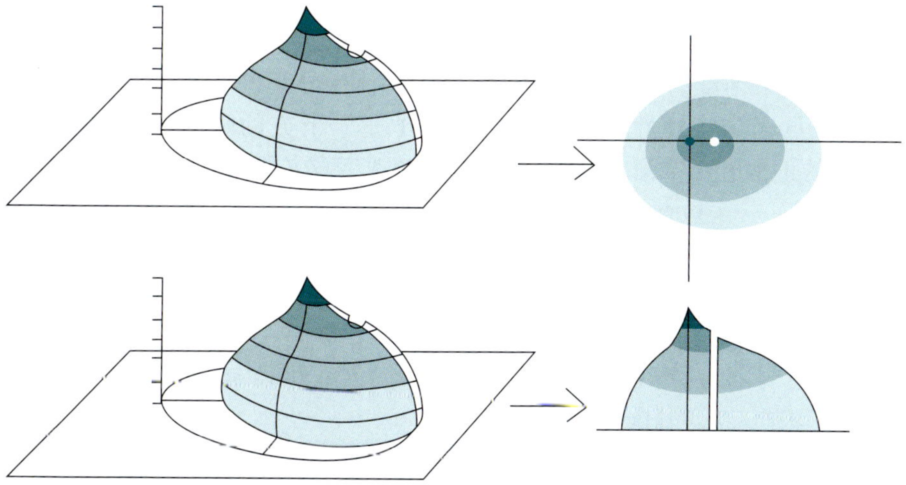

图 3-2　视野检查地形图

2．常用的视野检查法　①对照法：以检查者的正常视野与受试者的视野作比较，检查者与患者面对面而坐，距离约 1 m，受检者右眼注视医生的左眼，医生左眼注视受检者的右眼，医生将手指置于自己与患者的中间，从上、下、左、右各方位向中央移动，患者发现手指时医生以自己的正常视野比较患者视野的大致情况。这是粗略估计患者视野的一种方法。②平面视野计：中心 30° 动态视野计，黑色屏布于 1 m 或 2 m 处，中心为注视点，屏两侧水平径线 15° ~ 20°，用不同大小的视标绘出各自的等视线；③弧形视野计：动态周边视野计，底板为 180° 的弧形板，半径为 33 cm，移动视标的钮与记录的笔是同步运行的；④ Goldmann 视野计：半球形视屏投光式视野计，半球屏的半径为 33 cm，视标的大小及亮度都以对数梯度变化。视标面积是以 0.6 对数单位（4 倍）变换，共 6 种。视标亮度以 0.1 对数单位（1.25 倍）变换，共 20 个光阶；⑤自动视野计：电脑控制静态定量特殊检查程序。⑥ Amsler 方格（Amsler grid）：用于检查中心 10° 范围的视野（图 3-3）主要用于检查黄斑、中心凹、旁中心凹病情。Amsler 方格为边长 10 cm 正方形的黑底白线方格表，共有 20 × 20 个方格，中央的小圆点为注视点。检查距离为 33 cm，必要时可戴矫正眼镜。被检查者在充足照明下，遮挡一眼，被检眼注视中央白点。询问被检者能否看到中央白点及方格的四角，顶和底线条是否变形或缺失，方格有无变大、变小、缺失或扭曲，方格中是否有些区域变暗、模糊或颜色改变。如果不能看清中央点，说明存在中央暗点；如果边角缺失，提示旁中心暗点。所有变形或缺失线条都要请被检者回答清楚，描述出来。

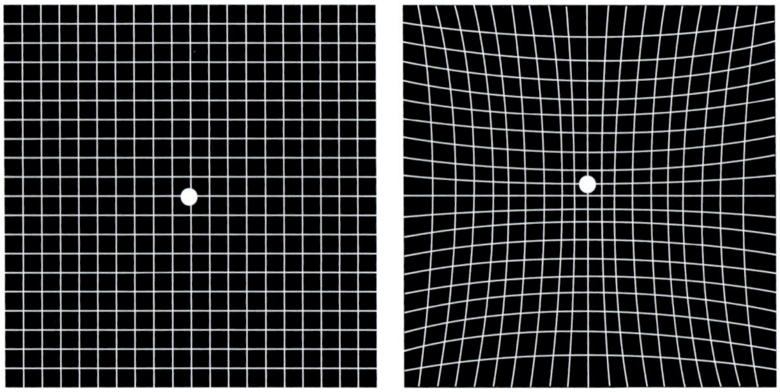

图 3-3 Amsler 方格

自动视野计的检查方法有：①阈上值检查：为定性检查，快捷，但可靠性较低。②阈值检查：精确的定量检查，易疲劳。③快速阈值检查：通过智能趋势分析，减少了检查步骤。

自动视野计结果判读的要点：①中央部分正常值变异小，周边部分正常值变异大，中央 20° 以内的暗点多为病理性的，视野 25° ～ 30° 上、下方的暗点可能为眼睑遮盖所致，30° ～ 60° 视野的正常值变异大；②孤立一点的阈值改变意义不大，相邻几个点的阈值改变才有诊断意义；③单一一次检查结果可信度低，应多次复查视野，暗点重复才能确诊缺损；④偏差概率图对视野缺损的诊断意义更大。

（二）正常视野

正常人动态视野的平均值为：上方 56°、下方 74°、鼻侧 65°、颞侧 90°。生理盲点的中心在注视点颞侧 15.5°，水平中线下 1.5°。其垂直径为 7.5°，横径 5.5°。生理盲点的上、下缘均可见到狭窄的弱视区，为视盘附近大血管投影。

（三）病理性视野

1．向心性视野缩小 见于视网膜色素变性、青光眼、球后视神经炎、周边部视网膜脉络膜炎等、癔症性视野缩小、螺旋状视野收缩等。

2．偏盲 视野的一半缺损。常见：①同侧偏盲；②颞侧偏盲；③扇形缺损；④暗点。

（四）视野检查的影响因素

视野检查属于心理物理学检查，受检查和受试者多方因素的影响。受试者方面：精神因素、注意力、视疲劳、瞳孔直径、屈光间质，仪器差异、背景光、视标，不同操作者方法和经验不同。

三、色觉

人类的三原色（红、绿、蓝）感觉由视锥细胞的光敏色素决定。红敏色素缺失者为红色盲，绿敏色素缺失者为绿色盲，蓝敏色素缺失者为蓝色盲。单色视又称全色盲，不能辨认颜色，属常染色体隐性遗传。最常见者为红绿色弱（盲），色觉检查是升学、就业、服兵役前体检的常规项目，还可作为青光眼、视神经病变等早期诊断的辅助检测。在白内障术前测定视锥细胞形态功能状态。

（一）假同色图测验（色盲测验）

同一副色彩图中，既有相同亮度不同颜色的斑点组成的图形或数字，也有不同亮度相同颜色的斑点组成的图形或数字。正常人以颜色来辨认，色盲者只能以明暗来判断。色盲本种类繁多。

（二）色相排列检测

要求被试者按色调顺序排列一组颜色样品，常用 Farnsworth-Munsell（FM）100 色调测验法和 panel D 15 色调测验法。

1．FM 100 色调检测法　含 85 个色相子，要求在明度和饱和度保持恒定的情况下检测。将排好色相子背面的编号记在记录单上，记分作图。测验判断指标有总错误记分和错误轴的方向。总错误记分反映辨色力好坏，总分越高，辨色力越差。错误轴反映被检查者色混淆的情况，根据错误轴的方向定性诊断色觉缺陷的类型。

2．Panel D 15 检测法　包括 15 个色相子，原理同上。简单，便于携带。

（三）色盲镜

色盲镜（anomaloscope）是一种通过特殊的颜色匹配来判断色觉缺陷类型的仪器。使用的是色光，不仅能正确诊断色觉异常的类型，还可进一步较准确地测定辨色能力。Nagel Ⅰ色盲镜基于 Rayleigh 匹配，用红色光和绿色光去匹配黄色光。区别正常人和红绿色觉异常者，判断异常的具体类型及程度。Nanel Ⅱ色盲镜包含了蓝光和绿光匹配蓝绿光，检测蓝色觉异常。

四、暗适应

暗适应（dark adaption）检查反映光觉的敏锐度。从明处进入暗处，正常人最初 5 分钟的光敏感度提高很快，以后渐慢，8 ～ 15 分钟时提高又加快，15 分钟后又减慢，到 50 分钟左右达到稳定的高峰。在 5 ～ 8 分钟处的暗适应曲线上可见转折点（Kohlrausch 曲），代表视锥细胞暗适应过程的终止，此后是视杆细胞的暗适应过程。

1．对比法　被检者与暗适应正常的检查者同时进入暗室，分别记录在暗室内停留后辨认周围物体的时间。

2．暗适应计　常用的有 Goldmann-Weekers 计、Hartinger 计、Friedmann 暗适应计等，可调光强度的照明装置及记录系统。先做 5 ～ 10 分钟的明适应，再做 30 分钟的暗适应测定，将各测定点连接画图，为暗适应曲线。

五、立体视觉

立体视觉（stereoscopic vision）也称深度觉，是感知物体立体形状及不同物体相互远近关系的能力。立体视觉的基础为双眼单视。外界物体在双眼视网膜相应部位成像，经过视觉中枢融合成为立体的单一物像。常用检查方法有障碍阅读法、同视机法、随机点立体图、Worth 四点试验、Bagolini 线状镜等。

同视机法使用画片检查三级功能：①同时知觉画检查主观斜视角和客观斜视角，两者相差 5° 以上为异常视网膜对应；②融合画片为一对画片，两张图上有差异点称为控制点。将两个镜筒臂等量向内向外移动，至两画片不再重合为一。向内移动范围为集合，向外移动范围为分开，两者相加为融合范围。正常融合范围：集合 25° ~ 30°，分开 4° ~ 6°，垂直分开 2° ~ 4°；③立体视觉画片中双眼画片的相似图形有一定差异，在同视机上观察有深度感，检测视差角。

立体图：有 Titmus 立体视觉图和随机表式立体视觉图（正常立体视锐度≤ 60 秒弧）用偏振光眼镜或用红绿眼镜检查。

六、对比敏感度

对比敏感度即在明亮对比变化下，人眼对不同空间频率的正弦光栅视标的识别能力。眩光敏感度是检测散射光在眼内引起散射，使对比度下降。空间频率是指每单位视角所含条栅的数目（周数），单位为周 / 度（c/d）。能识别的最小对比度，称为对比敏感度阈值。阈值越低视觉系统越敏感。以不同视角对应的不同的空间频率作为横坐标，条栅与空白之间亮度的对比度作为纵坐标，可绘制出对比敏感度函数（低频区反映视觉对比度情况、中频区反映视觉对比度和中心视力综合情况、高频区反映视敏度）。有助于早期发现及监测某些与视觉有关的眼病。

对比敏感度检查可采用 Arden 光栅图表、对比敏感度测试卡、计算机系统检测、激光对比敏感度测定仪等。激光对比敏感度测定仪利用激光相干性，产生点光源到达视网膜形成红黑相间的干涉条纹，变换干涉条纹的粗细及背景光的亮度，记录。

七、视觉电生理

视觉电生理检查属于客观的物理学检查，较少受检查者心理精神因素的影响。包括：眼电图（electrooculogram，EOG）、视网膜电图（electroretinogram，ERG）和视觉诱发电位（visual evoked potential，VEP）。各种视觉电生理检测波形、视网膜各层组织的关系见表 3-3。

表3-3　视网膜组织结构与相应的电生理检查

视网膜组织结构	电生理检查
色素上皮	EOG
光感受器	ERG 的 a 波
双极细胞、Müller 细胞	ERG 的 b 波
无长突细胞等	ERG 的 Ops 波
神经节细胞	图形 ERG
视神经	VEP 和图形 ERG

（一）眼电图

眼电图记录眼的静息电位（不需额外光刺激），产生于视网膜色素上皮，暗适应后眼的静息电位下降，最低值为暗谷，明适应后，静息电位上升，达到最大值即光峰。产生眼电图的前提是感光细胞与色素上皮的接触及离子交换，眼电图异常见于视网膜色素上皮、光感受器细胞疾病、中毒性视网膜疾病。

（二）视网膜电图

记录闪光或图形刺激视网膜后的综合电位反应。

1. 闪光 ERG 　由一个负相的 a 波和一个正相的 b 波组成。以及叠加在 b 波上的一组小波为振荡电位（oscillatory potentials，OPs）。①a 波和 b 波均下降：反映视网膜内层和外层均有损害，见于视网膜色素变性、脉络膜视网膜炎、全视网膜光凝后、视网膜脱离、玻璃体积血、铁锈症或铜锈症、药物中毒等；②b 波下降，a 波正常：提示视网膜内层功能障碍，先天性静止性夜盲症Ⅱ型、视网膜劈裂症、小口病、视网膜中央动脉阻塞或静脉阻塞；③ ERG 视锥细胞反应异常，视杆细胞反应正常：见于全色盲、进行性视锥细胞营养不良；④ OPs 波下降或消失：见于视网膜缺血状态、糖尿病视网膜病变、视网膜中央静脉阻塞的缺血型和视网膜静脉周围炎等。

2. 图形 ERG　由 P1（P50）的正相波和其后 N1（N95）的负相波组成。与神经节细胞的活动密切相关，见于开角型青光眼（图形 ERG 的改变早于图形 VEP）、黄斑病变。

3. 多焦视网膜电图（multifocal ERG，mfERG）　以多个六边形模式来刺激视网膜，刺激单元明暗变化由 m 序列来决定，得到连续 ERG 混合反应信号，计算机分析处理，得出每个刺激单元相应的局部 ERG 信号，通过多位点曲线阵列来表达，以三维地形图显示。反映后极部局部（25°）视网膜功能。

（三）视觉诱发电位

视觉诱发电位（VEP）是视网膜受闪光或图形刺激后在枕叶视皮层诱发出的电活动，也可以判断黄斑功能。从神经节细胞到视皮层任何部位的神经纤维病变均可产生异常的 VEP。图形 VEP 常用棋盘格图形翻转刺激，波形较稳定，可重复性好。闪光 VEP 波形中含有 N1、P1、N2 共 3 波；图形 VEP 波形中含有 N75、P100、N145 共 3 波。其中 P100 波的波峰明显、稳定，为临床常用：①判断视神经、视路疾患。表现为 P100 波潜伏期延长、振幅下降；②脱髓鞘疾患的视神经炎，P100 波的振幅往往正常而潜伏期延长；③检测弱视；④判断无语言能力者的视力；⑤预测屈光间质混浊患者的术后视功能等。

第三节　眼部检查

一、眼附属器检查

1. 眼睑　观察有无红肿、淤血、气肿、瘢痕或肿物，有无内翻或外翻，两侧睑裂是否对称，上睑提起及睑裂闭合是否正常。睫毛是否整齐，方向是否正常，睫毛有无变色、脱落，根部有无充血、鳞屑、脓痂或溃疡等。

2. 泪器　泪小点有无外翻或闭塞，有无红肿、压痛或瘘管，有无分泌物自泪点溢出。检查泪道的方法：①荧光素钠试验：将 1% ～ 2% 荧光素钠液滴入结膜囊内，2 分钟后擤涕，如带绿黄色，即表示泪道可以通过泪液；②泪道冲洗：向下泪小点注入生理盐水，有水流入口、鼻或咽部，亦表示泪道可通过泪液；③ X 线碘油造影或超声检查：了解泪道阻塞的部位及泪囊大小。

3. 结膜　将眼睑向上、下翻转，检查睑结膜及穹窿部结膜色泽、有无充血、水肿、乳头肥大、滤泡增生、瘢痕、溃疡、睑球粘连。有无疱疹、出血、色素沉着、异物、分泌物或新生物。

4. 眼表功能　可通过眼表综合分析仪检查，也可行 Schirmer 试验检测泪液分泌量，通过泪膜破裂时间判断泪液质量，通过荧光素钠染色、孟加拉红染色观察结膜和角膜上皮细胞。

5. 眼球位置及运动　注意角膜位置、眼球大小、突出及内陷、眼球运动是否到位。检测眼球突出方法：患者坐位，双眼向前平视，用 Hertel 突眼计测量。将突眼计的两端卡在被检查者两侧眶外缘，从反光镜中读出两眼角膜顶点投影在标尺上的毫米数。

二、眼球前段检查

斜照法：用聚光灯从侧方照明检查部位，将 +13D 的放大镜置于眼前，检查角膜、前房、虹膜及晶状体。

裂隙灯活体显微镜（slit-lamp biomicroscope）检查：裂隙灯活体显微镜是眼科最常用的检查设备，由照明系统和观察系统组成，放大倍率为 10 ～ 40 倍。通过调节焦点和光源宽窄，形成光学切面，可详细检查眼前段组织；附加前置镜、接触镜、前房角镜、三面镜，可观察房角、玻璃体和眼底。也可配前房深度计、压平眼压计、照相机等。

裂隙灯检查方法包括直接焦点照明法、弥散光照明法、间接照明法、角膜缘分光照明法、后部反光照明法、镜面反射照明法。最常用的是弥散光照明法和直接焦点照明法。弥散光照明法检查时照明系统为斜向投射，光带全部开大，用来检查角膜、结膜、泪阜、泪点、眼睑皮肤、睑缘和睫毛，通过该检查方法可对整个眼部表面建立粗略但较全面的印象。直接焦点照明法是将光投射在结膜、巩膜或虹膜上，将焦点向后可观察晶状体及前 1/3 玻璃体。直接焦点照明配合前置镜可观察眼后段的病变。

1．角膜　注意大小、弯曲度、透明度、表面是否光滑，有无异物、新生血管及混浊、知觉、角膜后有无沉着物（keratic precipitate，KP）。

（1）荧光素染色：为查明角膜、结膜上皮有无缺损、角膜溃疡，用 1% ～ 2% 荧光素钠液涂于结膜囊观察，染色显示上皮缺损及溃疡。

（2）角膜弯曲度检查：观察 Placido 板在角膜上的映像有无扭曲。正常者为规则而清晰的同心圆，椭圆形提示规则散光，扭曲提示不规则散光。也可用角膜曲率计（keratometer）或角膜地形图（corneal topography）检查。

（3）角膜感觉的检查：用消毒棉签纤维尖端从侧面触及角膜，观察瞬目反应。

2．巩膜　注意有无黄染、充血、结节、压痛。

3．前房检查　注意前房深度，有无混浊、积血、积脓等。

4．虹膜　观察颜色、纹理，有无新生血管、色素脱落、萎缩、结节、粘连、缺损、震颤。

5．瞳孔　瞳孔大小、形状、位置、边缘。正常瞳孔在自然光线下直径为 2.5 ～ 4 mm。①直接对光反射：在暗室用光照射受检眼，瞳孔迅速缩小；②间接对光反射：在暗室用光照射对侧眼，受检眼瞳孔缩小；③相对性传入性瞳孔障碍（relative afferent papillary defect，RAPD）：称 Marcus-Gunn 瞳孔，照射健眼时，双眼瞳孔缩小，照射患眼时，双眼瞳孔均不缩小；④集合反射：先注视远方目标，然后注视 15 cm 处目标，两眼瞳孔缩小，伴有双眼集合，调节力加大；⑤ Argll-Robertson 瞳孔：直接对光反射消失而集合反射存在。

6．晶状体　观察晶状体的形状，有无混浊及混浊部位，有无脱位及位置异常等。

三、前房角镜检查

1．前房角镜（gonioscope）检查　是诊断青光眼的基本检查，通过光线的折射或反射观察前房角的形态和状态；前房角位于角膜缘与虹膜睫状体根部形成的夹角内，前壁起于角膜后弹力层止端 Schwalbe 线，其后为小梁网，小梁网外侧为巩膜静脉窦，紧邻小梁网向后为白色的巩膜凸，夹角的隐窝呈灰黑色为睫状体带，后壁为虹膜根部。根据前房角镜下观察到的房角结构，将前房角分为宽角和窄角。宽角为原位静态眼位下能看清房角所有结构，窄角按所见房角结构分窄Ⅰ窄Ⅳ，改变眼位或加压下还不能见到后部小梁则为房角关闭。前房角镜检查还可发现前房角的细小异物、新生物及新生血管等异常。

2．小梁网色素分级　0 级：小梁网缺乏色素颗粒；Ⅰ级：细小色素颗粒分布在后部小梁网上；Ⅱ级：前后部小梁网均有细小颗粒色素沉着；Ⅲ级：密集粗糙颗粒状或均质性黑色或棕褐色色素附着在小梁网后部，小梁网前部及 Schwalbe 线上亦可见色素颗粒沉着；Ⅳ级：整个小梁网呈均质性黑色或棕褐色色素覆盖，在 Schwalbe 线、巩膜嵴及角膜内表面、睫状体带与巩膜表面上均可见色素颗粒。

四、眼压测量

1．指测法　检查者两手示指尖放在上眼睑皮肤面，两指交替轻压眼球，感觉眼球的张力，估计硬度。记录时以 Tn 表示眼压正常，用 T+1 ～ T+3 表示眼压增高的程度，用 T−1 ～ T−3 表示眼压降低的程度。

2．眼压计测量法　眼压计分为压陷式、压平式。①压陷式：如 Schiotz 眼压计，用一定重量的眼压测杆使角膜压成凹陷，压陷越深其眼压越低，测量值受到眼球壁硬度的影响；②压平式：使用足够力量将角膜压平，根据角膜压平的面积与压力大小的关系分为两种。一种为固定压平面积，看所需力的大小，所需力小者眼压亦低。不受眼球壁硬度的影响，如 Goldmann 压平眼压计。另一种为固定压力看压平面积，面积越大，眼压越低，如 Maklakow 眼压计，受眼球壁硬度的影响；③ Perkin 眼压计为手持式压平眼压计；④非接触眼压计：利用可控的空气脉冲，使角膜压平到一定的面积，通过监测系统感受角膜表面反射的光线，换算为眼压值。避免交叉感染但数值不够准确。

五、检眼镜检查

1．直接检眼镜检查　眼底为正像，放大 16 倍。①彻照法：观察屈光间质。将镜片转盘拨到 +8 ～ +10D，正常时瞳孔区成橘红色反光。如屈光间质有混浊，出现黑影，黑影移动方向与眼动方向一致者混浊位于晶状体前方，反之则位于晶状体后方；②眼底检查：拨动转盘看清眼底观察视网膜周边部，嘱患者注视检眼镜灯光，以检查黄斑部。

2．双目间接检眼镜　放大倍数小，为倒像，有立体感，可见眼底范围比直接检眼镜大，辅以巩膜压迫器，可见到锯齿缘。

3．前置镜或三面镜　需要配合裂隙灯显微镜使用。前置镜有 +90D、+78D 和 +60D 双凸镜，可见范围大，景深感明显，成像为倒像，调节前置镜前后距离使焦距适当还可以观察玻璃体。Goldmann 三面镜包括中央的凹面镜和 75°、67°、59° 三个不同倾斜角的反射镜面，分别用于检查后极部、后极部到赤道部区域，59° 斜镜可检查周边部、锯齿缘、睫状体和前房角部位。

六、眼底血管造影

将造影剂从肘静脉注入人体，利用具有特定滤光片的眼底照相机拍摄眼底血管及其灌注的过程。包括荧光素眼底血管造影（fundus fluorescence angiography，FFA）及吲哚菁绿血管造影（indocyanine green angiography，ICGA）两种。

1．FFA 正常值　臂视网膜循环时间（RCT）7 ～ 15 秒。

2．FFA 血管充盈的分期　视网膜动脉前期、动脉期、动静脉期、静脉期、静脉晚期。

3．黄斑暗区　无血管，故背景荧光淡弱。

4．视盘荧光　先后表现为深层朦胧荧光、浅层葡萄状荧光、表层放射状荧光、边缘环形晕状着色。

5．脉络膜背景荧光　毛细血管充盈形成弥漫性荧光。

6．FFA 异常眼底荧光形态

（1）强荧光：①透见荧光：视网膜色素上皮萎缩和先天性色素上皮减少；②异常血管及其吻合：血管迂曲扩张、微动脉瘤、视网膜静脉阻塞、糖尿病视网膜病变、视网膜前膜、先天性血管扩张、视盘水肿、视盘炎等；③新生血管：见于糖尿病视网膜病变、视网膜静脉阻塞、视网膜静脉周围炎等；④视网膜渗漏：视网膜血管内皮和色素上皮屏障受到破坏、染料渗入到组织间隙；⑤脉络膜渗漏：分为池样充盈和组织染色。池样充盈（pooling）又称为积存，荧光形态和亮度随时间的进展愈来愈大、愈来愈强，荧光维持时间达数小时之久。荧光素积聚在视网膜感觉层下（边境不清）与色素上皮层下（边境清）。组织染色（staining），指视网膜下异常结构或物质可因脉络膜渗漏而染色，晚期强荧光，如玻璃膜疣染色，黄斑瘢痕染色。

（2）弱荧光：①荧光遮蔽：正常情况下显示荧光的部位，由于其上存在混浊物质，如血液、色素，荧光明显减弱或消失。②血管充盈缺损：血管阻塞，血管内无荧光充盈导致弱荧光，常见于无脉病、颈动脉狭窄、眼动脉或视网膜中央动脉阻塞，视网膜静脉病可致静脉充盈不良。毛细血管闭塞形成大片无荧光的暗区，成为无灌注区，常见于糖尿病视网膜病变、视网膜静脉阻塞。

七、眼科影像学检查

（一）超声检查

1．A 型超声　显示组织每个声学界面的回声，一维图像。测距精确，可以精确到 0.01 mm。临床多用于屈光手术前的角膜测厚和人工晶状体测算时的眼轴长度、前房深度和晶状体厚度测量。

2．B 型超声　扇形或线阵扫描，二维声学切面。动态扫描可提供病灶的位置、大小、形态及与周围组织的关系，可获得直观、实际的印象。多用于眼部占位性病变和玻璃体的检查。此外，近期利用超声技术，可获得球后 3 ～ 7 mm 范围内视神经蛛网膜下腔面积等参数，通过拟合公式计算，可实现在眼科临床诊疗中对颅内压及眼颅压力梯度的无创检测（图 3-4）。

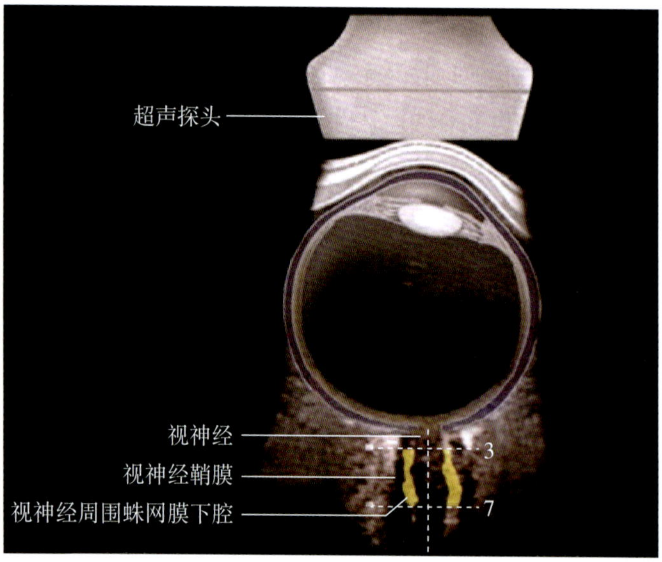

图 3-4　视神经及视神经鞘超声示意图

3．超声生物显微镜（ultrasound biomicroscopy，UBM）　是 B 型超声的一种，UBM 换能器的频谱高，能清晰地显示角膜、前房、房角和晶状体等组织结构，是唯一能够在活体状态下了解后房和睫状体的检查方法。其局限性在于穿透力弱，只能对眼球的前段组织进行检查。全景 UBM 具有宽视野、线性全景、眼前段高频成像等特点，可同时显示双侧睫状体，直接自动测量睫状沟距离、前房直径（两侧房角隐窝的距离）和瞳孔阻滞力，且具有很高的精确度和可重复性，有利于临床中观察房角、虹膜和睫状体的整体形态。

4．彩色超声多普勒成像（color doppler imaging，CDI）　超声探头与被检测界面间有相对运动时产生频移，称为多普勒效应。利用多普勒原理，将血流特征以彩色的形式叠加在 B 型灰阶图上，红色表示血流流向探头（常为动脉），背向探头的血流为蓝色（常为静脉）。以血流的色彩作为指示、定位、取样及定量分析。检测眼动脉、视网膜中央动脉、睫状后动脉血流以及眼内、眶内肿瘤等。

（二）计算机断层扫描

计算机断层扫描（computed tomography，CT）是传统 X 线断层摄影技术与电子计算机相结合的现代影像检测技术，具有分辨率高、解剖层次清楚的特点，除了形态观察，还能进行定量分析。横断层扫描范围包括眶顶至眶底，冠状面扫描从眼睑至蝶鞍区，对眶壁骨折观察选用骨算法重建骨窗，对视神经管采用骨窗扫描。常用于眼内肿瘤、眶骨骨折、异物，探查视神经和颅内占位性病变的诊断和检查。

（三）磁共振成像

磁共振成像（magnetic resonance image，MRI）是利用磁体、射频线圈和梯度线圈作用于人体组织的氢原子，氢原子能级变化过程中产生磁共振信号被接受、处理转化成磁共振图像。眼球病变使用眼球表面线圈，眼眶及球后病变使用头颅线圈，借助不同方向的扫描断面，如横断面、冠状面及矢状面的影像显示各种眼球、眼眶病变（金属异物除外），斜冠状位扫描断面显示视神经 - 鞘复合体的解剖细节，获得球后 9 mm 平均视神经蛛网膜下腔宽度，可实现对颅内压及跨筛板压力差的无创测量。MRI 的适应证：①眼内肿瘤；②眶内肿瘤；③眶内炎症；④眶内血管畸形；⑤眶外伤；⑥无创颅内压测量（图 3-5，图 3-6）。

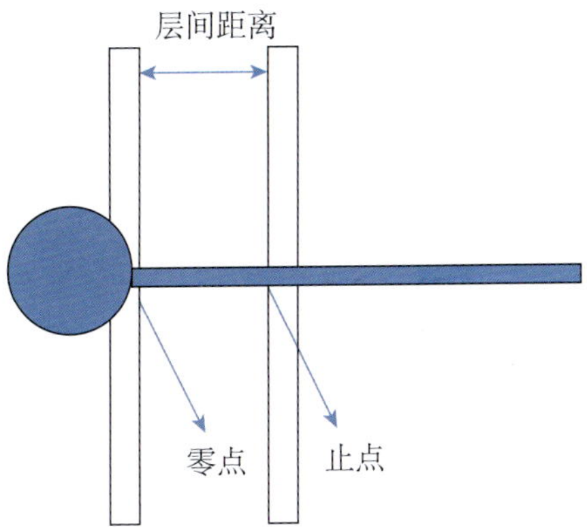

图 3-5　3.0T 超导型磁共振扫描仪对患者进行视神经鞘复合体测量的示意图

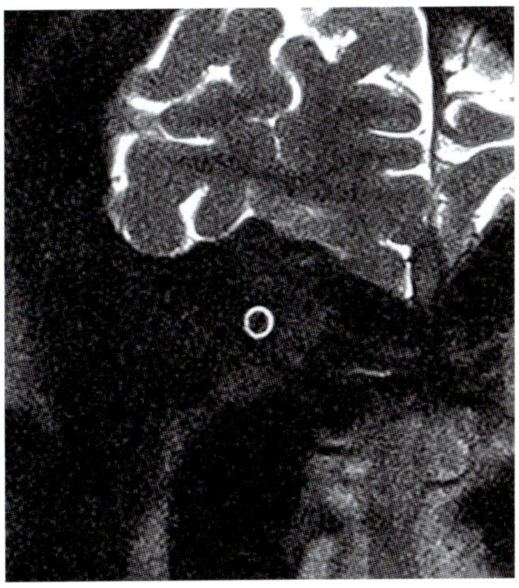

图 3-6　3.0T 超导型磁共振扫描仪对患者进行视神经鞘复合体测量的图像（斜冠状位）

（四）眼科计算机图像分析

1．光学相干断层成像（optical coherence tomography，OCT） 利用眼内不同组织对光（用 830 mm 近红外光）的反射性不同，通过低相干性光干涉测量仪，比较反射光波和参照光波来测定反射光波延迟时间和反射强度，分析不同组织的结构及其距离，计算机处理成像，以黑白灰的形式或伪彩形式显示组织的断面结构。OCT 从时域 OCT 发展到频域 OCT，轴向分辨率在频域 OCT 能够达到 3 μm，可以测量视细胞感光层厚度，使活体视网膜黄斑病变检测接近组织病理学检查水平。对黄斑部疾病的诊断有重要应用价值。

光学相干断层成像血管成像（optical coherence tomography angiography，OCTA）使用分频增幅去相干血管成像演算技术获得眼底血管图像。可平行于视网膜表面水平方向进行 C 扫描检查，形成与传统血管造影技术相似（en face optical coherence tomography angiography，en face OCTA）图像，可分别呈现视网膜和脉络膜血管。Volume-Rendering OCTA 检查是提取 OCTA 血流图像数据，使用不同颜色区分各层视网膜血管，可以显露出深层血管，并通过 3

个相互垂直的轴线方向旋转，获得不同方向视网膜血管图像信息。视网膜血流灌注地图是对OCTA图像的定性和定量分析，可计算各层毛细血管的密度。

将OCTA图像与结构OCT图像结合，血流信息和结构信息相关联，对视网膜疾病的诊断和鉴别诊断具有重要意义。

2．角膜地形图（corneal topography） 也称为计算机辅助的角膜地形分析系统，通过计算机图像处理系统将角膜形态进行数字化分析，以不同特征的彩色形态图来表现，称为角膜地形图。可对整个角膜表面的屈光状态进行分析，用于诊断角膜散光，定量分析角膜性状。正常角膜的中央一般均较陡峭，向周边则逐渐变扁平。不同个体角膜地形图常彼此互不相同，可将正常角膜的角膜地形图分为以下几种：圆形、椭圆形、对称或不对称的领结形（或8字形）和不规则形。

眼前段分析仪以Scheimpflug光学原理为基础，在检查角膜前表面性状的同时，可以测量后表面的指数和性状，用于圆锥角膜的早期诊断和屈光性人工晶状体植入的指导。

3．角膜内皮镜 光线照在角膜、晶状体等透明屈光构件的界面上发生反射，角膜内皮与房水界面之间，细胞间隙会发生反射而形成暗线，显示角膜内皮细胞的形态、大小和密度。正常角膜内皮细胞呈镶嵌式六边形外观。分接触型和非接触型。

4．角膜共聚焦显微镜 利用共焦激光对活体角膜进行不同层面的扫描，显示角膜的超微结构，对角膜结构的分辨率达到了1 μm。对感染性角膜病变、角膜营养不良和角膜变性病变的诊断具有重要意义。

5．扫描激光偏振仪（scanning laser polarimetry） 利用视网膜神经纤维层的双折射特征，使用偏振激光扫描视盘周围的视网膜神经纤维层（retinal nerve fiber layer，RNFL），平行于RNFL排列的光反射比垂直于RNFL的光反射快，两者时间差称为偏振延迟值，反映RNFL的厚度。利用视网膜神经节细胞轴索产生的双折射原理实现对RNFL厚度的测量，可以提供自动、客观和可定量的RNFL测定方法，具有高度可重复性，检测结果和临床上对视盘结构的评估及视功能检查一致。

6．视神经同步立体照相 是指通过全新的特殊眼底照相技术，按动一次快门得到视差角固定的两张照片，通过观察得到患者视神经的真实3D形态，对青光眼的诊断具有特殊意义。

思考题

1．目前应用的检查方法与仪器各有哪些优缺点？
2．眼压的测量方法有哪些？
3．OCT的发展。

（李会琳）

第4章

眼睑病

第一节 眼睑炎症

病例 4-1

患者，女性，18 岁，3 周前于熬夜后出现右眼上睑外眦部红肿伴疼痛，后症状逐渐加重。眼科查体：右眼上睑外眦部红肿，可触及一压痛性质韧硬结，其余未见明显异常。

讨论题：

1. 诊断是什么？
2. 2 周后肿胀消退，残留一硬结，质韧，压痛（-），诊断是什么？如何鉴别诊断？

病例 4-1 答案与解析

一、睑腺炎

睑腺炎（hordeolum）是眼睑腺体的急性化脓性炎症病变，俗称“麦粒肿”。睫毛毛囊或其附属的皮脂腺或汗腺感染为外睑腺炎，睑板腺感染为内睑腺炎。

【病因】 多为葡萄球菌感染，其中金黄色葡萄球菌感染最为常见。

【临床表现】 患处红、肿、热、痛的急性炎症表现。外睑腺炎多位于睫毛根部的睑缘处，开始时红肿范围较弥散，疼痛剧烈，可触及压痛性硬结，可伴有同侧耳前淋巴结肿大和压痛。如果外睑腺炎邻近外眦部，还可引起反应性球结膜水肿。数日后局部出现脓点，可自行破溃，破溃方向朝向皮肤面。内睑腺炎位于睑板腺内，局部疼痛明显，也可触及硬结。形成脓点后，多向结膜面自行破溃。如果致病菌毒性剧烈，或机体抵抗力低下者，炎症可扩散为眼睑蜂窝织炎。此时还会伴有全身中毒症状，如发热、寒战、头痛等。还可能引起败血症或海绵窦血栓，甚至危及生命。

【诊断】 根据临床症状和体征即可确诊，细菌培养和药物敏感试验可协助致病菌诊断和选择敏感药物治疗。

【治疗】 ①初期局部冷敷，24 小时后热敷；②滴用抗生素滴眼液控制感染；③局部理疗可促进炎症吸收；④脓肿形成后应切开排脓。外睑腺炎切口在皮肤面，切口与睑缘平行，与皮肤纹理一致，减少瘢痕形成。内睑腺炎切口在结膜面，切口与睑缘垂直，以免损伤睑板腺导管。当脓肿尚未形成时不宜切开，更不能挤压排脓，否则会使感染扩散；⑤对于机体抵抗力较差或局部炎症较重的患者，为预防炎症进一步扩散，可以全身使用抗生素治疗。

二、睑板腺囊肿

睑板腺囊肿（chalazion）又称“霰粒肿”，是由于睑板腺导管排出不畅和脂类分泌物滞留而形成的慢性肉芽肿性炎症。通常有纤维结缔组织包囊，囊内含睑板腺分泌物及包括巨噬细胞在内的慢性炎症细胞浸润。病理形态类似结核结节，但不形成干酪样坏死。

【临床表现】 多见于睑板腺功能旺盛的青少年或中年人。早期患者多无自觉症状，病程进展缓慢。检查可触及睑板内无痛性局限性圆形韧性肿块，大小不一，与皮肤不粘连。结膜面相应部位紫色或暗红色充血，有时囊肿自行破溃，排出胶样物质，可在结膜面形成暗红色肉芽肿。如合并感染，形成急性化脓性炎症时，则表现为内睑腺炎。

【诊断】 根据临床表现，即可做出诊断。对于复发性或老年人的睑板腺囊肿，应将切除物进行病理检查，以除外睑板腺癌。

【治疗】 ①热敷；②囊肿内局部注射糖皮质激素促进吸收；③较大的囊肿，可在局麻下在结膜面垂直切开睑结膜，刮除囊肿内容物，并剪除囊壁防止复发。刮除术联合局部糖皮质激素注射可提高治愈率。

三、睑缘炎

睑缘炎（blepharitis）是睑缘表面、睫毛毛囊及其腺组织的亚急性或慢性炎症。临床上分为鳞屑性睑缘炎、溃疡性睑缘炎和眦部睑缘炎。

1．鳞屑性睑缘炎（squamous blepharitis） 是继发于睑板腺功能异常的慢性炎症。患部常可查出卵圆皮屑芽孢菌，它能把脂类物质分解为有刺激性的脂肪酸。屈光不正、视疲劳、长期使用劣质化妆品以及文眼线，可能是本病的诱因。

【临床表现】 局部烧灼感和痒感。睫毛及睑缘皮肤表面附着灰白色鳞屑，睫毛根部有皮脂堆积，形成蜡样分泌物或痂皮。去除痂皮露出充血的睑缘，但无溃疡或脓点。睫毛容易脱落，但可再生。长期不愈可导致睑缘肥厚，后唇钝圆，泪小点肿胀外翻，发生溢泪。

【诊断】 根据症状和体征即可做出诊断。

【治疗】 ①去除诱因，避免刺激因素；②用生理盐水清洁睑缘和拭去鳞屑；③短期局部应用抗生素激素复合眼膏；④症状较重者可全身应用抗生素治疗。

2．溃疡性睑缘炎（ulcerative blepharitis） 为睫毛毛囊及其附属腺体的慢性或亚急性化脓性炎症。主要为金黄色葡萄球菌感染。

【临床表现】 症状较鳞屑性睑缘炎重，分泌物多，干痂将睫毛粘成束状。去除痂皮后，可见睫毛根部有出血性溃疡及小脓疱。毛囊破坏，睫毛易随痂皮脱落，不能再生。形成的瘢痕组织收缩，改变睫毛生长方向，形成倒睫，由此可以引起角膜损伤、睑缘肥厚变形、泪点肿胀阻塞、溢泪等。

【诊断】 根据症状以及睑缘溃疡的特点即可诊断。

【治疗】 ①清洁局部，局部热敷，清除脂性分泌物；②拔除不正常的睫毛；③排除脓液；④涂杆菌肽和红霉素眼膏。

3．眦部睑缘炎（angular blepharitis） 为内外眦部睑缘的局限性炎症。主要由莫阿（Morax-Axenfeld）双杆菌感染引起，常与机体抵抗力低下以及缺乏 B 族维生素有关。

【临床表现】 眦部痒感、烧灼感、畏光、流泪。常为双侧，多发生在外眦。患处睑缘充血、肿胀、糜烂，伴有结膜炎时结膜充血、肥厚，有黏液性分泌物。严重者内眦部也可受累。

【诊断】 根据症状、发病部位及体征可以做出诊断。

【治疗】 ①治疗基本同溃疡性睑缘炎；② 0.5% 硫酸锌滴眼液点眼；③口服 B 族维生素，

慢性病例可口服抗生素治疗。

四、病毒性睑皮炎

1. 单纯疱疹病毒性睑皮炎（herpes simplex palpebral dermatitis）

【病因】 由单纯疱疹病毒 I 型感染引起。多发生在感冒、上呼吸道感染等疾病后。

【临床表现】 局部皮肤刺痒和烧灼感。常发生于下睑，特别是三叉神经眶下支分布区域。发病早期眼睑、鼻翼皮肤以及嘴唇轻微红肿。此后形成簇状半透明小疱，破溃的小疱内含有黄色透明液体。1 周后，局部红肿减轻，水疱干涸，结痂脱落，轻度色素沉着。可复发，可累及角膜及结膜。

【诊断】 根据病史及眼部体征即可做出诊断。

【治疗】 抗病毒治疗：如碘苷（疱疹净）、阿昔洛韦（无环鸟苷）等，轻者口服，重者可静脉给药；防止局部感染：皮肤处涂 3% 阿昔洛韦眼膏或 0.5% 碘苷眼膏，结膜囊内滴 0.1% 阿昔洛韦滴眼液。

2. 带状疱疹病毒性睑皮炎（herpes zoster palpebral dermatitis）

【病因】 由带状疱疹病毒感染三叉神经半月神经节或三叉神经第一支所致。

【临床表现】 早期全身不适、发热、乏力等。随后局部皮肤剧烈疼痛。数日后，受累皮肤潮红、肿胀、出现成簇的透明小疱，小疱基底发红，小疱之间皮肤正常。疱疹的分布不超过鼻中线。早期水疱内液体透明，数日后混浊，形成溃疡；2 周后结痂脱落，留下皮肤瘢痕及色素沉着。可发生双行睫、倒睫、上睑下垂及眼睑畸形；炎症消退数月后皮肤知觉恢复；可引起角膜炎、虹膜睫状体炎等。

【诊断】 根据病史及眼部体征即可做出诊断。

【治疗】 ①卧床休息，避光，提高机体抵抗力，必要时给予镇痛剂和镇静剂；②患处皮肤涂甲紫溶液或碘苷湿敷，0.1% 阿昔洛韦滴眼液点眼；③全身应用抗病毒药物；④应用干扰素、维生素 B_1 和 B_{12}；⑤非甾体抗炎药。

五、接触性睑皮炎

接触性睑皮炎（contact dermatitis）是眼睑皮肤接触致敏物质引起的急性或慢性眼睑皮肤炎症。

【病因】 致敏药物有抗生素、表面麻醉剂、阿托品、毛果芸香碱、磺胺类药物、碘制剂以及汞制剂等；化学物质，如塑料制品、化妆品、染发剂、气雾剂等；全身接触某些致敏物质或某种食物也可发生眼睑的过敏反应。

【临床表现】 眼部痒感和烧灼感。急性期眼睑皮肤红肿，出现丘疹、水疱或脓疱，有微黄黏稠渗液。数日后，皮肤表面粗糙，逐渐形成痂皮及脱屑。有时伴有睑结膜充血肥厚。亚急性或慢性者，迁延不愈，眼睑皮肤表面呈苔藓状并有鳞屑脱落。

【诊断】 根据接触致敏原病史以及眼睑皮肤临床表现可做出诊断。但若要区别是过敏性还是刺激性皮炎，唯一准确的方法是进行斑贴试验。

【治疗】 ①确定并停止接触致敏原；②全身应用抗组胺药物，反应严重者可应用糖皮质激素；③急性期用生理盐水或 3% 硼酸溶液冷敷；④皮肤渗液停止后，可涂糖皮质激素眼膏，不宜包扎。

第二节 眼睑位置与功能异常

病例 4-2

患者，男性，22 岁，自幼右眼睁眼困难。眼科检查：右眼视力：0.04（矫正不应），左眼视力：0.2（−2.50DS=1.0），右眼上睑遮挡至瞳孔下缘，余眼科检查未见明显异常。验光：右眼：+2.00DS/+2.00DC*95°，左眼：−2.62DS/−0.37DC*115°。

讨论题：

初步诊断是什么？还需要完善哪些检查？如何治疗？

病例 4-2 答案与解析

正常眼睑位置应是：①眼睑与眼球表面紧密相贴，中间有一潜在间隙；②上下睑睫毛应充分伸展指向前方，排列整齐，不与角膜相接触，能阻挡灰尘、汗水等侵入眼内；③上下睑能紧密闭合；④上睑能上举至瞳孔上缘；⑤上下泪点贴靠在泪阜基部，使泪液顺利进入泪道。获得性或先天性眼睑位置异常可引起眼睑功能的异常，造成眼球的伤害。

一、倒睫

倒睫（trichiasis）为睫毛生长方向指向眼球，接触摩擦眼表。睫毛乱生（aberrant lashes）为睫毛不规则生长。

【病因】 ①沙眼；②睑缘炎、睑腺炎等；③睑外伤：睑缘部或眼睑瘢痕形成，收缩牵拉；④先天畸形。

【临床表现】 睫毛倒向角膜可有异物感、畏光、流泪、眼痛，结膜充血、角膜上皮剥脱、混浊、溃疡、血管新生、上皮化生等。

【治疗】 ①仅有 1 或 2 根时可单纯拔除睫毛，但易复发；②可行睫毛电解法或激光光凝术破坏倒睫毛囊；③倒睫量大者可行手术矫正。

二、睑内翻

睑内翻（entropion）是指睑缘向眼球方向翻转，当内翻至一定程度，睫毛朝眼球方向倾斜，刺激角膜。睑内翻常与倒睫同时存在。

【分类与病因】 睑内翻可分为三类：①先天性睑内翻（congenital entropion）：多见于婴幼儿，由于睑缘部轮匝肌或皮下脂肪过度发育或睑板发育不全所致；②痉挛性睑内翻（spastic entropion）：常见于老年人，多发于下睑，由于眶隔和皮肤松弛，下睑肌肉收缩力减弱，以及眶脂肪减少，眼睑后面缺少足够的支撑所致；③瘢痕性睑内翻（cicatricial entropion）：由于睑结膜和睑板病变后瘢痕性收缩，常见于严重沙眼、天疱疮、结膜烧伤等。

【临床表现】 因睫毛摩擦角膜，患者有畏光、流泪、刺痛、异物感和眼睑痉挛等症状。可见角膜上皮脱落，如继发感染，可发展成角膜溃疡，角膜透明性下降，从而引起视力下降。

【治疗】 ①先天性睑内翻随年龄增长一般可自愈，可辅助手法按摩，一般不急于手术，如 5 ~ 6 岁仍无好转，可行睑内翻矫正术。②痉挛性睑内翻可行肉毒杆菌毒素局部注射或手术切除多余的松弛皮肤并增强下睑缩肌肌力。③瘢痕性睑内翻需行手术治疗，采用睑板楔形切除、睑板切断术或睑板移植术。

三、睑外翻

睑外翻（ectropion）是睑缘向外翻转，眼睑闭合时不能充分遮盖与保护眼球。

【分类与病因】 根据不同病因，可分为五类：①瘢痕性睑外翻（cicatricial ectropion）：由于眼睑皮肤在化学烧伤、眼睑裂伤、炎症或手术之后遗留的瘢痕收缩，眼睑向外翻转；②麻痹性睑外翻（paralytic ectropion）：仅限于下睑，由于面神经麻痹，眼轮匝肌收缩功能丧失，下睑因重量下坠而外翻；③老年性睑外翻（senile ectropion）：眼轮匝肌功能减弱，眼睑皮肤及外眦韧带松弛，下睑受重力作用而下垂；④机械性睑外翻：由眼睑、颊部巨大肿瘤或是由于不正常的牵引力造成；⑤先天性睑外翻：较少见，可单独发生或伴随其他异常，如睑裂狭小、眼球异常及系统性病变。

【临床表现】 ①轻者仅有睑缘离开眼球，但由于破坏了眼睑与眼球之间的毛细管作用而导致溢泪、眦部皮肤湿疹。②重度睑缘外翻，部分或全部睑结膜暴露在外，使睑结膜失去泪液的湿润，最初局部充血，分泌物增加，久之干燥粗糙，高度肥厚，呈现角化。下睑外翻可使泪点离开泪湖，加重了溢泪。③更严重时，睑外翻常有眼睑闭合不全，使角膜失去保护，角膜上皮干燥脱落，易引起暴露性角膜炎或溃疡。

【治疗】 ①瘢痕性睑外翻需手术去除瘢痕和松懈其牵引作用，常采用游离植皮术或旋转皮瓣术。②麻痹性睑外翻应去除病因，注意保护角膜和结膜，必要时行睑缘缝合术。③老年性睑外翻亦可手术矫正。④机械性睑外翻主要为病因治疗。

四、眼睑闭合不全

眼睑闭合不全（lagophthalmus）指上、下眼睑不能完全闭合，导致部分眼球暴露的情况。

【病因】 ①面神经麻痹；②睑外翻、眼睑缺损；③甲状腺性突眼、眼眶肿瘤、先天性青光眼、角膜葡萄肿等；④昏迷或深度麻醉患者。

【临床表现】 轻度眼睑闭合不全时，由于闭眼时眼球会反射性上转（称为Bell现象），角膜一般不受累，只有下部结膜暴露，引起结膜干燥、充血、肥厚以及过度角化。重度眼睑闭合不全时，角膜失去保护，角膜上皮干燥，上皮脱落，发生暴露性角膜炎，角膜溃疡，甚至穿孔。

【治疗】 ①首先应保护角膜，可用人工泪液频点眼，睡眠时涂抗生素眼膏，必要时可配戴亲水角膜镜或造“湿房”；②去除病因治疗；③严重者可行睑缘缝合术。

五、上睑下垂

上睑下垂（ptosis）为提上睑肌（动眼神经支配）和Müller平滑肌（颈交感神经支配）的功能不全或丧失，致使上睑缘低于正常位置和开睑障碍，不仅影响外观，遮盖瞳孔者还会影响视功能。

【病因】 可为先天性或获得性。①先天性：主要由于动眼神经核或提上睑肌发育不良导致，肌纤维收缩和舒张功能均异常，为常染色体显性或隐性遗传。②获得性：可由眼睑本身病变或神经系统及其他全身性疾病引起，包括提上睑肌损伤、上睑的炎性肿胀或新生物、机械性开睑运动障碍、动眼神经麻痹、交感神经疾病、重症肌无力等。

【临床表现】 根据上睑下垂程度，可分为轻度上睑下垂（1 ~ 2 mm）、中度上睑下垂（3 mm）和重度上睑下垂（≥ 4 mm）。①先天性：常为双侧，上睑皮肤光滑，无皱纹。轻者遮盖角膜上缘超过3 mm，中度遮盖角膜1/2，重者超过角膜1/2。如瞳孔被眼睑遮盖，患者常将头后仰，收缩额肌代偿，促使额部皮肤形成皱纹。②获得性：动眼神经麻痹可能伴有其他眼外肌麻痹或神经系统疾病；提上睑肌损伤可有外伤体征；交感神经损害可能伴有 Horner 综合征；重症肌无力所致的上睑下垂晨轻暮重，注射新斯的明后明显减轻。

【治疗】①先天性：以手术治疗为主。如果遮盖瞳孔，为避免弱视应尽早手术，尤其是单眼患儿。②获得性：因神经系统疾病或其他眼部或全身性疾病所致的上睑下垂，应先进行病因治疗或药物治疗，如大量 B 族维生素药物、能量合剂、活血化瘀和理疗等，系统治疗半年以上无效可考虑手术。③手术方式主要为提上睑肌缩短术；提上睑肌肌力弱，不能满足要求时，应选择额肌瓣悬吊或其他方式。

第三节 眼睑先天异常

一、内眦赘皮

内眦赘皮（epicanthus）是比较常见的先天异常，亚洲人多见，多为双侧，具有遗传倾向。上睑的内眦赘皮多为睑板型，是上睑皮肤向下延伸到内眦部的垂直性皮肤皱褶，覆盖内眦及泪阜，对外观影响较大，严重时也可妨碍水平视野，必要时可手术治疗。下睑的内眦赘皮多为倒向型，是下睑皮肤向上延伸，形成逆向性赘皮，可将下睑睫毛向内推挤，引起下睑内翻，可手术治疗。

二、先天性睑裂狭小综合征

先天性睑裂狭小综合征（congenital blepharophimosis syndrome）又称先天性小睑裂，属于常染色体显性遗传。其特征为睑裂狭小，上睑下垂，伴内眦赘皮，两眼内眦距离过宽，鼻梁低平，上眶缘发育不良等眼睑和颜面部异常，可分期手术治疗。

三、双行睫

双行睫（distichiasis）是在正常睫毛根部后方生长另一排多余的睫毛。此排睫毛细软短小，排列规则，可直立或内向生长。如果睫毛对眼表刺激明显，可引起结膜及角膜损伤。轻者可涂眼膏或戴软性角膜接触镜。重者可用冷冻法或电解法破坏多余的毛囊，必要时手术治疗。

四、先天性眼睑缺损

先天性眼睑缺损（congenital blepharocoloboma）是一种少见的先天异常，为眶面裂的主要眼部表现。眼睑缺损的大小和形态各异，多为基底位于睑缘的三角形缺损，严重者缺损大，可为矩形，对角膜不能起到保护作用，发生暴露性角膜炎，可手术修补矫正。

第四节 眼睑肿瘤

一、良性肿瘤

1. 角化棘皮瘤（keratoacanthoma） 是发生于成人皮肤的良性炎症性肿瘤，和阳光过度照射有关，部分病例伴有免疫缺陷病，如着色性干皮病、Muir-Torre 综合征。其临床表现及组织学特点和鳞状细胞癌相似，需通过活检加以排除。

2．脂溢性角化病（seborrheic keratosis） 是一种特殊类型的上皮假瘤样增生，多见于老年男性，可能与过度日照有关。临床表现为孤立硬性结节，中央为火山口似的下凹且充满角化物质，部分患者可有疼痛感。治疗上主张早期手术切除，病理检查明确诊断。

3．婴儿血管瘤（infantile hemangioma） 多为毛细血管瘤，由增生的毛细血管和内皮细胞组成。出生时或出生后不久发生，生长迅速，至7岁时常自行退缩。表层毛细血管瘤仅限于真皮内，肿瘤形状不规则，边界清楚，颜色鲜红，表面有许多小凹陷，为“草莓痣”。如果肿瘤部位较深，则呈蓝色或紫色，可累及眼眶导致眼眶扩大。患眼可因血管瘤的压迫产生散光，导致屈光参差、斜视或弱视。由于毛细血管瘤有自行退缩的趋向，可观察一段时间，一般到5岁以后治疗。若因肿瘤引起眼睑不能睁开，阻挡瞳孔，则需尽早治疗，以免造成弱视。治疗首选口服 β 肾上腺素受体阻断剂。

4．表皮包涵囊肿（epidermal inclusion cyst） 又称表皮样囊肿，是最常见的皮肤囊肿之一，好发于青年、儿童。通常无自觉症状，囊壁破裂或继发感染时常伴红肿、疼痛。治疗上首选手术切除，切除时必须完整，以免内容物外流引起炎症。

二、恶性肿瘤

1．基底细胞癌（basal cell carcinoma） 为我国最常见的眼睑恶性肿瘤，多发于中老年人。光化学损伤是基底细胞癌的最重要致病因素。组织学上，基底细胞癌是由小的、形状规则的坚固小叶构成，细胞嗜碱性，缺乏胞质，好发于下睑近内眦部。病变初发时，常为较小的半透明结节，微隆起，可似丘疹，结节逐渐增大，可透见色素，毛细血管扩张，质硬，中央出现潜行的小溃疡后，周边有硬化的边缘，形似火山口。可反复出血，表面覆盖血痂或鳞屑，溃疡向深部和周围扩大，破坏眼睑及结膜，并可侵犯眼眶和鼻窦。提倡病理监视下的手术切除治疗。本病对放射治疗敏感。

2．睑板腺癌（meibomian gland carcinoma） 是一种原发于睑板腺的恶性肿瘤，占我国眼睑恶性肿瘤的第二位。多见于中老年女性，好发于上睑。早期为无痛性硬结或位于睑缘部的黄色小结节，与睑板腺囊肿相似。以后结节逐渐增大，睑结膜面隆起，溃疡形成，逐渐呈菜花状。可转移到耳前或颌下淋巴结及远隔部位。本病对放射治疗不敏感。一经发现，尽早手术切除。

3．鳞状细胞癌（squamous cell carcinoma） 是起源于皮肤上皮层的恶性侵袭性肿瘤，具有角化特征，恶性程度高，好发于睑缘。早期局部皮肤可见硬结或呈乳头状增长，生长缓慢，无痛。发生溃疡后边缘不整齐，肿瘤向周围和深部侵蚀，损害眼球，深达眶组织。可经淋巴系统向远处淋巴结转移。需手术切除，辅以放射治疗。

知识拓展：眼睑重建

（卢　苇）

第5章 泪器病

第一节 概 述

泪器（lacrimal apparatus）由泪液分泌系统和泪液排出系统组成（图 5-1）。泪液分泌系统包括泪腺、副泪腺、睑板腺及结膜杯状细胞。泪液排出系统（即泪道）包括泪点、泪小管、泪总管、泪囊和鼻泪管。正常情况下，泪液的分泌和排出保持动态平衡，泪液排到结膜囊后，经眼睑的瞬目运动均匀涂布于眼表，少量泪液经眼表被蒸发，大部分向内眦汇集于泪湖后进入泪点，在眼轮匝肌的“泪液泵”作用、泪小管虹吸作用下经排出系统引流到鼻腔。眼轮匝肌的“泪液泵”作用即睁眼时，眼轮匝肌松弛，泪小管和泪囊扩张，腔内形成负压，泪液经开放的泪点进入泪小管和泪囊；闭眼时，泪点封闭，眼轮匝肌收缩，挤压泪小管及泪囊，将其中的泪液排入下鼻道。

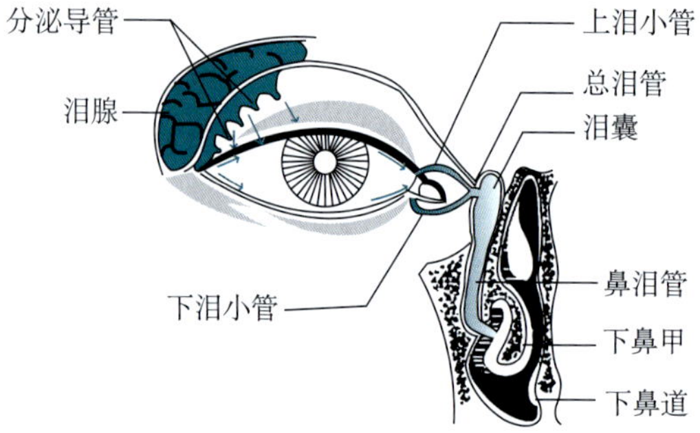

图 5-1　泪道引流系统

泪器病包括泪液分泌系统和排出系统的病变。泪器病的主要症状为流眼泪。因为情感或外界刺激后，泪腺大量分泌泪液，起到冲刷、稀释刺激物的作用，当过多的泪液无法被正常排出系统及时排入鼻腔而流出睑裂，称为流泪（lacrimation）。泪液排出系统因为炎症性肿胀、组织增生、息肉的形成、结石、肿瘤压迫等因素所导致的泪道狭窄、阻塞，致使泪液无法流入鼻腔而流出睑裂称为溢泪（epiphora）。

病例 5-1

患者，男性，48 岁。发现右眼睑外上方包块半年，不伴眼痛、复视。查体：双眼视力 1.0，眼球突出度：右眼 16 mm，左眼 12 mm，右眼球向鼻下方突出，向颞上方转动受限。右眼睑外上方可触及实质性包块，大如鸽卵，无压痛。

讨论题：

1. 为明确诊断，应对患者进行哪些辅助检查？
2. 根据二维码中影像资料，目前患者的诊断是什么？
3. 该患者最佳治疗方案是什么？需要注意什么？

病例 5-1 答案与解析

第二节 泪液分泌系统疾病

泪液分泌系统疾病主要包括泪腺炎症和泪腺肿瘤。

一、泪腺炎

泪腺炎（dacryoadenitis）是各种原因引起的泪腺组织炎症性疾病的总称，临床上按起病的急缓程度分为急性泪腺炎和慢性泪腺炎。

（一）急性泪腺炎

急性泪腺炎（acute dacryoadenitis）临床少见，多为单侧，起病急。

【病因及病理机制】 最常见的病原体为金黄色葡萄球菌或肺炎球菌，也可见于某些病毒，但真菌罕见。感染途径：外伤创口或邻近组织炎症蔓延，远处化脓性病灶血行转移，结膜的上行性感染。儿童急性泪腺炎可伴有感染性单核细胞增多症、麻疹、流行性腮腺炎及流行性感冒等传染性疾病。

【临床表现】 多单侧急性起病，泪腺部疼痛、流泪或有脓性分泌物。眶外上方局部肿胀、触痛，上眼睑呈典型的横“S”形弯曲，皮肤红肿，伴炎性上睑下垂。泪腺开口处的颞上方穹窿结膜充血，可伴有分泌物。眼球向下方及内方移位，运动受限，耳前淋巴结肿大，可有发热、头痛不适等全身表现。CT 显示泪腺扩大、边缘不规则，但不累及鼻窦、眶组织及周围骨壁。

急性泪腺炎早期应与眶蜂窝织炎相鉴别。

【治疗】 根据病因和症状给予不同治疗。细菌、病毒感染，应全身使用抗生素或抗病毒药物，可对症使用止痛药。脓肿形成时，宜早切开引流，睑部泪腺炎采用上睑外侧皮肤切口，眶部泪腺炎从上穹窿外侧结膜切开排脓。低剂量放射治疗，口服抗炎药物对累及泪腺的非特异性眼眶炎症有一定疗效。

（二）慢性泪腺炎

慢性泪腺炎（chronic dacryoadenitis）为病程缓慢的增殖性炎症，多为双侧发病。

【病因及病理机制】 可由急性泪腺炎迁延而来，但多为原发性，常见于良性淋巴细胞浸润、淋巴瘤、白血病或结核等，偶尔有硬化病患者发生双侧泪腺炎症。若伴有腮腺肿大，称为 Mikulicz 综合征。

【临床表现】 多双侧发病，进展缓慢。眼睑外上方分叶状无痛性包块，质软，该处轻度上睑下垂，肿胀的腺组织可限制眼球向外上方转动而产生复视，眼球突出少见。组织病理检查有助于诊断。必要时进行周围血象检查、眼球突出度测定、X 线检查等。

【治疗】 针对病因或原发病治疗。根据病情应用抗生素或糖皮质激素，也可考虑手术切除。

二、泪腺肿瘤

泪腺肿瘤（lacrimal tumors）中，50% 为炎性假瘤或淋巴样瘤，50% 为上皮源性肿瘤。原发性上皮瘤中，良性混合瘤（多形性腺瘤）约占 50%，腺样囊性癌占 25%，其他原发癌占 25%。

（一）多形性腺瘤

多形性腺瘤（pleomorphic adenomas）又称混合瘤（mixed tumor），瘤组织主要由上皮细胞和间质成分组成。

【临床表现】 多见于中年男性，单侧受累，发病缓慢，患侧上睑肿胀，眼眶外上缘常可触及实质性肿物，成结节状。眼球受肿瘤压迫，向内下方或前下方突出，外上转受限，可伴有屈光不正。多形性腺瘤多来源于泪腺的眶叶。CT 扫描可显示肿瘤为高密度块影，肿瘤大小及泪腺窝压迫性骨凹陷。B 型超声示泪腺区类圆形或半球形病变，边界清楚，肿瘤内可见中等或较强回声。

【诊断与鉴别诊断】 根据患者年龄、单眼颞上眶缘无痛性肿物缓慢生长，以及眼眶 CT 表现，可做出诊断。本病注意与皮样囊肿、泪腺炎性病变相鉴别。

多形性腺瘤与皮样囊肿、泪腺炎性病变鉴别

【治疗】 手术治疗。完整的肿瘤切除是减少肿瘤复发的关键，如肿瘤复发，可恶变为泪腺多形性腺癌，危及患者生命。

知识拓展：泪腺多形性腺癌

（二）腺样囊性癌

腺样囊性癌（adenoid cystic carcinoma）是最常见的泪腺恶性肿瘤，容易向周围骨质、神经及软组织浸润生长，也可向远处组织转移。死亡率高，预后不良。

【临床表现】 多见于女性，发病急，病程短，主要表现为颞上眶缘实质肿块，不规则生长，眼球向前下方突出，眼球运动障碍，复视，由于肿物呈浸润性生长，速度快，破坏骨质，故眼疼头痛明显。X 线平片示泪腺窝骨质呈虫蚀样破坏，CT 扫描可显示泪腺区不规则肿物生长，边界不清，密度不均，骨质破坏。

【诊断与鉴别诊断】 根据患者发病年龄、性别、颞上眶缘实质性肿块、快速生长，以及 CT 和 X 线检查提示骨质破坏，可做出初步诊断。

【治疗】 手术切除为主。肿瘤不易彻底切除，复发率和死亡率较高。如肿瘤侵犯范围广，需行眶内容物剜除。术后辅助放射治疗。

三、泪液分泌异常

1. 泪液分泌过少（lacrimal hyposecretion） 包括先天性和后天性，泪液分泌过少可导致干性角膜炎、干眼症，严重者出现角膜新生血管，睑球粘连，影响视力。先天性泪液分泌过少极其罕见，见于 Riley-Day 综合征（家族性自主神经功能异常），表现为无泪、角膜知觉缺失和神经麻痹性角膜炎。后天性泪液分泌过少又分为 Sjögren 综合征和非 Sjögren 综合征。Sjögren 综合征又称为干燥性角结膜炎（keratoconjunctivitis sicca）是一种累及多系统的自身免疫性疾病，原因不明。原发性 Sjögren 综合征多见于女性。继发性 Sjögren 综合征伴有其他自身免疫性疾病，如风湿性关节炎、系统性红斑狼疮、硬皮病等。非 Sjögren 综合征性泪液分泌过少主要病因为泪腺疾病（如泪腺炎、Mikulicz 综合征等），泪腺手术、外伤、面瘫及感染等，引起泪液分泌减少、泪腺管阻塞及反射性泪液分泌减少。

2. 泪液分泌过多（lacrimal hypersecretion） 包括原发性和继发性泪液分泌过多。原发性泪液分泌过多极少见。继发性泪液分泌过多原因较多，如理化刺激或情感因素刺激，药物性（如毛果芸香碱）和症状性（某些全身性疾病，如脊髓痨、帕金森病等）。每当进食时出现流泪的泪液分泌异常称为“鳄鱼泪”，主要见于面神经麻痹后，神经发生了错位性再生。对于泪液分泌过多，对因治疗为主。如所有方法无效，流泪严重影响生活时，可考虑破坏泪腺或通过阻断蝶腭神经节泪腺分泌神经减少泪液分泌。

病例 5-2

患者，女性，53 岁，诉右眼肿痛，伴分泌物增多 2 周。既往史：右眼慢性泪囊炎病史。眼部检查：右眼泪囊区皮肤肿胀，充血，皮温高，触痛，睑结膜、球结膜充血，结膜囊多量黏脓性分泌物。

讨论题：

1．为明确诊断，应对患者进行哪些辅助检查？

2．目前患者的诊断是什么？

3．该患者治疗方案是什么？疾病的转归是什么？

病例 5-2 答案与解析

第三节　泪液排出系统疾病

一、泪道功能不全

泪道功能不全（insufficiency of lacrimal passage）是指没有器质性阻塞的泪液引流不畅，表现为溢泪。

【病因及病理机制】 ①因结膜松弛、泪阜肥大、眼轮匝肌松弛、下睑瘢痕性睑外翻、老年性下睑松弛、面神经麻痹、泪点先天异常等因素导致泪点外翻，泪点不与泪液接触，造成引流失败；②因眼轮匝肌松弛等因素导致泪液泵作用减弱、消失，泪液排出障碍，形成溢泪；③如 Hasner 瓣关闭不全，可引起鼻腔内气体进入泪囊，形成泪囊气肿，同时引起泪液引流不畅。

【临床表现】 主要表现为单侧或双侧溢泪，在刮风或寒冷气候时症状加重，影响外观，严重时可影响患者视觉效果，给生活带来不便。部分患者可伴有泪点外翻，结膜松弛，泪阜肥厚，痉挛性、瘢痕性睑外翻，老年性下睑松弛，面神经麻痹等异常。当 Hasner 瓣关闭不全时，可引起鼻腔内气体进入泪囊，形成泪囊气肿，触之有捻发音，当鼻腔出血时，可经泪道进入结膜囊内，形成“血泪”。

【诊断与鉴别诊断】 出现明显的溢泪，进行泪道冲洗时，泪道通畅，查体可发现泪点外翻，结膜松弛，泪阜肥厚，痉挛性、瘢痕性睑外翻，老年性下睑松弛，面神经麻痹等异常。本病要与泪道阻塞、泪道炎症、肿瘤等引起的溢泪相鉴别，进行诊断性泪道冲洗可鉴别，必要时行泪道 CT 造影检查。

【治疗】 去除病因。如球结膜松弛严重，可行球结膜新月形切除术；泪阜肥大，可切除肥大的泪阜；泪点外翻行泪点外翻矫正术（于泪点下方切除一水平梭形结膜及结膜下结缔组织，结膜水平对位缝合后可矫正泪点外翻，或试行泪点下结膜电烙术，利用瘢痕挛缩力量，使泪点复位），如患者有眼睑松弛，可同时行眼睑水平缩短术或外眦韧带缩短术。对于泪囊功能不全患者，可试用硫酸锌及肾上腺素溶液滴眼以收缩泪囊黏膜。

二、泪道狭窄或阻塞

泪道狭窄或阻塞常常发生在泪点、泪小管、泪总管，因为这些组织结构为泪道前段，位置表浅，管径窄细，组织娇嫩，容易受到炎症、外伤的影响，易发生阻塞。同时泪囊与鼻泪管交界处以及鼻泪管下口为解剖的狭窄部，容易发生阻塞。

【病因及病理机制】

1．泪点异常（包括泪点狭窄、闭塞或缺如）导致泪液不能进入泪道。常因为外伤，烧伤，结膜炎症、泪点肿物、息肉以及先天异常等，导致泪点闭锁或狭窄。

2．泪小管狭窄或阻塞，常见病因为先天性闭锁、炎症、肿瘤、结石、外伤、异物、药物毒性，医源性的泪道冲洗，Stevens-Johnson 综合征、类天疱疮和其他结膜皱缩性疾病等，各因素引起泪小管结构或功能不全，导致泪液不能排出。

3．泪囊及鼻泪管狭窄和阻塞，常见病因为先天畸形（鼻泪管下口畸形、骨性鼻泪管缺失、Hasner 瓣的膜性闭锁），泪囊及周围组织的炎症、肿瘤的压迫，鼻泪管的骨性异常，鼻腔的肿瘤，外伤，手术，放疗等导致泪囊及鼻泪管狭窄或阻塞。

【临床表现】 泪道狭窄或阻塞的主要症状为溢泪。泪道先天性阻塞通常是鼻泪管鼻侧末端的 Hasner 瓣发生膜性阻塞所致。胚胎成长中鼻泪管形成最迟，常常到出生时鼻泪管下端仍有一黏膜皱襞（Hasner 瓣）部分或全部遮盖鼻泪管开口，一般在出生数月内可自行开通。当鼻泪管下端发育不完全，没有完成“管道化”，或留有膜状物阻塞或剖宫产的婴儿没有经过产道的挤压，Hasner 瓣没有及时开放，是婴儿泪道阻塞的主要原因。多数患儿出生时或出生后不久被发现有溢泪症状，可单眼或双眼发病（图 5-2），若泪囊继发感染，可出现黏脓性分泌物而形成新生儿泪囊炎（neonatal dacryocystitis）。先天性泪囊膨出的患儿出生时可见扩张的泪囊（图 5-3），缺乏炎症表现，检查鼻腔可见泪囊向下膨出到鼻腔的外侧壁。先天性皮肤泪道瘘管可在皮肤面发现瘘管形成和黏性分泌物。

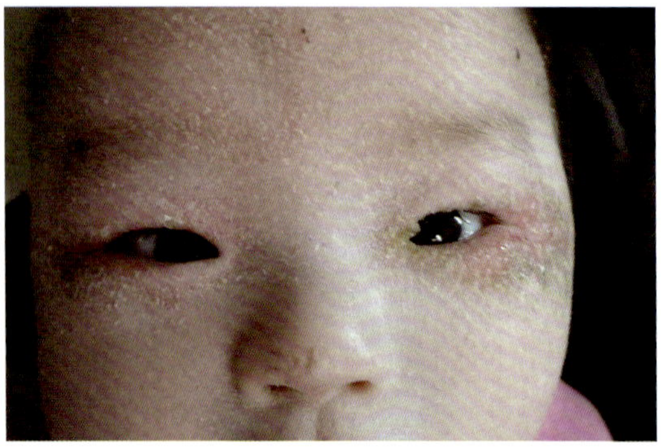

图 5-2 新生儿泪囊炎

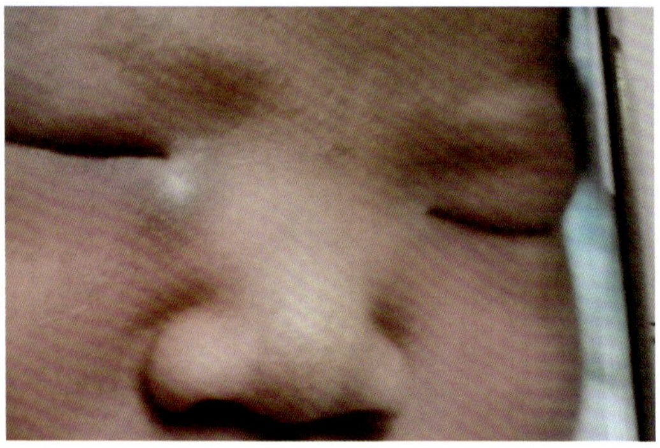

图 5-3 先天性泪囊膨出

成人溢泪除了泪道狭窄或阻塞，还要注意功能性溢泪。溢泪可造成不适感，给生活或工作带来不便，常常引起社交的尴尬。严重的溢泪可引起下睑湿疹或下睑皮炎，不断擦拭及泪液的刺激加重皮炎和泪点外翻，形成恶性循环。

【检查方法】 由于器质性泪道狭窄或阻塞可发生在泪道的任何部位，确定阻塞部位对于治疗方案的选择十分重要。泪道狭窄或阻塞的常用检查方法有：

1．染料试验 于双眼结膜囊内滴入 1 滴 2% 荧光素钠溶液，5 分钟后观察和比较双眼泪膜中荧光素消退情况，如一眼荧光素保留较多，表明该眼可能有相对性泪道阻塞；或滴入 2% 荧光素钠 2 分钟后，用一湿棉棒擦拭下鼻道，若棉棒带绿黄色，说明泪道通畅或没有完全阻塞。

2．泪道冲洗术 泪道冲洗常可揭示泪道阻塞的部位。采用钝圆针头从泪点注入生理盐水或抗生素滴眼液，根据冲洗液体流向判断有无阻塞及阻塞部位。通常有以下几种情况：①冲洗无阻力，液体顺利进入鼻腔或咽部，表明泪道通畅；②冲洗液完全从注入原路返回，为泪小管阻塞；③冲洗液自下泪点注入，由上泪点反流，为泪总管或鼻泪管阻塞；④冲洗有阻力，部分自泪点返回，部分流入鼻腔，为鼻泪管狭窄；⑤冲洗液自上泪点反流，同时有黏液脓性分泌物，为鼻泪管阻塞合并慢性泪囊炎。

3．泪道探通术 诊断性泪道探通有助于证实上泪道（泪点、泪小管、泪囊）阻塞的部位，治疗性泪道探通主要用于婴幼儿泪道阻塞，对于成人鼻泪管阻塞，泪道探通多不能起到根治效果。

4．影像学检查 ① X 线碘油造影，以显示泪囊大小及泪道阻塞部位。②泪道 CT 联合泪道造影技术，不仅能够很好地显示泪道阻塞部位、泪囊大小、上颌骨额突骨质的薄厚，评估手术难易程度及预后，还能够提示泪囊区是否存在占位性病变，以及外伤后区域解剖关系。③眼部 MRI 有助于泪囊区肿瘤疾病的诊断。

5．内镜检查 ①泪道内镜：可以发现泪道内的肿瘤、阻塞部位、异物、息肉等。②鼻腔内镜：了解鼻腔内手术区域组织解剖结构是否正常，是否有黏膜萎缩糜烂、息肉、肿瘤，鼻中隔是否偏曲等。

【诊断与鉴别诊断】 根据患者的流泪病史，泪道冲洗结果，多可做出诊断。本病应与泪道周围组织肿瘤压迫引起的泪道狭窄或阻塞鉴别。如泪囊区触及实质性的包块，要引起注意，需要行 CT 及 MRI 检查，排除肿瘤可能性。

【治疗】

1．大部分先天性 Hasner 瓣阻塞患儿在出生后 4 ~ 6 周可自愈，流泪症状自行消失。阻塞不开放者可先行局部按摩和抗生素滴眼液点眼，鼻腔应用可缓解充血的婴儿滴鼻剂等治疗。不能自行痊愈或治疗无效者，半岁左右可考虑行泪道探通术。多数患儿可一次探通，少部分患儿需行二次探通并留置硅胶管引流一段时间。保守治疗期间出现新生儿泪囊炎者按急性泪囊炎处理，等炎症消退后再行泪道探通术。先天性泪囊膨出采用按摩和局部抗生素滴眼液治疗 1 ~ 2 周无效或合并感染时再行泪道探通。先天性皮肤泪道瘘管可手术治疗。

2．泪点狭窄、闭塞或缺如 泪点狭窄者可通过扩张或置入硅胶人工泪管进行治疗；泪点膜闭者可用探针或泪点扩张器直接探通，然后行泪道冲洗，必要时行硅胶人工泪管留置；泪点缺如者可在泪管相应部位做睑缘切开，同时置入硅胶泪管；若泪点和泪管完全缺如，可行结膜 - 泪囊 - 鼻腔吻合术。

3．泪小管狭窄或阻塞 可试行泪道探通或激光泪道成形术，泪道硅胶管留置治疗，但易形成假道，疗效不佳。近年来，泪道内镜下进行激光、微钻、环钻等方法，再通泪小管，术后置入硅胶人工泪管，取得很好的疗效。也可行泪小管阻塞部位的节段性切除，置入硅胶人工泪管。对于严重的泪小管或泪总管阻塞，可采用结膜 - 泪囊鼻腔吻合术，用 Pyrex 管或自身静脉建立人造泪液导管，将泪液直接从结膜囊引流到泪囊或引流到鼻腔。

4．鼻泪管狭窄或阻塞 泪囊鼻腔吻合术是鼻泪管阻塞或狭窄的最佳治疗方法。也可行泪道探通术进行治疗，单纯泪道探通只对那些膜性阻塞较轻者有效，但术后复发率较高，如术后置入人工泪管或逆行置入硅胶人工鼻泪管，置入物留置 3 ~ 6 个月后取出，可提高一定疗效。

三、急性泪囊炎

急性泪囊炎（acute dacryocystitis）是一种泪囊及其周围组织的急性化脓性炎症。由毒力强的致病菌，如金黄色葡萄球菌或 β 溶血性链球菌，或少见的白假丝酵母菌感染引起，多为慢性泪囊炎的急性发作，也可无溢泪史突然发生。

【病因及病理机制】 急性泪囊炎多为慢性泪囊炎的急性发作，由于鼻泪管狭窄或鼻泪管被阻塞，泪囊里面的泪液不能及时排出，潴留的泪液成了细菌生长、繁殖的场所，形成慢性泪囊炎，机体抵抗力下降时，炎症可向周围扩散，急性发作，成为急性泪囊炎；也可因感染毒力强的致病菌，如肺炎球菌、金黄色葡萄球菌、β溶血性链球菌及流感病毒等所致；外伤所致眼眶骨折、骨性鼻泪管断裂、泪道阻塞，也是一个重要病因；新生儿多因为先天鼻泪管阻塞或Hanser瓣闭锁，感染致病菌所致，新生儿泪囊炎的致病菌多为流感嗜血杆菌。

【临床表现】 起病急，患眼充血、流泪伴有脓性分泌物。泪囊区红、肿、热、痛明显，常波及颜面部。眼睑肿胀，结膜充血、水肿，颌下及耳前淋巴结肿大。全身可有发热不适（图5-4）。数日后局部形成脓肿，破溃排脓后炎症减轻。可形成瘘管，反复发作或长期不愈。机体免疫力低下或感染未控制者，可演变为眼睑眶隔前蜂窝织炎、眶蜂窝织炎或脓肿，甚至引起全身脓毒血症而导致死亡。感染也可沿泪道逆行，导致角膜、结膜感染或超敏性周边角膜溃疡。

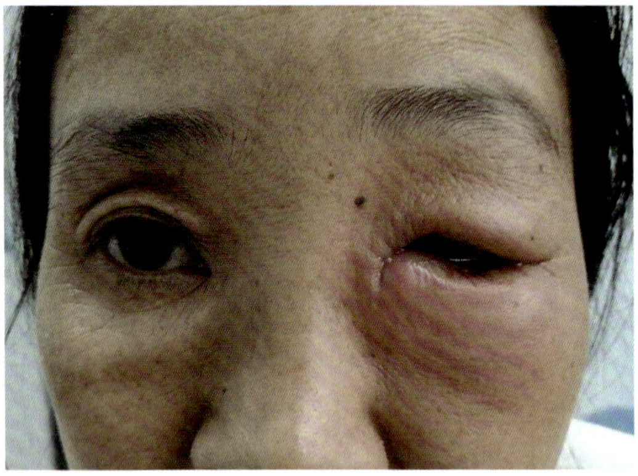

图5-4　急性泪囊炎

【诊断与鉴别诊断】 根据患者既往有溢泪或慢性泪囊炎病史，泪囊区出现高度红、肿、热、痛，重者同侧面部鼻部红肿，耳前及颌下淋巴结肿大、压痛，伴体温升高、全身不适等症状，多可做出诊断。本病应与内眦部疖肿、睑部蜂窝织炎、睑腺炎，以及筛窦、额窦的急性炎症累及泪囊区相区别。泪道冲洗通畅，且其他各种疾病又有其主要特征，故一般诊断并不困难。必要时可行眼眶CT或MRI检查，进行鉴别。

【治疗】 早期局部热敷，超短波理疗，滴抗生素滴眼液，全身应用足量抗生素治疗。新生儿和婴幼儿的急性泪囊炎很难与眶蜂窝织炎相鉴别，故应用静脉抗生素治疗以降低眼眶脓肿或脓毒血症发生的可能性。脓肿出现波动感则可切开排脓、引流，对其内容物进行细菌培养，局部涂广谱抗生素药膏。急性炎症症状缓解后，可行鼻腔泪囊吻合术治疗。炎症期忌行泪道冲洗或泪道探通，以免感染扩散。

四、慢性泪囊炎

慢性泪囊炎（chronic dacryocystitis）是一种较常见的眼病，因鼻泪管狭窄或阻塞，致使泪液滞留于泪囊之内，伴发细菌感染引起。中老年女性较常见。

【病因及病理机制】 由于先天性鼻泪管狭窄、泪道外伤、沙眼、鼻炎、鼻中隔偏曲、下鼻甲肥大等因素，导致鼻泪管的阻塞或狭窄。泪液不能排出，长期滞留在泪囊内，泪液中的细菌，如肺炎球菌、链球菌、葡萄球菌等在此滋生，刺激泪囊壁，引起泪囊黏膜慢性炎症，产生黏液性或脓性分泌物。

【临床表现】 主要症状为溢泪，泪囊部皮肤可出现潮红、糜烂。挤压泪囊区有黏液或脓性分泌物自泪点溢出（图5-5）。鼻侧球结膜可充血。如泪囊内分泌物长期引流不畅，泪囊可逐渐增大形成泪囊黏液囊肿。

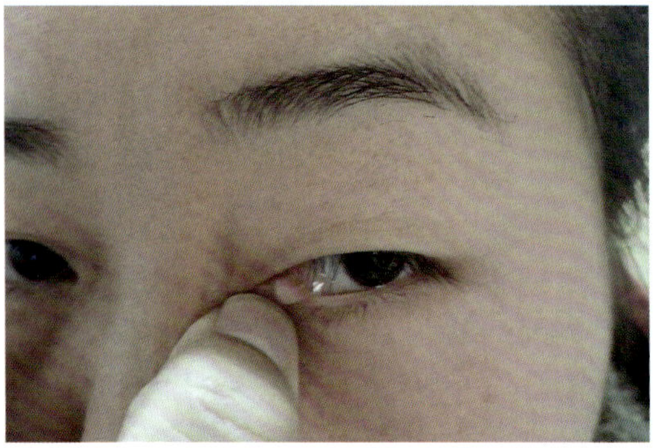

图5-5　慢性泪囊炎

慢性泪囊炎是眼部的感染病灶，泪囊中的致病菌及脓性分泌物经泪点反流到结膜囊，结膜囊呈带菌状态，当角膜受到外伤后常引起细菌性角膜溃疡甚至眼内炎。因此，要重视慢性泪囊炎对眼球构成的潜在威胁，特别是在施行内眼手术前必须进行治疗，以避免引起眼内化脓性感染。

【诊断与鉴别诊断】 根据主要溢泪症状，按压泪囊区时泪点脓性分泌物溢出，多可做出诊断。本病应与泪小管炎相鉴别，泪小管炎患者常常伴有鼻侧结膜充血，结膜囊分泌物，按压泪囊时，泪点少量黄色脓性分泌物溢出，故容易被误诊为泪囊炎，但泪小管炎主要病变位置为泪小管，泪点水肿，内有结石，泪道探通性冲洗时，泪点可有细小的结石排出。慢性泪囊炎形成黏液性囊肿时，应注意与内眦部肿瘤鉴别，皮样囊肿、表皮样囊肿等相对表浅，额窦、蝶窦囊肿位置一般在内眦韧带上方，泪道冲洗通畅。必要时行眼眶CT或MRI进行鉴别。

【治疗】 局部使用抗生素滴眼液或泪道冲洗后注入抗生素药液，但手术是主要的治疗手段。术前应例行鼻腔检查，明确鼻中隔和鼻甲之间是否有足够的引流空间，对估计手术效果有重要意义。经皮肤的泪囊鼻腔吻合术是治疗慢性泪囊炎的经典术式，目的是在泪囊和鼻腔之间建立永久性的泪液引流通道。20世纪90年代中期以后，鼻内镜下行泪囊造口术治疗慢性泪囊炎逐渐在国内推广应用并取得了较好的疗效，其优点是避免了皮肤瘢痕形成。也可用激光将泪囊和鼻腔之间的阻塞疏通，建立泪液引流通路，但较容易复发。鼻黏膜萎缩严重无法行泪囊鼻腔吻合术或高龄患者无法耐受手术者，可行泪囊摘除术去除病灶，但术后溢泪症状仍存在，如泪囊摘除不彻底，容易形成泪囊残端炎或泪小管炎。

视频：鼻内镜下泪囊鼻腔吻合术

五、泪小管炎

泪小管炎（canaliculitis）为泪小管的慢性炎症，发病率不高，多为下泪小管感染，常继发于眼部化脓性结膜炎，因此常难以正确诊断。如不及时治疗，常引起泪小管狭窄或阻塞。

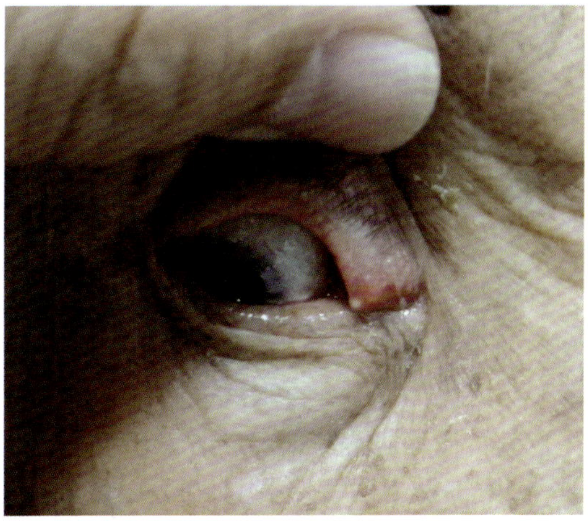

图5-6　泪小管炎

【病因及病理机制】 以泪小管与泪囊连接部狭窄或泪总管处狭窄、阻塞为解剖基础，沙眼衣原体、放线菌、白假丝酵母菌或曲霉菌感染引起。也可因慢性泪囊炎逆行感染所致。

【临床表现】 患眼轻度红肿、刺激，伴少量分泌物。内眦部睑缘、结膜轻度充血，泪点水肿、压迫泪小管有分泌物自泪点溢出，行泪道冲洗，泪道可通畅。泪囊摘除后仍能从泪点挤压出黏脓性分泌物是泪小管炎的间接证据，部分患者可在扩张的泪小管中发现结石的存在（图5-6）。分泌物涂片检查有助于致病微生物的确诊。

【诊断与鉴别诊断】 出现眼红、流泪、泪点处红肿，挤压泪点处有奶昔样或砂砾样分泌物溢出，可做出诊断。临床注意与结膜炎相鉴别：结膜炎患者按压泪小管时，泪点无脓，冲洗泪道通畅。与慢性泪囊炎相鉴别：慢性泪囊炎主要表现为溢泪，泪道冲洗时，上冲下返，下冲上返伴脓性分泌物溢出，无泪点红肿。

【治疗】 用抗生素溶液冲洗泪小管，细小结石可经泪点排出。严重者行泪小管切开，行泪小管切开时注意保留泪点，将泪小管内息肉或结石刮除后，置入硅胶人工泪管，尽量保留泪小管引流功能。

练习题及答案解析

（王海彬）

第6章 结膜病

病例 6-1

患者，男性，11 岁，因“双眼红痒 2 月余，加重伴左眼视力下降 10 余天”就诊。眼科检查：视力 OD 1.0，OS 0.2。右眼上皮散在点状混浊，余（－）。左眼刺激征重，球结膜充血（+++），分泌物（+），角膜缘上方血管翳明显，角膜中上方可见一直径约 4 mm 的灰白浸润，局部致密，中央片状上皮缺损，KP（－），前房深度可，Tyn（－）。睑结膜大量乳头增生。

讨论题：

1. 患者可能的诊断是什么？诊断依据是什么？如何治疗？还应做哪些检查？
2. 如何指导患者用药？如何减少和避免复发？

病例 6-1 答案与解析

第一节 结膜炎概述

结膜病是最常见的眼科疾病之一，结膜炎的患病率占结膜病的首位。结膜与外界环境的多种理化因素和微生物相接触，眼表的特异性和非特异性防护机制使其具有一定的预防感染和使感染局限的能力，但当这些防御能力减弱或外界致病因素增强时，将引起结膜组织的炎症发生，其特征是血管扩张、渗出和细胞浸润，这种炎症统称为结膜炎（conjunctivitis）。

【解剖及生理特点】 结膜是由眼睑缘部末端开始覆盖于眼睑后和眼球前的一层半透明黏膜组织，由球结膜、睑结膜和穹窿部结膜三部分构成，睑结膜与睑板结合紧密，角结膜缘外的球结膜和穹窿部结膜则与眼球结合疏松。结膜不仅具有眼表屏障功能，还含有相关的淋巴组织，基质层本身也含有抗原提呈细胞，促进免疫应答的发生。结膜上皮与角膜上皮、泪道黏膜上皮及泪腺开口的上皮相延续，关系密切，这些部位的疾病容易相互影响。

【病因】 结膜炎的致病原因可分为微生物性和非微生物性两大类。根据其不同来源可为外源性或内源性，也可因邻近组织炎症蔓延而致。最常见的是微生物感染，致病微生物可为细菌、病毒或衣原体，偶见真菌、立克次体和寄生虫感染。物理性刺激和化学性损伤也可引起结膜炎。还有部分结膜炎是由免疫性病变、与全身状况相关的内因以及邻近组织炎症蔓延引起。

【分类】 根据结膜炎的发病快慢可分为超急性、急性或亚急性、慢性结膜炎。一般病程少于 3 周者为急性结膜炎，超过 3 周者为慢性结膜炎。根据病因可分为感染性、免疫性、化学性或刺激性、全身疾病相关性、继发性和不明原因性结膜炎。根据结膜对病变反应的主要形态可分为乳头性、滤泡性、膜性 / 假膜、瘢痕性和肉芽肿性结膜炎。

【临床表现】 结膜炎的主要症状有异物感、烧灼感、痒、畏光、流泪，如有眼痛，提示炎症波及角膜。重要的体征有结膜充血、水肿、渗出物、乳头 / 滤泡增生、假膜 / 真膜、肉芽肿、假性上睑下垂、耳前淋巴结肿大等。

【诊断】 临床上可根据病史，结膜炎的基本症状，如异物感、眼痒，以及重要体征，如结膜充血、分泌物增多、眼睑肿胀等，做出诊断。确诊是何病因所致的结膜炎尚需依靠实验室检查，包括细胞学、病原体的培养和鉴定，以及免疫学和血清学检查等。

【治疗】 针对病因治疗，局部给药为主，必要时全身用药，急性期忌包扎患眼。滴眼液滴眼是治疗结膜炎最基本的给药途径，急性期应频繁点用滴眼液，病情好转后可减少滴眼次数。眼膏在结膜囊停留的时间较长，宜睡前使用。当结膜囊分泌物较多时，可用无刺激性的冲洗液冲洗。淋球菌性结膜炎等严重病例，除了局部用药外还需全身使用抗生素。

第二节 细菌性结膜炎

细菌性结膜炎（bacterial conjunctivitis）是细菌在结膜组织中繁殖并引起的炎症反应。细菌病原体可来自于眼睑、泪道及角膜（内途径），也可通过手-眼接触、性传播及接触镜等感染（外途径）。

一、急性细菌性结膜炎

急性细菌性结膜炎（acute bacterial conjunctivitis）是最常见的细菌性结膜炎，常见于春秋季，多数为散发性病例，但在特殊人群中，如幼儿园、寄宿学校、大学校园内也可有流行。

【病因及病理机制】 成人常见致病菌为金黄色葡萄球菌、肺炎球菌、草绿色链球菌及Koch-Weeks杆菌。儿童最常见致病菌为流感嗜血杆菌、金黄色葡萄球菌及肺炎球菌。细菌通过释放外毒素和激活生物活性物质如溶血素、溶纤维蛋白溶酶、凝固酶等引起急性化脓性结膜炎。

【临床表现】 炎症潜伏期一般为1～3天，急性起病，症状重。结膜充血明显。结膜囊常有大量脓性和黏脓性分泌物（图6-1），重症患者结膜有假膜形成或伴有全身症状，如发热、不适等（多见于肺炎球菌和Koch-Weeks杆菌感染）。耳前淋巴结肿大者较少见。学龄前儿童，流感嗜血杆菌性急性结膜炎的发生率较高，尤其在冬春季，病程较长，并可出现结膜下斑状出血及角膜缘浸润。

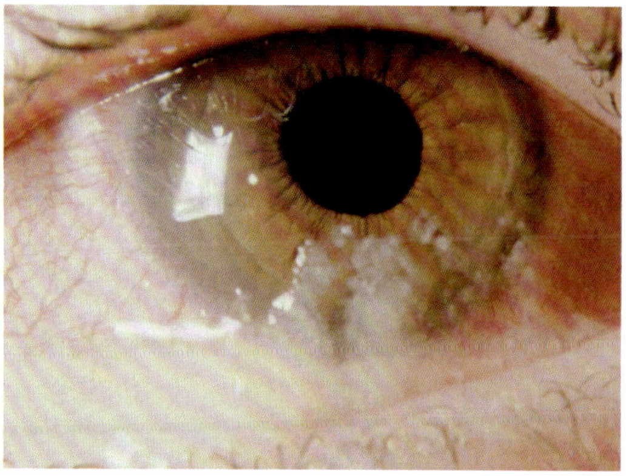

图6-1 急性细菌性结膜炎大量脓性分泌物

【诊断与鉴别诊断】 主要依据急性起病、结膜明显充血、结膜囊大量黏脓或脓性分泌物，可以临床诊断；结膜囊分泌物的细菌培养有利于明确病因诊断和指导选择敏感性药物；对于儿童及免疫功能障碍的患者应进行细菌培养。结膜囊黏脓或脓性分泌物为鉴别诊断要点。

【治疗】 ①以眼局部用药为主：一般首选广谱强效抗生素，如喹诺酮类或氨基糖苷类抗生素。急性期采用频繁点药的方法：每1～2小时一次，连续点用24～48小时，之后根据病情减少次数。②全身用药：对儿童的急性细菌性结膜炎或伴有免疫功能障碍的患者，需要根据炎症程度给予口服抗生素治疗。

二、超急性细菌性结膜炎

超急性细菌性结膜炎（superacute bacterial conjunctivitis）是一种发病极为迅速、传染性极强、对组织破坏性很大的化脓性结膜炎，是需作为眼科急症处理的眼病。

【病因】 淋病奈瑟菌是最常见的致病菌，脑膜炎奈瑟菌较为少见，葡萄球菌或链球菌偶见。新生儿主要经产道感染，成年人主要通过性传播而感染。

【临床表现】 ①新生儿超急性结膜炎：发病极为迅速，新生儿常在出生后 2 ～ 3 天发病；结膜重度充血，水肿明显，结膜囊大量黄色脓性分泌物（脓漏眼）；常伴眼睑水肿、耳前淋巴结肿大；角膜缘区浸润。如治疗不及时，可迅速发生角膜环行脓疡，甚至角膜穿孔，导致眼内炎；部分重症患儿可伴有全身其他部位的感染或败血症。②成人超急性结膜炎：潜伏期一般为 2 ～ 3 天；单眼或双眼发病，病情发展极为迅速；表现为眼睑充血水肿，球睑结膜高度充血水肿及假膜形成，结膜下可见点状出血；结膜囊大量脓性分泌物（成人脓漏眼）；多数患者伴有同侧耳前淋巴结肿大，甚至淋巴结脓肿；严重者可累及角膜。

【诊断与鉴别诊断】 主要依据有不洁接触病史（成人），急性起病，眼睑及结膜明显充血水肿，大量脓性分泌物或伴假膜形成，耳前淋巴结肿大，可以临床诊断；需做结膜囊分泌物细菌培养明确病因诊断。不洁接触病史和大量脓性分泌物为鉴别诊断要点。

【治疗】 ①局部治疗：首先用生理盐水或 1∶10000 高锰酸钾溶液彻底冲洗结膜囊，尽量冲净分泌物；眼局部频繁滴用抗生素眼液，常用抗生素有 5000 ～ 10000U/ml 青霉素或 0.1% 利福平、0.25% 氯霉素及红霉素或四环素眼膏。②全身治疗：新生儿给予青霉素或头孢曲松（菌必治）治疗，一般连续 7 天；成人患者给予大剂量青霉素肌注或头孢噻肟钠或头孢曲松，疗程一般在 5 ～ 7 天。③怀疑伴有沙眼衣原体感染者，可给予口服四环素（儿童避免使用）、红霉素、多西环素及阿奇霉素治疗。④患儿的父母有淋病奈瑟菌感染时，应及时给予相应的局部和全身治疗。

三、慢性细菌性结膜炎

【病因】 慢性细菌性结膜炎（chronic bacterial conjunctivitis）由急性结膜炎演变而来，或毒力较弱的病原菌感染所致。多见于鼻泪管阻塞或慢性泪囊炎患者，慢性睑缘炎或睑板腺功能异常者。金黄色葡萄球菌和摩拉克菌是慢性细菌性结膜炎最常见的两种病原体。

【临床表现】 ①多数患者主观症状超过临床体征的程度。②主要症状有眼痒、干涩、异物感、眼睑沉重及视物易疲劳等。③睑结膜慢性充血，乳头增生，病程较长者则结膜肥厚，结膜光泽差，血管纹理模糊，少量黏性或泡沫样分泌物等。④摩拉克菌可引起眦部结膜炎，伴外眦角皮肤结痂、溃疡形成及睑结膜乳头和滤泡增生。金黄色葡萄球菌引起者常伴有溃疡性睑缘炎或角膜周边点状浸润。

【诊断与鉴别诊断】 根据临床表现、分泌物涂片或结膜刮片等检查，可以诊断。结膜刮片和分泌物涂片通过革兰氏染色和吉姆萨染色可在显微镜下发现大量多形核白细胞和细菌。根据临床表现诊断不难，但确定致病因素的鉴别诊断往往不易，需要辅以实验室检查，如微生物学检查及泪液检查等。

【治疗】 ①确定并去除致病因素。②开始局部使用广谱抗生素，确定致病菌属后给予敏感抗生素。③根据病情的轻重可选择结膜囊冲洗、局部用药、全身用药或联合用药。④切勿包扎患眼，但可配戴太阳镜以减少光线的刺激。

第三节　衣原体性结膜炎

衣原体性结膜炎（chlamydial conjunctivitis）包括沙眼、包涵体性结膜炎、性病淋巴肉芽肿性结膜炎等。衣原体归于立克次纲、衣原体目。

一、沙眼

沙眼（trochoma）是由沙眼衣原体感染所致的一种慢性传染性结膜角膜炎，目前仍是众多发展中国家的致盲性眼病之一。

【病因及病理机制】 沙眼衣原体是一种介于细菌和病毒之间的原核微生物，兼有 DNA 和 RNA 两种核酸，感染率和严重程度同当地居住条件及个人卫生习惯密切相关。

【临床表现】 ①初发多为儿童、青少年，常双眼受累。②主要症状——急性期：异物感、痒、流泪、黏性分泌物，重症者有畏光。慢性期：表现为慢性结膜炎。反复感染患者：结膜瘢痕形成，角膜受累，视力下降，甚至失明。③主要体征——急性期：眼睑充血、水肿，睑结膜大量滤泡形成；乳头增生，绒布样外观；部分患者伴角膜上皮性病变及耳前淋巴结肿大。慢性期：结膜不同程度充血，肥厚，血管纹理模糊不清，乳头增生和滤泡形成，结膜瘢痕形成，重者睑板肥厚变形，出现内翻倒睫，角膜血管翳形成。④并发症：睑内翻及倒睫，实质性角结膜干燥症，上睑下垂，角膜混浊，睑球粘连，慢性泪囊炎。

【临床分期】 1979 年我国制定了适合国情的分期方法，共分 3 期。

进行活动期（Ⅰ期）：结膜乳头增生和滤泡同时存在，上穹窿结膜血管纹理模糊不清，有角膜血管翳。

退行期（Ⅱ期）：自结膜瘢痕出现到结膜大部分瘢痕化，仅存在少许活动性病变。

完全瘢痕期（Ⅲ期）：活动性病变完全消失，代之以瘢痕，无传染性。

【诊断与鉴别诊断】 1979 年中华医学会眼科学分会制定了沙眼的诊断依据。

1．上穹窿部和上睑结膜血管模糊充血，乳头增生或滤泡形成，或两者兼有。

2．用放大镜或裂隙灯检查可见角膜血管翳。

3．上穹窿部或上睑结膜出现瘢痕。

4．结膜刮片查见沙眼包涵体。

在第一项的基础上，兼有其他三项中之一者可诊断沙眼。上穹窿及眦角部结膜充血，少量滤泡形成，乳头增生，能排除其他结膜炎者，可诊断为疑似沙眼。

本病应与慢性滤泡性结膜炎、春季结膜炎进行鉴别。前者下穹窿及下睑结膜见大小均匀、排列整齐的滤泡，无角膜血管翳；后者睑结膜增生的乳头大而扁平，上穹窿部无病变，也无角膜血管翳。

【治疗】 ①局部治疗：局部应用 0.1% 利福平、0.5% 金霉素滴眼液、10% ～ 15% 磺胺醋酰钠滴眼液或四环素眼膏治疗，疗程 1 ～ 3 个月。有干眼症的患者需加用人工泪液等眼表面润滑剂。②全身治疗：急性或严重患者需全身治疗。成人每次口服四环素 250 mg，每日 4 次，或多西环素 100 mg，每日 2 次，疗程 3 ～ 4 周。一次性服用阿奇霉素 1g，作用可维持 4 周。孕妇、哺乳期妇女及 7 岁以下儿童可服用红霉素或螺旋霉素。③手术治疗：手术矫正沙眼倒睫是有效预防沙眼性盲的重要手段。

二、包涵体性结膜炎

包涵体性结膜炎（inclusion conjunctivitis）潜伏期 1 ～ 3 周，多双眼受累，一般无全身症状，临床上主要表现为急性或亚急性滤泡性结膜炎，根据患者年龄分为成人包涵体性结膜炎和新生儿包涵体性结膜炎。

【病因】 包涵体性结膜炎是沙眼衣原体 D-K 型感染所致，主要以性接触及产道途径传播。

【临床表现】 ①成人包涵体性结膜炎：多为青年人，主要由生殖泌尿系统感染物、被污染的水源感染眼部。潜伏期 3 ～ 4 天，双眼同时感染或先后发病。感染初期：眼睑水肿，结膜充血水肿，黏脓性分泌物，分泌物内大量中性粒细胞，结膜上皮细胞内可见包涵体。患侧耳前淋巴结肿大。1 周后结膜出现滤泡，下睑穹窿部为主，病情迁延时有乳头增生；3 个月至 1 年内炎症消退，结膜不留瘢痕，无角膜血管翳。②新生儿包涵体性结膜炎：又称新生儿包涵体性脓漏眼，多在新生儿经母亲产道时感染。潜伏期为 5 ～ 14 天，多双眼受累。眼睑轻度肿胀，睑结膜充血水肿明显，多量黏脓性分泌物。睑结膜浸润增厚，乳头增生，严重者可出现假膜。可侵及周边角膜，出现上皮下浸润，耳前淋巴结肿大，可伴有呼吸道和肺部感染、中耳炎等全身症状，重者危及生命。结膜刮片可查见包涵体。炎症转为慢性时，有滤泡形成，一般 3 个月至 1 年内消失，除有假膜形成者外，不留瘢痕，无角膜血管翳。

【诊断与鉴别诊断】 根据病史及临床表现诊断，实验室检测手段同沙眼。结膜刮片有助于诊断及鉴别淋病奈瑟菌或其他病原体感染。

【治疗】 ①局部药物治疗：0.1% 利福平或 15% 磺胺醋酰钠滴眼液点眼，晚上涂四环素眼膏或红霉素眼膏。②全身治疗：成人每次口服四环素 250 mg，每日 4 次；或多西环素 100 mg，每日 2 次，疗程 3 周。孕妇、哺乳期妇女可服用红霉素 250 mg，每日 4 次，共 2 周，小儿口服红霉素 12.5 mg/kg。③成人包涵体性结膜炎应该注意其性伙伴的检查与治疗，新生儿包涵体性结膜炎应对患儿母亲进行检查与治疗。

三、性病淋巴肉芽肿性结膜炎

【病因】 性病淋巴肉芽肿性结膜炎（venereal lymphogranulomatous conjunctivitis）是一种由沙眼衣原体 L1、L2、L3 型引起的罕见的性传播疾病。

【临床表现】 起病前多有发热等全身症状。局部淋巴结肿大、触痛。眼部典型症状为急性滤泡性结膜炎及结膜肉芽肿性炎症，睑结膜充血水肿，滤泡形成，上方浅层角膜上皮炎症，偶见基质性角膜炎，晚期累及全角膜，形成致密角膜血管翳。重症者可伴有巩膜炎、葡萄膜炎、视神经炎。

【诊断与鉴别诊断】 根据病史及临床表现诊断。实验室诊断可用 Fre 试验，皮内注射抗原，48 小时后局部出现丘疹、浸润、水疱，甚至坏死。结膜刮片可见细胞内包涵体，并可行衣原体分离。

【治疗】 参见包涵体性结膜炎。

第四节　病毒性结膜炎

病毒性结膜炎（viral conjunctivitis）是一种常见感染，病变程度因个人免疫状况、病毒毒力大小不同而存在差异，通常有自限性。

一、急性出血性结膜炎

急性出血性结膜炎（acute hemorrhagic conjunctivitis）也称为流行性出血性结膜炎（epidemic hemorrhagic conjunctivitis）“阿波罗 11 号结膜炎”，是世界范围内的流行性传染性眼病。特点为接触传染，人群普遍易感，常造成大范围暴发流行。主要通过眼 - 手 - 眼或眼 - 污染物品 - 眼传播。多发于夏秋季，成人多见，自然病程短，无特殊治疗药物。预后较好。极个别伴有神经系统症状。感染产生的免疫力时间很短，容易再次感染。

【病因】 由微小核糖核酸病毒中的新型肠道病毒 70（EV70）、柯萨奇病毒 A24 变种（CA24V）引起。

【临床表现】 ①起病急，一般在数小时至 24 小时内发病。②双眼同时起病或先后起病，水样分泌物增多。③少数患者有全身发热、乏力、咽痛及肌肉酸痛等症状。④主要体征：眼睑充血水肿，睑球结膜重度充血，常伴有结膜下出血，睑结膜滤泡形成，重者可有假膜形成（图 6-2）。轻度病变角膜可不受累，但中重度患者可出现角膜上皮及上皮下病变，甚至累及前房导致前葡萄膜炎。有些患者角膜上皮病变反复发作引起视力下降。多数患者耳前淋巴结或颌下淋巴结肿大、触痛。极个别患者可伴发脊神经麻痹的表现，如下肢运动神经麻痹或瘫痪。

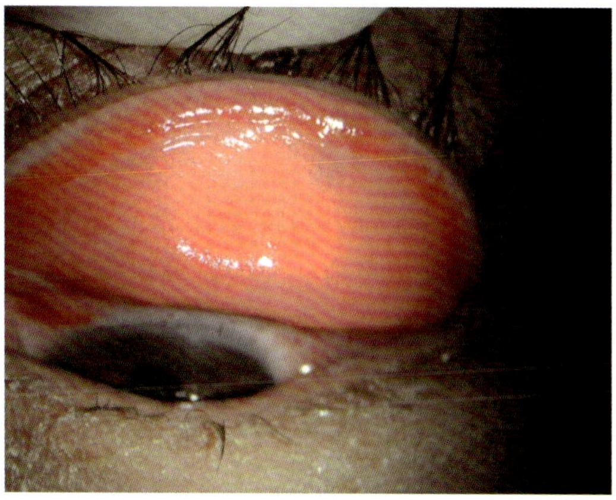

图 6-2 急性出血性结膜炎假膜形成

【诊断与鉴别诊断】 根据病史及临床表现诊断：夏秋季，有直接或间接接触史；急剧发病或爆发流行性；结膜高度充血、水样分泌物增多、耳前淋巴结肿大，角膜上皮性病变。结膜囊分泌物病毒分离鉴定有助于对肠道病毒 70 型、柯萨奇病毒 A24 变种的确定。

【治疗】 ①抗病毒滴眼液，如干扰素滴眼液或 0.2% 阿糖胞苷滴眼液，开始时每小时一次，3 天后逐渐减少次数，晚间涂环胞苷眼膏或抗生素眼膏。②有角膜上皮病变的患者加用表皮生长因子滴眼液或眼表面润滑剂或人工泪液保护上皮及促进修复。③前房有炎症时加用散瞳剂或非甾体抗炎药。

二、流行性角膜结膜炎

流行性角膜结膜炎（epidemic kerato-conjunctivitis）是一种传染性较强的眼病，可以流行也可散发，起病较迅速，双眼发病，常侵犯角膜上皮及上皮下组织。

【病因】 腺病毒是一组分布广泛的双链 DNA 病毒，引起流行性角膜结膜炎的有 10 个血清型（8、3、7、4、12、11、15、19、37 及 42 型），以 8 型为主。该病毒易通过眼 - 眼及手 - 眼途径传播。

【临床表现】 ①急性发病，潜伏期为 5 ～ 12 天。②多双眼同时发病或先后发病。③主要症状：明显刺激征，异物感，眼刺痛、畏光及水样分泌物增多等。④主要体征：结膜中重度充血，多量滤泡形成，严重时眼睑水肿、结膜水肿、假膜形成，耳前淋巴结多肿大压痛。特征性改变：结膜炎同时角膜明显受累，表现为角膜上皮及上皮下点状炎症，或上皮下及浅基质层点状、小圆形浸润，数量不等，散在分布，也可成簇，浸润区上皮水肿隆起或坏死脱落，荧光素染色阳性；角膜知觉下降；偶有角膜水肿及后弹力层皱褶。患者视力不同程度下降。浸润吸收后留下的上皮下或浅基质的混浊可持续数月，甚至数年。儿童患者常伴全身症状，如发热、乏力、腹泻、咽痛等。

【诊断与鉴别诊断】 根据病史及临床表现诊断：①急性起病。②结膜明显充血、水肿，角膜上皮及上皮下浸润。③耳前淋巴结肿大。急性滤泡性结膜炎和炎症晚期出现的角膜上皮下浸润是本病的典型特征。结膜刮片见大量单核细胞，有假膜形成时，中性粒细胞数量增加。病毒培养、PCR 检测、血清学检查可协助病原学诊断。本病应与流行性出血性结膜炎、急性细菌性结膜炎进行鉴别。前者主要特征为结膜下出血呈片状或点状，从上方球结膜开始向下方球结膜蔓延；后者多黏脓性分泌物，夜晚睡眠后上下睑睫毛常被分泌物黏合在一起，结膜囊分泌物培养细菌阳性。

【治疗】 ①必须采取措施减少感染传播。②目前尚无明确有效的治疗腺病毒感染药物，局部冷敷可减轻症状。③可试用干扰素滴眼液治疗。④可应用眼表面润滑剂或人工泪液治疗角膜病变缓解症状，可选用表皮生长因子滴眼液促进上皮修复。⑤合并细菌感染时加用抗生素治疗。出现严重的膜或假膜、上皮或上皮下角膜炎引起视力下降时，可考虑使用皮质类固醇滴眼液。

第五节 变态反应性结膜炎

变态反应性结膜炎是常见非感染性结膜炎之一，是结膜对过敏原的一种超敏性免疫反应。患者多为儿童和青少年，双眼常同时发病。导致变态反应的抗原分为外界抗原和自身抗原两种，与眼表变态反应相关的抗原以外界抗原为主，如花粉等。机体对抗原的易感性有一定的遗传倾向。

一、春季角结膜炎

春季角结膜炎（vernal keratoconjunctivitis，VKC）是世界范围内的疾病，60% 的患者年龄在 11 ~ 20 岁，一般病程 2 ~ 10 年；有明显的季节性，主要与周围环境中外界抗原的出现规律性相关，但并非均在春季，少数患者可常年患病。男性多于女性，一般潮热地区高发，重症患者约占 3%，可致盲。

【病因及病理机制】 春季角结膜炎为Ⅰ型和Ⅳ型超敏反应共同参与，结膜及炎症细胞增殖性病变较为常见，部分患者发病还与泪液中组胺酶缺乏及（或）功能不良有关。致敏抗原与泪液中的 IgE 结合后，数分钟内即可激活眼表面肥大细胞，释放组胺，组胺与受体结合后导致一系列病理反应，如眼痒、结膜充血、水肿及分泌物增多。随着病程发展，Ⅳ型变态反应的参与和炎症刺激使组织细胞增生，产生结膜乳头等改变。

【临床表现】 ①主要症状：持续眼痒，角膜受侵犯时有畏光、流泪、异物感。②主要体征：睑结膜充血，乳头增生，早期乳头较小，反复发作后，乳头增生明显，呈卵石样，结膜囊及睑结膜表面有黏液性丝状分泌物（图 6-3）。约 50% 的患者有角膜病变，以浅层点状角膜炎为主；少数患者可发生盾形角膜溃疡，或大片角膜上皮缺损。由于眼痒而揉搓眼睑，患者常伴有睑皮肤湿疹。③临床分三型：结膜型（以结膜乳头为主）、角膜缘型（以角膜缘 Horner-Trantas 结节为主）和混合型（结膜和角膜缘均累及）。

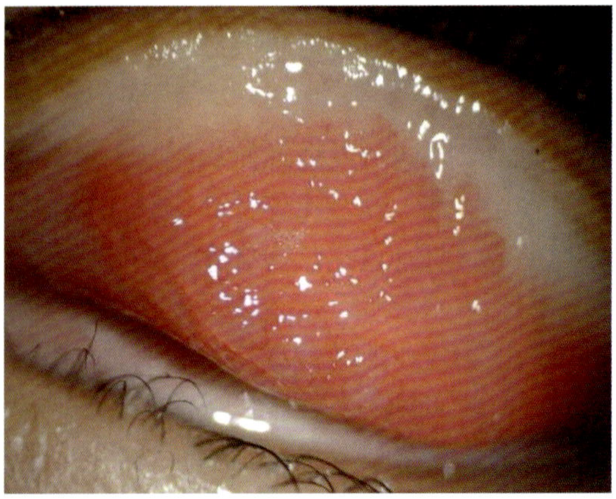

图 6-3 春季角结膜炎，乳头增生

【诊断与鉴别诊断】 主要根据症状和体征诊断。眼痒是本病的主要症状，结膜乳头是主要体征，多发于上睑结膜。结膜刮片细胞学检查到嗜酸性粒细胞可以帮助确诊。泪液检查中类胰蛋白酶升高，乳铁蛋白酶降低，溶菌酶正常。注意与感染性结膜炎鉴别。

【治疗】 1. 尽可能避免接触致敏原和产生致敏原的环境。2. 局部治疗：清除眼表面残余抗原及分泌物，如冷生理盐水滴眼液点眼。局部用药有：①抗组胺药：常用的有富马酸依美斯汀，作用是拮抗组胺受体，止痒为主。②肥大细胞稳定剂：常用的有 2% ~ 4% 色甘酸钠、0.05% 酮替芬，作用是稳定肥大细胞膜，阻止组胺颗粒的释放，对已经释放的组胺无抑制作用。③抗组胺 / 肥大细胞稳定剂双效药物滴眼液，如奥洛他定滴眼液。④非甾体抗炎药：常用的有 0.1% 双氯芬酸钠，它可抑制环氧脂酶活性，从而抑制前列腺素合成，达到减轻炎症的作用。⑤糖皮质激素：如 1% 泼尼松龙和 0.1% 地塞米松。糖皮质激素主要通过抑制花生四烯酸合成，减少前列腺素分泌而抑制炎症。使用糖皮质激素滴眼液的患者应注意眼压升高、激素性白内障及继发微生物感染的情况。⑥免疫抑制剂：如环孢素，通过抑制细胞免疫过程减轻炎症。⑦眼表面润滑剂：长期滴用抗过敏药物及糖皮质激素药物易产生角结膜上皮的干燥及损伤，因此，应同时配合人工泪液、透明质酸钠及眼膏，保护上皮，防止药物毒性。

二、过敏性结膜炎

过敏性结膜炎（allergic conjunctivitis）大多始于儿童期，男性居多。部分患儿青春期后病症消失，但近 50% 会再次患病，这类患者在 18 ～ 35 岁发病，男女比例相近。其中部分患者伴有过敏性鼻炎。调查表明，如父母有一方为特异性体质，其下一代发生过敏性结膜炎的概率比正常人高 4 倍；如父母双方为特异性体质，下一代发生概率比正常人高 10 倍。过敏性结膜炎的易感性遗传倾向主要涉及两个环节：① IgE 生成调控；② IgE 特异性抗原结合力高低。诱导过敏性结膜炎的抗原分类：①季节性抗原——室外为主：花粉、草叶及真菌孢子等。②常年性抗原——室内为主：尘螨、真菌（黄曲霉烟曲霉及青霉等）及动物的毛皮屑等。

【病因及病理机制】 过敏性结膜炎的病理改变属 I 型变态反应，主要与 IgE 有关，补体 C5a、C3a 也有参与。I 型变态反应中激活的细胞主要是肥大细胞，它产生的主要介质是组胺，嗜酸性粒细胞释放的白三烯在炎症反应中也起一定作用。眼及附属腺体内有约 5000 万个肥大细胞，主要分布在结膜下组织内。人体内共有 3 种组胺受体，眼组织中只有组胺受体 1（H1r）和组胺受体 2（H2r）。组胺受体 1 被激活时产生的主要症状是痒，组胺受体 2 被激活时组织充血、水肿及分泌增多。

【临床表现】 部分患者有家族过敏性疾病史，或有过敏性鼻炎史。主要症状：反复眼痒，发病可有季节性，但部分患者季节性不明显。主要体征：眼睑及球结膜轻度水肿，上睑结膜有细小乳头增生。除急性重症患者，一般角膜不受影响。

局部药物或接触挥发性化学物质引起的过敏性结膜炎，起病迅速，用药史或化学物质接触史明确，此类过敏性结膜炎被称为药物过敏性结膜炎或接触性结膜炎。

【诊断与鉴别诊断】 主要根据病史、临床症状与体征即可诊断。实验室结膜刮片细胞学检查嗜酸性粒细胞及泪液 IgE 含量测定可帮助确定诊断。注意与感染性结膜炎鉴别。

【治疗】 查找过敏原，I 型超敏反应经避免接触过敏原或停药即可得到缓解。局部点药为主，参见春季角结膜炎。

三、泡性角结膜炎

泡性角结膜炎（phlyctenular kerato-conjunctivitis）一种以结膜及角膜缘结节样细胞浸润为特征的眼病，儿童及青少年多见，常单眼发病，少数患者也可双眼受累。反复发作的患者，往往与全身和眼局部的诱发因素有关。

【病因及病理机制】 目前认为是微生物，尤其是葡萄球菌和结核分枝杆菌蛋白抗原引发的Ⅳ型变态反应。

【临床表现】 临床分为泡性结膜炎和泡性角结膜炎。①泡性结膜炎：眼异物感。球结膜单个或多个结节形成，红色或灰红色，大小为 1 ～ 4 mm，顶端可破溃形成溃疡；结节可累及浅层巩膜，伴眼痛和巩膜局部压痛。结节愈合后一般不留瘢痕。②泡性角结膜炎：除结膜结节外，角膜缘出现灰白色小圆形浸润，累及角膜基质层，可形成溃疡，有时角膜缘病变可出现粟粒结节样改变，随之形成溃疡，或不发生溃疡而吸收。

【诊断与鉴别诊断】 根据病史、临床症状和体征即可诊断。角膜缘或球结膜处实性结节样小泡，其周围充血等症状是鉴别诊断的要点。

【治疗】 糖皮质激素滴眼液局部治疗为主。有结节溃疡的患者同时给予抗生素滴眼液、促进上皮修复的滴眼液、眼表面润滑剂治疗。全身给予 A、B 族维生素及钙剂治疗。对于反复束状角膜炎引起角膜瘢痕导致视力严重下降的患者，可以考虑行角膜移植进行治疗。

四、特异性角结膜炎

特异性角结膜炎（atopic keratoconjunctivitis，AKC）以 30 ~ 50 岁男性患者为多，病症迁延，多数患者有特异性皮炎家族史，常伴有湿疹样皮肤改变。

【病因及病理机制】 在发生Ⅰ型超敏反应同时还伴有细胞介导的免疫抑制。眼局部组织病理学特点：结膜杯状细胞增殖，随病变持续，杯状细胞减少，结膜上皮假性结节形成；结膜上皮层嗜酸性粒细胞及肥大细胞浸润，基质层单核细胞、嗜酸性粒细胞及肥大细胞浸润。

【临床表现】 主要症状：眼痒、眼涩、眼睑沉重感。主要体征：眼睑慢性湿疹，睑结膜充血，或水肿苍白，结膜囊常有黏性分泌物。常有角膜上皮性病变或角膜溃疡形成。少数患者有并发性白内障或葡萄膜炎。

【诊断与鉴别诊断】 根据病史、临床症状和体征即可诊断。特异性皮炎、湿疹等皮肤病史或家族史可帮助鉴别诊断。

【治疗】 避免接触过敏原。①生理眼水洗眼，冷敷。②局部用药：抗组胺药、肥大细胞稳定剂、非甾体抗炎药、糖皮质激素、免疫抑制剂。有睑缘炎的患者应给予抗生素眼液和眼膏治疗。③全身治疗：重症患者可口服阿司咪唑或氯雷他定减缓临床症状，个别严重患者需口服糖皮质激素治疗。

五、巨乳头性结膜炎

巨乳头性结膜炎（giant papillary conjunctivitis，GPC）多见于配戴角膜接触镜（尤其是配戴材料低劣的软性角膜接触镜）或义眼者。研究表明，黏附因子、免疫球蛋白水平、结膜免疫状态、机械刺激（如角膜接触镜，义眼及缝线等）及睑板腺功能不良等均与其发病机制有关。

【病因及病理机制】 巨乳头性结膜炎的发生与抗原沉积及微创伤有密切的关系，为机械性刺激与超敏反应共同作用的结果，其免疫损伤基础为 IgE 介导的Ⅰ型（速发型）超敏反应和细胞介导的Ⅳ型（迟发型）超敏反应。

【临床表现】 主要症状：不同程度的眼痒。主要体征：睑结膜巨乳头增生（乳头在 1.0 mm 或以上），伴有丝状黏液性分泌物为特征。

分期：Ⅰ期：眼痒，轻度睑结膜充血，细小乳头增生；Ⅱ期：眼痒，黏性分泌物较多，上睑结膜充血，不规则的乳头增生；Ⅲ期：中 - 重度眼痒，黏液性分泌物多，上睑结膜乳头增生，有些大于 1 mm，上睑充血水肿。Ⅳ期：重度眼痒，大量黏液性分泌物，上睑结膜乳头增生大于 1 mm，有些呈蘑菇状，顶端有坏死，荧光染色阳性。

【诊断与鉴别诊断】 根据临床症状及典型的结膜巨乳头增生即可诊断。早期应注意结合病史及实验室检查（见过敏性结膜炎）帮助确诊。

【治疗】 同春季角结膜炎。有角膜接触镜配戴、义眼、角结膜缝线或角结膜长期异物存留者应停戴接触镜及进行相应眼外科处理。

六、自身免疫性结膜炎

自身免疫性结膜炎（autoimmune conjunctivitis）往往与全身超敏反应有关，诊治此类结膜炎时应同时注意全身的病变。可引起眼表上皮损害、泪膜稳定性下降，导致眼表泪液疾病的发生，严重影响视力。

（一）Sjögren 综合征

Sjögren 综合征（Sjögren's syndrome，SS）是累及多系统的疾病，患者以中年女性为多，病变呈慢性进行性过程。除全身结缔组织病外，主要表现为角结膜干燥和口腔黏膜干燥。临床上分原发性和继发性两种类型，前者仅有角结膜口腔干燥；后者除角结膜和口腔干燥外，同时伴有全身结缔组织病，最常见的为类风湿。

【病因及病理机制】 是一种慢性系统性自身免疫性疾病，以外分泌腺（主要是唾液腺和泪腺）淋巴细胞的浸润和 B 细胞的高反应性为主要特征，B 细胞的高反应性主要表现为高免疫球蛋白血症和血清自身抗体的出现。

【临床表现】 基本同干眼症，主要为眼干涩。体征：泪膜破裂时间及泪纸试验异常；角结膜上皮荧光素和孟加拉红染色阳性；部分患者可出现边缘性角膜病变，甚至角膜穿孔，后者容易发生于局部长期应用糖皮质激素的患者。

【诊断与鉴别诊断】 主要依据角结膜干燥、口腔干燥及全身结缔组织病等临床表现，结合实验室检查可以诊断。组织活检可观察到泪腺及唾液腺的腺体细胞变性，淋巴细胞等免疫细胞及炎性细胞浸润，后期组织纤维化。结膜细胞印片检查：有助于诊断和病变程度分级。血清学检查：相应抗体多数阳性，是鉴别诊断的要点。

【治疗】 ①尽量排除可能的致病因素。②局部治疗：以人工泪液治疗为主，有角膜上皮性病变时，可加用促进上皮恢复的药物，如表皮生长因子滴眼液等。③重症患者可全身给予糖皮质激素或免疫抑制剂治疗。

（二）结膜类天疱疮

结膜类天疱疮（pemphigoid）为一类慢性特发性皮下及黏膜病变，多见于 60 岁以上的老年人，女性多于男性，临床特征为反复发作的表皮下水疱，并有瘢痕形成。80% 的患者眼部会受累，1/3 的患者有结膜病变，呈缓慢渐进过程，逐渐形成瘢痕，并导致一系列并发症。

【病因及病理机制】 目前认为该病是机体免疫系统对基底膜抗原发生的超敏反应，属Ⅱ型变态反应。特异性抗体与基底膜抗原结合，通过激活补体系统，导致自身免疫反应性病变，多数患者血清中抗基底膜抗体阳性。

【临床表现】 ①皮肤病变：发生在肢体皮肤的病变为散在性，复发性水疱，一般不形成瘢痕；发生在头面部及皮肤黏膜结合区的病变多为局限性红斑，伴复发性水疱形成，往往在病变区会留下瘢痕及色素沉着。②黏膜病变：在口腔、上呼吸道、上消化道、肛门、阴道及尿道黏膜出现多发性水疱，溃疡形成，愈合后瘢痕形成导致腔道狭窄，并产生相应的临床症状。③眼部病变：常双眼受累，初期为伴有乳头增生的结膜炎，逐渐结膜下水疱形成，水疱破溃可导致结膜溃疡；随后假膜覆盖溃疡表面，愈合后形成瘢痕，晚期结膜囊狭窄、睑球粘连，甚至眼睑闭锁。④眼部并发症：眼干燥症、睑内翻倒睫、睑球粘连、眼睑闭锁、角膜感染及角膜新生血管形成，部分患者可并发青光眼。

【诊断与鉴别诊断】 根据全身皮肤黏膜和眼结膜的水疱、溃疡及瘢痕等典型临床表现可诊断此病，组织病理学检查有助于明确诊断。结膜水疱、溃疡及瘢痕等病损以及结膜活检见基底膜免疫荧光阳性物质（IgG、IgM、IgA）等是鉴别诊断的要点，在某些类天疱疮患者的血清中可以检测到抗基底膜循环抗体。

【治疗】 ①局部皮肤黏膜及结膜病变以糖皮质激素治疗为主，同时注意治疗角膜和眼睑部位的并发症。②全身病变广泛者应给予糖皮质激素全身治疗。

（三）Stevens-Johnson 综合征

Stevens-Johnson 综合征又称为黏膜 - 皮肤 - 眼综合征，临床表现类似结膜类天疱疮，以皮肤黏膜的红斑、水疱、溃疡与糜烂及瘢痕形成特点，常伴有全身中毒症状。患者多为青年人，女性多于男性。

【病因及病理机制】 发病机制与免疫复合物沉积在真皮和结膜实质中的自身免疫反应有关，大部分有药物或感染等诱发因素。部分药物，如磺胺、抗惊厥药、水杨酸盐、青霉素、氨苄西林和异烟肼，或单纯疱疹病毒、金黄色葡萄球菌、腺病毒感染等可诱发此病。

【临床表现】 起病迅速，常有服用抗生素或抗炎药物或肺炎支原体或单纯疱疹病毒感染的病史，多伴有全身症状。①皮肤病变：肢体甚至躯干皮肤对称性红斑、水疱，甚至大疱形成，部分以瘢痕愈合。②黏膜病变：黏膜水肿，糜烂出血，水疱及浅层溃疡形成，可导致继发性感染。③眼部病变：主要为结膜乳头增生，假膜及结膜瘢痕形成。急性期后可出现其他眼部并发症，如结膜角化、睫毛乱生、眼干燥症及角膜溃疡等。

【诊断与鉴别诊断】 根据病史、皮肤黏膜及眼部的典型表现诊断不困难，组织病理学检查有助于诊断。特征性的黏膜溃疡形成和皮肤的多形性红斑是鉴别诊断要点。

【治疗】 参见结膜类天疱疮。患者应避免与诱发因素的再次接触。

第六节　结膜下出血

结膜下小血管破裂或者血管通透性明显增强时，血液进入结膜下组织间隙中称为结膜下出血（subconjunctival hemorrhage）。

【病因及病理机制】 可以是不伴明显原因的原发性结膜下出血，也可以是伴发于炎症、外伤、剧烈咳嗽、胸腹压升高的情况，以及影响凝血系统功能的全身疾病的继发性出血。

【临床表现】 多发生于球结膜，继发性结膜下出血也可见于睑结膜。出血呈点状或片状，早期为鲜红色，1 周左右颜色变为暗红。出血量多时呈暗红色，局部结膜隆起，接近角膜缘区的小血管出血可形成结膜下局限性小血肿。出血多在 1 ～ 2 周后逐渐吸收。

【诊断与鉴别诊断】 根据临床表现容易诊断，但对于有外伤史的患者，应注意鉴别结膜下出血抑或眶内出血蔓延至结膜下。反复出血的患者应排除全身性疾病。

【治疗】 有继发性因素的患者应针对病因治疗。小片结膜下出血无需特殊处理，嘱患者避免用手刺激眼部。出血较多或有小血肿时，可局部冷敷止血，滴用抗生素滴眼液或眼膏，避免剧烈活动。

第七节　结膜肿瘤

一、结膜色素痣

一种先天性良性错构瘤，来源于胚胎神经外胚叶，是最常见的结膜肿瘤。结膜色素痣（conjunctival nevus）一般不含血管。

【病因及病理机制】 组织病理学上表现为结膜上皮下痣细胞增生，成巢排列或成行排列。1/3 的结膜黑色素痣缺乏色素，一半以上色素痣可见囊肿样上皮包涵体。

【临床表现】 好发于睑裂部球结膜和角膜缘。一般出生时即存在，常不明显；随年龄缓慢增长，青春期增殖明显，呈不规则的圆形，棕色、黑色或棕红色，常微隆起于结膜表面，边界多清晰，表面光滑，无血管长入。成年后一般不再继续增大。结膜色素痣很少恶变，但是临床上如果发现痣表面变得粗糙，有溃疡形成或血管明显长入，应警惕恶变的可能。

【诊断与鉴别诊断】 根据临床表现即可诊断。如怀疑有恶变倾向，应切除肿瘤后送病理检查确诊。该病与原发性后天性结膜黑变病相鉴别，后者通常发生较晚，常 30 岁以后发生，为单侧、不规则、扁平而弥散的色素沉着，有恶变趋势。

【治疗】 一般不需要治疗。痣较大影响美观可手术切除。临床发现痣突然增长加速，或有明显的血管长入，或痣表面变粗糙时，应全部切除并需送病理学检查。

二、结膜皮样瘤和皮样脂肪瘤

常见的结膜先天性良性肿瘤。

【病因及病理机制】 皮样瘤（dermoid tumor）属于迷芽瘤的一种，始于胚胎第 4 个月以前眼球尚未被眼睑覆盖的发育阶段，是一种发育异常，一般没有遗传倾向；组织病理学显示结膜角膜上皮肥厚，上皮增生，基质中有排列紊乱的纤维束和空隙，内含有皮肤附属器，如皮脂腺、毛囊、毛干等。皮样脂肪瘤（dermolipoma）常双眼发病，组织病理学上为脂肪小叶组织增生，上皮细胞成分较少，小叶间有结缔组织隔相连，包膜往往不明显。

【临床表现】 皮样瘤常见于颞下角膜缘，表现为圆形、表面光滑的黄色隆起的肿物，其中常见有毛发（图 6-4）。皮样脂肪瘤幼年时不明显，多在成年后发现；一般为双侧，好发于颞上象限或外眦部球结膜下，黄白色、质软的扁形肿块，表面光滑，前端可推动，向后延伸入眼眶内。

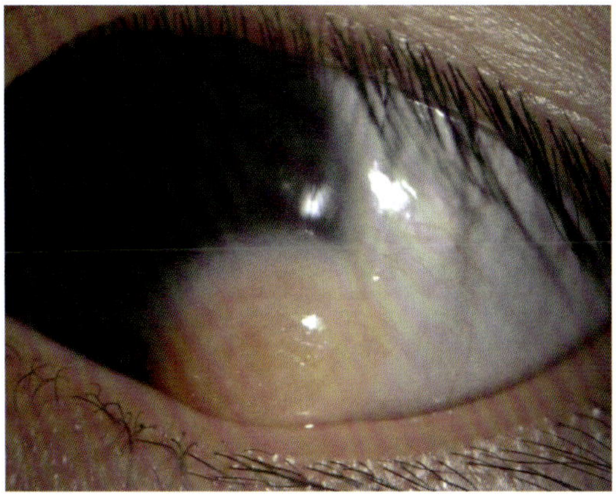

图 6-4 皮样瘤

【诊断与鉴别诊断】 根据临床表现即可诊断。二者相鉴别，皮样瘤位于角膜缘，常常累及角膜；皮样脂肪瘤位于偏外眦部，向眼眶内延伸。

【治疗】 肿瘤不影响美观和视力时，无需治疗。需手术治疗时，皮样瘤往往已累及角膜较大较深范围，切除后需行板层角膜移植术；皮样脂肪瘤切除时应注意勿伤及外直肌和睑部泪腺组织，不宜过于向后切除，防止扰乱眶内组织及导致眶内出血。

三、结膜血管瘤

一种先天性病变，出生时或出生不久即出现。几乎各种类型的血管瘤均可在结膜发生，最多见的为毛细血管瘤和海绵状血管瘤。

【临床表现】 毛细血管瘤表现为结膜下团状或片状毛细血管扩张，暗红色或紫红色，无明显边界。海绵状血管瘤为结膜下紫红色隆起的肿物，分叶状，有包膜，血管瘤内腔隙相互交通，可随结膜移动，有一定的压缩性。结膜血管瘤（conjunctival angioma），尤其是邻近内外眦和穹窿部的血管瘤，往往与眼睑、巩膜、眼肌或眼眶的血管瘤相连。

【诊断与鉴别诊断】 根据临床表现即可诊断，注意和结膜毛细血管扩张相鉴别。

【治疗】 细小、稳定不发展的血管瘤无需处理。需要治疗的血管瘤可采用手术切除、局部烧灼、电凝或冷冻法治疗，也可采用局部锶 90 放射治疗。

四、结膜乳头状瘤

结膜良性肿瘤，好发于角膜缘、泪阜、半月皱襞和睑缘等处。任何年龄均可发生。

【病因及病理机制】 儿童和青少年发生的结膜乳头状瘤（conjunctival papilloma）与人乳头瘤病毒感染有关。人乳头瘤病毒（HPV）6 或 11 亚型可以诱发眼睑皮肤表皮细胞和血管增殖形成寻常疣或者带柄的结膜乳头状瘤；HPV-16 或者 HPV-18 常常引起基底较宽的结膜病变。病理显示乳头状瘤覆盖以增殖上皮的结缔组织芯，上皮中度角化，偶有不规则生长。

【临床表现】 临床上根据肿瘤生长部位分为结膜乳头状瘤和角膜缘部乳头状瘤。前者多见于泪阜、半月皱襞及近睑缘部结膜，肿瘤呈乳头状或桑葚状，质软呈红色，常带有蒂，可多发，表面不规则，较少恶变。后者肿瘤位于角膜缘，可向角膜区生长，基底较宽，肿瘤呈扁平的蘑菇状，质软，灰红色，肿瘤蒂与其下组织粘连紧密。

【诊断与鉴别诊断】 根据临床表现诊断，组织病理学检查有助于确诊。

【治疗】 手术切除。角膜缘的乳头状瘤切除后易复发，有恶变倾向，应切除彻底。

五、结膜鳞状细胞癌

结膜较常见的上皮恶性肿瘤。患者多为男性，好发于 50 ~ 70 岁。

【病因及病理机制】 紫外线照射被认为是其诱因之一。人乳头瘤病毒感染与肿瘤的发生有关。鳞状细胞癌在 HIV 阳性患者和着色性干皮病患者中发生率较高。

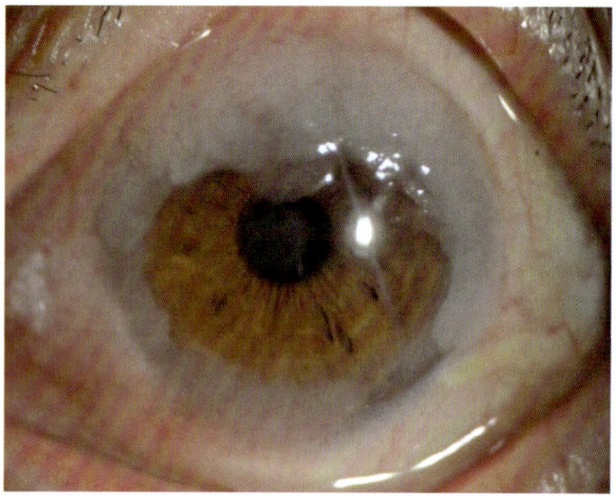

图 6-5 结膜鳞状细胞癌

【临床表现】 多发生于睑裂区角膜缘、睑缘结膜与皮肤交界区及泪阜。初期呈胶样外观，扁平状隆起，可向角膜和结膜方向蔓延；随之表现为乳头状或草莓状，质脆，新生血管丰富，容易出血（图 6-5）。肿瘤生长缓慢，一般不侵犯巩膜，但少数病例可经巩膜小梁网进入眼内，极少数可穿破眼球向眶内或向身体其他部位转移。

【诊断与鉴别诊断】 根据临床表现应考虑结膜鳞状细胞癌的可能性，注意与乳头状瘤相鉴别。组织病理学检查是确诊的有效方法。

【治疗】 早期手术切除，术中注意应彻底切除肿瘤，并送病理检查。术后可局部冷冻治疗或局部 β 射线放疗，也可局部注射抗肿瘤药物。

思考题

1. 流行性出血性结膜炎的临床特点？
2. 如何鉴别过敏性结膜炎与细菌性结膜炎？
3. 沙眼的分期以及晚期并发症的种类？
4. 结膜常见肿瘤有哪些？

（张　琪）

第7章 角膜病

角膜病是我国的第二位致盲性眼病，其中感染性角膜病患病率又占角膜病的首位，感染性角膜病主要风险因素是外伤。

第一节 角膜的组织结构与病理生理

角膜含有复杂的结构，除了具有保护作用外，角膜还占有眼部3/4的屈光力。正常角膜没有血管，其营养供应及代谢产物的清除是依靠前部的泪液及后部的房水来实现的。角膜从前向后氧分压降低。角膜是全身神经分布最多的组织，上皮下及角膜基质中都有三叉神经第一支的神经分布。所以角膜擦伤及疾病引起大泡性角膜变性时，患者会有疼痛、畏光及反射性流泪。

角膜透明性的维持依赖于三大因素：①角膜基质内的胶原纤维排列整齐；②角膜上皮完整和内皮细胞功能完善，保持角膜基质内适度的脱水状态；③角膜没有血管。

角膜缘富有Langerhans细胞、淋巴细胞及免疫活性因子，因此，临床上角膜周边部或角膜缘易发生免疫性角膜病变，而一些感染性角膜病则易发生于角膜中央区。角膜代谢缓慢，一旦发生病变则病程较长，修复也慢，而角膜出现新生血管是角膜修复的另一表现，但新生血管降低了角膜组织的透明性。

【角膜的组织学特性】 角膜是眼球外壁前1/6的结构，呈微横椭圆形的透明组织，角膜的平均直径在垂直方向是11.5 mm，水平方向12 mm。中央厚度为540 μm，周边比中央厚。角膜中央厚度在不同人群中会有变异，也是影响眼压测量的重要因素。在组织学上分为五层：上皮层、前弹力层、基质层、后弹力层及内皮层（图7-1）。①上皮层（the epithelial layer）为非角化的鳞状上皮细胞，有5～6层上皮细胞，基底层为单层规则多边形的柱状上皮细胞靠半桥粒连接附着于基底膜上，向上为2或3层翼状细胞，表面为2层扁平上皮细胞。角膜最表层的细胞有微绒毛，以利于眼表黏蛋白及泪液的附着。角膜缘的vogt栅栏区含有角膜缘干细胞，分化为角膜上皮的各层细胞，所以上皮层损伤后可以再生，不留瘢痕。角膜缘干细胞还是防止结膜组织长入角膜的重要屏障，一旦受损，会引起慢性角膜上皮缺损及角膜上皮结膜化和角膜新生血管形成。②前弹力层（Bowman membrane）是由胶原纤维构成的无细胞结构，位于上皮细胞基底层的后面，此层受损伤后不能再生。③基质层（the stroma）占角膜厚度的近90%，由200～250层胶原纤维板构成，每层纤维板又由许多平行排列、直径相同的胶原纤维组成。在人角膜中的胶原主要是Ⅰ型胶原（64%）和Ⅵ型胶原（25%），其他还有Ⅲ、Ⅴ、Ⅶ、Ⅷ型胶原。胶原纤维之间由蛋白聚糖基质（硫酸软骨素及硫酸角蛋白）及角膜基质细胞填充。角膜基质细胞能合成和分泌胶原纤维，并对纤维的排列和平衡起作用。角膜基质细胞的密度从前到后在基质纤维板层中递减。角膜胶原纤维的排列对维持角膜的透明性至关重要，损伤后不能再生，只能由瘢痕组织修复。④后弹力层（Descemet's membrane）为无细胞结构，与角膜基质层不同，其是由胶原纤维构成的网格状结构，分前后两部分，前部是出生前就形成的带状区域，后部是内皮细胞分泌形成的非带状带。受损伤后由内皮细胞分泌再生。后弹力层不仅较前弹力层厚，有弹性，而且对病原微生物侵害和眼压等有很强的抵抗力。⑤内皮层（the endothelial layer）为单层细胞，呈六边形，出生后内皮细胞密度约 4000 个 /mm^2，成人约 2500 个 /mm^2。内皮细胞重要的功能是将角膜基质中多余的水分泵出，以维持角膜的透明性。出生后角膜内皮细胞在生理情况下不能再生，内皮细胞数量随年龄增加而逐渐减少，生理性下降率每年约 0.6%。病理损伤后再生能力很低，损伤或死亡的细胞主要依靠邻近细胞的扩大和延伸来修复，当损伤的内皮细胞数量超过其修复储备时，即发生角膜内皮细胞功能失代偿，出现角膜持续性水肿、上皮大泡等。

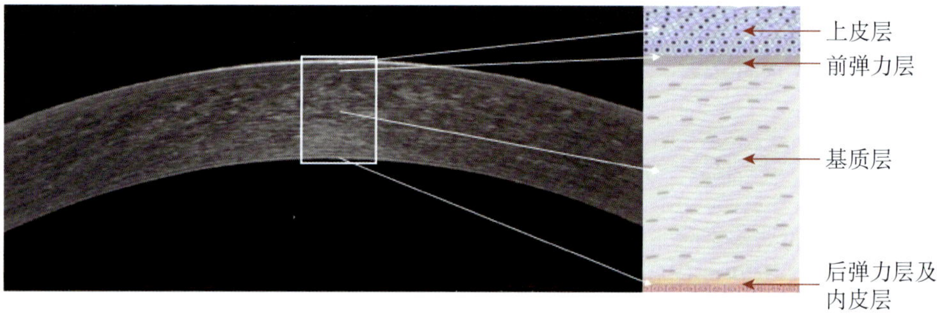

图 7-1　角膜的组织学结构

第二节　感染性角膜病

一、细菌性角膜炎

【病因与发病机制】 细菌性角膜炎（bacterial keratitis，BK）是由细菌感染造成的一种急性化脓性角膜炎。

1．致病细菌　常发生在轻微的角膜擦伤或角膜异物剔除术后，角膜上皮缺损或结膜囊内的细菌黏附到角膜基质，形成局部炎症。但淋球菌、脑膜炎奈瑟菌、白喉棒状杆菌、流感嗜血杆菌等可以感染正常的角膜上皮，而且常引起急性结膜炎。细菌和真菌可以共同感染。

细菌性角膜炎最常见的致病菌有铜绿假单胞菌、表皮葡萄球菌、金黄色葡萄球菌及链球菌等。铜绿假单胞菌是在胃肠道中广泛存在的革兰氏阴性杆菌，其引起的感染进展非常迅速，而且是 60% 以上的角膜接触镜患者的主要致病菌。金黄色葡萄球菌是鼻孔、皮肤及结膜处常见的革兰氏阳性、凝固酶阳性的共生菌，其所引起的角膜炎多表现为局灶性、边界清楚的白色或者黄白色浸润。化脓性链球菌是咽喉及阴道部常见的革兰氏阳性菌，肺炎链球菌是上呼吸道常见的革兰氏阳性菌。链球菌引起的感染进展也常很快。

2．危险因素　①全身因素，如营养不良、长期应用免疫抑制剂、糖尿病等使机体抵抗力下降。②局部因素，如慢性泪囊炎、长期配戴角膜接触镜、角膜上皮损伤、倒睫等，破坏角膜的防御屏障或降低角膜的抵抗力。

【临床表现】

1．症状　发病急，常在角膜感染后 24 ～ 48 小时发病，表现为眼痛、畏光、流泪、视力骤降、患侧头痛等，多伴有脓性分泌物。

2．体征　眼睑水肿及痉挛、混合性充血；角膜上皮缺损并伴有浸润灶，病灶继续进展形成角膜溃疡（corneal ulcer）（图 7-2）。此时裂隙灯的光学切面下，角膜表面失去原有的光滑完整曲面，荧光素染色时溃疡面着色（图 7-3）。溃疡底部污浊，表面常有坏死组织覆盖；角膜基质水肿、后弹力膜皱褶，通过 OCT 检查可明显观察到以上特征（图 7-4）。溃疡面可继续扩大，内毒素等渗入前房而引起虹膜炎症反应。当房水中的大量脓细胞沉积时，形成前房积脓（hypopyon）（图 7-5）。溃疡继续发展，溃疡处角膜基质完全坏死、脱落，暴露出有韧性的后弹力层，在眼压的作用下形成后弹力层膨出。若病变破坏了后弹力层，即发生角膜穿孔（corneal perforation）（图 7-6），尤其发生于铜绿假单胞菌感染时，此时房水涌出，虹膜被冲至穿孔口，如穿孔口大或在角膜中央部，虹膜不能完全阻塞穿孔口，房水不断流出，致穿孔口不能愈合，形成角膜瘘。角膜穿孔和角膜瘘的患者，因眼内外直接交通，眼球又处于低眼压状态，极易导致眼内感染，最终致眼球萎缩。

若角膜炎症得到控制，浸润逐渐减轻吸收，溃疡基底部逐渐清洁，周围上皮逐渐将溃疡覆盖，溃疡凹面为瘢痕结缔组织修复。根据溃疡深浅程度的不同，留下不同程度的角膜瘢痕（corneal scarring）。根据角膜瘢痕的严重程度，临床分别称为云翳（图 7-7）、斑翳（图 7-8）和白斑（图 7-9）。瘢痕组织与虹膜粘连者，称为粘连性角膜白斑（图 7-10）。如粘连致大部分前房角关闭，可造成继发性青光眼。在高眼压的情况下，角膜瘢痕与粘连的虹膜一起向外膨出，形成紫黑色隆起，状如葡萄，为角膜葡萄肿（corneal staphyloma）。

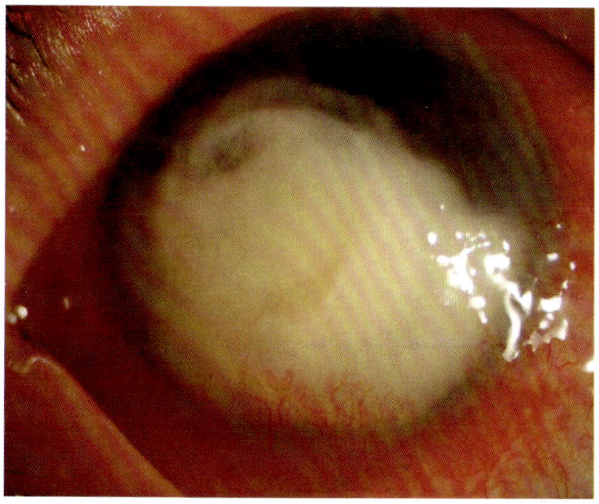

图 7-2　角膜溃疡

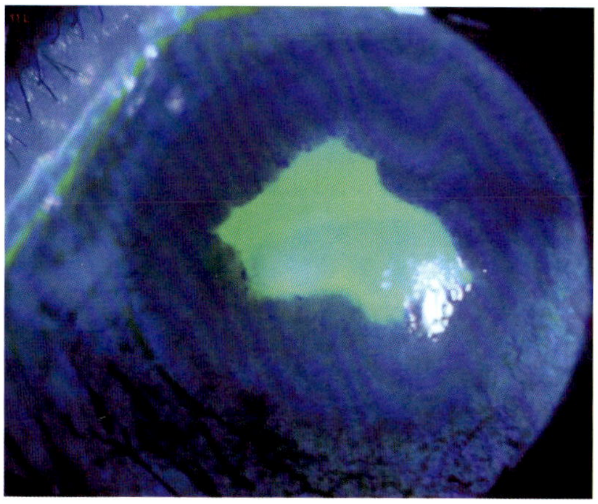

图 7-3　角膜溃疡荧光染色

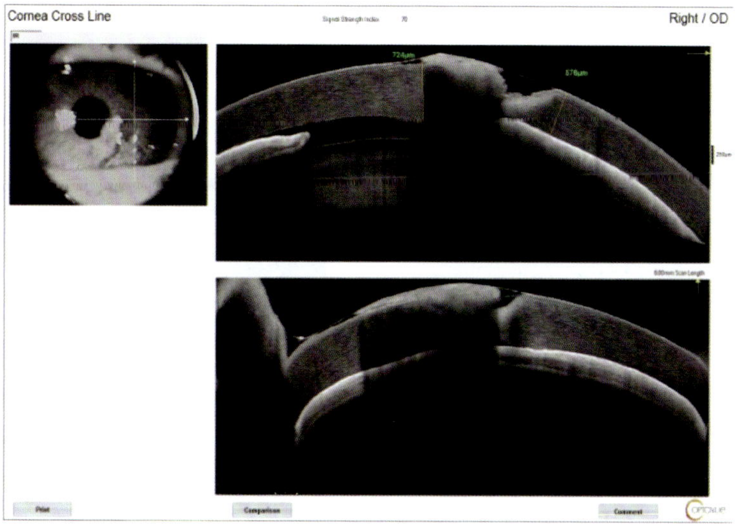

图 7-4　前节 OCT 可见角膜溃疡

铜绿假单胞菌引发的急性化脓性角膜炎也称为铜绿假单胞菌性角膜炎，可迅速使角膜组织溶解和坏死，早期即可造成角膜穿孔。发病后 1 ~ 2 天，浸润处很快形成溃疡，溃疡迅速向中央扩大，并向深部发展，溃疡呈灰白色黏稠的坏死状，有脓性分泌物，脓性分泌物呈淡绿色；疼痛症状明显，前房有大量黄白色脓液。随着溃疡的继续发展和坏死组织的不断脱落，角膜变薄、向前膨出，虹膜脱出或前房消失，严重者可以发生眼内炎。

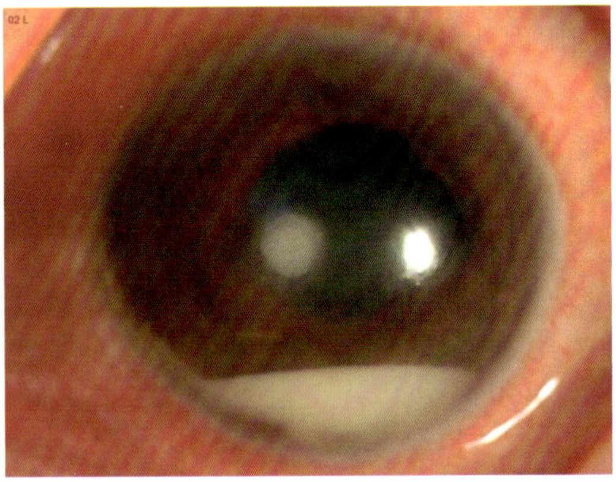

图 7-5 前房积脓

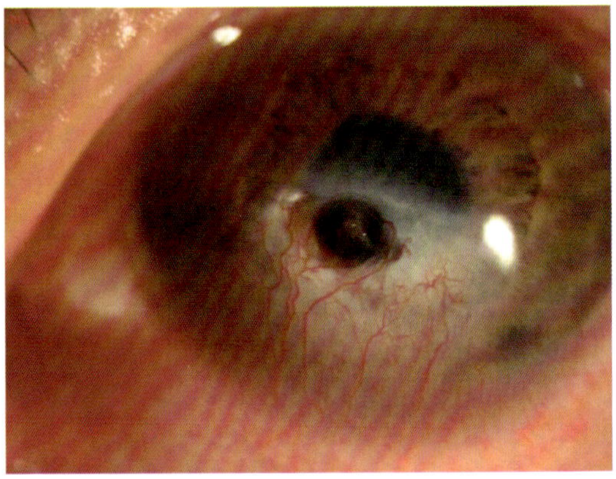

图 7-6 角膜穿孔

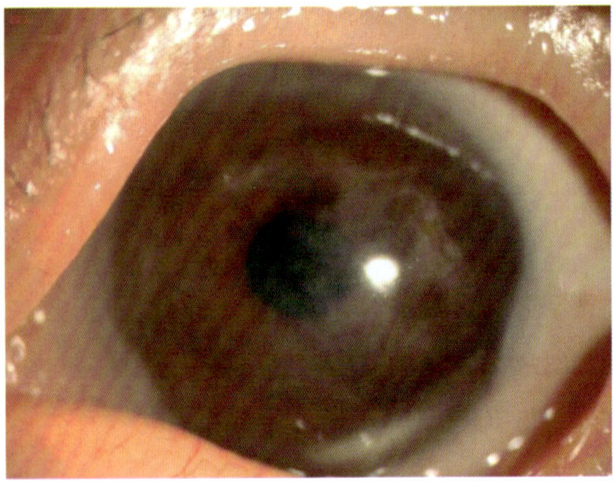

图 7-7 角膜云翳

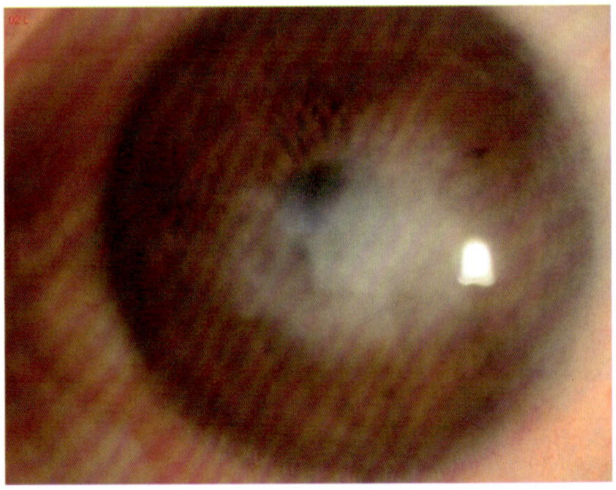

图 7-8 角膜斑翳

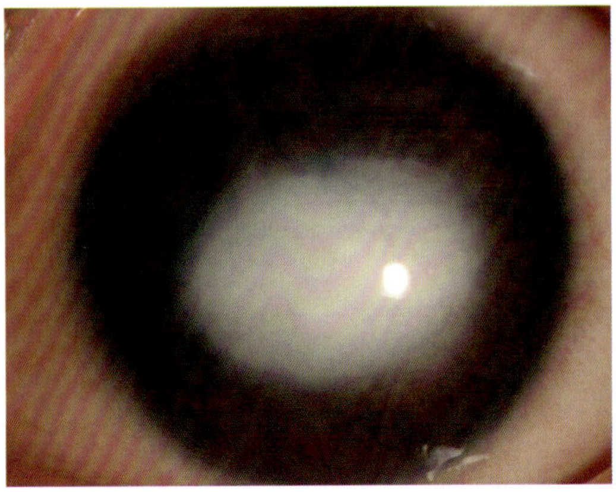

图 7-9 角膜白斑

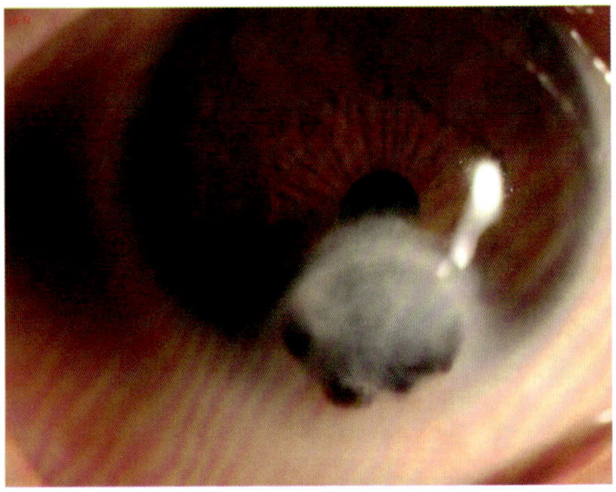

图 7-10 粘连性角膜白斑

【诊断与鉴别诊断】

1．根据病史，注意是否有外伤、泪道阻塞或泪囊炎、角膜接触镜配戴史。

2．临床症状 注意病情发展速度和症状严重程度。

3．实验室诊断 病史结合典型的临床表现诊断并不困难，但无论是什么细菌感染，实验室诊断一定要进行。最常用且有效的是角膜刮片检查，进行革兰氏阳性或阴性菌的涂片染色检查，同时进行细菌培养加药敏试验，不仅能明确诊断，还可对临床的药物治疗起到指导作用。此外，临床共聚焦显微镜在细菌性角膜炎的诊断中起重要作用，可帮助排除真菌、阿米巴感染。早期通过印迹行免疫组织化学检查，可以与单纯疱疹性角膜炎进行鉴别。

【治疗】

1．去除诱发原因，如治疗慢性泪囊炎、处理内翻倒睫、剔除角膜异物等。

2．局部药物治疗

（1）治疗的原则：在细菌培养和药物敏感试验的结果未报告前，根据详细的病史和裂隙灯检查，结合医师的临床经验，选择高效、广谱抗生素不间断用药24～48小时，再根据病情逐渐减量。一般来说，如果初始治疗后48小时没有好转或仅仅稳定，需要调整初始治疗方案。对已有细菌培养结果的，按药敏结果执行。但实验室的结果不是绝对的，仍然需要观察临床效果，以便及时调整用药。如果治疗有效，即使药敏结果不支持，仍可维持原用药。

（2）抗生素治疗：对起病急、病情进展较快者，首选氨基糖苷类或喹诺酮类滴眼液，如0.3%妥布霉素滴眼液或者0.5%左氧氟沙星滴眼液，30分钟一次；对疑诊为葡萄球菌感染或者临床不能判断的，可选用喹诺酮类滴眼液，如左氧氟沙星、加替沙星或莫西沙星等。对严重病例或者刮片怀疑有链球菌感染的，应用5%头孢他啶及氨基糖苷类药物交替滴眼，以同时对抗革兰氏阳性及阴性菌。对于严重角膜炎（深层基质受累或累及面积> 2 mm、周围广泛浸润）患者，及时应用广谱抗生素，先用冲击剂量（第1～3小时内加大用药量，每5～15分钟滴药一次，以后每30分钟至1小时滴药一次），病情好转后，应该适当地减少用药频率。

（3）结膜下注射：仅在滴眼液治疗无效时应用。

（4）散瞳剂可以减轻疼痛，防止虹膜后粘连的发生。

（5）激素：尽管激素可以减轻疼痛及炎症反应，但由于激素可能促进病原体的繁殖及降低角膜上皮的恢复能力，所以，急性期及感染没有被控制的时候禁用激素。

3．全身抗生素的治疗 一般来说，细菌性角膜炎不需要全身应用抗生素。但在出现如下情况时应考虑应用：

（1）有全身感染征象：如脑膜炎奈瑟菌感染时早期全身预防性治疗可以挽救患者生命，淋球菌感染需要全身应用三代头孢类抗生素治疗，流感嗜血杆菌感染应用莫西沙星联合克拉维酸治疗。

（2）角膜严重变薄有穿孔倾向。

（3）巩膜受累。

4．手术治疗原则 如药物不能控制感染，病情加重者应果断采取手术干预治疗。主要有板层角膜移植术和穿透角膜移植术。特别对于铜绿假单胞菌感染者，早期行板层角膜移植术可迅速控制炎症的发展；如角膜穿孔或炎症已波及全层角膜，应施行穿透角膜移植术。无眼库设施的情况下，可以考虑行清创联合结膜瓣遮盖术，同时辅助抗菌药物治疗。

二、单纯疱疹性角膜炎

单纯疱疹性角膜炎（herpes simplex keratitis，HSK）是发达国家角膜盲最常见的原因，发展中国家至少60%的角膜溃疡是由此引起，全球有千万余人罹患此病。

【病因与发病机制】 单纯疱疹病毒是由双链DNA及其外立方形的囊袋构成。其有两种亚型：Ⅰ型单纯疱疹病毒（herpes simplex virus type 1，HSV-1）和Ⅱ型单纯疱疹病毒（herpes simplex virus type 2，HSV-2）。人类是HSV-1的唯一天然宿主，HSV-1感染腰部以上，包括具有极高致盲性的感染性角膜炎；而HSV-2常感染腰部以下，除非是眼部接触了不洁的分泌物才会感染HSV-2。嗜神经性HSV-1感染角膜后会通常出现典型的角膜病损形态，并导致角膜知觉减退。

HSK包括原发感染和复发感染。原发感染常见于幼儿，常由飞沫传染引起。由于先天免疫力的因素，很少见于6个月以前的儿童。感染后，临床表现仅为轻微发热、萎靡不振及上呼吸道症状。眼部表现主要为滤泡性结膜炎、膜性结膜炎等，可同时存在唇部和头面部的皮肤感染。由于症状轻微且有自限性，常不需要治疗。正常成人HSV-1血清阳性率为90%以上。由于HSV-1具有嗜神经性，几乎成人三叉神经节内均有HSV-1潜伏，由于角膜上皮基底膜和浅基质层内分布着丰富的神经纤维，角膜组织可能是HSV-1另一潜伏和复发源地。

原发感染后，病毒潜伏于三叉神经节，在发热、激素水平改变、紫外线照射、创伤及三叉神经受损伤等情况时，病毒会被激活、复制并沿神经轴突到达角膜。复发率可以从1年的10%到10年的50%。在患者有特异性眼病、免疫力低下、营养不良、麻疹、疟疾及错误使用激素等情况时，角膜病变会更严重。

【临床表现】 病变早期可有轻度异物感、畏光、流泪等眼部刺激症状或无明显症状。利用荧光素钠染色可以更加清楚地辨别上皮型角膜病变的典型形态。角膜知觉检查是诊断病毒性角膜炎的另一项有力依据，推测是由于HSV-1感染角膜后沿着角膜神经纤维分布，从而导致角膜知觉减退。

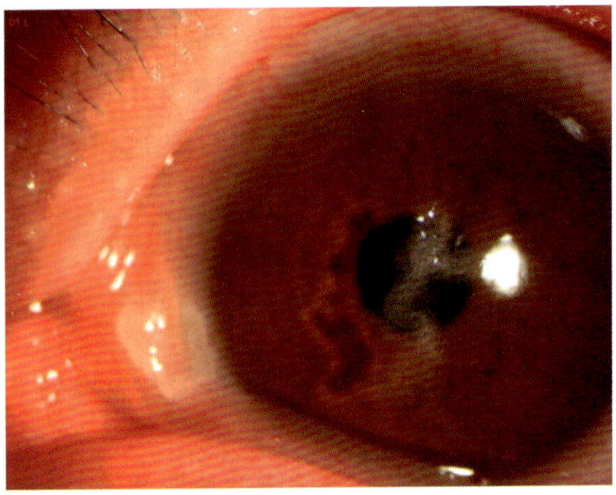

图7-11 上皮型HSK

根据HSK病变累及的深度将其分为三种临床类型，上皮型（点状、树枝状、地图状）（图7-11、7-12）、基质型（浅中基质型、深基质型）和内皮型（图7-13）。根据病程变化可分为活动期、稳定期、晚变期。

【诊断与鉴别诊断】

1．反复发作的病史和典型的临床表现。

2．对于临床表现不十分典型的病例，可借助一定的辅助检查，如印迹细胞学检查、棉拭子病毒分离培养等。印迹细胞学检查是利用细胞免疫组织化学的方法对病毒抗原进行检测，对病

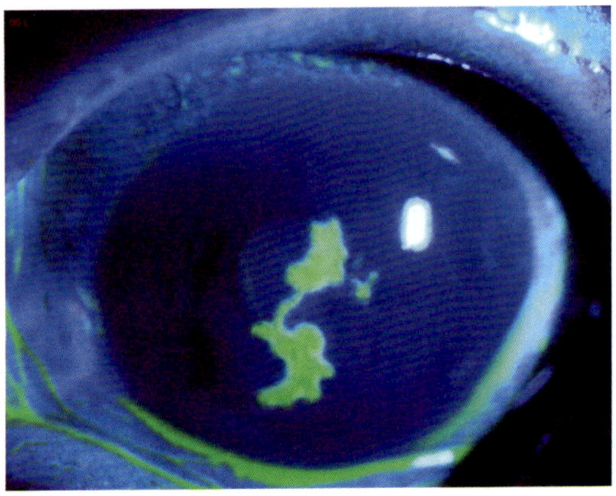

图7-12 上皮型HSK

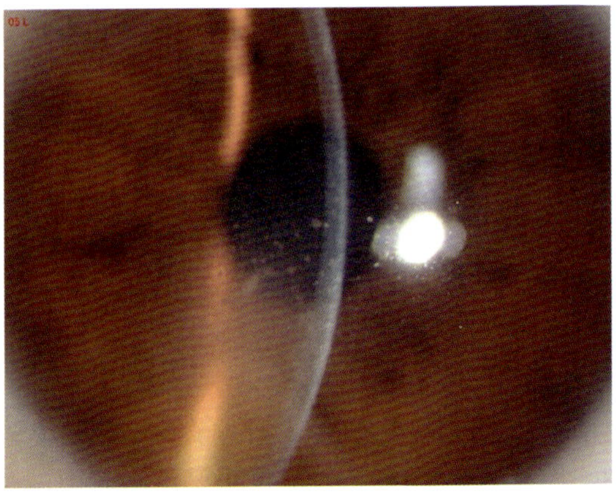

图7-13 内皮型HSK

变角膜没有任何损伤作用。该种方法对上皮型 HSK 诊断阳性率较高，但对于基质型和内皮型 HSK 诊断阳性率较低。病毒抗原的检测可作为 HSK 的诊断参考。

3．鉴别诊断　HSK 临床刺激症状较细菌或真菌性角膜炎轻，常规病原学检查结果为阴性。与细菌性角膜炎相比，后者发病常在 24 ~ 48 小时内，视力下降，具有明显的眼红、畏光等严重的眼部刺激症状，同时角膜浸润水肿明显，通常伴有脓性分泌物，随着病情进展而加重。结合实验室检查能够准确地做出诊断。与真菌性角膜炎相比，后者通常有角膜植物外伤史，以及典型的角膜病变，如菌丝苔被、伪足、卫星灶或内皮斑等。结合实验室检查，如 10% 氢氧化钾湿片法可以查到真菌菌丝或孢子，角膜刮片或病变角膜组织培养可进一步确定真菌的菌属、菌种。有条件的医院利用共聚焦显微镜能够更为迅速地做出鉴别诊断，并能动态观察不同感染时相角膜组织中菌丝及孢子的情况。

【治疗】　由于 HSV-1 在角膜内潜伏感染的机制不明，临床上尚没有任何药物能够彻底根治 HSK。其最根本的治疗原则是在抗病毒药物治疗的基础上，联合其他药物或手术进行对症治疗。

1．上皮型 HSK，主要依靠局部频繁滴抗病毒药物，如 0.1% 阿昔洛韦滴眼液，通常每半小时至 1 小时一次，至少连用 3 天，然后根据角膜病变情况逐渐减量。禁止局部应用糖皮质激素。

2．基质型 HSK，是由于角膜基质中的病毒抗原长期存在，诱发机体的免疫炎症反应。在应用抗病毒药物治疗的同时，联合应用糖皮质激素以抑制病毒抗原诱发的宿主免疫炎症反应，但是角膜溃疡的存在又进一步限制了糖皮质激素的应用，因为有潜在的诱发角膜溃疡穿孔的危险。因此，该如何将两种治疗有机地联合是治疗基质型 HSK 的关键。可用羊膜移植术联合糖皮质激素、抗病毒药物的三联疗法共同治疗难治性深基质型 HSK。为了预防复发，全身应用抗病毒药物，阿昔洛韦咀嚼片需持续应用 2 ~ 3 个月以上，对部分患者有预防作用。

3．内皮型 HSK，局部抗病毒药物和糖皮质激素联合应用。阿昔洛韦滴眼液每半小时至 1 小时一次，至少连用 3 天，然后根据角膜病变情况逐渐减量；0.1% 糖皮质激素滴眼液每 2 小时一次，治疗 3 天，改为 4 次 / 天，持续 3 天，换为低浓度激素，如 0.02% 糖皮质激素滴眼液治疗 10 ~ 15 天。治疗期间需密切监测眼压变化。根据眼部病变程度决定是否需全身使用抗病毒药物。各型治疗后期可加用人工泪液以缓解眼部症状。

4．对于角膜病变反复发作并已形成不同程度角膜瘢痕者，角膜移植是恢复患者视力的唯一有效方法，以前常规选择穿透角膜移植术（PKP）。但由于 PKP 术后存在免疫排斥反应，深板层角膜移植术越来越显示出良好的治疗前景。

三、真菌性角膜炎

【病因与发病机制】　真菌性角膜炎（fungal keratitis，FK）是真菌直接感染角膜引起的一种严重的致盲性角膜炎。近年来，随着广谱抗生素和糖皮质激素的广泛应用，其发病率不断增高。引起角膜感染的主要真菌菌属在不同地区差别较大，在发达国家及气候较寒冷地区最常见致病菌为念珠菌属，在中国和印度等发展中国家主要以镰刀菌属（占 70% ~ 80%）和曲霉菌属（占 10%）为主，其次为链格孢真菌属。本病有明显的致病危险因素，发病前多有植物性眼外伤史、角膜接触镜配戴史或既往眼部手术史、机体免疫功能失调（如全身长期应用免疫抑制剂）史，以及有单纯疱疹性角膜炎、干燥性角结膜炎、暴露性角膜炎等慢性眼表疾病及长期局部应用糖皮质激素或抗生素等病史。

真菌感染的发生取决于真菌毒力和宿主防御因素之间的相互作用，真菌毒力因素包括黏附力、侵袭力、形态改变、毒素和水解酶等，宿主防御因素包括解剖屏障和免疫防御机制。角膜上皮损伤后，真菌的孢子通过黏附进入到角膜基质，在毒素和水解酶的作用下向角膜基质内侵袭。不同真菌菌种感染角膜的临床表现差异很大，这可能与不同菌种在角膜内有不同的生长方式及机体免疫状况有关。不同真菌菌种的菌丝在角膜内呈不同的生长方式，镰刀菌属呈水平生长，曲霉菌属和念珠菌属呈垂直生长，菌丝可以穿透后弹力层进入眼内，并发真菌性眼内炎。

【临床表现】 感染早期，眼部刺激症状一般较轻，病程发展相对细菌性角膜炎缓慢，如合并有细菌感染或滥用糖皮质激素，会使病情迅速加重。

真菌性角膜炎典型的角膜病变有：

1．菌丝苔被 表现为角膜感染灶灰白色轻度隆起，外观干燥，无光泽，有的为羊脂状，与下方炎症组织粘连紧密（图 7-14）。

2．伪足 在角膜感染病灶周围似树枝状浸润，称为伪足（图 7-15）。

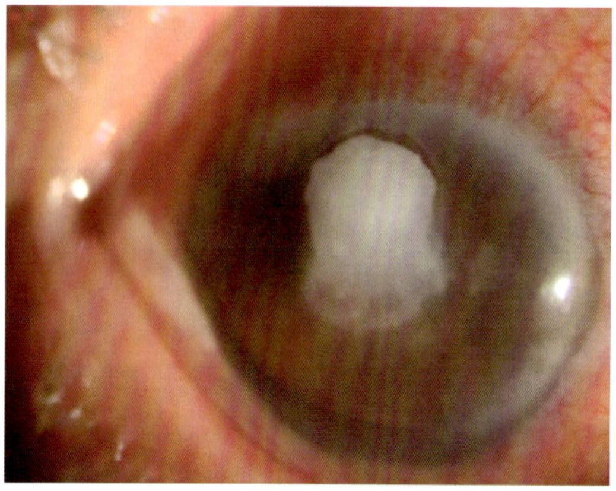

图 7-14 真菌性角膜炎菌丝苔被

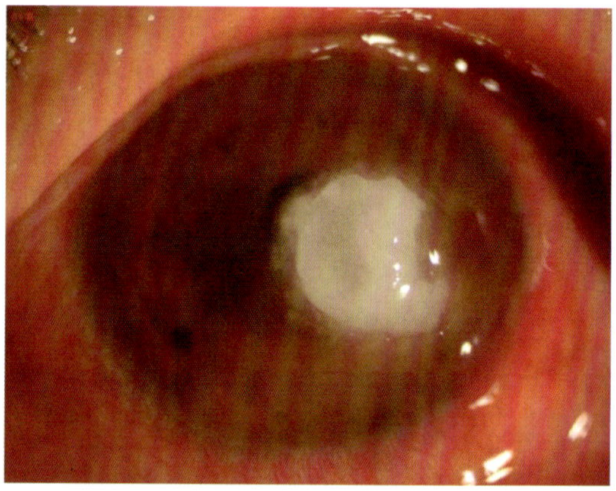

图 7-15 真菌性角膜炎病灶伪足

3．卫星灶 位于角膜主要感染灶周围，与病灶之间看似没有直接联系的、小的圆形感染灶（图 7-11）。

4．免疫环 在角膜感染灶周围，有一混浊环形浸润，此环与感染灶之间有一模糊的透明带，被认为是真菌抗原与宿主之间的免疫反应（图 7-12）。

5．内皮斑 角膜内皮面有圆形块状斑，比角膜后沉着物（KP）大，常见于病灶下方或周围（图 7-13）。

6．前房积脓 是判断角膜感染程度的一个重要指标，有前房积脓时说明感染已达角膜深基质层，甚至是部分菌丝已穿透后弹力层进入前房。

【诊断与鉴别诊断】

1．病史 角膜是否有植物性、泥土等外伤史，异物史，眼部手术史，或长期局部或全身应用糖皮质激素及抗生素病史等。

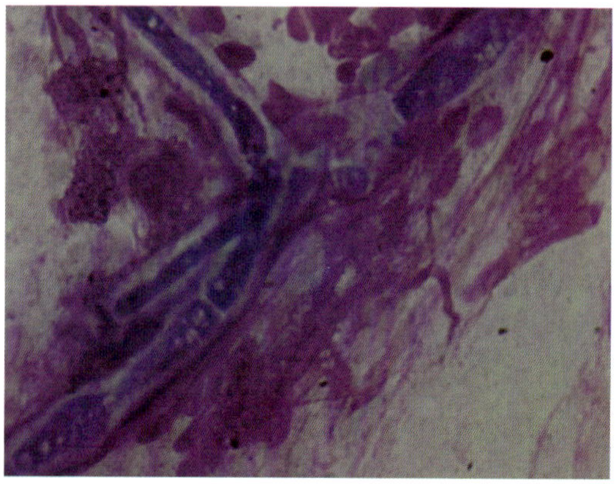

图 7-16 真菌性角膜炎角膜刮片检查见真菌菌丝

2．体征 角膜病灶表面较干燥，常合并菌丝苔被、伪足、卫星灶、内皮斑、黏稠的前房积脓等典型的真菌性角膜炎的特征。

3．实验室检查 角膜病灶刮片检查（图 7-16），包括涂片镜检和微生物培养（图 7-17）加药敏试验，是早期快速诊断真菌感染的有效方法。①角膜病灶刮片，患者行表面麻醉后，在手术显微镜下，刮去角膜表面坏死组织，用眼科显微手术刀刮取病变明显处角膜组织，放在清洁的载玻片上，滴 10% 氢氧化钾 1 滴于标本上，覆以盖玻片，在显微镜下观察，找到真菌菌丝或真菌孢子，即可诊断，阳性率高达95%；②病灶刮片标本培养阳性结果不仅是诊断真菌感染的最可靠证据，而且可进行真菌菌种鉴定，但需要3～7天时间；③角膜组织病理学检查：角膜移植术中获取的病变角膜片或角膜溃疡清创术中剥下的病变角膜，行组织病理学检查可用于该疾病的确诊。

4．临床共聚焦显微镜检查 是一种快速、有效、无创伤、可重复进行的活体检查方法，能动态观察真菌感染在不同时相角膜组织中的菌丝和孢子的情况，并用于动态观察治疗效果，目前临床共聚焦显微镜检查尚不能用于真菌菌属、菌种的鉴别（图7-18）。

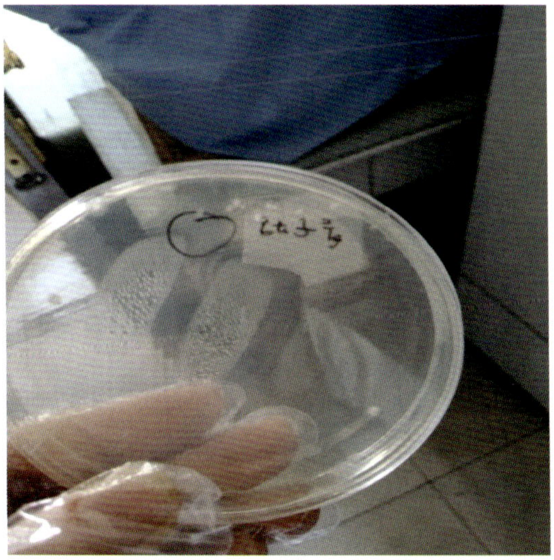

图7-17 真菌性角膜炎培养可见真菌菌落

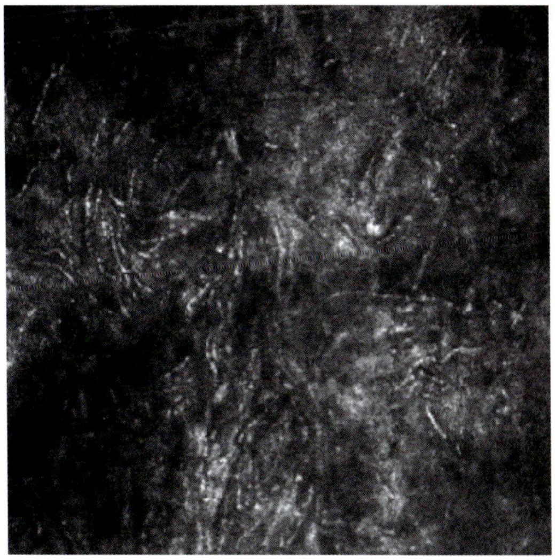

图7-18 临床共聚焦显微镜检查可见患者角膜基质层中的菌丝结构

【治疗】

1．药物治疗

（1）局部治疗

1）在获得真菌菌种鉴定结果前，采取经验治疗，首选5%那他霉素滴眼液，或0.1%～0.2%两性霉素B溶液频繁滴眼，可联合0.5%氟康唑滴眼液，好转后适当减少用药频率。

2）获得药敏结果后，选择其敏感药物治疗，一般选择两种或两种以上药物联合应用。①念珠菌属：用0.15%两性霉素B或1%益康唑，替代品包括5%那他霉素、2%氟康唑和1%克霉唑；②丝状菌可用5%那他霉素或1%益康唑，替代品为0.15%两性霉素B和1%咪康唑；③广谱抗生素防止同时合并细菌感染。

3）局部用药最初应每小时一次并持续48小时，然后视病情好转减少频次。临床治愈后，应维持用药12周，以预防复发。

4）严重病例可用结膜下注射氟康唑。

5）局部可联合应用非甾体抗炎药。

（2）全身治疗

1）严重真菌感染（合并内皮斑、前房积脓、可疑眼内炎）者，可在局部用药同时，联合口服或静脉抗真菌药物治疗：①当病变侵及角膜缘或怀疑眼内炎时，给予伏立康唑400 mg每日一次，然后200 mg每日一次，伊曲康唑每日200 mg，减至每日100 mg，氟康唑每日200 mg。②当角膜明显变薄时，应用四环素类（如多西环素每日100 mg），有抗胶原酶作用。

2）感染期局部或全身禁用糖皮质激素，以免真菌感染扩散。

2．手术治疗

（1）角膜溃疡清创联合药物治疗：适用于角膜溃疡浸润深度< 1/2 角膜厚度、角膜溃疡偏中心位置或溃疡位于中央但溃疡面积较小者，药物治疗效果较好的患者。

（2）对于浅、中层角膜感染，尤其是大面积、偏中心者，首选板层角膜移植术，术中需彻底切除真菌感染灶。

（3）浸润达后弹力层、有明显内皮斑和溃疡穿孔者应选择穿透角膜移植术，术中钻切范围应包括病灶边缘 0.5 mm 以外的透明角膜组织。对于全角膜感染的严重病例，可采用带巩膜环的全角膜移植术治疗以期保存眼球。角膜移植术后继续应用抗真菌药物 2 周至 1 个月，术后 2 周无复发者，全身和局部可选择性加用糖皮质激素以防治术后免疫排斥反应。

四、棘阿米巴角膜炎

【病因与发病机制】 棘阿米巴原虫是一种广泛存在于土壤、淡水或盐水和上呼吸道的自由生活的原生动物。其包囊形式的恢复力很强。在适当的环境条件下，包囊变成滋养体，产生多种酶，导致组织渗透破坏。在发达国家，角膜炎最常与接触镜的配戴有关，尤其是在使用自来水冲洗的情况下。

棘阿米巴角膜炎（acanthamoeba keratitis，AK）是一种由棘阿米巴原虫感染引起的慢性、进行性、疼痛性角膜溃疡。棘阿米巴的致病机制目前仍不十分明确，轻度的上皮损伤能使角膜内的甘露醇糖蛋白暴露，棘阿米巴能与甘露醇结合蛋白结合，从而引起角膜的感染。组织病理学显示滋养体及包囊感染角膜的早期，常在浅基质层，感染灶周围炎症细胞的渗出和浸润并不明显，随着感染的加剧和进展，炎症细胞浸润增加，角膜基质坏死、变薄主要因炎症细胞及棘阿米巴滋养体释放的酶所引起，合并细菌感染是棘阿米巴角膜炎发生、发展的一个重要因素，抗体、免疫细胞及补体系统对棘阿米巴的感染均有抵抗及预防作用，但包囊能逃避免疫细胞的攻击。

【临床表现】 多为单眼发病，有明显的异物感、畏光、流泪等刺激症状，常有与体征不符的剧烈疼痛。早期表现为点状、树枝状角膜上皮浸润，逐渐发展为盘状或环形角膜基质浸润，与单纯疱疹性角膜炎的体征很相似。部分病例可出现特征性的角膜神经炎，表现为沿角膜缘向中央方向、沿角膜神经走行的放射状浸润。病情严重者常伴前房积脓，并伴有后弹力层皱褶和角膜后沉着物（图 7-19、7-20）。

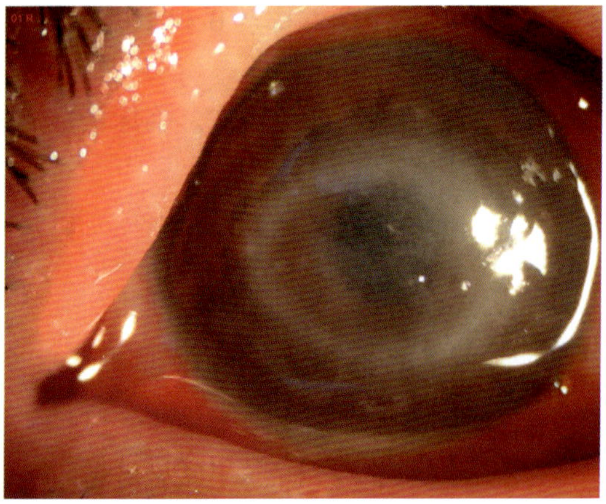

图 7-19　棘阿米巴角膜炎的环形角膜基质浸润

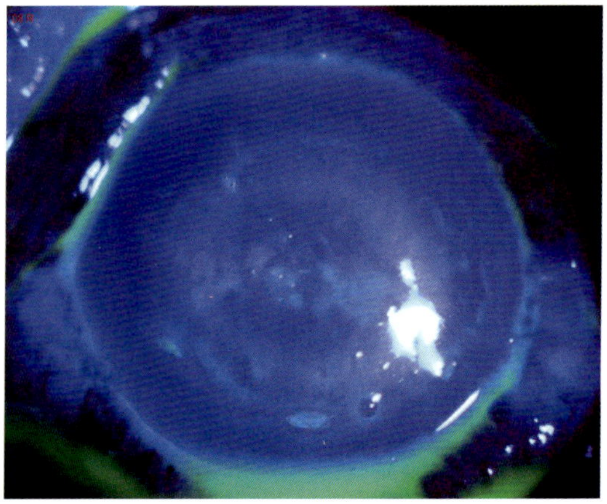

图 7-20　棘阿米巴角膜炎

【诊断与鉴别诊断】

1．病史 如长期角膜接触镜配戴史、污水接触史、家禽及宠物饲养史、角膜异物及微小角膜擦伤史。

2．典型的症状及临床体征

（1）典型的症状：由于棘阿米巴有较强的神经亲和性，约有1/2的棘阿米巴角膜炎患者在感染的早期即可出现与体征不符的严重神经痛。

（2）临床体征：早期疾病中，上皮表面不规则，呈灰色。上皮假树枝状改变可能被误认为是单纯疱疹性角膜炎，侵及角膜缘或局灶性前基质浸润。周围神经浸润（放射状角膜炎）在最初的1～4周内可见，为病理性表现。浸润逐渐扩大和合并形成环形溃疡，巩膜炎可能发生，通常是反应性的而不是感染侵及导致的缓慢进展的基质混浊和血管化。角膜溶解可在伴有基质浸润的任何阶段发生。可在浸润病灶区发生穿孔。

3．实验室诊断 为确诊的手段，其关键是找出棘阿米巴包囊及滋养体。

（1）角膜刮片：常规刮片取材感染最明显区的角膜组织，行生理盐水涂片，可观察到棘阿米巴包囊，还可在涂片的同时进行各种染色，有助于发现包囊（图7-21）。

（2）棘阿米巴培养：在血和巧克力培养基上棘阿米巴均可生长，但最适应其生长的培养基为无营养的大肠埃希菌琼脂培养基。角膜刮片取材后立刻进行接种培养，培养板要用胶带密封，以免培养基干燥影响结果。

（3）角膜组织病理学检查：有些术前未确诊的棘阿米巴角膜炎可在行角膜移植术后，对取下的角膜组织进行病理学检查，行HE或PAS染色检查棘阿米巴包囊以明确诊断。

4．临床共聚焦显微镜检查 是一种主要辅助诊断方法，在病灶处可查见棘阿米巴包囊（图7-22）。

5．鉴别诊断 早期易误诊为单纯疱疹性角膜炎，应进行鉴别，单纯疱疹性角膜炎有明显清晰的树枝状浸润，角膜上皮缺损，荧光素钠染色清晰，树枝末端呈圆点状。棘阿米巴角膜炎的早期，角膜上皮完整，荧光素钠染色阴性，或表现为不典型、不完整的树枝状态。由于棘阿米巴有较强的神经亲和性，约有1/2的棘阿米巴角膜炎患者在感染早期即可出现与体征不符的严重神经痛，可以此进行鉴别。进展期则易被误诊为真菌性角膜炎，可通过实验室检查进行鉴别。

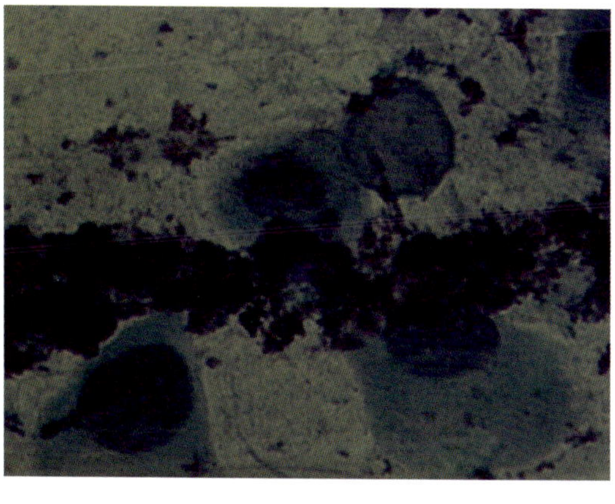

图7-21 角膜刮片见棘阿米巴包囊

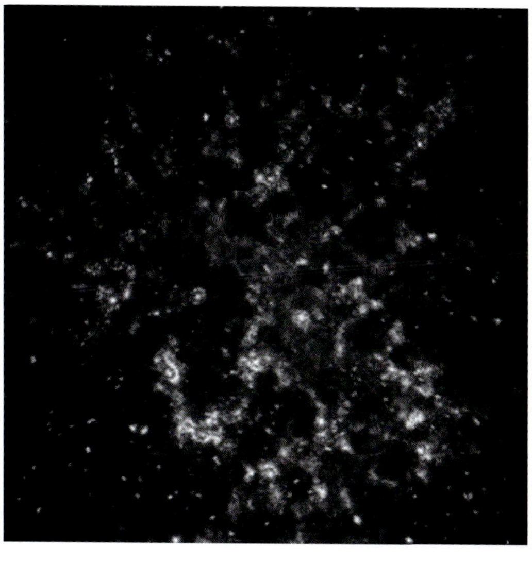

图7-22 临床共聚焦显微镜见角膜基质中成对、成串排列的阿米巴包囊

【治疗】

1．药物 对于任何对抗细菌治疗反应不佳的患者，应高度警惕棘阿米巴感染。若在症状出现后4周内开始治疗，结果会更好。

（1）局部治疗

1）0.02%氯己定和0.02%聚六亚甲基双胍是一线药物，对棘阿米巴滋养体及包囊有杀灭作用，可用作单一或联合治疗。

2）开始时每小时给药一次，然后逐渐减少，但在长达2周的时间内，效果可能不明显。在药物减量过程中常见复发，所以可能需要持续几个月的治疗。

3）应尽量避免局部使用类固醇激素。

（2）全身治疗

1）甲硝唑，全身静脉滴注及局部滴眼也有抗阿米巴的作用。

2）疼痛控制是通过口服非甾体抗炎药，如氟比洛芬100 mg每天3次。

2．手术治疗

（1）病灶清除术：清除病灶区上皮以促进滴眼液的吸收，特别是在疾病早期。

（2）清创术及结膜瓣遮盖术：在棘阿米巴角膜炎早期，对感染区角膜组织进行清创，有利于抗阿米巴药物的穿透，如在此基础上对较边缘的病灶行结膜瓣遮盖术，能起到控制感染的效果。

（3）角膜移植术：在抗阿米巴药物治疗后症状加重者，可选择板层角膜移植术，病变累及后弹力层或穿孔者可行穿透角膜移植术。

第三节　免疫性角膜病

一、基质性角膜炎

基质性角膜炎（interstitial keratitis）也称为非溃疡性角膜炎，是角膜基质层的非溃疡性和非化脓性炎症。

【病因与发病机制】 基质性角膜炎可能与细菌、病毒、寄生虫感染有关。梅毒螺旋体、麻风分枝杆菌、结核分枝杆菌和单纯疱疹病毒感染是常见的病因。该病的发病机制被认为是宿主对感染原的免疫反应，而不是致病寄生虫生物感染的直接结果，该病属于Ⅳ型（迟发型）变态反应。当机体第1次接触致敏病原后，T淋巴细胞致敏，当第2次接触致敏病原时，T淋巴细胞迅速活化增殖并产生淋巴毒素，角膜基质层发生炎性浸润。光镜检查显示，在水肿的基质层内有局限性或弥漫性的淋巴细胞浸润，并在炎症因子及血管生成因素的作用下，角膜基质出现新生血管。

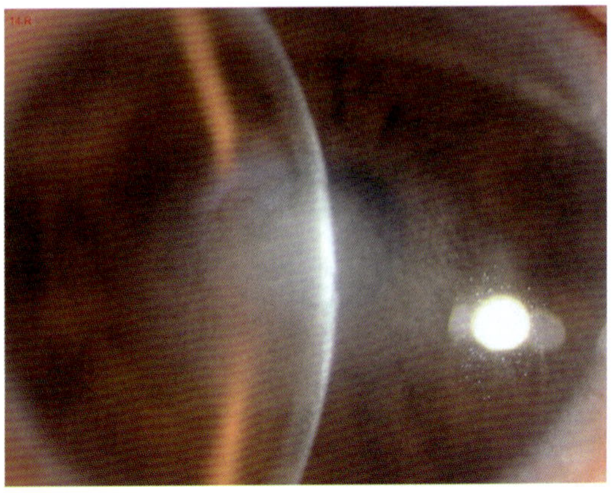

图7-23　基质性角膜炎的毛玻璃样外观

【临床表现】 眼部有疼痛、流泪及畏光等症状，伴有水样分泌物和眼睑痉挛。视力下降的程度视角膜炎症的部位及炎症的程度而异。早期，可有弥漫性、扇形角膜基质浸润，角膜后可伴有KP。随着基质层炎症反应的加重，基质层和上皮层水肿加剧，常呈毛玻璃样外观（图7-23）。前房反应也可加重，患者的症状加剧，有的还可出现前房积脓。新生血管常呈毛刷状侵入角膜基质层内。整个病变可能局限于角膜周边部，也可能向中央发展波及整个角膜。如果在几周甚至数月不进行治疗，角膜基质的炎症和血管化将达到高峰，然后消退，血管逐渐闭塞，角膜永久性瘢痕形成。

基质性角膜炎由于发生的病因不同，可见不同的临床表现。

1. 梅毒性基质性角膜炎　急性梅毒性基质性角膜炎是先天性梅毒的晚期表现之一，大多数发生于5～20岁。父母既往有性病史，母亲有流产及死产史，梅毒血清学检查阳性。眼部征象包括"胡椒盐"状的脉络膜视网膜炎或视神经萎缩，患者常有一些其他的晚期梅毒表现，包括Hutchinson牙齿和骨骼的畸形、第Ⅷ对脑神经受累导致耳聋、精神发育迟缓及行为异常等。梅毒血清学检查常用的有补体结合试验（如Wassermann试验）和沉淀试验（如Kahn试验）等，这些试验对于各期梅毒的诊断、治疗效果的判断以及发现隐性梅毒均有重要意义。

2. 结核性基质性角膜炎　病因为全身结核分枝杆菌感染，结核分枝杆菌素试验阳性以及有全身结核感染的病史等。

3. 麻风性基质性角膜炎　面部有典型的"狮样面容"，眼睑皮肤增厚，秃睫，面神经麻痹是常见的晚期征象，可形成眼睑闭合不全和睑外翻。角膜神经可发生节段性的增粗，形成串珠状。虹膜表面可以出现小砂石状的乳白色结节，在睑裂处角巩膜缘的巩膜侧有黄色胶样结节以及角膜颞侧浅层血管翳等。

4. 单纯疱疹性角膜炎深基质型　有反复发作的病史，典型的临床表现为角膜基质内炎性水肿，由于基质组织混浊和炎性浸润，久之有脂质样变性、新生血管长入及角膜知觉减退等。

【诊断与鉴别诊断】

1. 基质性角膜炎的病因诊断主要依靠病史、眼部及全身检查，需要相关专业医师的协助和实验室检查，如梅毒、结核病和麻风病等才能确诊，但临床多数基质性角膜炎很难找到原因。在临床诊疗过程中，眼科医师更多的只是依靠基质性角膜炎的局部表现确诊，但基质性角膜炎的形态学表现是千变万化的，角膜基质水肿、炎性浸润和晚期深部新生血管是其共有的体征。

2. 共聚焦显微镜检查对深层基质性角膜炎有重要的诊断参考价值，除了炎症细胞外，可有免疫细胞的参与，如树突状细胞；角膜OCT可以检查炎症的范围和深度，亦可通过水肿程度的变化判定病情变化。

【治疗】　治疗的原则是局部应用糖皮质激素滴眼液和非甾体抗炎药，另外，全身病因治疗是控制复发和治愈局部炎症的关键。

1. 梅毒性基质性角膜炎　是全身梅毒的局部表现，应全身进行抗梅毒治疗；局部应用糖皮质激素滴眼液和非甾体抗炎药频繁点眼，炎症消退后减量，维持数周后逐渐停药，以防止复发；可加用1%环孢素滴眼液；为预防葡萄膜炎及其并发症的发生，可使用硫酸阿托品眼膏散瞳；对于角膜炎症消退后遗留的瘢痕，视力低下者，可考虑行穿透角膜移植术。

2. 结核性基质性角膜炎　首先应全身抗结核治疗，眼部治疗基本同梅毒性基质性角膜炎。

3. 麻风性基质性角膜炎　WHO已制定了治疗麻风的标准，患者可能需要长时间的、甚至是终生的治疗，眼部的治疗基本同梅毒性基质性角膜炎，但对于严重的眼睑畸形、面神经麻痹或干眼症的患者，穿透角膜移植术应慎重考虑。

二、睑缘炎相关性角结膜病变

睑缘炎相关性角结膜病变（blepharokeratoconjunctivitis，BKC）主要特征为慢性睑缘炎症伴角结膜的改变，表现为慢性睑缘炎症、复发性睑板腺囊肿及角膜炎，可能导致角膜新生血管形成、瘢痕形成，甚至角膜穿孔。亚洲的儿童更易患BKC，累及的人群包括6个月的婴儿至十几岁的青少年，患儿初始发病平均年龄为4.1岁。如果儿童未得到及时的诊断治疗，可能导致角膜穿孔等严重后果。

【临床表现】

BKC 患者最为常见的主诉为疼痛、流泪、异物感及畏光感。所有 BKC 患者都伴有睑缘疾病，可表现为慢性的前部、后部睑缘炎。前部睑缘炎的表现包括结痂、鳞屑和瘢痕形成，后部睑缘炎可并发睑板腺功能障碍，包括睑板腺开口阻塞及睑缘充血，并出现慢性滤泡性结膜炎。角膜病变通常晚于睑缘疾病发生，可表现为周边的小溃疡灶和角膜小水疱的形成。轻度角膜病变较为表浅且位于周边，但后期也可累及深部及中央角膜。大多数病变均为双侧发生，但患者可无显著表现，并导致弱视的发生，出现视力下降。20% ~ 50% 的成人 BKC 患者的典型面部表现为睑颊、额部、下颏和鼻唇区的红斑、毛细血管扩张及皮肤脓疱。眼部病变的严重程度和皮肤病变的严重程度并无明显相关性。与成年人相比，儿童 BKC 患者的角膜病变程度更为严重，新生血管化程度也更高。有研究者认为，这可能是由于儿童对眼周细菌导致的炎症和免疫反应更为敏感导致的，具体机制还有待进一步研究。

【诊断】

BKC 的诊断标准如下：①患者具有主观症状，如流泪、畏光、复发性眼部充血；②眼睑受累，包括前部、后部睑缘炎，睑板腺囊肿及睑腺炎；③角膜和结膜受累，包括结膜炎、角膜炎、角膜新生血管形成，角膜变薄、瘢痕形成及穿孔。

对于有春季角结膜炎、过敏性结膜炎病史的患者，应予以鉴别排除。

【治疗】

1．BKC 的治疗以眼睑治疗开始。通常嘱患者进行热敷治疗，每日两次。通过应用浓度较低的婴儿沐浴露针对前部睑缘炎进行治疗。由于该疾病的慢性特征，在治疗过程中，应嘱患者长期保持良好的睑缘卫生习惯。

2．局部应用具有抗葡萄球菌和链球菌作用的广谱抗生素也是治疗的重要手段之一，可每日应用杆菌肽或红霉素眼膏治疗。当炎症反应剧烈时，也可选择口服抗生素进行治疗。口服四环素类药物在成年人和较为年长的儿童中作用显著。对于年幼的患儿来讲，大环内酯类抗生素治疗更为有效。

3．每日 3 或 4 次应用无防腐剂的人工泪液可改善因泪液功能异常导致的眼表病变。

4．此外，局部应用类固醇可有效控制角膜炎症。大多数情况下，应用作用较弱的类固醇，如氯替泼诺、氟米龙即可。但在患者治疗效果不佳时，也可局部应用强效激素，如曲安西龙。对于成年患者来说，局部应用 0.05% 环孢素 3 个月可明显减轻患者的睑缘充血程度、睑板腺脂帽，并改善患者的主观感受。

5．最后，还可应用膳食补充品治疗睑缘炎和睑板腺功能障碍。一项研究表明，经每日 3 次口服 2 颗 1000 mg 亚麻油胶囊 1 年后，患者的泪膜破裂时间、睑板腺评分和眼表情况得到了显著改善。

三、蚕食性角膜溃疡

蚕食性角膜溃疡是一种慢性、进行性、疼痛性角膜溃疡，初发于角膜周边部，沿角膜周边部延伸，再向角膜中央匍行发展，最终累及全角膜。1867 年 Mooren 详细描述了该病特征，并建立了临床诊断标准，故该病又称为 Mooren 溃疡。

【病因与发病机制】 目前许多研究表明，蚕食性角膜溃疡是一种自身免疫性疾病，既有细胞免疫介导，也有体液免疫参与。病变角膜组织的病理学检查可见浆细胞、多形核白细胞、肥大细胞、免疫球蛋白和补体等；病变区角膜、结膜上皮细胞以及角膜基质细胞异常表达 HLA-DR 抗原，辅助性 T 细胞 / 抑制性 T 细胞（T_H/T_S）比值较正常组织明显增高；溃疡周围的结膜组织胶原酶和蛋白水解酶活性增高。

蚕食性角膜溃疡的病理机制可能是感染、外伤或其他生物学因素改变角膜的抗原性，或使隐蔽的角膜抗原释放，激活机体体液和细胞免疫反应。抗原 - 抗体形成复合物沉积于角膜缘，使局部浆细胞增多，补体活化，趋化中性粒细胞，释放胶原酶引起角膜溶解，并使角膜抗原进一步变化暴露，这一循环不断进行，直至整个角膜被溶解。

【临床表现】 Mooren 溃疡是一种伴有较重疼痛的角膜慢性溃疡，随着病情的发展，患者由一般的角膜刺激症状发展为不可缓解的疼痛，常常难以入睡。双眼发病的患者病情常较严重，发展速度快而难以治愈。

溃疡总是从角膜缘发生，可在角膜缘的任何位置发生，大多数病例由睑裂处起病，开始表现为角膜缘充血和灰色浸润，几周内逐渐向纵深发展为局限性溃疡，逐渐向周围发展并且相互融合，角膜的溶解发展缓慢，剧烈疼痛往往与体征不相符（图 7-24）。一般良性型表现为溃疡逐渐向角膜中央区至角膜另一侧扩展，溃疡深度可侵蚀 1/3 ～ 1/2 的角膜基质，一般不向更深层角膜侵蚀，角膜溃疡面常有新生上皮覆盖和新生血管长入，很少引起后弹力层膨出或穿孔。恶化型溃疡表现为病程进展快，溃疡进行缘有灰白色浸润线，溃疡深达后弹力层易造成穿孔，未被累及的角膜仍保持透明。病变常局限于角膜缘的一部分，较少形成角膜缘的环行损害。病变有时也向巩膜发展，严重病例，部分睫状体被新生的上皮和血管膜样组织覆盖，还有些溃疡的发展与假性翳肉及角膜血管膜同时生长，特别是鼻侧部的假性翳肉。如果进行性溃疡继发细菌或真菌感染，可以导致前房积脓和穿孔。

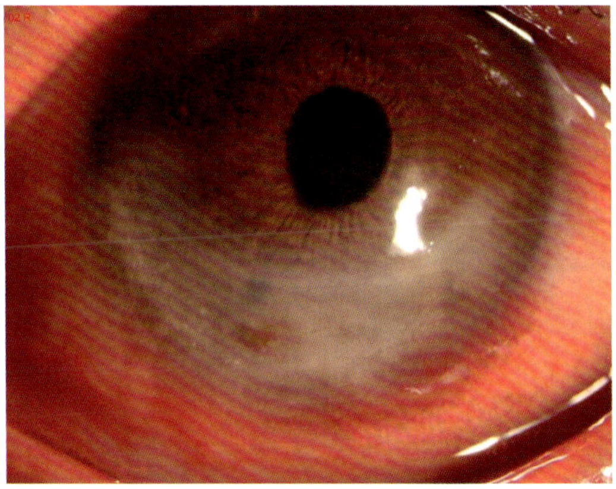

图 7-24　Mooren 溃疡纵深发展

【诊断与鉴别诊断】

1．角膜炎刺激症状和较严重的眼部疼痛。

2．慢性进行性角膜炎症病史，典型的溃疡病变改变。

3．鉴别诊断　该病主要应与 Wegener 肉芽肿病鉴别，Wegener 肉芽肿病的主要病变是肉芽肿性损害，可累及全身各组织和器官，易引起鼻旁窦炎、动脉炎、肺炎、关节炎、肾和眼部的病变，故又名动脉炎肺肾病综合征。

另外，对角膜溃疡刮片和培养有助于区别感染造成的角膜溃疡，从症状和体征也可起到鉴别诊断的作用。

【治疗】 Mooren 溃疡目前尚缺乏特效治疗方法，总的原则是对轻症者首先采取积极的药物治疗，对疗效欠佳或重症患者采取手术和药物相结合的治疗方法。

1．免疫抑制治疗

（1）糖皮质激素：对 Mooren 溃疡患者几乎均采用糖皮质激素治疗，可口服或静脉用药。局部可用糖皮质激素和抗菌药物滴眼液治疗，每 2 小时一次。因为糖皮质激素类药物能抑制免疫性炎症浸润，但另一方面，它可能激活胶原酶，使组织自溶的速度加快，故在应用糖皮质激素滴眼液的同时，局部加用胶原酶抑制剂。

（2）环孢素：1% 环孢素滴眼液可以有效减轻炎症反应。

（3）FK506：FK506 滴眼液对复发性蚕食性角膜溃疡有较好疗效。

（4）胶原酶抑制剂：常用 3% 半胱氨酸滴眼液滴眼，每 2 小时一次。也可用 2.5% 依地酸钠溶液滴眼，每 2 小时一次。

2．其他药物治疗　可应用非甾体类抗炎剂，如吲哚美辛、双氯芬酸钠等。合并有葡萄膜炎时，应使用散瞳剂。

3．手术治疗

（1）结膜切除术：结膜切除的宽度为 5 ~ 10 mm，以避免术后因病变组织残留而导致复发。单纯结膜切除术的复发率较高，故术中常在切除球结膜的同时，灼烙该区的球筋膜囊，以清除复发的病理因素。对病变区的角巩膜组织，可以联合切除，灼烙、冷冻治疗，可能会收到比单纯球结膜切除更好的效果。如果裸露的创面较大，同时应用羊膜覆盖术，术后局部继续应用免疫抑制剂和抗菌药物滴眼液治疗，以预防感染。

（2）部分板层角膜移植术：常采用半月形或环状角膜移植，根据角膜溃疡病灶切除的范围与形状，确定植片的形状。板层角膜移植术后 5% ~ 10% 的患者会出现复发。

（3）全板层角膜移植术：对角膜病变范围较广，或病变区已侵犯瞳孔区者，应行全板层角膜移植术。

（4）穿透角膜移植术：病变活动期一般不应行穿透移植术，但在病变结瘢稳定后，考虑增视效果时可做穿透角膜移植术，但疗效较差。术后局部和全身合理的免疫抑制剂应用是保证手术成功的另一重要措施。

第四节　其他类型角膜病变

一、神经麻痹性角膜炎

神经麻痹性角膜炎（neurotrophic keratopathy）由支配角膜的三叉神经眼支受到损害，引起角膜的营养障碍和炎症性改变。

【病因与发病机制】 常见的原因：

1．外伤、手术，如三叉神经瘤行三叉神经切除，某些药物注射破坏神经等。

2．肿瘤，如三叉神经周围的脑膜瘤、神经纤维瘤。

3．炎症和病毒感染，常见单纯疱疹病毒和带状疱疹病毒感染造成三叉神经节的功能损害，致三叉神经麻痹。

【临床表现】

1．局部痛觉减退或消失，无异物感。

2．患者角膜神经知觉障碍，可减退或完全丧失，伴有结膜和眼睑部位感觉减退或消失。

3．常在角膜中央或偏下方出现点状上皮缺损；病程长者，角膜上皮剥脱面积扩大（图 7-25）。

4．如有眼睑闭合不全，睑裂部角膜可发生持续性角膜上皮缺损或无菌性溃疡。角膜发生溃疡时，伴有睫状充血或混合充血，常伴有虹膜睫状体炎，严重者发生角膜溶解，继发感染或穿孔。

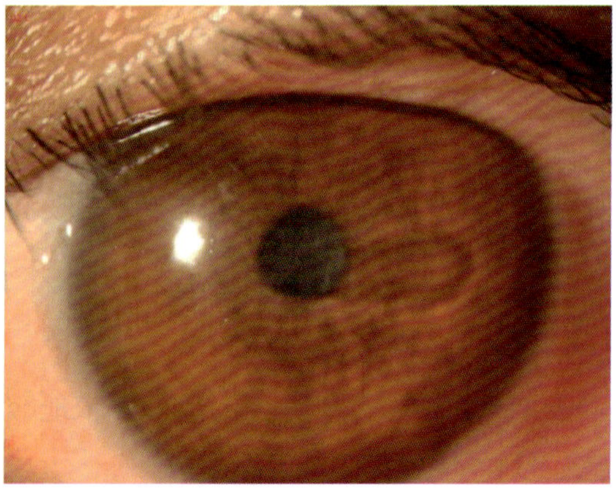

图 7-25　神经麻痹性角膜炎

可见角膜上皮剥脱，周边上皮隆起缘

【诊断与鉴别诊断】

1．详细询问与发病原因相关的病史。

2．面部及角膜的知觉检查。

3．应与单纯疱疹性角膜炎深基质型和带状疱疹性角膜炎鉴别，前者有反复发作的病史，后者有明显的三叉神经支配分布区皮肤损害。

【治疗】

1．积极治疗导致三叉神经损害的原发疾病。早期使用人工泪液、角膜润滑剂等保护角膜上皮，用抗生素滴眼液及眼膏预防感染，全身给予维生素 A 和 B 辅助治疗等，也可以配戴高透氧的软性角膜接触镜，但应在眼科医师严格的指导下进行。

2．如以上治疗效果未能奏效，行永久性睑裂缝合术是很好的选择，待原发病治愈角膜知觉恢复后，再剪开缝合的睑裂。

3．在神经麻痹治愈之前，应尽量避免角膜手术，如因感染、外伤等必须进行手术，术后也应配戴高透氧的角膜接触镜或者进行睑裂缝合保护角膜，角膜缝线因创口延迟愈合而需延长拆线时间，预防感染是非常重要的环节。

二、暴露性角膜炎

暴露性角膜炎（exposure keratitis）是指任何原因限制眼睑的正常闭合，使部分角膜失去眼睑保护，暴露在空气中而造成的角膜损害。

【病因与发病机制】 常见病因包括眼睑缺损、眼睑外翻畸形、眼轮匝肌麻痹所致睑裂闭合不全；眶内肿瘤、眶蜂窝织炎所致眼球突出，以及面神经麻痹和昏迷患者；上睑下垂手术后过矫的患者。角膜由于长期干燥而导致上皮损害，继发感染后形成角膜溃疡。

【临床表现】 早期出现异物感、眼痛、干燥感等。本病的早期可能仅表现为睑裂不完全闭合，在睡眠时角膜部分暴露，故角膜暴露性损害带仅在角膜下 1/2 部位，只是角膜上皮缺损和部分浅基质混浊，如果不及时诊治，会造成进一步的损害。严重者可造成视力障碍（图 7-26、7-27）。

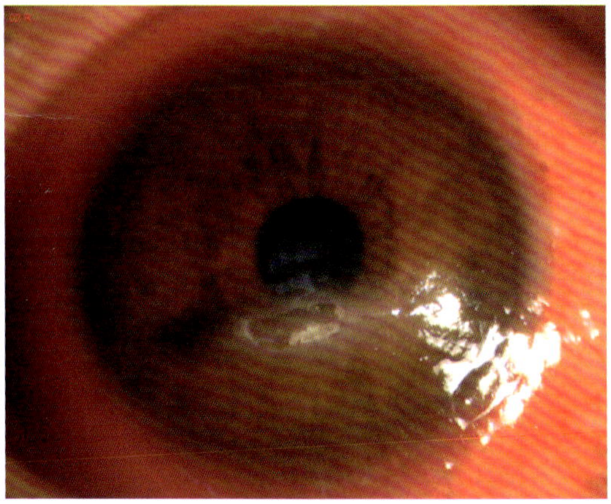

图 7-26 暴露性角膜炎

角膜下方上皮缺损及浅层溃疡

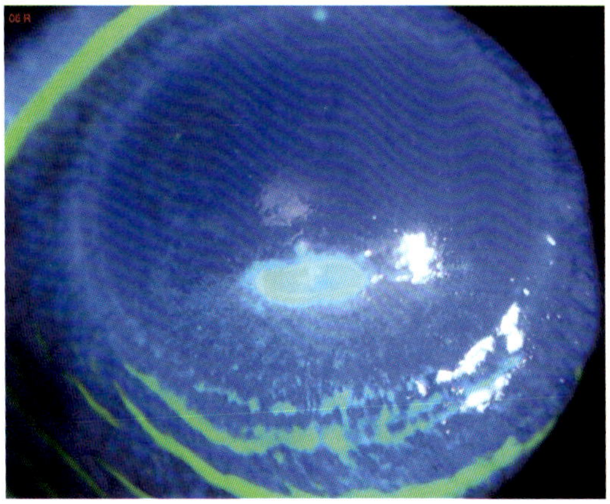

图 7-27 暴露性角膜炎荧光染色照片

眼部检查时发现暴露于睑裂部的结膜水肿、粗糙，进而结膜出现干燥斑，并伴有眼干燥等一系列症状。严重者角膜上皮缺损，容易继发感染形成角膜溃疡，甚至形成角膜溶解穿孔。

【诊断与鉴别诊断】

1．有睑裂闭合不全的病史。

2．典型的临床表现。

【治疗】 治疗的关键在于去除角膜暴露的原因。轻症者频滴人工泪液，晚间用抗生素眼膏预防感染。软性角膜接触镜可保护角膜上皮，重症者也可包眼或采用人工湿房以增加眼表湿润程度。原发病不能控制、病情不断加重的患者，可行暂时或永久性睑裂缝合术。

三、角膜软化症

角膜软化症（keratomalacia）也称维生素 A 缺乏症，是维生素 A 全身缺乏导致的角膜病变。我国儿童中维生素 A 缺乏症的发生率已经明显下降，但在边远农村地区仍有群体流行。

【病因与发病机制】 维生素 A 具有促进生长、维持上皮组织代谢的功能，所以对结膜和角膜上皮功能的维持至关重要；维生素 A 参与视网膜上感光物质视紫红质的合成，增强视细胞的感光能力；参与体内多种物质的氧化过程，尤其是不饱和脂肪酸的氧化过程。维生素 A 缺乏则生长停滞，生殖功能减退，骨骼发育及生长受阻，引起皮肤黏膜的改变。眼部主要表现为角膜上皮组织干燥和夜盲症。

维生素 A 缺乏的原因：摄入量不足，包括偏食、贫血或长期腹泻等；消耗过多，包括婴儿生长过快、营养不良、长期发热、各种慢性感染性疾病等；另外，慢性肝疾病会导致维生素 A 代谢异常。

【临床表现及分期】 本病多见于营养不良的婴儿，有夜盲症。患儿常有易动、睡眠差、易烦躁的症状，严重者出现精神萎靡，声音嘶哑。眼部表现分为三期：

1．夜盲期 傍晚时视物不见，婴儿表现为夜间哭闹加剧。

2．角结膜干燥期 睑裂部位角膜缘出现泡沫状干燥斑，称为 Bitot 斑，还可见结膜在眼球转动时出现同心圆形干燥皱褶，角膜表面失去光泽，为毛玻璃样外观。

3．角膜软化期 角膜上皮持续缺损，出现角膜溃疡、坏死。合并感染时易出现前房积脓，严重者可发生角膜穿孔。

【诊断与鉴别诊断】

1．详细询问病史。

2．角结膜有干燥的表现。

3．应与结膜干燥症，如 Sjögren 综合征和感染性角膜溃疡鉴别。

【治疗】

1．积极去除引起维生素 A 缺乏的原因，重视原发病的治疗。

2．维生素 A 的补充，同时要补充维生素 D。口服维生素 AD 胶囊，严重者肌内注射维生素 AD 注射液。

3．预防感染，局部滴用抗菌药物滴眼液预防感染，早期明确诊断和正确治疗，角膜一般不会遗留瘢痕。如合并细菌感染，角膜很快自溶穿孔，即使治愈也会遗留粘连性角膜白斑。当全身营养不良未纠正时，穿透角膜移植术治疗应慎重，手术有不愈合的风险。

第五节 角膜变性与营养不良

角膜变性（corneal degeneration）指原来正常的角膜组织，随着生理状态及环境因素的改变，组织功能失代偿或组织退行性变所致的角膜混浊。

角膜营养不良（corneal dystrophy）是一组少见的遗传性、具有组织病理特征改变的疾病，常为双眼发病，与原来的角膜组织炎症和全身疾病无关，可在幼年发病，但进展缓慢，有些至晚年才表现出临床症状，药物治疗无效。

一、角膜变性

（一）带状角膜变性

带状角膜变性（band keratopathy）是因为角膜表层的混浊呈带状而得名，影响视力的程度与病变发生时间和变性程度有关。本病的病程可以表现为数年至数十年。

【病因与发病机制】 带状角膜变性累及角膜表层，主要为角膜上皮基底膜、前弹力层和浅基质层的钙沉积。钙以很难溶解的浓缩物的形式存在于泪液中，主要是以羟基磷灰石的形式沉积。目前的确切病因尚不清楚，但已知与以下因素有关：

（1）眼部慢性炎症，如葡萄膜炎、基质性角膜炎及严重表浅性角膜炎等。

（2）甲状旁腺功能亢进、结节病及其他全身疾病引起的高钙血症。

（3）遗传性疾病，如遗传性原发性角膜带状变性。

（4）血磷增高而血钙正常，如慢性肾衰竭。

（5）硅油注入的无晶状体眼。

（6）眼部长期接触汞制剂等，如使用含汞防腐剂的毛果芸香碱、眼内硅油、磷浓度高的黏弹剂。

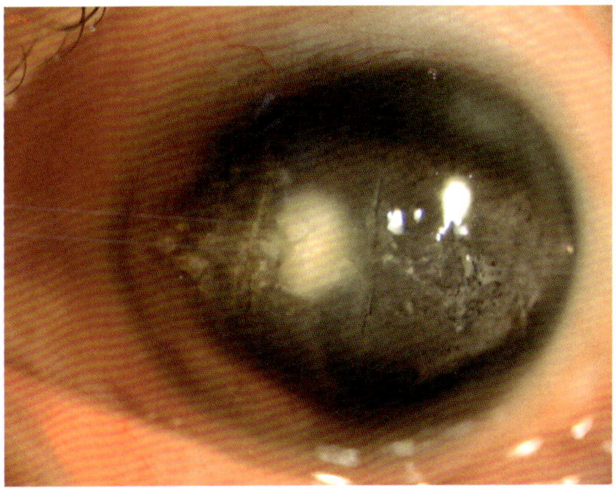

图7-28 带状角膜变性

可见睑裂区的横行白色斑片状改变

【临床表现】 发病缓慢，起始于睑裂区角膜边缘部，前弹力层出现细点状灰白色钙质沉着，病变外侧与角膜缘之间有透明角膜分隔，内侧呈火焰状，逐渐向中央发展，汇合成一条横跨睑裂区角膜的水平带状混浊区（图7-28），沉着的钙质常为白色斑片状，略高出上皮表面，如为尿酸盐沉积，常为棕灰色。视力下降的程度除与角膜变性的范围有关外，往往与葡萄膜炎和并发性白内障有关。

【诊断与鉴别诊断】 根据病史、典型临床表现、伴有眼部原发病等可诊断该病。本病应注意与角膜上皮下营养不良鉴别。后者为双眼发病，起始于角膜中央部位，不伴有眼内组织炎症。

【治疗】 应首先去除与病因相关的因素，同时进行眼部治疗。带状角膜变性患者早期无症状可以不治疗，也可以使用钙螯合剂EDTA滴眼，但疗效较差。在视力下降或当沉积带穿透角膜上皮导致异物感时，可在表面麻醉下，刮去变性角膜上皮及前弹力层，用羊膜覆盖角膜创面，也可以配戴软性角膜接触镜，这种治疗方法修复快，且不留瘢痕。复发病例可重复上述治疗或用准分子激光治疗性角膜浅层切除术（phototherapeutic keratectomy，PTK）治疗。混浊严重者可施行板层角膜移植术。

（二）角膜边缘变性

角膜边缘变性（Terrien marginal degeneration）又称Terrien边缘变性，在1900年首次由Terrien描述，是一种双眼慢性角膜边缘部变薄，角膜基质层萎缩，同时伴有角膜新生血管翳，晚期可形成局限性角膜葡萄肿，最终导致角膜穿孔的慢性眼病。

【病因与发病机制】 目前对角膜边缘变性的病因仍不十分清楚，可能与以下因素有关：

1．自身免疫性疾病 有些角膜边缘变性的患者伴有全身结缔组织病，如类风湿关节炎、系统性红斑狼疮等，对病变的角膜进行组织学检查，可发现巨噬细胞、淋巴细胞等。

2．变性疾病 本病为双侧进行性疾病，有些患者没有任何炎症过程，组织病理学检查仅显示角膜板层胶原纤维变性，且有脂质沉着。

3．炎症因素。

【临床表现】 通常角膜边缘变性的患者没有明显的自觉症状，或每年有数次眼部轻度发红的症状，无明显的异物感，可以自愈。只有出现角膜明显变薄、膨隆形成，造成明显的角膜散光，导致视力下降且难以矫正时才来就诊。有些患者由于伴有外层巩膜炎、春季角结膜炎（角膜缘型），出现眼部炎症性症状时就诊被发现患有该病。角膜边缘变性可以在任何部位的角巩膜缘发病，但较多发生在上方角巩膜缘。早期为基质内的点状或弓弧形混浊、浸润，进而出现沟状变薄，靠角膜中央一侧边缘陡峭成白线状，病变为环形发展，靠角巩膜缘一侧边缘较平坦。有的患者为边缘进行性基质变薄，并无沟状改变。病变区均可见大量新生血管翳长入。新生血管上端附近有黄白色点状、片状、线状脂质沉着，脂质沉着区域为变性的进展部分。随

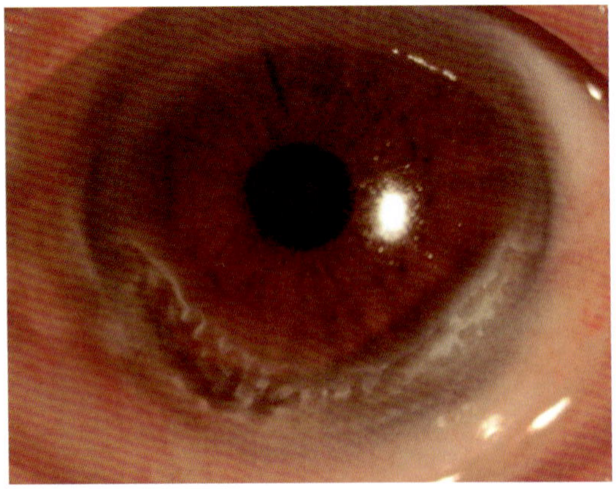

图 7-29 角膜边缘变性

从角膜缘开始角膜基质变薄，伴新生血管长入

着病程的进展，当变薄的角膜不能抵抗正常眼压时，病变处角膜膨隆前凸，严重者只有一层变性的角膜上皮和后弹力层，当有外界压力或腹压增高时，膨隆处角膜可破裂、穿孔、虹膜嵌顿，据报道，本病的穿孔率为 10% 左右（图 7-29）。

【诊断与鉴别诊断】 裂隙灯检查典型的临床表现，并结合超声角膜测厚、角膜曲率及角膜地形图早期可以诊断。形态学的变化，可以应用 Visante OCT 做出鉴别诊断。

角膜边缘变性需要与 Mooren 溃疡、角膜老年环、圆锥角膜等疾病相鉴别。Mooren 溃疡为角巩膜的蚕食性炎症，而角膜边缘变性为慢性角膜周边部变性疾病，并无明显的炎症表现；老年环多为老年人所发生，角膜双侧对称性改变，并无角膜周边变薄的表现；圆锥角膜为角膜中央区变薄，而角膜边缘变性是角膜周边部变薄。

【治疗】

1．药物 由于病因不明，目前没有有效的药物，本病的病程可能为数年至数十年不等，可在眼局部充血时适当应用糖皮质激素或非甾体抗炎药物，以缓解症状，但不能阻止角膜变性的发展。

2．手术治疗 目前最有效的手术是部分板层或全板层角膜移植术，一般不行穿透角膜移植术，该病只要及时接受治疗，预后良好。手术的指征主要是看角膜散光是否可以通过戴镜或硬性角膜接触镜（RGP）矫正。如病变已进入膨隆期，应行部分板层角膜移植术治疗，常用的术式为半月形板层角膜移植术；当角膜变薄区大于 1/2 圆周时，可以采用指环式板层角膜移植术；如果中央区角膜已受累，应采用全板层角膜移植术。

二、角膜营养不良

（一）上皮基底膜营养不良

上皮基底膜营养不良（epithelial basement membrane dystrophy，EBMD）也称地图 - 点状 - 指纹状营养不良（map-dot-fingerprint dystrophy），是最常见的前部角膜营养不良。

【病因与发病机制】 本患者群中患病率较低，为常染色体显性遗传，多为双眼发病，女性多见。30 岁后患病率增加。病理组织学检查：①基底膜增厚，并向上皮内延伸；基底上皮细胞不正常生长，并分泌一些片状物质，妨碍正常上皮的脱屑而导致上皮细胞变性，引起上皮与基底膜黏附不良而发生上皮脱落。②上皮细胞不正常，伴有微小囊肿。③在上皮基底膜和前弹力层之间可见微丝物质。

【临床表现】 角膜中央上皮层及基底膜内有三种改变，即灰白色小点或微小囊肿、地图样线和指纹状细小线条。常用裂隙灯的宽光带或巩膜缘光线散射法辨别细微病灶。指纹状病变的角膜混浊特点是头发丝样细指纹状同心圆型排列；而地图状的混浊线较粗，不规则，像地图上的边界线或海岸线。患者可反复出现上皮剥脱和视物模糊。

【诊断与鉴别诊断】

1．病史。

2．典型的临床表现。

3．角膜 RTvue OCT 检查，有助于鉴别角膜病变的部位。

【治疗】

1．用不含防腐剂的人工泪液，适当用抗生素滴眼液和眼膏预防继发感染。

2．病变部位行角膜上皮刮除联合羊膜覆盖术。上皮剥脱时可加压包扎或配戴角膜绷带镜。

3．PTK 也是一种有效的治疗手段。

（二）角膜基质层营养不良

1．颗粒状角膜营养不良

【病因与发病机制】 颗粒状角膜营养不良（granular corneal dystrophy）是一种常染色体显性遗传的营养不良，是由染色体 5q31 的基因缺陷引起的。

【临床表现】 在角膜浅中层开始为散在面包屑样混浊。随着年龄增长，颗粒状混浊的数量增加，并且扩大互相融合成盘状，并向深基质层发展，病程进展缓慢，一般不会到达角膜缘，内皮细胞功能和形态正常（图 7-30）。

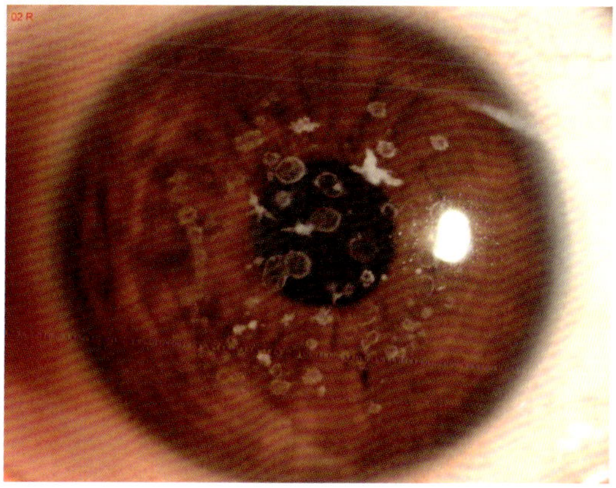

图 7-30　颗粒状角膜营养不良

2．格子状角膜营养不良

【病因与发病机制】 格子状角膜营养不良（lattic like corneal dystrophy）是一种常染色体显性遗传性眼病。

【临床表现】 病变主要在角膜中央的浅中基质层内，可见基质内树枝状交叉走行的玻璃样线，还可伴有浅基质的点状或雾状混浊，但病变很少侵及角膜缘，可见反复的角膜上皮糜烂，不规则散光是影响视力的重要因素（图 7-31）。

1．斑块状角膜营养不良

【病因与发病机制】 斑块状角膜营养不良（macular corneal dystrophy）是一种常染色体隐性遗传性眼病。

【临床表现】 早期角膜病变从浅基质开始，病变为边缘不清的斑块状，随病情的进展，逐渐侵及角膜的全层及周边，可出现上皮反复剥脱及中央角膜变薄（图 7-32）。

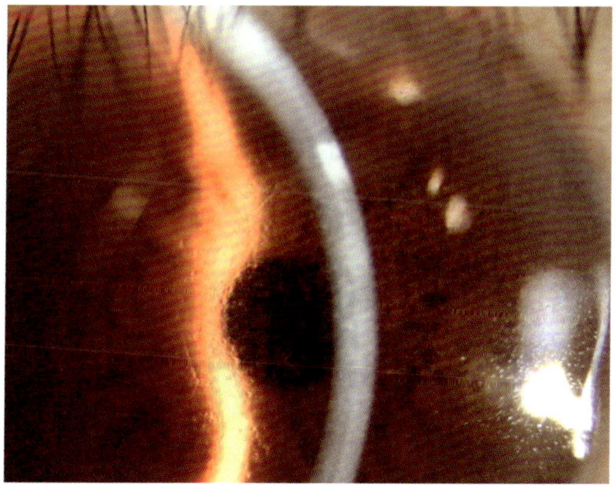

图 7-31　格子状角膜营养不良

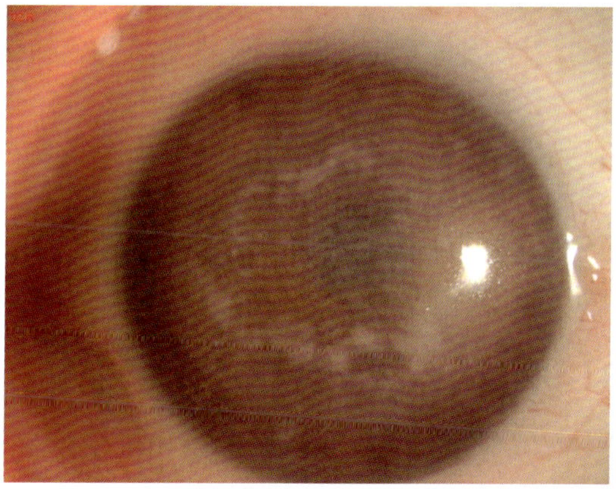

图 7-32　斑块状角膜营养不良

【治疗】 发生上皮糜烂时，可用角膜接触镜。浅层的混浊，PTK 疗效较佳。当视力明显受损时，可行板层角膜移植或穿透角膜移植术。

（三）角膜内皮营养不良

角膜内皮细胞营养不良（Fuchs’ endothelial dystrophy）是一种双眼发病、进展缓慢、角膜内皮发生病变的疾病。此病最早在1910年由维也纳眼科医生Ernst Fuchs描述，裂隙灯显微镜在临床使用后，Vogt首次描述了这组患者角膜后表皮有小的赘生物，或称角膜后油滴状物。

【病因与发病机制】 角膜内皮细胞营养不良为散发性的常染色体显性遗传。多发生于50岁以上的妇女。

【临床表现】 早期检查为角膜后弹力层散在的局灶性增厚，呈现角膜后滴状改变，也称角膜赘疣（corneal guttata）。角膜滴状物首先出现在角膜中央，逐渐向周边扩展，后弹力层皱褶，后弹力层有时像被一张金箔状膜覆盖，角膜增厚。随着病情的进展，角膜基质水肿，整个角膜呈毛玻璃样外观。在裂隙灯显微镜下可见赘疣伴有细小点色素颗粒，像一个金色反光的小丘，角膜内皮显微镜下可以发现内皮细胞密度减少，形态异常，内皮细胞间镶嵌着病理性黑区。黑区逐渐增多、密集，严重时看不到角膜内皮细胞。由于角膜内皮损害及变性的进行性加重，内皮功能逐渐失代偿，开始表现为角膜上皮的大泡性水肿，大泡破裂剧烈磨痛，视力严重受损。

【诊断与鉴别诊断】

1．病史。

2．角膜内皮显微镜检查可见特征性改变。裂隙灯显微镜检查，可见角膜内皮面有滴状赘疣和金箔样细小发光点，在角膜后表面均匀分布。

3．应与大泡性角膜病变和角膜后KP鉴别。前者有疾病史和持续性疼痛，后者为炎症所致，并且多集中在角膜下部。

【治疗】

1．早期出现角膜赘疣不需要治疗。

2．当出现晨间视力下降、视物不清时，可使用高渗葡萄糖溶液滴眼以加快角膜基质脱水。治疗性角膜接触镜对角膜上皮大泡有减轻症状的作用。

3．当出现角膜大泡，持续角膜水肿，严重影响视力时，可行穿透角膜移植术或者角膜内皮移植术。

三、圆锥角膜

圆锥角膜（keratoconus）是一种以角膜扩张为特征，致角膜中央部向前凸出、变薄呈圆锥形并产生高度不规则散光的角膜病变。

【病因与发病机制】 圆锥角膜的确切病因及发病机制仍不清楚。

【临床表现及分期】 本病好发于15～20岁青年人，但在9～40岁之间均可发病，一般认为发病年龄越小，病程进展越快。临床主要症状为单眼或双眼近视，其中一只眼近视进行性加剧，且难以矫正。

圆锥角膜临床分期：

1．潜伏期 角膜圆锥不明显，角膜曲率＜48 D，常为一眼已确诊为圆锥角膜，另一眼出现屈光不正时，考虑为此期，角膜地形图可表现轻度后圆锥。

2．初期 以屈光不正为主，角膜曲率一般在48～50 D之间，开始为近视，逐渐发展成为散光或不规则散光，一般可用框架眼镜矫正。散光大的还可用硬性角膜接触镜（RGP）矫正，角膜地形图除表现散光外，还可表现明显后圆锥。

3．完成期 出现典型的圆锥角膜症状，视力下降明显，角膜曲率＞50 D，框架眼镜不能矫正视力，主要是中央角膜明显变薄，视力极差的主要原因是角膜明显前凸造成的不规则散光，有四个临床特征：

（1）Munson征：嘱患者眼往下看时，下眼睑缘的弯度因前凸角膜的异常支撑而变畸形（图7-33）。

（2）Fleischer 环，在前凸的角膜锥底部的角膜上皮及基底内有铁质沉着，为一棕褐色环，在裂隙灯的钴蓝色光下更易发现，有些患者只能看到部分 Fleischer 环。

（3）Vogt 线，在圆锥角膜的中央，见基质深板层皱褶增多而引起的数条混浊或半透明的白色细线，多见为垂直状，还有的为水平状，在对眼球加压后，此线可消失（图 7-34）。

（4）角膜呈锥状明显前凸，中央变薄。

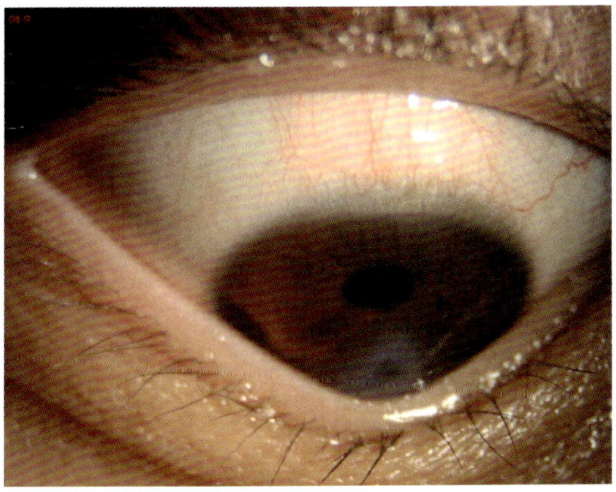

图 7-33　圆锥角膜 Munson 征

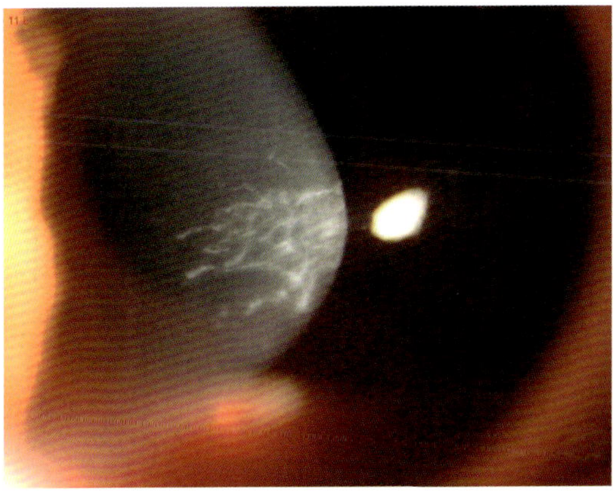

图 7-34　圆锥角膜 Vogt 线

4．瘢痕期　中央角膜，一般在圆锥顶部形成丝网状及片状混浊，白色瘢痕，视力下降明显，各种眼镜均不能矫正（图 7-35）。

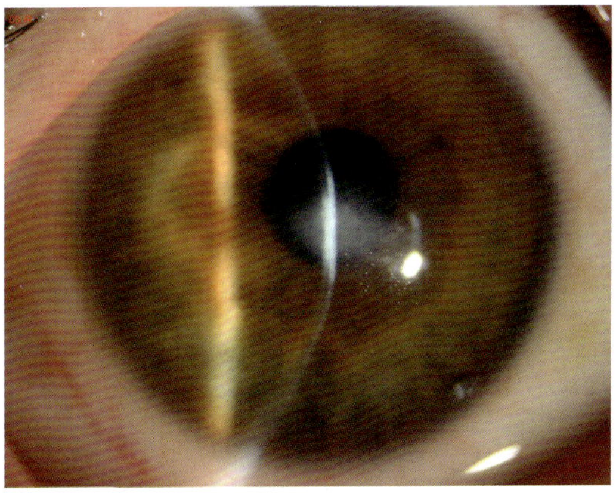

图 7-35　圆锥角膜瘢痕期，圆锥顶部片状白色混浊

【诊断与鉴别诊断】

1．典型的临床表现。

2．角膜地形图在诊断早期圆锥角膜方面具有重要的参考价值。

【治疗】

1．框架眼镜　对早期的近视、规则散光或低度不规则散光可用框架眼镜矫正。

2．角膜接触镜　对角膜散光较大患者，框架眼镜难以矫正，可选用硬性角膜接触镜（RGP），RGP 可以较好地矫正散光，或延缓圆锥角膜的发展。

3．角膜移植术

（1）深板层角膜移植术（deep lamellar keratoplasty）手术适应证：①不能很好地配戴 RGP；②虽可配戴 RGP，但不能长时间耐受者；③ RGP 不能矫正视力者；④角膜中央后弹力层破裂或已出现瘢痕者。

（2）穿透角膜移植术手术适应证：①圆锥角膜完成期的急性圆锥；②角膜中央有明显瘢痕。

4．目前圆锥角膜的治疗还有角膜基质内基质环植入、热成形术以及近年进行的角膜核黄素紫外光交联法等。这些治疗方法虽然都在临床应用，但都缺乏推广，还需要更多的病例和更长时间的随访观察得出结论。

第六节 角膜先天异常

一、小角膜

小角膜（microcornea）是指出生婴儿角膜横径小于 9 mm，成人角膜横径小于 10 mm，而不是全眼球小或伴有眼球的其他畸形者。

【病因与发病机制】 小角膜病因不明，可能是常染色体显性或隐性遗传，显性遗传更常见。推测是在胚胎 5 个月时，角膜生长受到阻碍，也可能是视杯发育不均衡，留给正常角膜发育空间小造成的。

【临床表现】 因为小角膜的角膜扁平，通常角膜曲率较小，随着发育，高眼压及闭角型青光眼的发生率较高；另外，小角膜常伴有先天性角膜新生血管和先天性白内障以及视神经发育不良等，视力有不同程度的损害，同时伴有较严重的屈光不正。

【诊断和鉴别诊断】

1．依靠病史和临床表现。

2．本病的诊断主要依靠角膜直径的测量。角膜直径小于正常值，还应做屈光检查、压平眼压及眼底检查，以及眼轴和角膜曲率检查以排除先天性小眼球的小角膜。

【治疗】 视力正常，但仍要坚持长期随诊，及时纠正因角膜因素造成的屈光不正，尤其为远视眼时更应及时纠正，伴有青光眼时应进行相应降眼压处理或选择手术治疗。

二、大角膜

大角膜（macrocornea）是指角膜直径大于 13 mm，无进行性扩大，特别不是因为先天性青光眼的因素造成的角膜扩大。

【病因与发病机制】 大角膜的病因不明。可能是由于胚胎发育时视杯前末端前移，留下一个较大的空间让角膜发育，也可能与全身的胶原合成异常增多有关。大角膜多呈 X 连锁隐性遗传，90% 的患者是男性。

【临床表现】 角膜的最大直径＞ 13 mm，角膜厚度正常，内皮细胞计数也正常，大角膜通常双眼对称发生，病程为非进展性。先天性大角膜常伴有虹膜萎缩、虹膜震颤、小瞳孔、先天性白内障等。

【诊断与鉴别诊断】 本病诊断只要依靠角膜直径测量，除了角膜直径大于正常外，角膜无进行性扩大，压平眼压和视神经正常。

本病应与先天性青光眼所致的大角膜进行鉴别。依靠角膜直径检查、角膜厚度检查、眼压测量和眼底检查有助于鉴别诊断。大角膜一般不会随年龄增大，视力也不受影响，眼压正常、角膜透明和视神经正常，但先天性青光眼患儿有随年龄增长视力减退的变化特征，而且角膜内皮细胞计数亦降低。

【治疗】 一般无须处理，但随诊很重要，角膜直径、眼压、眼底和视力是必须要随诊观察的项目。如出现并发症或视力异常，应进行相应对症处理，以矫正屈光不正和处理并发症。

三、扁平角膜

扁平角膜（flat cornea）是指角膜曲率低于正常，同时常伴有其他眼部先天性发育异常的疾病，通常把角膜曲率在 20D ~ 30D 之间的患者（正常为 43D）称为扁平角膜。

【病因与发病机制】 在胚胎发育的早期，角膜与巩膜的曲度是一致的，只是巩膜部分不透明而已。扁平角膜的形成主要是在胚胎期 7 ～ 10 周时，角巩膜缘细胞没有正常发育，使角膜不能形成如钟表面一样镶嵌在巩膜内的结构，没有角巩膜缘，角膜与巩膜间没有特定的边界，最终发育成与巩膜一样的曲度。扁平角膜的患病率很低。遗传方式为显性或隐性遗传。隐性遗传临床症状更重且可并发中央角膜混浊。

【临床表现】 扁平角膜通常与先天性巩膜化角膜或小角膜相伴，也常与眼及全身的先天性疾病相伴，如先天性白内障、眼前段或眼后段发育不良等。由于浅前房或房角发育不良，高眼压、青光眼的发生率高。扁平角膜多导致远视，但因为眼轴长度不同，其屈光状态无法预测。

【诊断和鉴别诊断】 本病的诊断主要依靠角膜曲率检查，当角膜曲率小于 30D 时，即可诊断。

【治疗】 主要是矫治屈光不正。但是光学眼镜很难达到矫治目的，同时，由于角膜曲率较低，配戴 RGP 也会有技术上的困难。如伴有中央角膜混浊，可行角膜移植术，但术后继发性青光眼、免疫排斥反应的发生率较高；如伴有高眼压等并发症，应行相应处理。

四、球形角膜

球形角膜（keratoglobus）是全角膜变薄、扩张的一种角膜病。

【病因与发病机制】 球形角膜病因不明，有研究表明，球形角膜与圆锥角膜的发展有密切的关系，均表现为角膜变薄和扩张，而且病理特征也相似，患病率很低。

【临床表现】 双眼对称性发病，以全角膜变薄、前凸扩张为特点，角膜直径变大，角膜基质为正常的 1/4 ～ 1/3 厚度，最薄处往往在角膜缘内的角膜，本病在出生时就被发现，一般进展缓慢，患者一般视力均很差，难以矫正。也有发生类似急性圆锥角膜样的角膜油滴状水肿，有发生角膜穿孔的风险。

【诊断与鉴别诊断】

1．有视力渐进性减退病史。

2．有角膜前膨的临床表现，中央及周边角膜均变薄。

3．角膜曲率及角膜 Visant OCT 检查，角膜球形隆起、角膜周边变薄可协助诊断。应注意与先天性青光眼及大角膜的鉴别诊断。

【治疗】 本病的治疗较困难，早期可考虑行角膜接触镜，但接触镜的摩擦易诱发角膜进一步变薄造成穿孔。全板层角膜移植可保存眼球，但术后视力不佳。穿透角膜移植术因为植片大，一般要缝合在巩膜上，术后免疫排斥反应不可避免，是不得已而选择的手术方式。

五、巩膜化角膜

巩膜化角膜（sclerocornea）是一种非进行性、非炎症的角膜巩膜化。

【病因与发病机制】 巩膜化角膜是一种偶发的常染色体隐性或显性遗传性眼病，约 50% 的病例为散发。组织病理学检查，巩膜化角膜没有正常的角膜内皮细胞，巩膜化角膜组织内有血管生长。

【临床表现】 80% 的巩膜化角膜患者伴有扁平角膜，无性别差异。常双眼同时发生。本病往往表现为全部或部分角膜无角巩膜缘界限，病变角膜的颜色为巩膜样改变，有大量的新生血管伸入角膜。巩膜化角膜常伴有房角发育异常及球形晶状体等。

【诊断和鉴别诊断】

1．病史为先天性，出生时即发现角膜色泽异常。

2．典型的临床表现。

3．应与先天性角膜混浊相鉴别，先天性角膜混浊主要为角膜病变，与巩膜尚有明显的界限。

【治疗】 穿透角膜移植术成功率极低，失败的主要原因为高发生率的术后免疫排斥反应及角膜再次新生血管化，另外，失败的原因与合并眼内组织发育异常也有关系。临床上因为弱视和术后免疫排斥反应的问题，对单眼的巩膜化角膜很少考虑角膜移植术，但双眼患儿还是应当根据情况积极考虑手术治疗。

第七节 角膜肿瘤

一、角膜皮样瘤

角膜皮样瘤（corneal dermoid tumor）是一种类似肿瘤的先天性异常，来自胚胎的皮肤，属典型的迷芽瘤。出生后即可发生，肿瘤随年龄增长可侵犯瞳孔区角膜而影响视力。

【病因与发病机制】 角膜皮样瘤是先天性的，没有遗传倾向，属于散发。组织病理学检查，显示角膜、角巩膜缘及巩膜上一种胚胎的皮肤样组织的错位生长，是典型的迷芽瘤，肿瘤内含有纤维和脂肪组织，还可见汗腺、皮脂腺和毛囊等组织，偶见软骨，是一个实质性肿块，多侵及角膜基质层。

【临床表现】 皮样瘤为一圆形、扁平、黄色或粉红色，小山丘状的肿瘤。表面可见有毛发，常发生在颞之下及颞之侧，角巩膜缘常为肿瘤的中心，肿瘤一半在角膜上，另一半在巩膜表面，肿瘤可发生在角膜上的任何部分。肿瘤常造成的角膜的散光，随着肿瘤的生长、散光逐渐增大，造成视力下降，还会由此造成弱视。

【诊断与鉴别诊断】

1．病史和典型的临床表现。

2．组织病理学检查结果。由于其特殊的部位和外观，诊断并不困难。

【治疗】 手术切除肿瘤。如肿瘤侵犯较深，应同时行部分板层角膜移植术，术后积极矫正由肿瘤造成的角膜散光，以预防弱视的发生。该病手术治疗疗效较好，角膜可留有轻度瘢痕，切除较彻底者，不会因复发再次手术。

二、眼表鳞状上皮瘤

眼表鳞状上皮瘤（ocular surface squamous neoplasia，OSSN）是眼表肿瘤性鳞状上皮异常的一个统称，可分良性病变、交界性病变及癌性病变，包括鳞状发育不良（squamous dysplasia）、原位鳞状细胞癌（squamous cell carcinoma in situ，CIN）和浸润性鳞状细胞癌（invasive squamous cell carcinoma，SCC）。OSSN是结膜中最常见的非色素性恶性肿瘤，位于老年患者所患眼部肿瘤中最常见的第三位。据统计，OSSN发病遍布全球，但各地区发病率差异显著。全世界发病率为0.08～0.18例/年/105人，其中纬度较高的撒哈拉以南非洲地区发病率较高。其流行病学差异与多种病因学因素（慢性紫外线照射、HPV或HIV感染等）共同作用相关。此外，*P53*基因突变、维生素A缺乏、吸烟、眼表慢性炎症等也促成本病的发生发展。

【临床表现】 OSSN生长较慢，常局限于眼表，且较少发生远处转移。其典型表现为单侧睑裂区角膜缘处的血管化肿块。多表现为角膜缘灰白色隆起、无蒂、肿物表面不光滑，可见粗大的滋养血管供养瘤体。角结膜肿物形态各异——乳头状、凝胶样、菜花状、结节状、草莓状等（图 7-36）。而实际临床中 OSSN 的表现往往并不典型，并常与翼状胬肉、眼表慢性炎症等共存。

【临床表现】 本病诊断的金标准仍然是病理组织活检。近年来，一系列非侵入性检测方法的应用，如前节 OCT(图 7-37)、共聚焦显微镜（图 7-38、7-39）、UBM 等在不同程度上大大提高了本病的检出率。共聚焦显微镜下表现为上皮细胞异型性增生、胞质及胞核高反光、癌巢、不全角化珠、滋养血管等。在前节 OCT 上的典型表现为上皮层异常增厚的高反光，且与正常组织和异常组织界限清楚。结节状病灶或较厚的病变较难穿透，其下易形成阴影。

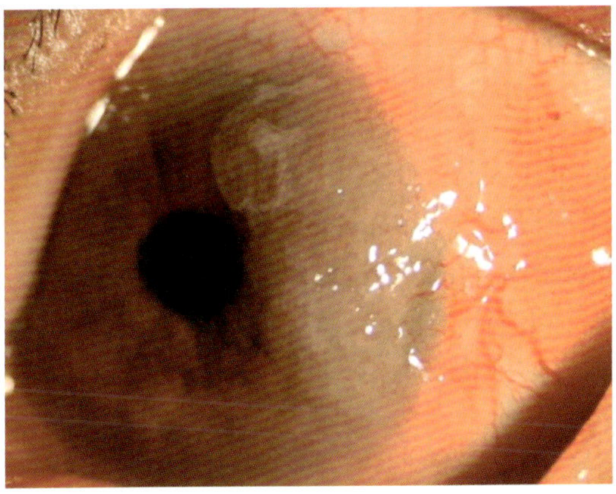

图 7-36 眼表鳞状上皮瘤

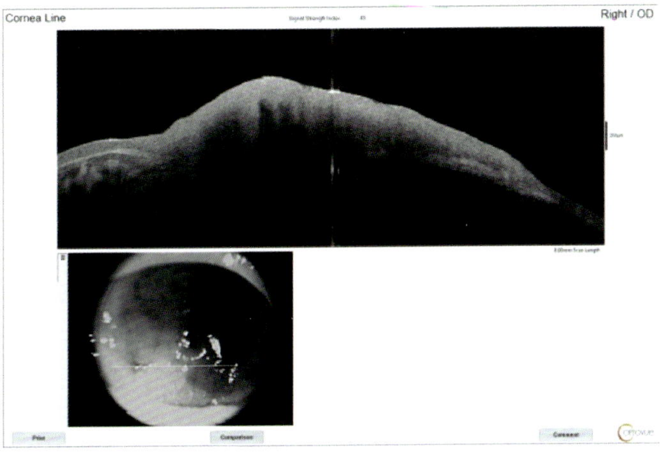

图 7-37 眼表鳞状上皮瘤

OCT 见上皮层异常增厚的高反光，与正常组织界限清楚

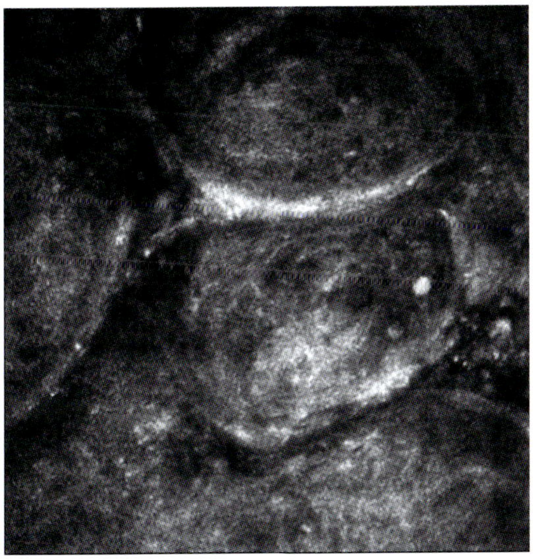

图 7-38 眼表鳞状上皮瘤

共聚焦显微镜检查可见上皮内癌巢

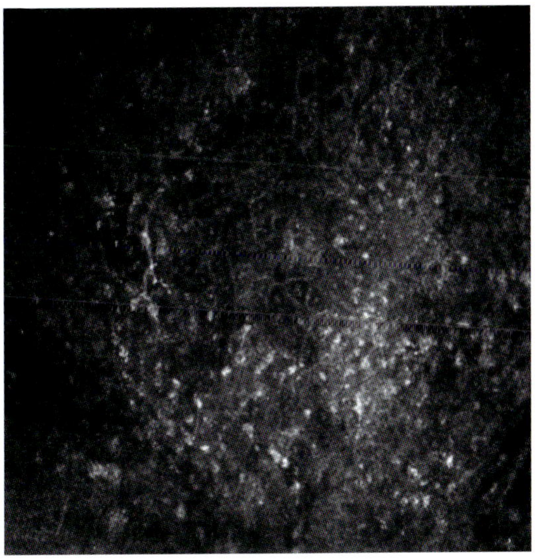

图 7-39 眼表鳞状上皮瘤

共聚焦显微镜检查可见上皮细胞异型性增生，胞质及胞核高反光

【治疗】 OSSN 传统的治疗方案以手术切除为主。经典术式为“无接触”肿瘤切除术辅助以冷冻治疗，以降低肿瘤复发率。过去的 20 年内，OSSN 的治疗策略发生了重大的转变。大量研究表明，OSSN 的治疗有从手术治疗转向局部化学治疗的趋势。常用的化学治疗剂包括丝裂霉素 -C（mitomycin C，MMC），氟尿嘧啶（5-fluorouracil，5-FU）和干扰素 -α2b（interferon alpha-2b，IFN-α2b）。局部化疗有诸多优点，其不仅能对原发病灶进行治疗，还能治疗整个眼表，从而可能消除亚临床 OSSN。同时有效规避手术副作用，降低角膜缘干细胞缺乏等风险。不论何种治疗方案，因 OSSN 有复发的风险，本病长期随访尤为必要。

第八节　角膜移植术

角膜移植术是用健康透明的供体角膜替换病变角膜，主要包括穿透角膜移植术、深板层角膜移植术、角膜内皮移植术、角膜缘干细胞移植术等。

1．穿透角膜移植术（penetrating keratoplasty，PKP） 是指用健康的全层角膜组织替换患者病变的全层角膜。该术式适用于角膜全层混浊、角膜穿孔、粘连性角膜白斑等情况的患者。对于严重的晚期角膜感染性疾病，如真菌性角膜炎因病情不能控制，可考虑行穿透角膜移植术。手术禁忌证包括全身性疾病，如心肺功能不良，严重肝、肾功能不全且处于失代偿期或其他原因不能承受手术者为绝对禁忌证。其他如年老体弱、营养不良、糖尿病、智力低下及术后不能随访者为相对禁忌证。眼部情况，包括严重化学烧伤、放射性烧伤、中重度干眼（如眼类天疱疮与 Stevens-Johnson 综合征）、神经麻痹性角膜病变、眼睑缺损、多次角膜移植失败、弱视及眼底病影响视功能者为绝对禁忌证。内眼手术后的炎症反应及其他原因引起的活动性炎症均为相对禁忌证，应待炎症完全消退 6 个月以后再行手术。该术式优点是可以重建眼球表面、有效控制炎症，不但可以挽救患者的视力，还对角膜白斑、溃疡的患者起到美容的治疗效果。缺点是术后易发生排斥反应，导致移植失败。

2．板层角膜移植术　是指剖切不同层面的病变角膜组织后，在形成的植床上置换相应的病变角膜组织，按手术设计可分为前板层角膜移植术和后板层角膜移植术。在前板层角膜移植（anterior lamellar keratoplasty，ALK）术中，当植床只保留后弹力层和内皮层时就叫前深板层角膜移植术（deep anterior lamellar keratoplasty，DALK）；后板层角膜移植术（posterior lamellar keratoplasty，PK）即角膜内皮移植术（endothelial keratoplasty，EK），主要包括板层角膜瓣下的后板层角膜移植术（endothelial lamellar keratoplasty，ELK）、深板层角膜内皮移植术（deep lamellar endothelial keratoplasty，DLEK）、后弹力层剥除角膜内皮移植术（Descemet stripping endothelial keratoplasty，DSEK）及角膜后弹力层内皮移植术（Descemet membrane endothelial keratoplasty，DMEK）。板层角膜移植具有许多穿透角膜移植不能相比的优点：①手术较安全：很少发生术后浅前房及眼内感染等合并症。特别对于有精神病或眼球震颤的患者，板层角膜移植应为首选。②许多眼病，如严重化学伤或烧伤，大面积活动性炎症或溃疡，角膜新生血管特别多的广泛角膜白斑等，不宜行穿透角膜移植，但可行板层角膜移植，即使术后视力不佳，也可改善角膜状态而为日后的穿透角膜移植提供较好条件，增加复明效果。③手术面积不受限制：可做任何形式或包括部分巩膜在内的板层角膜移植。④对移植材料的要求较低：手术时间相对自如，即使是长期保存的灭活材料亦可使用。⑤排斥反应的发生率低：其植片的移植抗原量较少，排斥反应的发生率相当低。其缺点是操作较复杂，对术者技术水平要求高。

患眼角膜内皮细胞功能正常而角膜病变位于实质层者适宜行 DALK，如角膜炎症、外伤或感染遗留的基质瘢痕，深基质层以前的角膜变性、营养不良等。DALK 手术禁忌证包括粘连性角膜白斑，角膜有活动性炎症，角膜缘干细胞缺乏，有明显干眼者。

视频：深板层角膜移植手术

3．角膜内皮移植术 是指仅仅更换患者病变的内皮层及一薄层的深部基质层，而保留患者大部分正常角膜组织。适应证包括：各种原因引起的大泡性角膜病变（如无晶状体眼或人工晶状体眼的大泡性角膜病变），Fuchs 角膜内皮营养不良，虹膜角膜内皮综合征（ICE 综合征）等。DLEK 与常规 PLK 比较，有一些特殊的优点：①没有缝线和切口，几乎完全保留了原有的角膜表面的球面性质；不影响角膜前部曲率或散光和屈光度仅有轻微改变；术后移植排斥的发生率相对较低。②术后具有更加稳定的角膜结构，可以耐受较高的压力变化。③消除了缝线的并发症。④术中没有开天窗，因此术中、术后的并发症少，术后感染的概率降低。但 DLEK 也存在一定缺陷，例如：①需要复杂的板层剖切及剪除患眼深部角膜基质，不但手术较复杂，而且还损伤了部分正常的角膜基质。②大部分手术操作在前房中进行，容易损伤眼内结构（如虹膜、晶状体等），术后炎症反应较重。③术中对内皮植片的操作较多，会造成内皮细胞的损伤，可能导致术后植片功能衰竭。④因板层剖切，术后可能出现角膜层间瘢痕、角膜散光等而影响视力。

视频：内皮移植手术

4．角膜缘干细胞移植术 适用于合并角膜缘干细胞缺乏（limbal stem cell deficiency，LSCD）的严重眼表疾病。角膜缘干细胞缺乏可导致角膜结膜化、角膜新生血管、持续性角膜溃疡以及慢性眼表炎症，从而使视力严重受损。必须首先行角膜缘干细胞移植术。

思考题

1．如何对一位感染性角膜炎患者进行正确诊断？

2．运用你学习的分子生物学、微生物学知识，如何对真菌性角膜炎可能的发病机制进行研究和推测？

（张　弘）

第8章 眼表疾病概论

病例 8-1

患者，女性，40岁，职业：会计，每天使用电脑8小时以上。因双眼干涩、异物感、烧灼感2月就诊。自用抗菌药及人工泪液效果不明显。既往无全身风湿免疫病史、无眼部手术史。眼科检查：双眼视力均为1.0，双眼睑缘部充血、增厚，睑板腺开口隆起，挤压眼睑后可见睑板腺分泌物呈白色颗粒状，双眼睑裂区球结膜充血，角膜透明，可见少量点状荧光素染色，泪膜破裂时间右眼4秒、左眼5秒，Schirmer试验右眼11 mm/5 min、左眼13 mm/5 min，其他眼部检查未见异常。

讨论题：

1. 该患者可能的诊断是什么？
2. 应如何进行治疗？

病例 8-1 答案与解析

第一节 概 述

眼表（ocular surface）是指由角膜上皮、结膜上皮、副泪腺、眼睑、主泪腺及它们之间的神经连接组成的泪腺功能单位（lacrimal functional unit），共同参与泪液分泌和泪膜形成的调控，维持眼表及其下基质微环境的健康。泪腺功能单位任何一个环节的损害均可导致泪膜完整与功能的破坏以及角结膜的损伤，从而出现眼表泪液疾病（ocular surface and tear diseases）。包括所有的浅层角膜病、结膜病、外眼疾病、泪腺和泪道疾病。

1．泪膜的构成 泪液量、成分以及眼睑结构、功能的正常保证了泪膜（tear film）的稳定，结膜杯状细胞分泌的黏蛋白、非杯状细胞、角膜上皮细胞表达的跨膜蛋白参与泪膜构成。泪膜由外向内由三部分组成：①脂质层：厚约0.1 μm，由睑板腺分泌，可减少泪液蒸发，维持闭睑时水密状态；②水液层：约7 μm，由主、副泪腺分泌，含盐类和蛋白质，涂于眼表维持湿润环境；③黏蛋白层：20 ~ 50 μm，由结膜杯状细胞、结膜和角膜上皮细胞共同分泌。其基底入角膜、结膜上皮细胞微绒毛间，使疏水上皮细胞变为亲水。目前认为水液层和黏蛋白层并非截然分开，而是相互融合形成一凝胶层，黏蛋白的浓度由里向外呈梯度下降（图8-1）。

2．常见的眼表疾病类型 最常用的是应用印迹细胞学方法获得眼表上皮细胞，根据眼表终末上皮细胞表型将其分为两类：

（1）鳞状上皮化生：为非角化眼表上皮向病理性的角化上皮转化。各种导致瘢痕化的炎症、外伤、变性、坏死及各种引起泪膜不稳定的因素均可导致眼表鳞状上皮化生，使眼表正常功能失调。

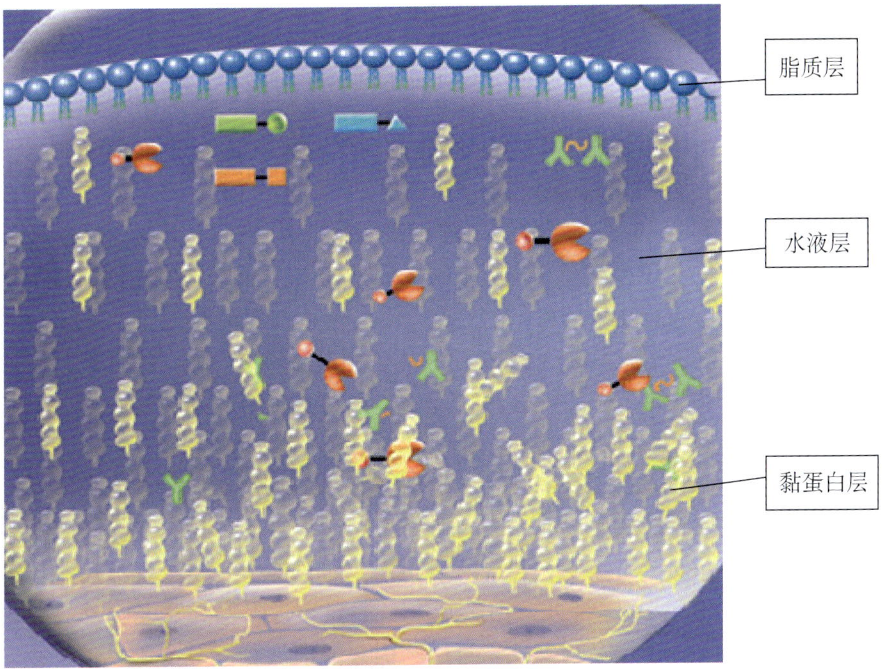

图 8-1　泪膜的结构

（2）角膜缘干细胞缺乏（limbal stem cells deficiency）：特征为正常的角膜上皮被结膜上皮侵占、替代。表现为角膜表面“结膜化”，新生血管形成，基底膜被破坏、纤维细胞侵入，慢性炎症乃至形成溃疡。角膜缘干细胞缺乏分为两种情况：①损伤性角膜缘干细胞缺乏：有明确的致病原因，如化学伤或热烧伤、Steven-Johnson 综合征、中毒性表皮坏死松解症、角膜缘多次手术或冷凝、热凝、局部应用抗代谢药物的毒性作用、角膜接触镜所致角膜病和严重微生物感染等；②基质微环境异常性角膜缘干细胞缺乏：如先天性无虹膜症、遗传性多种内分泌缺乏相关性角膜病、神经麻痹性角膜炎、放射线性角膜损伤、边缘性角膜炎、翼状胬肉等。

第二节　眼表疾病的治疗原则

基本治疗原则：①恢复和维持泪腺功能单位各结构的正常与稳定；②提供有利于支持上皮生长的基质微环境；③保证足够数量具有存活、生长、扩增、分化能力的角膜缘干细胞；④保持功能良好的泪膜。

如角膜缘干细胞缺乏是局限性的，尽量避免用毒性强的眼药，要用不含防腐剂的糖皮质激素眼药、角膜润滑剂或戴绷带式接触镜，同时清除侵入角膜的结膜上皮及施行羊膜移植术。对弥漫性角膜缘干细胞缺乏，病变限于角膜浅层，可行羊膜移植联合异体角膜缘板层移植并应用环孢素抑制排斥反应或行羊膜移植联合自体角膜缘移植。如果角膜缘干细胞严重缺乏，且病变较深，应行羊膜移植 手术恢复角膜缘周围的基质环境，然后行异体角膜缘移植联合板层角膜移植。羊膜移植目的在于恢复角膜缘基质微环境，角膜缘干细胞移植目的在于提供足够的角膜缘干细胞数量。在进行眼表重建手术时，应首先切除坏死或炎症明显的病变组织，尽可能保留残存的正常上皮细胞。充分缝合固定羊膜于表层巩膜上是手术成功的关键。另外，患眼的干眼及其严重程度也将影响手术的成功率。因此，术前、术后治疗干眼和保持泪膜稳定是眼表手术成功的重要步骤。总之，眼表疾病的治疗是个复杂的综合治疗过程，要考虑将泪腺功能单位作为一个整体，各结构与功能的恢复是眼表疾病治疗成功的保证。

第三节 干 眼

干眼（dry eye）是由于泪液的量或质或流体动力学异常引起泪膜不稳定和（或）眼表损害，从而导致眼不适症状及视功能障碍的一类疾病。

干眼是最常见的眼科疾病之一，目前全球干眼发病率为 5% ～ 35%，不同人种、不同年龄、不同地区，其发病率会有所差异。我国干眼发病率与其他亚洲国家相似，较欧美为高，发病率为 21% ～ 30%。公认的干眼危险因素包括女性、衰老、围绝经期雌激素治疗、配戴接触镜、视屏终端的使用、ω-3 脂肪酸缺乏、屈光手术、维生素 A 缺乏、眼部放射治疗、骨髓移植、糖尿病、自身免疫组织病、一些特殊药物或手术治疗（抗组胺类、抗抑郁类药物、减肥手术等）。

【病因及分类】 干眼的病因繁多，发病机制复杂，但其共同的机制是各种原因引起泪膜的稳定性改变，从而导致相应的症状或（和）眼表的改变，并影响其功能。按病因分为五类：①水液缺乏型（aqueous tear deficiency，ATD）干眼：当水液性泪液生成不足和（或）质异常时，如原发性或继发性 Sjögren 综合征、泪腺缺失、泪腺导管阻塞、衰老、神经支配异常导致的基础泪液分泌及反射性泪液分泌减少、全身用药引起的泪液分泌减少等，便出现水液缺乏型干眼；②黏蛋白缺乏型（mucin tear deficieny，MTD）干眼：泪膜的最内层由黏蛋白构成，当结膜杯状细胞或角膜上皮细胞发生炎症或损伤时，会造成凝胶型黏蛋白或跨膜蛋白缺乏，终将导致泪膜不稳定，引起干眼，如维生素 A 缺乏、Steven-Johnson 综合征、眼部类天疱疮、沙眼、化学烧伤及药物副作用等（抗组胺药、抗胆碱能药及 β 受体阻滞剂）；③蒸发过强型（over evaporation）干眼：主要由泪膜脂质层的质或量异常而引起，常见于睑板腺功能障碍、睑缘炎、视屏终端综合征、眼睑缺损或发育异常等；④泪液动力学异常型（dynamic abnormal）干眼：各种原因引起的泪液涂布异常与排出延缓均可导致该型干眼的发生，如瞬目异常、眼睑位置异常、泪液排出延缓、结膜松弛等；⑤混合型（mixed）干眼：是临床上最常见的干眼类型，为以上两种或两种以上原因所引起的干眼。

【临床表现】 干眼最常见的症状为刺痛或异物感，其他有眼部干涩、痒、烧灼感、畏光、眼红、视物模糊或视力波动等。症状在午后、过度用眼或暴露于特殊的环境（干燥、低湿度等）时加重。裂隙灯检查下睑缘泪河中断或不完整，下穹窿部有时可见黄色的黏丝样分泌物，球结膜失去正常的光泽，有时见球结膜增厚、水肿和充血，睑裂区结膜和角膜上皮不同程度的细小点状染色，且结膜染色病变早于角膜，虎红或丽丝胺绿染色比荧光素染色更敏感，能发现早期或轻度干眼。干眼早期轻度影响视力，病情发展后，可出现丝状角膜炎，晚期可出现角膜溃疡、变薄、穿孔、继发感染、角膜瘢痕形成和新生血管，视力明显下降。

【临床检查】 临床常用检查方法主要包括：①干眼的问卷调查表：各国的诊断标准中都包含干眼症状，如何有效评估干眼症状对干眼的诊断具有重要意义。当前，对于干眼症状的评价一般都采用问卷的方式，常用于临床的干眼症状问卷包括眼表疾病指数（Ocular Surface Disease Index，OSDI）、标准干眼症状评估（the Standard Patient Evaluation of Eye Dryness，SPEED）和中国人干眼问卷。②泪河高度：裂隙灯活体显微镜下投射在角结膜表面的光带和下睑缘的光带的交界处可见泪液的液平，其高度在一定程度上反映泪液分泌的多少。正常的泪河高度为 0.3 ～ 0.5 mm，若≤ 0.3 mm，则提示为干眼（图 8-2）。③泪液分泌试验（Schirmer's test）：常采用的为非表面麻醉下的 Schirmer Ⅰ试验，可间接检测泪腺分泌功能，它测量的是主副泪腺的基础和反射性泪液分泌。Schirmer Ⅰ试验正常值：> 10 mm/5min，≤ 5 mm/5 min 为异常（图 8-3、8-4）。④泪膜破裂时间（BUT）：是常用的检测泪膜稳定性的方法，正常 BUT > 10 秒，< 10 秒为泪膜不稳定（图 8-5）。脂质层、水液层和黏液层的异常均可使 BUT 缩

知识拓展：Schirmer试验

知识拓展：泪膜破裂时间

知识拓展：虎红染色

短，在黏蛋白缺乏型干眼可能表现为 BUT 缩短而 Schirmer 试验正常。⑤眼表上皮活体染色：常见的活体染色包括荧光素、虎红及丽丝胺绿染色。荧光素染色：染色阳性提示角膜上皮缺损或角膜上皮细胞膜破坏、细胞间连接缺失，主要评价上皮细胞的屏障功能（图 8-6）；虎红染色：染色阳性反映死亡或变性的角结膜上皮细胞，或没有被正常黏蛋白层覆盖的健康上皮细胞，是评价泪膜保护功能的染色方法（图 8-7）；丽丝胺绿染色：可使失活或变性的细胞染色，刺激性较虎红小，主要用于评价结膜病变（图 8-8）。⑥泪液渗透压（tear osmolality）测定：干眼和角膜接触镜配戴者可出现泪液渗透压增加，如＞ 312 mOms/L 可诊断为干眼。目前一些新技术，如眼表干涉仪、泪膜镜、干眼仪、眼表综合分析仪和眼前节光学相关断层扫描（OCT）等也显示出在干眼诊断上的价值。

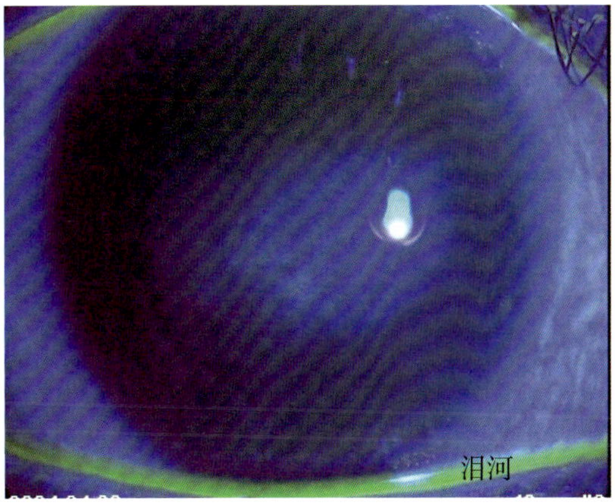

图 8-2　正常泪河

【诊断】 干眼的诊断主要依据病史、症状及临床检查。目前尚无国际公认的统一诊断标准，中华医学会眼科学分会角膜病学组 2013 年制定的干眼临床诊疗专家共识中，我国的干眼诊断标准为：①有干燥感、异物感、烧灼感、疲劳感、不适感、视疲劳或视力波动等主观症状之一和 BUT ≤ 5 s 或 Schirmer Ⅰ试验≤ 5 mm/5 min 可诊断干眼；②有干燥感、异物感、烧灼感、疲劳感、不适感等主观症状之一和 5 s＜BUT ≤ 10 s 或 5 mm/5 min＜Schirmer Ⅰ试验

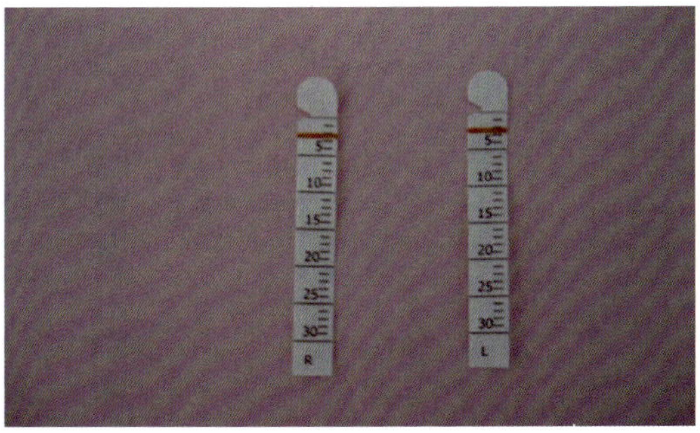

图 8-3　Schirmer 试纸

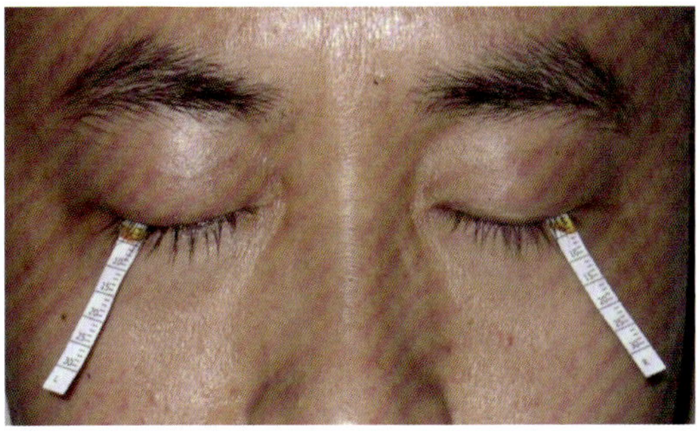

图 8-4　Schirmer 试验

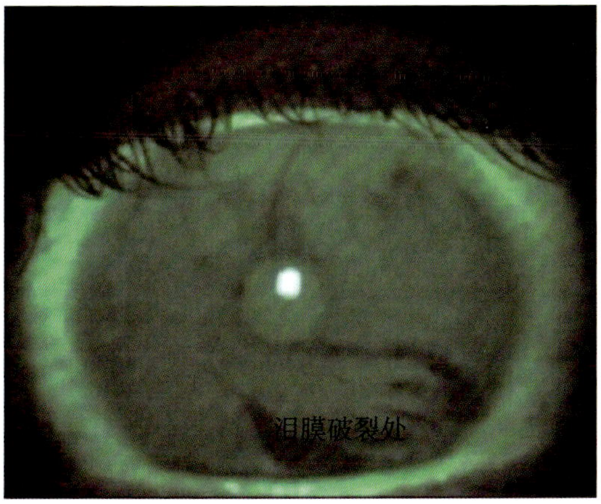

图 8-5　泪膜破裂时间（BUT）

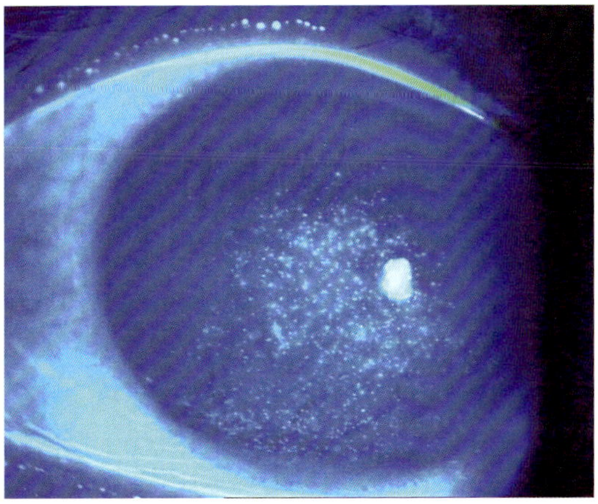

图 8-6　荧光素染色后干眼患者角膜上皮点状着染

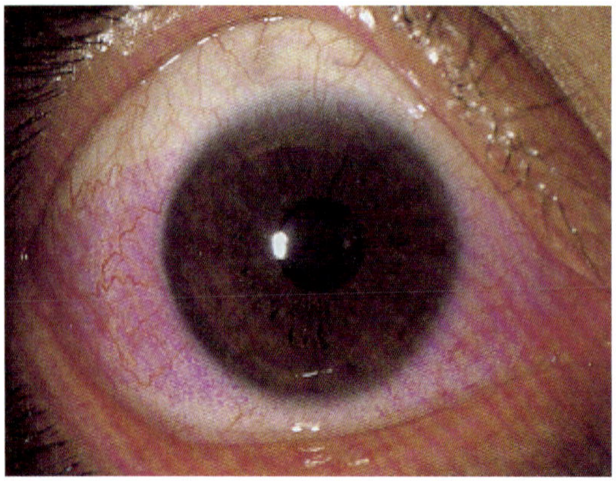

图 8-7 虎红染色

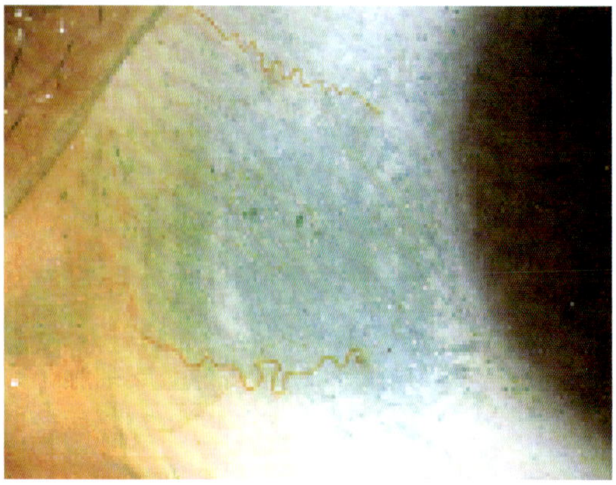

图 8-8 丽丝胺绿染色

≤ 10 mm/5 min 时，同时有角结膜荧光素染色阳性可诊断干眼。

【治疗】应先消除病因，再针对不同类型干眼给予相应的治疗方案。

（1）水液缺乏型干眼：局部应用人工泪液；选择泪小点栓子植入或湿房镜以保存泪液；对于有眼表炎症的患者，应根据眼表面炎症的严重程度应用激素或免疫抑制剂；对于局部人工泪液及泪小点栓子植入效果不佳者，可使用刺激泪液分泌的药物；对于常规药物治疗无效而角膜上皮愈合不佳的患者，应选用自体血清治疗；如患者同时伴有全身性疾病，应与相应的专科联合治疗；对于所有的保守治疗无效的严重水液缺乏型干眼患者，可行颌下腺移植手术治疗。

（2）蒸发过强型干眼：睑板腺物理治疗，包括热敷或冷敷、按摩和清洁；口服抗生素，主要有多西环素、四环素和阿奇霉素；局部应用抗生素、非甾体抗炎药、糖皮质激素眼液或眼膏、人工泪液及治疗脂溢性皮炎的药物；改善生活和工作环境，避免长期待在干燥、高气流的环境中，配戴湿房镜；口服 ω-3 及进行脂质的替代治疗。

（3）黏蛋白缺乏型干眼：轻者局部应用不含防腐剂或防腐剂毒性较小的人工泪液，并行泪小点栓子植入；眼表面有炎症者应用激素或免疫抑制剂；严重者需用手术方法恢复眼表面的正常解剖结构和功能，包括角膜缘干细胞移植、羊膜移植及眼表面重建等。

（4）泪液动力学异常型干眼：应用人工泪液；局部非甾体抗炎药、糖皮质激素或免疫抑制剂抗炎治疗；相关全身疾病的治疗；对于因眼睑位置异常、结膜松弛等而引起的严重泪液动力学异常型干眼患者，应行眼睑整形手术或松弛结膜切除术。

（5）混合型干眼：治疗应综合考虑各类型干眼的治疗原则。

第四节 视屏终端综合征

视屏终端（visual display terminal，VDT）综合征是指由于长时间在视屏终端前操作和注视荧光屏而出现的一组非特异性的症状，包括神经衰弱综合征、肩颈腕综合征、眼部症状、食欲减退、便秘、抵抗力下降等，甚至对内分泌系统也会产生一定的影响。其中，眼部症状（眼干、视疲劳、眼痒、烧灼感、异物感、视物模糊、视力下降、眼部胀痛、眼眶痛等）出现的概率最高，其次是颈肩部、背部和手臂。对于长期使用 VDT 每天超过 6 小时者，70% 以上或多或少会出现一些 VDT 综合征的表现，尤其以干眼最为突出。

【发病机制】

1．VDT 使用者多在空调环境下工作，长时间、近距离地注视屏幕，容易出现眼睑瞬目异常（瞬目不全、瞬目减少），导致泪液过度蒸发，泪膜破裂时间缩短，影响泪膜稳定性，从而产生或加重干眼症状。

2．长时间进行 VDT 操作者的视线在屏幕、键盘和文稿之间频繁移动，双眼需要反复作细微的调节和集合调整，眼肌负荷增加，从而发生眼肌疲劳，导致视疲劳的出现。

此外，VDT 操作者的精神状态、眼部因素（屈光不正、隐斜视、老视前期、调节和集合异常、双眼融合功能不足、屈光参差等）以及室内照明不足、反光、眩光等环境因素也是视疲劳的影响因素。

【临床表现】

1．眼干、异物感、烧灼感、畏光、眼红、视力波动等干眼症状。

2．视疲劳　视疲劳症状包括眼酸、眼胀、视物模糊、视力不稳、视物变形、眼皮沉重感等。

3．头痛　VDT 操作者可表现为压力型头痛，这些来源于焦虑、忧郁、某些眼病，如散光、远视；工作环境因素，如眩光、照明不足、显示屏位置不当等。

4．肩颈腕综合征　VDT 操作者工作时长时间为端坐姿势，躯干前倾，双臂半伸半屈，手高肘低，呈一定程度的强迫体位，伴随头、眼、手快速频繁的动作，导致某些肌肉过度紧张，表现为颈、肩、背、臂及腕、指关节的发僵、疼痛、麻木和痉挛等。

5．神经衰弱综合征　长期从事 VDT 作业者，易出现头痛、易激怒、疲劳、多梦、心悸、多汗、厌食、恶心、思维缓慢等神经衰弱征候群。

【治疗】

1．出现干眼症状者，可使用人工泪液润滑眼表，或配戴硅胶眼罩、湿房镜以及行泪小点暂时性封闭，减少蒸发，保存泪液。

2．积极处理屈光不正与双眼视功能异常　首先要矫正屈光不正以减少 VDT 操作者调节性疲劳，验配适合 VDT 操作距离的眼镜。对于双眼视觉功能不良者应首先进行视觉训练，训练无效者，调节力差者 VDT 操作时戴双焦或多焦眼镜，集合功能不足者可选择棱镜干预或手术矫正。

3．改善 VDT 工作条件　①显示器位置：应使显示器的高度低于水平线以下至少 15°，眼与屏幕之间的距离应在 50 ~ 70 cm 左右，以减少眼部不适症状的发生；②应增加环境湿度以减少泪液蒸发；③照明：灯光不要太强，要避免光线直接照射屏幕引起反射，以采用间接照明的方式为宜，还可应用百叶窗、窗帘等调节窗户的进光量，以保持室内照明基本稳定；④控制眩光：应选择无闪烁的直流荧光灯，控制室内物体的反光率，必要时可选用滤光屏以减弱反射眩光。

4．合理安排用眼时间　一次使用 VDT 的持续时间不要太长，建议每隔 1 小时休息 15 分钟，闭目或远眺一下窗外的景色，适当活动身体，解除紧张。

第五节　睑板腺功能障碍

睑板腺功能障碍（Meibomian gland dysfunction，MGD）是一种以睑板腺终末导管的阻塞和（或）睑酯分泌的质或量异常为主要特征的慢性、弥漫性睑板腺病变，临床上可引起泪膜异常、眼部刺激症状、眼表炎症反应，严重时会导致眼表损伤而影响视功能，是蒸发过强型干眼的主要原因。

【病理生理及危险因素】　主要病理生理改变包括睑板腺终末导管及开口的过度角化、睑酯黏滞度增加、睑板腺阻塞及腺泡萎缩，如果 MGD 继发于全身皮肤疾病，如脂溢性皮炎等，可伴随脂溢性睑缘炎，睑缘油脂量增加及黏稠度增加。导致 MGD 的危险因素主要包括前部睑缘炎、配戴角膜接触镜、毛囊蠕形螨、干眼、雄激素缺乏、女性更年期、年龄相关、Sjögren 综合征、过敏性疾病、红斑痤疮、某些药物的长期应用及长时间进行电脑、手机屏幕操作和高油高糖饮食习惯等。

【分类】 根据睑板腺分泌状态的不同分成两大类：①睑酯低排出型：又分为腺泡萎缩型和阻塞型；②睑酯高排出型：睑酯分泌量增加，当指压睑板时可见睑缘大量脂质排出。

知识拓展：睑板腺分泌异常

知识拓展：睑板腺缺失

【临床表现】 自觉症状无特异性，往往晨起时明显，如眼干涩、眼部烧灼感、异物感、眼痒、视物模糊、视力波动、睑缘分泌物增多等。常见的典型体征包括：①睑缘改变：早期可见睑缘毛细血管扩张或充血、睑板腺开口的脂帽形成（图 8-9），进展期表现为睑缘肥厚、新生血管形成、睑缘切迹、睑缘表面不规则等，睑板腺开口阻塞或消失（图 8-10）；②睑板腺分泌异常：分泌的睑酯呈混浊油脂状、颗粒状或牙膏状外观（图 8-11、8-12、8-13）；③可出现不同程度的睑板腺缺失（图 8-14、8-15、8-16、8-17）。

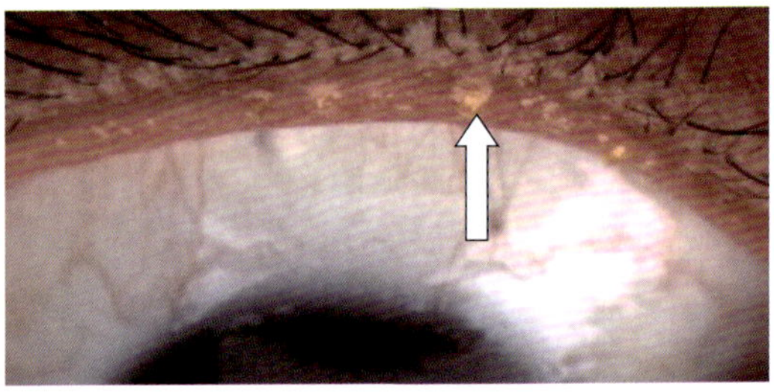

图 8-9 睑板腺开口的脂帽形成

【诊断】 主要根据体征、症状和相应的辅助检查结果，进行综合评估：①睑缘和睑板腺开口异常；②睑酯分泌异常；③具有眼部症状；④睑板腺缺失；⑤脂质层厚度异常。第①和②项中出现任何一项即可诊断为睑板腺异常，结合第③项眼部症状，有症状者诊断为睑板腺功能障碍，无症状者诊断为睑板腺功能异常，单独出现第④或⑤项，仅说明睑板腺缺失和脂质层厚度变化及其程度，还需要结合其他辅助检查才能进行诊断。

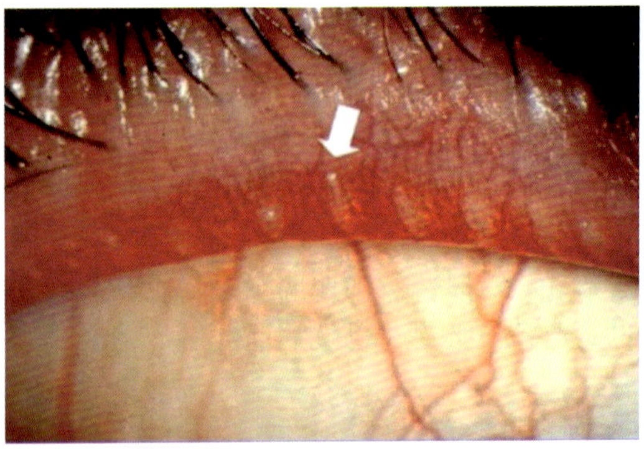

图 8-10 睑缘充血、肥厚、睑板腺开口阻塞

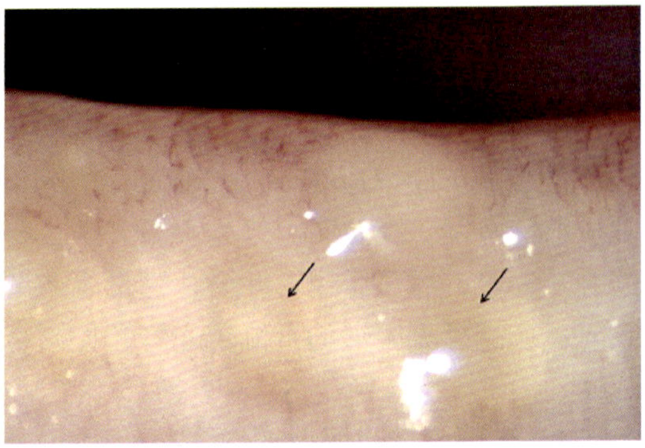

图 8-11 睑酯混浊呈液态脂质

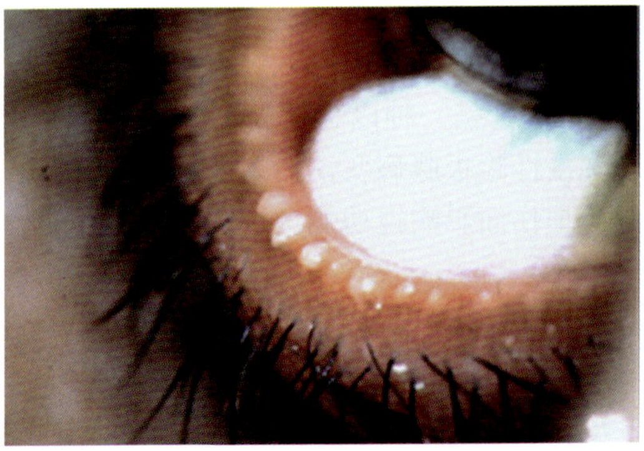

图 8-12 睑酯混浊呈颗粒状

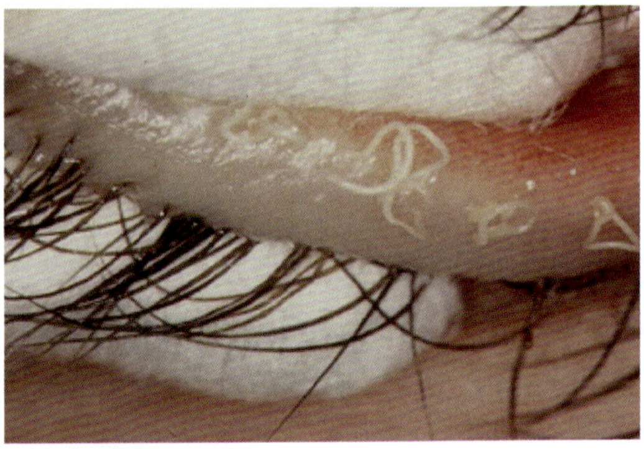

图 8-13 睑酯浓稠呈牙膏状

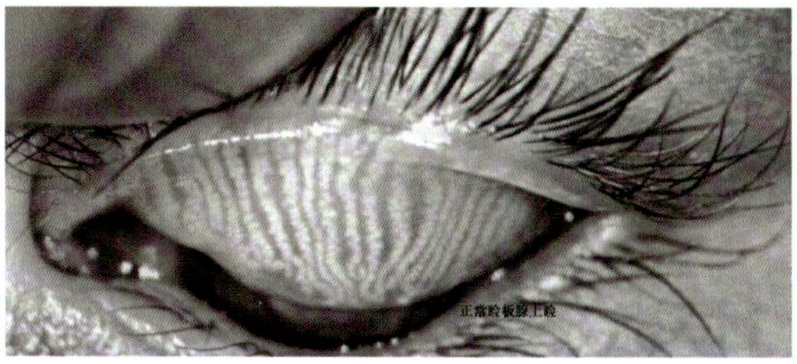

图 8-14　正常上睑睑板腺成像

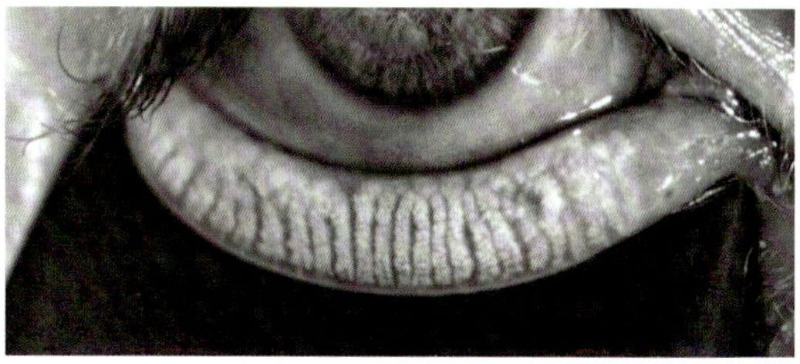

图 8-15　正常下睑睑板腺成像

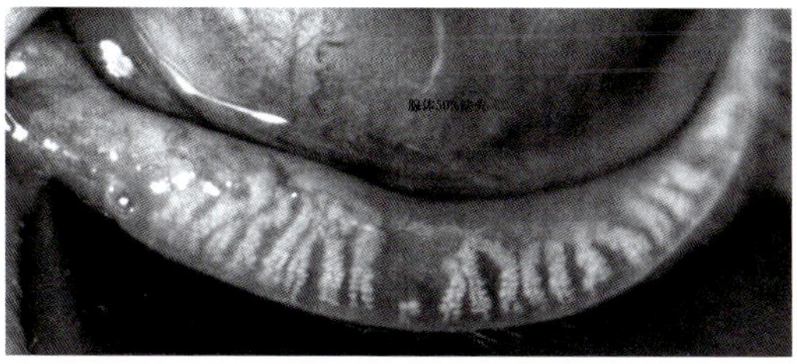

图 8-16　下睑睑板腺缺失 50%

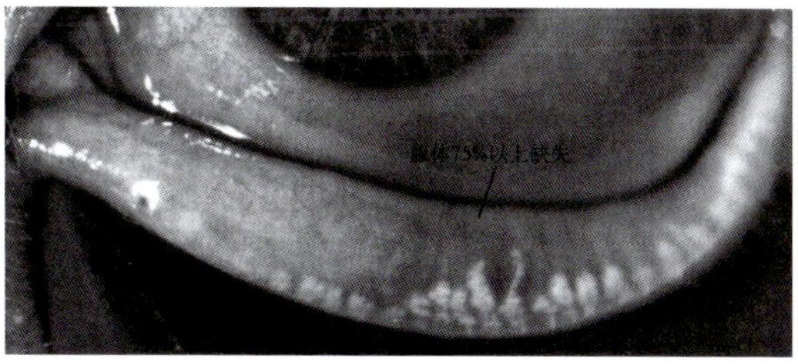

图 8-17　下睑睑板腺缺失大于 75%

【治疗】

（1）睑缘清洁、眼局部热敷或冷敷及眼睑按摩。

（2）局部药物治疗：包括局部使用人工泪液及眼表润滑剂、抗菌药及抗炎药。

（3）全身药物治疗：主要包括口服抗菌药和不饱和脂肪酸。

（4）对于同时伴有结膜松弛症、眼睑缘畸形和角膜溃疡等疾病者，应给予相应的手术治疗。

（吴　珂）

第9章 巩膜病

第一节 巩膜炎

巩膜炎是以眼红和视力下降为始发症状、以重度眼痛为主要特点的巩膜感染性疾病。又称深层巩膜炎。较表层巩膜炎少见。发病急，常伴发角膜及葡萄膜炎，预后不佳。依据发病部位可分为前巩膜炎和后巩膜炎。女性多见，双眼可先后或同时发病。

一、表层巩膜炎

表层巩膜炎（episcleritis）位于赤道前，特别多见于角膜缘至直肌附着处之间的区域，病程短，易复发、预后佳，2/3 的患者为单眼发病，常见于成年人。

【病因与病理机制】 目前表层巩膜炎的病因尚未明了，1/3 的患者可伴有红斑、痤疮、痛风、感染或胶原血管病。有结节性和单纯性两型。

【临床表现】

1．单纯性表层巩膜炎 ①急性发病，周期性发作，复发部位不固定；②巩膜表层和球结膜弥漫性充血水肿；③自限性，持续一周至数周。

2．结节性表层巩膜炎 ①局限性暗红色结节；②疼痛和压痛；③可合并虹膜睫状体炎；④炎症易复发。

【诊断与鉴别诊断】

1．诊断 必须依靠常规眼部和裂隙灯检查及实验室检查：①表层巩膜炎的充血和水肿仅局限在巩膜表层，不累及其下巩膜组织，充血多呈暗红色，滴肾上腺素后血管迅速变白，而更为深层的巩膜炎充血为紫色，滴肾上腺素后不易褪色。②实验室检查：血常规、红细胞沉降率、肝功能、梅毒血清学试验、结核菌素试验、类风湿因子、外周血 T 淋巴细胞亚群、外周血免疫球蛋白、免疫复合物测定、抗核抗体、补体 C3 等。

2．鉴别诊断 应与结膜炎相鉴别。结膜炎充血弥漫，且多伴有分泌物；而巩膜炎多局限在角膜缘至直肌附着点的区域，不累及睑结膜，充血血管呈放射状从角膜缘向后延伸。

【治疗】

本病多为自限性，通常可在 1 ~ 2 周内自愈，几乎不产生永久性眼球损害，一般无需特殊处理。局部点用血管收缩剂可减轻充血；若患者疼痛，可加用 0.5% 可的松滴眼液或 0.1% 地塞米松滴眼剂点眼，必要时全身应用非甾体抗炎药和糖皮质激素。

二、巩膜炎

巩膜炎（scleritis）为巩膜基质层的炎症，其病情及预后远比表层巩膜炎严重，对眼的结构和功能有一定破坏性。常发生于 40 ~ 60 岁女性，双眼受累较多。

【病因与病理机制】 巩膜炎发病与下列因素有关：①全身感染性疾病，如结核、梅毒、带状疱疹的感染病灶引起的过敏反应；②自身免疫性结缔组织病，如风湿性关节炎、Wegener肉芽肿、系统性红斑狼疮、多发性结节性动脉炎等；③代谢性疾病，如痛风；④其他原因：外伤或结膜感染直接蔓延而引起。病理机制：多数学者认为是一种自身免疫反应。巩膜炎的病理特征为细胞浸润、胶原纤维破坏和血管重建。

（一）前巩膜炎

【临床表现】 最显著的特征是严重而难以忍受的眼痛，可放射到前额、眉弓、颌部，并且可使患者夜间痛醒，眼痛随眼球运动或触碰而加重。渐进性或急性发作、眼红、流泪、畏光、视力下降。易复发。可出现穿孔性巩膜软化症。

主要体征：巩膜、表层巩膜和结膜血管充血。巩膜血管为粗大的深层血管，不能被棉签推动，不因局部滴用10%去氧肾上腺素而收缩变白。炎症呈扇形、结节状或弥漫性分布，伴有巩膜水肿。在自然光下巩膜呈特征性的蓝紫色。复发病例在巩膜变薄或重塑的区域可见其下的葡萄膜甚至葡萄膜膨出。其他特征：巩膜结节、角膜病变［如周边角膜炎、角膜缘呈沟状或角质层分离（角膜溶解）］、青光眼、葡萄膜炎、白内障。

前巩膜炎可表现为弥漫性、结节性和坏死性3种类型：

1．弥漫性前巩膜炎 眼前节广泛炎症。巩膜弥漫充血，球结膜水肿。炎症可累及1个象限或整个前部巩膜。

2．结节性前巩膜炎 固定的炎症结节。巩膜呈紫红色充血，炎症浸润肿胀形成结节样隆起，结节质硬、压痛、不能推动。

3．坏死性前巩膜炎 是一种危害极大，常可引起视力损害的巩膜炎症。眼部疼痛明显，单眼发病，早期局部巩膜炎性斑块，病变边缘炎性反应较中心重。晚期巩膜坏死变薄，透见脉络膜甚至坏死穿孔。炎症消退后，巩膜可呈蓝灰色外观。常伴有严重的自身免疫性疾病，如血管炎。坏死性前巩膜炎伴炎症反应：极度疼痛，巩膜因坏死变得透明，可透见脉络膜色素。与全身炎症性疾病密切相关；不伴有炎症反应者，通常无症状，常见于有长期类风湿关节炎病史的老年女性。

（二）后巩膜炎

发生于赤道后方巩膜及视神经周围的一种肉芽肿性炎症。一般眼前部无明显改变，诊断较困难。

【临床表现】 程度不同的眼痛和压痛、视力减退，也可表现为头痛。

体征：始发于后巩膜，极少数为前巩膜炎蔓延所致，或类似于无色素脉络膜肿物。伴有视网膜下肉芽肿、局限性眼底肿物、脉络膜皱褶、渗出性视网膜脱离、视盘水肿、黄斑水肿。眼球突出、眼球运动受限、疼痛、压痛。眼睑及球结膜水肿，充血不明显或无充血。

【诊断与鉴别诊断】

1．诊断 根据患者临床表现与辅助检查做出诊断。自然光或室内照明充足条件下观察各个注视方位的巩膜。检查巩膜是否存在无血管区，检查角膜以及前房是否受累。散瞳检查眼底以排除后节病变。其中超声检查是诊断巩膜炎较可靠的依据，其中A型超声检查可见巩膜增厚呈中、高反射及低反射的筋膜囊水肿，B型超声检查示巩膜结节性及弥漫性增厚，眼球后壁扁平或（和）变形及筋膜囊水肿，可见眼球壁外有一无回声区，形成T形征及L形征。同时可见巩膜及脉络膜增厚，巩膜结节。CT扫描或MRI能显示后巩膜增厚有助于诊断。

后巩膜炎患眼的FFA可见多发针尖样渗漏、脉络膜皱褶和视网膜下液。实验室检查包括血细胞计数、肌酐、红细胞沉降率、C反应蛋白、补体、尿酸、类风湿因子、抗核抗体和尿分析等。

2．鉴别诊断

（1）眶蜂窝织炎：眶蜂窝织炎眼球突出明显，可伴有发热、白细胞增高等全身中毒症状。

（2）脉络膜黑色素瘤：脉络膜黑色素瘤多为老年人发病，单侧多见，前房和玻璃体内无浮游细胞，眼球无突出，一般不伴有疼痛，主要表现为视力下降。超声检查表现为圆形或椭圆形脉络膜凹陷症或挖空征，无球后水肿。通过其临床表现和典型的超声表现可与后巩膜炎相鉴别。

（3）表层巩膜炎：巩膜实质不受累，局部滴用去氧肾上腺素后血管收缩变白，较巩膜炎起病更急。好发于年轻人，如果有症状，则较轻。

（4）Vogt- 小柳 - 原田病（VKH）、脉络膜转移癌、脉络膜血管瘤：可以依据病史、临床检查及眼底血管造影等进行鉴别诊断。

【治疗】

1. 针对病因治疗，如有感染存在，可采用相应的抗感染治疗；对于全身性疾病相关性巩膜炎应尽早发现，及时治疗。

2. 抗炎治疗 眼部或全身应用糖皮质激素及非甾体抗炎药，如吲哚美辛口服，25 ~ 50 mg，2 或 3 次 / 天，常可迅速缓解炎症和疼痛。如果效果较差，可考虑采用免疫抑制剂治疗。

3. 伴有睫状肌痉挛者可用阿托品散瞳，麻痹睫状肌。

4. 严重病例的无血管区、葡萄肿区域禁在结膜下、球后或者球周注射糖皮质激素，以防止巩膜穿孔。

5. 手术治疗 对于巩膜坏死、穿孔患者，可试行异体巩膜移植术。

第二节　其他类型巩膜病

一、巩膜葡萄肿

巩膜葡萄肿（scleral staphyloma）指各种原因致巩膜变薄，在眼压作用下，变薄的巩膜连同深层葡萄膜组织向外扩张膨出，透过巩膜呈现葡萄膜的黑色。根据发生部位分为前部、赤道部、后葡萄肿。

【病因与发病机制】 由于巩膜的先天性缺陷或病理性损害使其抵抗力减弱，在正常眼压或高眼压作用下，巩膜和葡萄膜向外膨出。病因包括：外伤和手术使巩膜变薄，巩膜炎或穿透性巩膜软化，眼压增高，高度近视等眼部变性疾病，眼内占位性病变。前巩膜葡萄肿有时为单独隆起，有时融合形成一环，分为睫状体葡萄肿和间插葡萄肿，二者的区别在于前睫状动脉通过的位置。前者发生在睫状体区域，前睫状动脉穿过其前；后者由于虹膜突向前房，其周边粘连在角膜后面而形成葡萄肿的前缘，睫状体与原来虹膜的根部则形成葡萄肿的后界，前睫状动脉通过其后。巩膜葡萄肿多见于深层巩膜炎、巩膜损害及慢性青光眼等。

【临床表现】 患者多有视力减退，严重者视力丧失。

前巩膜葡萄肿：膨出位于睫状体区或者角巩膜缘者。巩膜和睫状体部分成环状隆起。多见于炎症、外伤或手术后局部巩膜变薄，或眼内肿瘤扩张合并继发性青光眼。

赤道部巩膜葡萄肿：位于赤道部，涡静脉穿出处巩膜葡萄膜黑色单独隆起。常见于巩膜炎或绝对期青光眼的并发症。

后巩膜葡萄肿：常见于视盘周围及后极部，多见于高度近视或见于先天性疾病。后巩膜葡萄肿常伴随脉络膜萎缩及新生血管形成。

全巩膜葡萄肿：眼球全部扩张变大，巩膜菲薄。如先天性青光眼（“水眼”）及后天性青光眼（“牛眼”）。

【诊断与鉴别诊断】

诊断：根据典型临床表现可以诊断。

鉴别诊断：高度近视所致巩膜葡萄肿要同先天性视乳头缺损鉴别，后者不是进行性改变。

【治疗】 对因治疗外，前巩膜葡萄肿早期可试行减压术，控制眼压，缓解葡萄肿的发展和扩大。对高度近视所致后巩膜葡萄肿可行后巩膜加固术。患眼已无光感且疼痛时，可考虑眼球摘除术。

二、巩膜异色

正常巩膜为瓷白色，如果巩膜的胶原纤维结构改变或者巩膜变薄，使其下面的色素膜能透见，巩膜则为发蓝的颜色，称为巩膜异色（scleral heterochromia）或蓝色巩膜。这种病变与遗传性结缔组织病有关，有时也与儿童早期缺铁性贫血有关。

【病因与发病机制】 在新生儿，特别是早产儿，易见到半透明的巩膜下隐约显露葡萄膜色调，呈均匀的蓝色。但只有在出生后 3 年巩膜仍持续为蓝色时，才被视为病理状态。临床上所见的巩膜异色通常是指蓝色巩膜。

蓝色巩膜与巩膜胶原纤维结构改变和变薄有关，透出脉络膜色素，使其外观呈蓝白色。多伴有其他全身发育异常，如并发骨异常、神经性耳聋的 Van der Hoeve 综合征，Marfan 综合征，Ehlens-Danlos 综合征等。目前研究证实，伴有蓝色巩膜的综合征与基因突变和蛋白质表达异常有关，17 号染色体上 *COL1A1* 的“功能型 null”同位基因或者 7 号染色体上的 *COL1A2* 是导致 I 型胶原减少的主要原因。另外，其可为缺铁性贫血的早期信号，铁元素是合成胶原的重要辅助因子，如果体内缺铁，胶原合成不足，巩膜变薄，无法有效遮掩眼球内棕黑色的脉络膜，自然光线下就呈现蓝色。

【临床表现】 整个巩膜呈均匀的浅蓝色，两侧对称。病理检查常发现巩膜的厚度只有正常的 1/3。患者双眼角膜透明，视物模糊，角膜厚度为正常的 3/5，角膜前弹力层缺乏，角巩膜胶原纤维减少。因眼球壁变薄，血管较脆，眼外科手术时易发生并发症（如出血等）。

【诊断与鉴别诊断】

1．诊断 患者蓝色巩膜，多伴有其他全身发育异常，如并发骨异常、神经性耳聋的 Van der Hoeve 综合征，Marfan 综合征，Ehlens-Danlos 综合征等。有易骨折及听力下降等特点及明显的家族遗传倾向。

2．鉴别诊断 蓝色巩膜必须与眼球黑变病、类风湿关节炎、儿童缺铁性贫血或服用四环素所致的巩膜染色相鉴别。巩膜色素斑的巩膜前部表面出现紫灰色或蓝灰色境界清楚的色素斑，推动球结膜色素斑不移动，特别多见于睫状前静脉穿出巩膜处。有时伴有虹膜或眼底色素加深。偶尔前部表面有边界清楚、形似地图状不规则色素斑，称巩膜黑变病。临床无特殊意义。

【治疗】 本病需查找原发疾病，针对病因治疗。

三、巩膜变性

巩膜变性（scleral degeneration）是巩膜组织的退行性改变。较少见，多见于老年人或见于萎缩的眼球。

【病因与发病机制】 巩膜变性常见于老年人，由于巩膜硬度增加、含水量和黏多糖量减少，以及结膜下脂质沉着，巩膜呈黄色外观。钙质亦可呈颗粒状或结晶状沉着于巩膜胶原纤维中，表现为水平直肌前灰白斑块。

【临床表现】

1．巩膜玻璃样变性 通常发生于 60 岁以上高龄者，外观呈 2 ~ 3 mm 大小半透明的椭圆形或长方形灰白斑，斑在近角膜缘侧境界较肌肉侧鲜明。患者无任何自觉症状，客观也无炎症表现，不发展，对眼球无任何影响。

2．巩膜脂肪样变性 本症也发生于老年人，病变部位的巩膜呈黄色，有时也发生于巩膜炎或陈旧瘢痕之后。在脂质代谢障碍时，也可发生广泛的巩膜炎脂质沉着。

3．老年性巩膜斑 本症罕见，是发生于老年人的巩膜变性。在睑裂区角膜缘附近，出现浅凹陷的巩膜变薄斑。

4．巩膜钙化 也是一种巩膜组织的老年变性，可在老年人前部巩膜表面见到境界清楚的轻微下陷的灰色斑点或炎症后纤维化的最终结果，也见于发生萎缩的眼球。

【诊断与鉴别诊断】

1．诊断 巩膜呈黄色外观，多为双眼，程度可不一。睑裂区水平直肌前巩膜上卵圆形或长方形灰白半透明斑块。

2．鉴别诊断 无特殊疾病需要鉴别。

【治疗】 无特殊处理。

（胡 磊）

第10章 晶状体疾病

病例 10-1

患者，女性，63 岁，双眼逐渐视力下降伴视物模糊近 2 年，无明显眼红、痛等不适。既往无其他眼病史。眼科检查：右眼视力 0.3，矫正无提高，左眼视力 0.4，矫正无提高；眼压右眼 18 mmHg，左眼 17 mmHg；双眼结膜无充血，角膜透明，前房轴深 3CT，房水清；散瞳后裂隙灯检查见双眼晶状体明显皮质及核性混浊、核呈淡黄色混浊（图 10-1），隐见眼底视网膜平伏。

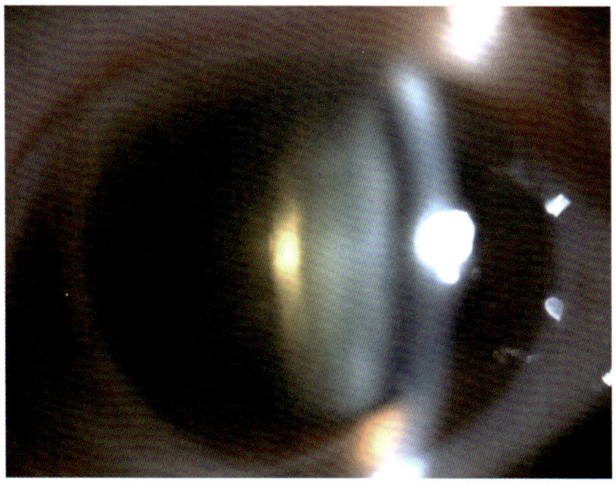

图 10-1 散瞳后裂隙灯检查

讨论题：

1. 可能的诊断及诊断依据？对该患者还应进一步询问的病史？针对该诊断，对患者还应做哪些检查？
2. 下一步治疗？

病例 10-1 答案与解析

第一节 白内障

晶状体混浊并在一定程度上影响视力者称为白内障，世界卫生组织（WHO）认为晶状体混浊且矫正视力低于 0.5 者有临床意义。白内障是全球第一位致盲眼病，随着全球人口的老龄化，白内障的发病率及患病人口总数在不断上升，白内障的防治任重道远。

【病因与发病机制】 白内障形成与许多因素有关，影响眼内环境的因素（如衰老、理化损伤、手术、肿瘤、炎症、药物）、某些全身性疾病以及晶状体或眼球的发育异常都可导致白内障。临床上白内障常按病因分类为年龄相关性（老年性）、先天性、代谢性、外伤性、并发性、药物及中毒性、辐射性、后发性白内障等类型。其基本病理改变均为晶状体蛋白发生变性。发病机制为：①晶状体氧化损伤及生化改变，包括自由基产生和氧化损伤；②晶状体蛋白变化；③晶状体上皮细胞凋亡。

【临床表现】 症状：①视力下降；②对比敏感度下降；③屈光改变，近视和散光；④单眼复视、多视；⑤眩光、畏光；⑥色觉敏感度下降；⑦不同程度视野缺损。体征：裂隙灯检查时晶状体混浊，严重时肉眼可见。白内障核硬度分级常用Emery标准分为以下5级：Ⅰ度：透明、无核、软性；Ⅱ度：核黄白、黄色、软核；Ⅲ度：核深黄色、中等硬度核；Ⅳ度：核棕色、琥珀色、核硬；Ⅴ度：核棕褐色、黑色极硬核。

一、年龄相关性白内障

年龄相关性白内障（age-related cataract）是最常见的白内障类型，亦称老年性白内障。年龄相关性白内障可分为三种类型。

1. 皮质型白内障（cortical cataract） 是最常见的一种类型，其特点是混浊自周边部开始，逐渐向中心部扩展，占据大部分皮质区。根据其临床发展过程及表现形式，皮质型白内障可分为四期：

（1）初发期（incipient stage）：最早期的改变是在靠周边部前后囊膜下，出现辐轮状排列的透明水隙或水泡，后向中央扩大。水隙或水泡主要是由于晶状体上皮细胞泵转运系统失常导致液体在晶状体内积聚所致，液体积聚可使晶状体纤维呈放射状或板层分离。液体可沿晶状体纤维方向扩展，形成典型的楔状混浊，尖端指向瞳孔区中央，也可融合成片状混浊，散瞳检查可呈典型的辐轮状外观或片状阴影（图10-2）。初发期混浊进展缓慢，有时可经数年而无变化。只要晶状体中心区未受累，一般不会影响中心视力。

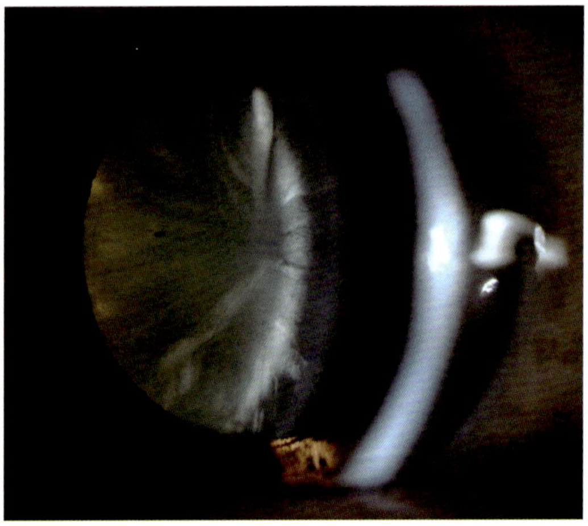

图10-2 老年性白内障初发期

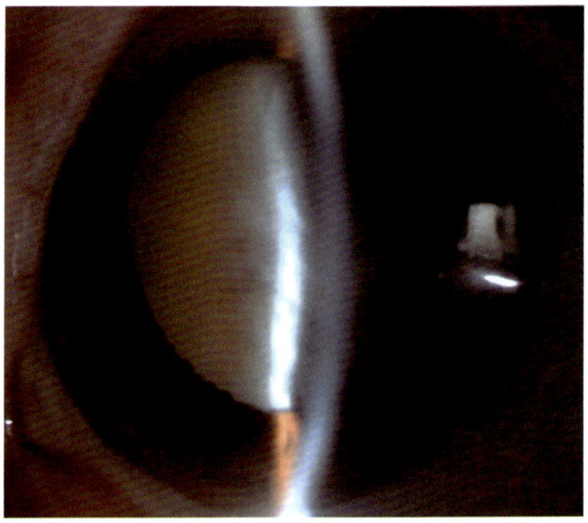

图10-3 老年性白内障成熟期

（2）膨胀期（intumescent stage）：又称作未成熟期（immature stage）。晶状体纤维水肿和纤维间液体不断增加，晶状体发生膨胀，厚度增加。以混浊为背景的囊膜张力增加而呈现绢丝样反光；以斜照法检查晶状体时，投照侧虹膜投向深层混浊皮质上形成新月形阴影，称虹膜投影。晶状体膨胀会导致前房变浅，有闭角型青光眼体质的患者，易诱发青光眼的急性发作。这一阶段患者主要症状为视力逐渐减退，有时伴有眩光感，偶有单眼复视者。

（3）成熟期（mature stage）：这一阶段以晶状体全部混浊为特点。裂隙灯检查仅能看到前面有限深度的皮质，呈无结构的白色混浊状态（图10-3）。虹膜新月影投照转为阴性。此时，晶状体纤维经历了水肿、变性、膜破裂等一系列病理过程，最终以晶状体纤维崩溃，失去正常形态为结局。临床上，患者的视力急剧下降，眼底不能窥入。

（4）过熟期（hypermature stage）：由于基质大部分液化，某种基本成分的丧失使晶状体内容减少，囊膜失去原有的张力而呈现松弛状态。有时核心沉到囊袋下方，随眼球转动而晃动，前房加深，称 Morgagnian 白内障。此时可伴有虹膜震颤。外伤或剧烈震动可使核心穿破囊膜而脱入前房或玻璃体腔，如伴有液化基质流失，患者会出现豁然开朗的"不治而愈"的假象。

2．核性白内障（nuclear cataract） 核性白内障往往和核硬化并存。最初，混浊出现在胚胎核，而后向外扩展，直到老年核。这一过程可持续数月、数年或更长。晶状体核混浊过程伴随着颜色的变化。早期，少量棕色色素仅仅积聚在核区而不向皮质区扩展。也可呈现整个晶状体均呈棕色反光的外观。当色素积聚较少时，核心部呈淡黄色，对视力可不造成影响，眼底亦清晰可见。

随着白内障程度加重，晶状体核颜色亦逐渐加深，由淡黄色转变为棕褐色或琥珀色。迁延性核性白内障，晶状体核呈现深琥珀色甚至黑色（图 10-4）。晶状体核颜色与核硬度有一定的相关性，即颜色越深，核越硬。这一点在拟行超声乳化手术前进行病例选择时尤为重要。

3．后囊膜下白内障（posterior subcapsular cataract） 后囊膜下白内障是指囊膜下浅皮质混浊为主要特点的白内障类型。混浊多位于后囊膜下，呈棕色微细颗粒状或浅杯形囊泡状。有时前囊膜下也可出现类似改变。病变一般从后囊膜下视轴区开始，呈小片状混浊，与后囊膜无明显界限。由于病变距节点更近，即使病变范围很小很轻，也会引起严重视力障碍。临床上，常常发现视力同晶状体混浊程度不相符合的情况，仔细检查方可发现后囊膜混浊是其主要原因。当前囊膜下出现类似改变时，囊膜下透明区消失，可演变成前囊膜下白内障（图 10-5）。这种类型的白内障多发生在 60 ~ 80 岁年龄组。但在成熟期或过熟期白内障，以晶状体全面陷入混浊为特点，其前囊膜下受累是一种并发现象，不应与此相混淆。

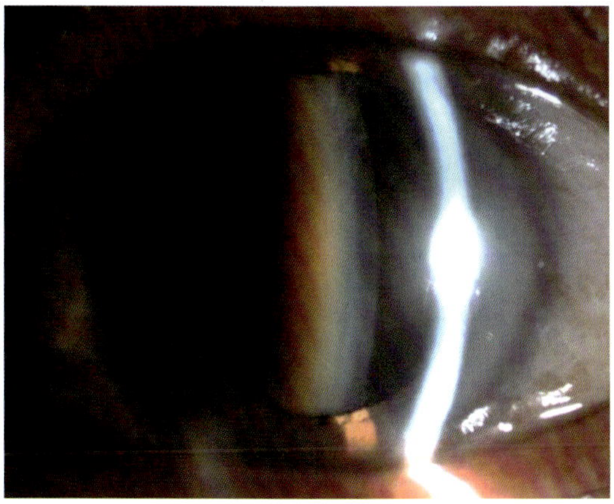

图 10-4　核性白内障

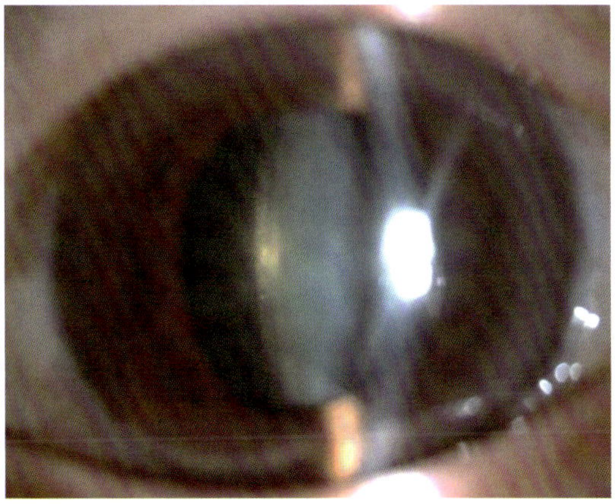

图 10-5　后囊膜下白内障

二、先天性白内障

先天性白内障（congenital cataract）是严重影响婴幼儿视力发育的常见眼病，晶状体混浊为出生时或出生后一年内发生，多与代谢性或系统性疾病相伴随。先天性白内障在形态、混浊部位、混浊程度以及发病年龄方面有较大差异。

1．囊性白内障（capsular cataract） 真正的囊性白内障比较少见。前囊膜混浊常合并永存瞳孔膜或角膜混浊。裂隙灯检查可发现瞳孔正中相应部位囊膜呈灰白色混浊。如混浊范围很小，不会严重影响视力，则无须治疗。另一种情况是，角膜溃疡穿孔或穿孔伤致晶状体前囊与角膜接触，形成粘连性角膜白斑，相对应的前囊膜和囊膜下皮质均可发生混浊。这种建立在角膜病变基础上的晶状体混浊，虽可长期保持静止，但往往严重影响视力，应与先天性白内障加以区别。

2．极性白内障（polar cataract） 由于解剖上的特殊关系，极性白内障与囊性白内障常可同时发生。根据混浊位置的不同，可分为前极性、后极性和前后极性白内障。后极性白内障影响视力程度较前极性白内障更为严重。极性白内障一般为先天性，但也可以为外伤所致，特别是微小的穿通性损伤，囊膜愈合后可形成瘢痕性混浊（图 10-6）。

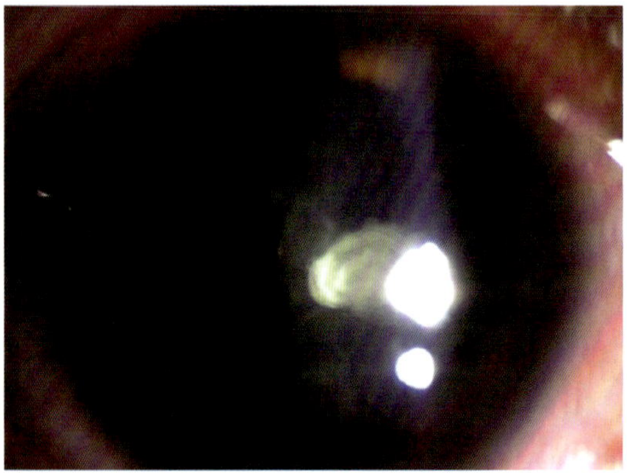

图 10-6 后极性白内障

3．胚胎核性白内障（embryonal nuclear cataract） 也称中央（板层）粉尘状白内障。一般在妊娠 6 个月时形成，仅原始晶状体纤维受累，且局限于胚胎核内，混浊常呈粉尘样外观（图 10-7）。有时与绕核性或极性白内障合并出现，通常不影响视力。双侧发病，常染色体显性遗传。

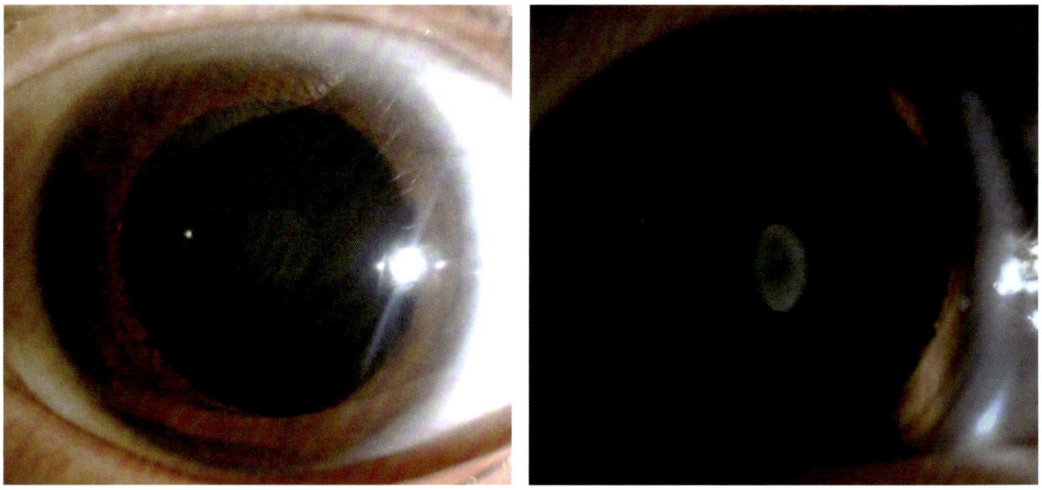

图 10-7 胚胎核性白内障。左：正面观；右：侧面观

4．缝合性白内障（suturel cataract） Y 字缝合代表了原始晶状体纤维发育终止在不同部位的结合部，并形成了胚胎核的前后界限，缝合性白内障即在这一位点上形成。双眼发病。混浊呈白色或浅绿色，沿缝合线呈微细羽毛状排列，混浊区由极细的白色斑点组成。更表浅的混浊病变在起源上属于发育性，表现出错综复杂的形态学差异，如星形、珊瑚形、花簇形等不一而足。

5．板层白内障（lamellar cataract） 又称绕核性白内障，是先天性白内障中最常见的类型，是围绕相对来说比较透明的核，且呈向心性排列的细点状混浊区，其上绕有许多类似菊花瓣样灰白色纤维束（图 10-8）。双眼受累病例多为常染色体显性遗传已得到证实；而散发的所谓获得性板层白内障，其发病与低钙血症、低血糖等内生环境有关。

6．核性白内障（nuclear cataract） 是最常见的先天性白内障类型之一，病变累及胚胎核和胎儿核，呈致密的白色混浊。

7．全白内障（total congenital cataract） 形态以出生后即存在的各层次混浊为特点，晶状体核呈致密白色混浊。随时间推移，晶状体核可被逐渐吸收，最终导致前后囊膜相贴附，形成所谓膜性白内障。组织学检查发现，中心部变性、坏死和少量残留细胞核。

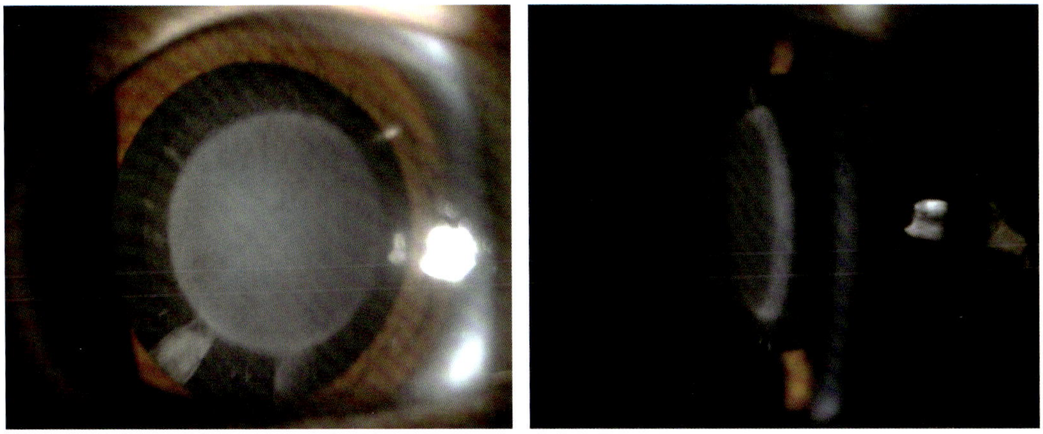

图 10-8　绕核性白内障。左：正面观；右：侧面观

8．发育性白内障（developmental cataract） 发育性白内障是指先天性与成人型白内障的过渡类型，一般在出生后形成。混浊多为一些沉积物的聚集，而并非晶状体纤维本身。因此，发育性白内障在形态上与晶状体纤维走行无关，多呈圆形或类圆形轮廓，混浊程度和数量可随年龄加重，但进展相当缓慢，一般不影响视力。①点状白内障（punctate cataract）：典型的点状白内障的特点是，微细小圆点状混浊散在分布于晶状体周边部皮质区域，在强光照射下呈白色、棕色或蓝色。有时混浊可侵犯视轴区，在特殊情况下也可出现核性点状混浊（图 10-9）。点状白内障一般为静止性，不影响视力，但须注意与花冠状白内障合并存在的类型。②花冠状白内障（coronary cataract）：斑点状混浊分布在晶状体周边部，环绕中心视轴区向心排列，形似花冠。每一片混浊多呈扁盘状，灰白色、棕色或浅蓝色反光。病变一般静止不变，且不影响视力，除非混浊侵犯视轴区或合并囊膜下混浊。花冠状白内障一般发生在青春期，其遗传方式为显性遗传。

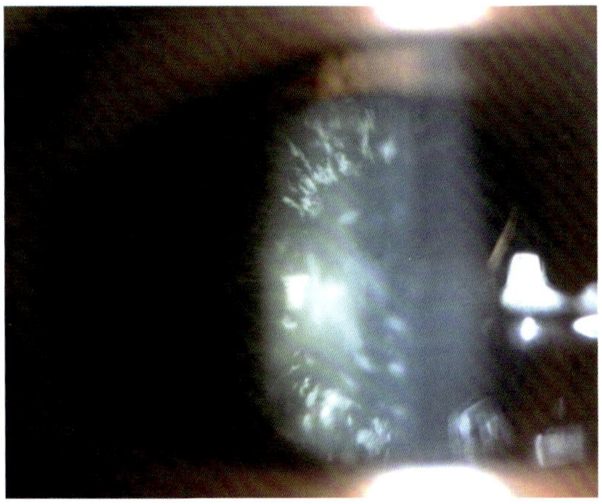

图 10-9　点状白内障

三、代谢性白内障

因代谢障碍引起的晶状体混浊称为代谢性白内障（metabolic cataract）。许多全身病，特别是内分泌障碍性疾病，多合并不同类型的白内障。①糖尿病性白内障（diabetic cataract）：真正的糖尿病性白内障临床上比较少见，以中青年糖尿病患者发病率最高。而对于中年以后发生的白内障，很难在糖尿病因素和老年因素之间作出准确鉴别。形态学上也支持糖尿病因素引起老年性白内障提早出现或加速其发展的推测。糖尿病性白内障是以密集的囊下小空泡形成开始。在年轻患者，这些小空泡可迅速发展成典型的灰白色斑片状混浊，位于前后囊膜下皮质浅层，这种形态被描绘成“有如点点雪花飘荡在铅灰色的天空背景”十分贴切。其后，晶状体陷于全面混浊状态。特征性病理变化是基质迅速发生高度水肿，水隙大量形成，晶状体膨胀增大。在任何糖尿病患者，尤其年轻人，无论是否存在晶状体混浊，血糖迅速增高可导致明显近视，如

将血糖迅速降至正常，则又可能产生远视。这些变化可在数天内达到高峰，而恢复到正常屈光状态则需要数周时间。②半乳糖性白内障（galactosemia cataract）：典型的半乳糖血症是由半乳糖尿苷转移酶缺乏引起。此酶缺乏，阻碍半乳糖向葡萄糖衍生物正常转化。在醛糖还原酶催化下，通过旁路代谢形成半乳糖醇，半乳糖醇不能透过细胞膜，引起晶状体纤维肿胀，从而导致晶状体水化、混浊。患病新生儿，最初几天内用裂隙灯即可见白内障形成，是本病最早期症状。典型的半乳糖性白内障是在前后囊膜下出现簇状分布的水滴样混浊，如不进行全身治疗，混浊范围逐渐扩大并加重，最后形成板层白内障。③低钙性白内障（hypocalcemia cataract）：也称作搐搦性白内障（tetanic cataract）。这一类白内障常合并婴儿期肌强直、甲状旁腺功能不全，或其他年龄组的佝偻病。肌强直是一种遗传性退变性疾病。其发病可能与多种内分泌功能失调有关。而甲状旁腺功能不全引起的晶状体变化主要出现在甲状旁腺摘除后所引起的明显手足搐搦症。两者形态学上有共同特点，在囊膜下散在或密集分布的点状混浊，有时夹杂天蓝色结晶样反光颗粒；而在搐搦性白内障，所谓皮质浅层出现形似鱼骨样的辐射状条纹状混浊，更具特点。早期轻度白内障并不影响视力，晚期则混浊逐渐加重，形态学上有各种复杂的表现形式。④ Wilson 病：又称肝豆状核变性，为常染色体隐性遗传铜代谢病，角膜色素环（KF 环）为特征性表现，晶状体葵花形混浊，一般不严重影响视力。

四、外伤性白内障

直接或间接性机械损伤作用于晶状体，可使之产生混浊性改变。这一类白内障大多发生在青少年，由于伤情复杂，其形态学特点亦错综复杂。大多数病例可述及明显的外伤史，然而，切不可忽视“否认外伤史”的外伤性白内障（traumatic cataract），尤其在婴幼儿。①钝挫伤或冲击伤所致白内障：最早期改变是囊下混浊，进而形成类似于并发性白内障的星形外观或菊花状混浊（图 10-10）。混浊位于前后囊膜下，逐渐向深部和广度扩展，最后发展成全白内障。钝挫伤后不一定立即出现混浊性变化，而仅以前后囊下透明区消失为特点，这种状态可持续数月乃至数年始形成典型的白内障改变，即所谓延迟性外伤性白内障。在轻症病例，囊下上皮细胞可保持正常活性，随着新纤维的形成，混浊区可被逐渐挤向深层，正前方的冲击性外力可将与瞳孔相对应的虹膜色素印记在晶状体前囊表面，谓之 Vossius 环。它由虹膜脱落的色素颗粒组成，有时杂有少许红细胞。如不伴有晶状体实质混浊，一般不影响视力。②穿通伤所致白内障：这种类型的白内障一般伴有复杂的眼球穿通伤。因此，其临床经过及预后均不同。如囊膜破裂较大，由于房水迅速引起晶状体纤维肿胀与混浊，乳白色皮质可很快充满前房，甚至从角膜创口挤出。其结果是，一方面影响角膜内皮代谢，使之水肿混浊，一方面阻塞房水流出通道而引起眼压升高，遂发生继发性青光眼。如果囊膜破裂伤口很小，晶状体保持完整状态，仅出现局部混浊，且可长期处于静止。这是因为小的囊膜破损可通过晶状体上皮细胞修复而自愈，或由其上的虹膜组织覆盖并发生粘连而封闭。尚有一种自发性吸收的可能，即穿通伤后，从未经历皮质大量溢入前房的过程，但囊膜破损又不能通过修复而自愈，因而使晶状体皮质长期处于房水的“浸浴”之中，使之持续对晶状体皮质进行吸收。最终大部分皮质被吸收，则前后囊壁贴附，便形成所谓膜性白内障。③电击性白内障：触高压电或遭雷击，有时可在双眼发生白内障，其形态与钝挫伤性白内障类似，只是发展速度要

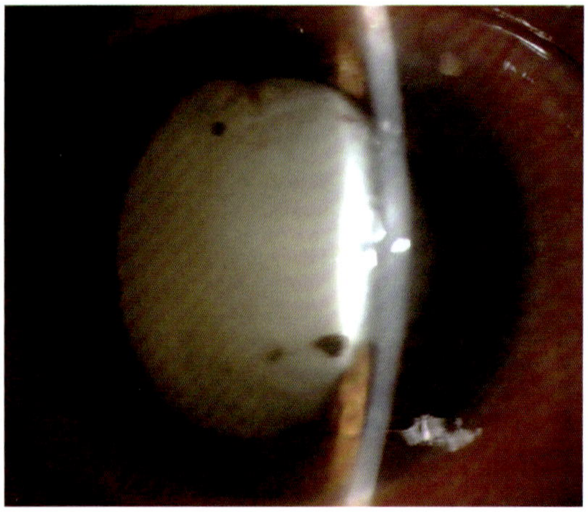

图 10-10　外伤性白内障

快得多，可在数周甚至数天内全部混浊。

五、并发性白内障

并发性白内障（complicated cataract）是指与眼局部病变有关的一类白内障类型，眼局部炎症、内眼手术后常见，以虹膜睫状体炎并发白内障最有临床意义。白内障程度取决于眼部病变的进展过程，其混浊形态和发展过程自成一格，眼前节疾病所致的白内障多由前囊膜或前皮质开始，后节疾病则相反，高度近视所致者多为核性白内障（图 10-11）。

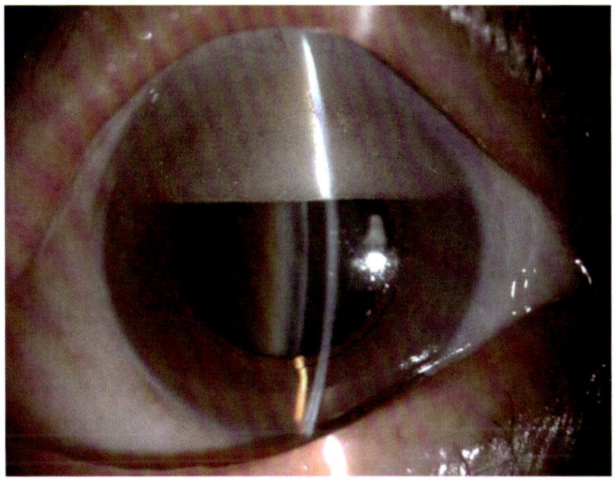

图 10-11　并发性白内障前房内可见乳化硅油

六、药物及中毒性白内障

长期局部或全身用药以及接触毒性物质，可诱发晶状体混浊产生白内障。与眼科临床有直接关联的药物及中毒性白内障主要有以下几种：①糖皮质激素所致的白内障：长期口服或局部应用糖皮质激素可诱发白内障。白内障发生与连续用药量和持续时间有关。用药量越大，时间越长，发生白内障的可能性就越大。病变最早出现在后囊膜下，其特点为散在的点状或条状浅棕色混浊，形态与辐射性白内障相似。随着时间延长，混浊程度和范围不断加重和扩大。减量或停药均不能使其消退。②缩瞳剂所致的白内障：长期使用抗胆碱酯酶类缩瞳剂，特别是长效缩瞳剂，可引起前囊膜下混浊，混浊呈玫瑰花样，有点彩样反光。停药可减缓或逆转白内障发展过程。③氯丙嗪所致的白内障：长期大量服用氯丙嗪，可在前囊和皮质浅层出现微细的白色点状混浊，随病情加重，最终可在瞳孔区形成典型的星形混浊。④抑制有丝分裂作用的药物，如白消安，硝基化合物如二硝基酚（dinitrophenol）、二硝基邻甲酚（dinitro-ortho-Cresol）和三硝基甲苯（trinitroluene，TNT）等均可引起白内障。最初在周边部出现密集的点状混浊，以后逐渐向中心扩展，形成典型楔形和环形混浊。混浊区与赤道部常常留有一狭窄的透明区。

七、辐射性白内障（radiation cataract）

晶状体赤道部囊膜下上皮细胞对电离辐射甚为敏感。受损伤的上皮细胞可产生颗粒样物质，在囊膜下自周边部向中心迁移，特别在后极部尤为明显。①电离辐射性白内障：X 射线、γ 射线、β 射线和中子辐射均可引起白内障。妊娠最初 3 个月如受过量 X 射线照射，极易引起先天性白内障。如接受超剂量照射，全身表现为急性放射病，在眼部则主要表现为视网膜损伤，而晶状体变化迟缓，长期从事与放射线有关工作时，注意防护。②红外线辐射性白内障：长期暴露在红外线照射下，可诱发白内障。混浊以后囊为主。据认为，热辐射加热了虹膜色素上皮，从而使相应的晶状体上皮受到损伤是致病的主要原因。红外线辐射性白内障的典型变化即晶状体前囊表面的真性剥脱现象。③其他辐射：电磁辐射也可引起白内障。此外，紫外线、微波辐射也是引起白内障的重要辐射源，特别是近紫外线（300 ~ 400 nm）被认为是最危险谱段。

八、后发性白内障

后发性白内障（after-cataract）是指白内障手术摘除后，或外伤性白内障部分吸收后，在瞳孔区残留晶状体皮质或形成晶状体后囊膜混浊（posterior capsular opacification，PCO）（图 10-12）。主要与手术后残留皮质的多少、后囊膜是否存在或完整及术后炎症反应的严重程度有关。囊外白内障摘除术后，由于残存的囊下上皮细胞增殖，可以形成特殊的球形空泡样细胞（Elschnig“珍珠”小体），同时使后囊膜混浊，为后发性膜性白内障。由于残留皮质较多，特别是周边部位，终于在赤道部形成一环形隆起，称作 Soemmering 环形白内障。

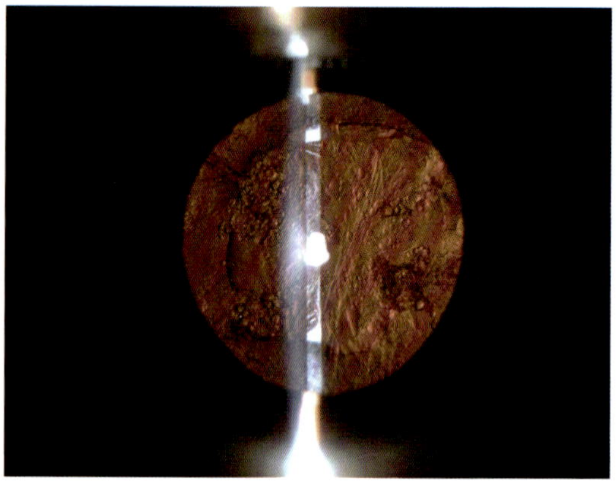

图 10-12　后发性白内障

手术方式的改进及人工晶状体设计和材料的改良是预防此类问题发生的研究方向。Nd ：YAG 激光后囊切开是有效的治疗方法。

【白内障手术治疗】 现代白内障囊外摘除术和超声乳化白内障吸除术，是现代眼科显微手术技术中最具代表性的方法之一。其适应证为：①视力低于 0.5 以下，影响学习和生活；②出现其他眼部疾病；③美容要求。术前检查包括：视功能、光定位、光感、色觉、眼压、眼前段检查、晶状体混浊分级、了解眼后段情况，内视现象检查、B 超等，活体上看到眼自身内部结构所形成的图像为内视现象。测量计算人工晶状体度数、了解全身情况、冲洗结膜囊及泪道、消毒洁净手术眼、散大瞳孔。

下面简单介绍几种目前应用最广的白内障手术方法。

（一）囊内白内障摘除术（intracapsular cataract extraction，ICCE）

是将包括囊膜在内的整个晶状体完整摘除，术后呈无晶状体眼状态。具体方法是局部麻醉后，在上方做一个角巩膜缘切口，将整个晶状体拉出，然后将切口缝合。

（二）现代白内障囊外摘除术（extracapsular cataract extraction，ECCE）

现代白内障囊外摘除术是现代眼科显微手术技术的发展和后房型人工晶状体植入技术发展的必然结果。其特点是摘除白内障的同时保留完整的后囊膜。同传统囊外白内障摘除术比较，现代囊外白内障摘除术的突出特点是显微手术和闭合注 - 吸系统的应用，减少盲目性和创伤性。切口方式大致与囊内白内障摘除术相同，范围可稍小。向前房内注入黏弹剂以维持前房空间，截开前囊膜后将晶状体核缓缓挽出，最后用 10-0 尼龙线缝合切口，然后用注 - 吸针头将残余皮质清除。由于后囊膜保持完整，减少了玻璃体脱出的机会，并为植入人工晶状体准备了条件。

（三）超声乳化白内障吸除术（phacoemulsification）

是应用超声系统通过 3 mm 甚至更小的切口进入眼内，将较硬的晶状体核破碎成乳糜状并将其吸除的方法。其最大的优点是手术切口小并密闭，术中保持前房稳定，术后不用缝合，术后散光小，视力恢复快，可门诊手术等。基本操作方法是：先制作巩膜隧道切口，借助黏弹剂维持前房，行连续环形撕囊术和水分离，然后进行超声乳化操作。目前常规的超声乳化技术是劈核，在超声乳化针头的辅助下将核劈成若干小块，将碎核逐一乳化吸除。术中并发症：浅前房或无前房、眼内组织（如角膜虹膜）的损伤、出血（术中最严重并发症）、后囊膜破裂。术后并发症：出血、眼压升高、眼内炎、慢性葡萄膜炎、后发性白内障、角膜散光、视网膜光损伤、囊样黄斑水肿。

知识拓展：飞秒激光辅助白内障手术

小结

世界卫生组织（WHO）将晶状体混浊且矫正视力低于 0.5 者称为白内障，白内障是全球第一位致盲性眼病。衰老是其最常见的原因，但许多其他因素，包括外伤、中毒、全身性疾病（如糖尿病）、吸烟和遗传也会导致白内障。年龄相关性白内障是视力损害的常见原因。白内障的发病机制仍未完全明确，其特征是蛋白质聚集使光线发生散射、晶状体透明度降低。氧化损伤（自由基反应所致）、紫外线损伤和营养不良被认为与白内障形成有关。目前尚未发现药物可延缓或逆转白内障形成过程中的化学变化，手术是白内障目前唯一的治疗方法。随着全球人口老龄化，白内障的发病率及患病率在不断上升，要实现视觉 2020 的目标，白内障的防治任重道远。

英文小结（summary）

（李朝辉）

第二节　晶状体脱位

晶状体悬韧带部分或全部断裂可导致晶状体位置异常。若出生时晶状体不在正常位置，称为晶状体异位。若出生后因先天性因素、外伤或一些疾病使晶状体位置改变，称为晶状体脱位。事实上，先天性晶状体位置异常往往很难确定发生的时间，因此，晶状体异位及脱位两个术语常通用。

【病因】

1．先天性晶状体异位或脱位　多见于以下几种情况：

（1）单纯性晶状体异位：为悬韧带发育不良所致，可能与中胚叶发育紊乱有关。

（2）伴有晶状体形态和眼部异常：常见的有小球形晶状体（microspherophakia）、晶状体缺损（coloboma of lens）和无虹膜症（aniridia）等。

（3）伴有全身综合征：常见于马方综合征（Marfan syndrome）、同型胱氨酸尿症（homocystinuria）、马切山尼综合征（Marchesani syndrome）。

2．外伤性晶状体脱位　眼外伤尤其眼球钝挫伤是晶状体脱位的最常见原因。外伤性晶状体脱位常伴有外伤性白内障形成。

3．自发性晶状体脱位　悬韧带机械性伸长引起的晶状体脱位常见于“牛眼”、葡萄肿或眼内肿瘤等。眼内炎症及悬韧带变性也可以导致自发性晶状体脱位。

【临床表现】根据晶状体脱位的程度和形态，可分为晶状体半脱位和晶状体全脱位。

1．晶状体半脱位（subluxation of lens）　重者可在瞳孔区看到晶状体赤道部，轻者在散大瞳孔后才能发现（图 10-13）。患者可有单眼复视，以检眼镜检查时，有时可呈现双视盘现象。晶状体悬韧带松弛或断裂可引起晶状体凸度增加，呈高度近视状态。由于虹膜缺乏支持，可看到虹膜震颤。

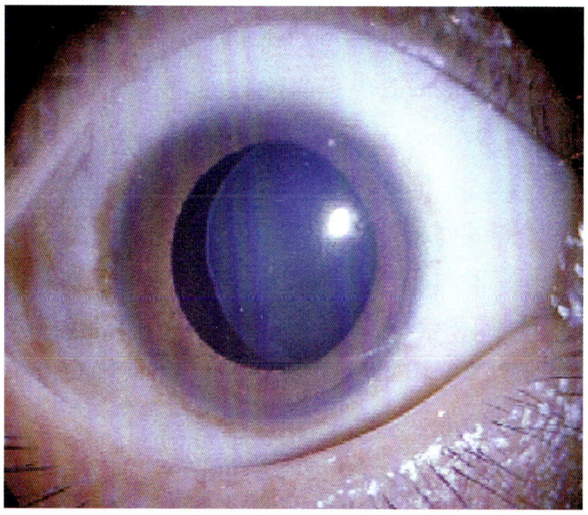

图 10-13　晶状体半脱位

2．晶状体全脱位（dislocation of lens）　当晶状体悬韧带全部断裂时，形成晶状体全脱位。如果晶状体脱位于前房，晶状体直径比处在正常位置时小，但凸度增加，脱位的晶状体多位于变深的前房下方。晶状体嵌顿于瞳孔区时可发生瞳孔阻滞，引起急性青光眼。晶状体脱入玻璃体腔时，除视力改变以外，可以在短时间内不伴有任何其他症状，晚期可导致晶状体过敏性葡萄膜炎和继发性青光眼。严重眼外伤时，晶状体可通过巩膜破裂孔脱位至球结膜下，甚至眼外。

【治疗】

1．非手术治疗 对于晶状体尚透明、没有严重并发症的晶状体不全脱位，可行长期追踪观察，而不必急于手术。部分患者用眼镜或角膜接触镜进行屈光矫正，可以恢复适当的视力。

2．手术治疗 当晶状体脱位严重损害视力，尤其是伴有晶状体明显混浊、晶状体溶解性青光眼、晶状体过敏性葡萄膜炎等严重并发症时需手术治疗。晶状体脱入前房、嵌顿于瞳孔区时应及时手术治疗。

第三节 晶状体先天异常

晶状体先天异常可发生在胚胎期晶状体泡形成至出生的各个发育阶段。晶状体先天异常包括形成、形态异常和位置、透明性的异常，后两者在前面章节进行了介绍。

一、晶状体形成异常

【病因与临床表现】

1．先天性无晶状体 原发性先天性无晶状体为胚胎早期未形成晶状体板所致，临床极为罕见。而晶状体形成后，由于某种原因使之发生退行性变，结构消失，仅留有痕迹者，称为继发性无晶状体，多见于伴有其他发育不良的眼球。

2．晶状体发育不全 是指胚胎发育过程中，晶状体泡与表面外胚叶分离延迟，致使晶状体发育障碍的一种情况。常伴有角膜混浊、角膜后圆锥和晶状体前圆锥畸形。而当晶状体纤维发育异常时，可出现无核和双核晶状体，以及因晶状体纤维排列紊乱而出现裂隙。

【诊断】 根据裂隙灯下晶状体的形态可做出诊断。

【治疗】 无特殊治疗。

二、晶状体形态异常

【临床表现】

1．球形晶状体（spherophakia） 晶状体呈球形，较正常晶状体为小，一般前后径较长，故常呈高度近视状态。充分散大瞳孔后，可以看到晶状体的赤道部和悬韧带。在一些病例，可伴前房角异常，有时幼年即可发生先天性青光眼。球形晶状体常可引发瞳孔阻滞，发生所谓反向性青光眼（inverse glaucoma），此时缩瞳眼压反而增高。球形晶状体的悬韧带常因延长而无正常张力，故无调节功能，且常发生晶状体不全脱位，甚至完全脱入玻璃体腔。

2．圆锥晶状体（lenticonus） 晶状体前极或后极呈圆锥样隆起，为少见的先天性异常。投照光彻照检查可在瞳孔区发现圆形暗影。裂隙灯检查可以发现圆锥样隆起部分内皮质增厚，并伴有不同类型和程度的混浊。由于严重屈光异常和晶状体混浊同时存在，视力极差。

3．晶状体缺损（coloboma of lens） 先天性晶状体缺损为比较常见的先天异常，主要表现为晶状体内下方赤道部切迹样缺损。大多数情况下，同一部位的悬韧带同时缺如。由于晶状体各轴向的屈光度不同，常表现为近视散光状态。

4．晶状体脐状凹陷（umblication of lens） 这是一种极为少见的先天异常。表现为晶状体表面脐形凹陷。晶状体前后表面均可发生。影响视力程度与病变部位有关。

【诊断】 根据裂隙灯下晶状体的形态可做出诊断。

【治疗】 无症状和无并发症时一般不必治疗。球形晶状体忌用缩瞳剂，合并晶状体脱位、白内障者可手术治疗，有弱视者积极治疗弱视。

思考题

1．简述临床最常用的白内障分类方法。
2．年龄相关性白内障分期是什么？各期有何临床特点？
3．概述白内障手术最新进展。

（刘　平）

第11章 玻璃体疾病

病例 11-1

女性，57 岁，右眼眼前突然出现飘浮物 2 天，视力明显减退。既往：双眼约 -2.0D 近视，无其他眼病史，无高血压和糖尿病。眼部检查：右眼矫正视力 0.4，左眼矫正视力 1.0，眼压：右眼 11mmHg，左眼 18mmHg，双眼前节未见异常。右眼玻璃体可见血性混浊物，视网膜朦胧可见。左眼底正常。

讨论题：

此患者的诊断是什么？病因都有哪些？治疗方法有哪些？

病例 11-1 答案与解析

第一节 概 述

一、玻璃体的解剖及生理特点

玻璃体（vitreous body）是透明凝胶体，占眼内容体积和重量均为 4/5，其容量约为 4.5 ml，主要成分是水（占 99%），其余成分由Ⅱ型胶原纤维网支架和交织在其中的透明质酸分子以及少量可溶性蛋白构成。玻璃体表面与晶状体后面、晶状体悬韧带、睫状体平坦部、视网膜和视盘相毗邻，近于其表面的部分为玻璃体皮质，由胶原纤维丝形成的网状结构较致密，在皮质部有少量玻璃体细胞。玻璃体基底部（vitreous base）位于锯齿缘（ora serrata）向前约 2 mm、向后 4 mm 处。玻璃体与眼球内壁粘连最紧密的部位依次为玻璃体基底部、视盘边缘、黄斑部和大血管旁。玻璃体本身既无血管也无神经组织，新陈代谢极其缓慢，无再生能力，如有损失，留下的空隙为房水所充填。

二、玻璃体的生理功能

①在胚胎期对眼球发育起重要作用。②维持眼球形状。③保持玻璃体腔高度透明，是重要的屈光间质。④对晶状体、视网膜等周围组织有支撑和减震作用。⑤对眼内组织代谢、物质交换起重要作用。⑥具有屏障作用，细胞和大分子不易侵入玻璃体。

三、玻璃体的检查

裂隙灯显微镜可查见前部玻璃体呈疏松的无定形的薄纱样结构，联合前置镜可以检查后部玻璃体。超声检查是重要的玻璃体检查工具，可了解玻璃体状态及其与视网膜的关系等，尤其在屈光间质混浊时更显重要。

光学相干断层成像（optical coherence tomography，OCT）可显示眼底后极部玻璃体后界膜与视网膜内界膜之间的关系，鉴别视网膜前膜增生、玻璃体视网膜牵引与玻璃体后脱离。

第二节　玻璃体疾病

一、玻璃体液化与玻璃体后脱离

玻璃体液化（syneresis，liquefaction of vitreous）是由于玻璃体内代谢变化或物理、化学因素的影响，透明质酸大分子降解，胶原纤维支架塌陷浓缩，水分析出，凝胶变性，玻璃体成为液态。最常发生于老年和（或）高度近视。此外，眼外伤、葡萄膜炎、玻璃体积血、无晶状体眼等亦可发生玻璃体液化。玻璃体液化首先从中央部开始出现小的液化腔，随后液化范围不断扩大。裂隙灯显微镜检查可见玻璃体腔内有光学空隙，附近有点状白色混浊或膜状物飘浮。可出现飞蚊症或闪光感（flashing lights）。

玻璃体后脱离（posterior vitreous detachment，PVD）指玻璃体后皮质从视网膜表面分离，发生于玻璃体液化的基础上，可有飞蚊症或闪光感。当玻璃体后皮质与视网膜完全分开后，在视网膜前出现一个如视盘大小的半透明环形物，称 Weiss 环，是附着于视盘边缘较致密的玻璃体与视盘分离而形成，日久此环可变形或下沉。玻璃体后脱离形成过程中，少数情况下由于脱离的玻璃体牵拉，可引起视网膜出血，甚至玻璃体积血；在视网膜变薄、格子样变性的区域，由于玻璃体牵拉，发生视网膜裂孔或孔源性视网膜脱离；还可由于玻璃体黄斑牵引，引起黄斑水肿、黄斑裂孔；玻璃体皮质层间的液化和分离亦可形成玻璃体劈裂（vitreoschisis）。

二、飞蚊症

飞蚊症（vitreous floaters）指患者感觉眼前有飘动的黑影，大小及形状各异。原因包括玻璃体液化、玻璃体后脱离、混浊物飘浮等。应予充分散瞳，用双目间接检眼镜、裂隙灯显微镜或透照法检查。

三、星状玻璃体变性

星状玻璃体变性（asteroid hyalosis）指玻璃体内可见许多星状或雪花状黄白色球形小体，分布均匀，随眼球运动而轻度移动，静止时回复至原位而不下沉。严重者妨碍眼底检查。

四、眼胆固醇沉着症

眼胆固醇沉着症（cholesterolosis bulbi）指在玻璃体内可见无数黄白色、金黄色发亮的胆固醇结晶，眼球转动时随眼球飘动，眼球静止时即沉积于玻璃体下部，多继发于眼外伤、眼内出血、葡萄膜炎等。

五、玻璃体积血

玻璃体本身无血管，玻璃体积血（vitreous hemorrhage）为视网膜或葡萄膜血管损伤或新生血管出血进入玻璃体内。常见病因有：①糖尿病视网膜病变、视网膜静脉阻塞、视网膜血管炎等；②眼球穿孔伤、眼内异物、眼球钝挫伤、各种内眼手术等；③视网膜裂孔形成时撕裂视网膜血管出血，急性玻璃体后脱离时发生视网膜出血；④湿性年龄相关性黄斑变性、葡萄膜炎、先天性视网膜劈裂、脉络膜黑色素瘤等也可引起玻璃体积血。⑤某些全身疾病，如外伤引起的蛛网膜下腔出血亦可进入玻璃体腔，形成玻璃体积血，即称为 Terson 综合征，血液系统疾病也可引起玻璃体积血等。

【临床表现】 少量积血时，患者自觉有飞蚊症或视物模糊。检眼镜检查可见玻璃体内点状、尘状、絮状混浊物飘浮。大量积血时，血液进入玻璃体腔，导致玻璃体高度混浊，视力严重下降，检眼镜检查可见红光反射减弱或消失。裂隙灯显微镜检查可见前部玻璃体内有大量红细胞、鲜红色凝血块，时间较久的陈旧性积血则呈棕色尘状混浊。玻璃体积血破坏玻璃体的凝胶结构，发生玻璃体液化和后脱离。积血量少者可自行吸收，积血较多则数周内逐渐由棕色变为乳白色，亦可形成机化条索，导致牵拉性视网膜脱离，还可继发血影细胞性青光眼。

【诊断】 详细询问病史，全面检查眼部，寻找出血原因。超声检查有助诊断。

【治疗】 ①药物治疗：早期可给予止血药物，出血稳定后用促进积血吸收的药物，如中药、碘制剂等。②手术治疗：经药物治疗仍不吸收的玻璃体积血，或合并有视网膜脱离者应行玻璃体手术，争取改善视功能。③治疗原发病。

六、玻璃体炎症（vitreous inflammation）

由邻近的葡萄膜、视网膜炎症或远隔部位的炎症引起。病因有眼部或全身炎症、感染、眼外伤及手术合并症等。玻璃体内出现炎性渗出物和炎细胞，表现为不同程度的玻璃体混浊，可呈尘状、团块状或絮状灰白色混浊，严重时甚至形成玻璃体腔内积脓。应根据不同病因，局部和全身药物治疗，必要时行玻璃体手术。

七、增生性玻璃体视网膜病变（proliferative vitreoretinopathy，PVR）

是指孔源性视网膜脱离引起的由细胞介导的增生性病变。离开原来位置的视网膜色素上皮细胞、胶质细胞等在多种细胞因子的参与下，在视网膜前表面、后表面和玻璃体内形成细胞性增殖膜，可形成视网膜表面增殖膜、视网膜下增殖膜、黄斑前膜、视网膜全层固定皱褶，最终形成漏斗状视网膜脱离。

PVR 是孔源性视网膜脱离时间及严重程度的标志，对预后有重要意义。可参照国际 PVR 分级标准（表 11-1）。

表 11-1 1991年美国视网膜学会命名委员会的PVR分级标准

分级	特征
A	玻璃体雾样混浊，色素团块，下方视网膜表面色素聚集
B	视网膜表层皱纹，视网膜僵硬，血管扭曲，裂孔卷边或边缘不规则，玻璃体活动度降低
$CP_{1\sim12^*}$	位于赤道后的局部、弥漫或环形视网膜全层皱襞，视网膜下条索
$CA_{1\sim12}$	位于赤道前的局部、弥漫或环形视网膜全层皱襞，视网膜下条索，视网膜前移位，玻璃体浓缩伴条索

*1 ~ 12 表示病变累及的钟点数

八、玻璃体寄生虫症

玻璃体寄生虫以猪囊尾蚴病（cysticercosis）多见，由食用感染囊尾蚴的食物引起，发病率与地域饮食习惯有关。早期可自觉眼前黑影飘动，视力减退。检眼镜检查见黄白色半透明囊泡，内有小白点，即寄生虫头部，光照下囊泡可能变形或蠕动，伴有玻璃体混浊、葡萄膜炎甚至视网膜脱离。治疗可采用玻璃体手术。

随着城市饲养宠物增多，眼弓蛔虫病的发病率越来越高。眼弓蛔虫病主要由犬弓蛔虫或猫弓蛔虫感染所致，人体是中间宿主，经粪口途径传播感染，幼虫经消化系统进入人体，穿透小肠壁进入肝门静脉及肠淋巴循环而到达身体各处，称为内脏幼虫移行症。系统性弓蛔虫感染与眼弓蛔虫感染并无明显关联。学龄前儿童多发，常单眼发病，有猫、狗接触史。检查可见白瞳症，视力下降，玻璃体炎或葡萄膜炎，玻璃体炎多呈分层状，后极部或周边部脉络膜可见灰白色肉芽肿病灶。治疗可采用玻璃体手术联合眼内糖皮质激素治疗。

九、永久性玻璃体动脉（persistent hyaloid artery）

正常情况下玻璃体动脉在胎儿期第 6 ~ 7 个月时即闭塞萎缩，出生前消失。如果玻璃体动脉萎缩不全，检眼镜下可见到灰白色半透明条状物，位于晶状体后极偏鼻侧或在视盘前方，亦可从视盘达到晶状体。

十、永存原始玻璃体增生症（persistent hyperplastic primary vitreous，PHPV）

为晶状体后白色血管化纤维膜。可从视盘起始，血管膜样组织增生，向晶状体后延伸，可达周边部。部分病例可行玻璃体手术。

第三节　现代玻璃体手术

经巩膜睫状体平坦部三切口闭合式玻璃体切割手术始自 20 世纪 70 年代，三个巩膜切口分别用来放置灌注管（玻璃体手术中持续眼内灌注，保持眼压恒定）、导光纤维（用于眼内照明）和切割头（用于切除玻璃体或放置各种眼内器械行眼内精细操作）（图 11-1）。手术需借助多功能眼科手术显微镜以及各种前置镜。手术时一般先切割中轴部玻璃体，解除玻璃体与视网膜的粘连，处理后极部视网膜病变，再从后极部向周边逐步切割剩余玻璃体。术中常需要运用眼内光凝、膜剥除、气液交换及眼内填充技术。可在玻璃体手术中联合白内障超声乳化术、晶状体切除或粉碎。目前玻璃体手术后的眼内填充物主要为硅油和惰性气体（长效的 C3F8 和短效的 SF6，有时也可使用消毒空气做替代）。

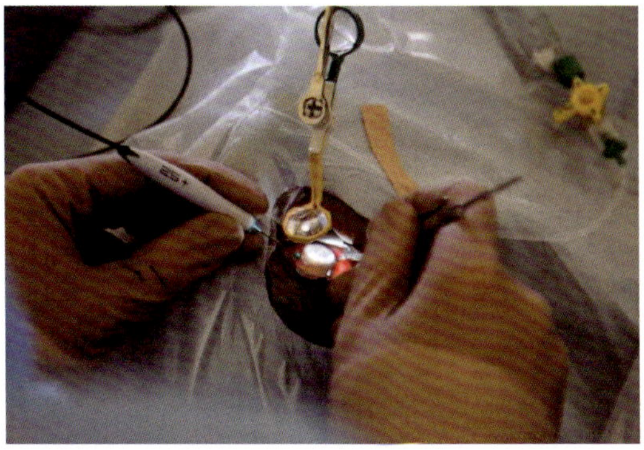

图 11-1　经巩膜睫状体平坦部三切口闭合式玻璃体切割手术

玻璃体手术既需要高新技术设备和仪器，又需要精湛的手术技术，是比较复杂的眼部显微手术，已成为治疗严重的玻璃体视网膜疾病的有效方法之一。

2002 年，Au Eong 等介绍了 25G 经结膜免缝合玻璃体手术（手术切口直径为 0.5 mm），随后，23G（手术切口直径为 0.6 mm）、27G（27G 手术切口直径为 0.4 mm）经结膜免缝合玻璃体手术在临床开始得到广泛应用，手术切口小，无需缝合；角膜散光小，手术时间短，瘢痕少，手术不打开球结膜，对眼表的损伤小，减少了术后干眼的发生率。玻璃体手术设备的更新进一步提高了手术成功率，开创了微创玻璃体手术（microincision vitrectomy）的新时代。

玻璃体手术目的在于清除混浊的玻璃体，解除玻璃体视网膜牵引，去除病变的组织或异物，促进视网膜解剖复位。目前临床上玻璃体手术的主要适应证：积血、炎症、代谢等原因引起的玻璃体混浊，增殖性糖尿病视网膜病变，视网膜血管病，牵拉性视网膜脱离，复杂孔源性视网膜脱离，眼外伤，合并先天异常的视网膜脱离，晶状体后脱位，人工晶状体后脱位，眼内肿瘤局部切除术，感染性眼内炎，黄斑部疾病，急性视网膜坏死，早产儿视网膜病变，眼内寄生虫病，恶性青光眼，诊断性玻璃体手术，以及驱逐性脉络膜上腔出血等。

思考题

1．玻璃体后脱离的原因及其并发症有哪些？
2．玻璃体与眼球内壁粘连紧密的位置有哪些？
3．玻璃体积血的病因有哪些？如何治疗？
4．玻璃体手术目的及其适应证有哪些？
5．玻璃体手术的进展有哪些？

（魏文斌）

第12章 青光眼

病例 12-1

患者，男性，67 岁。自觉右眼视物模糊 3 月，无眼红、眼痛、头痛、无恶心、呕吐等症状。门诊眼压右眼 27 mmHg，左眼 25 mmHg。裂隙灯检查：双眼结膜无充血，角膜透明，双眼中央前房正常深度，周边前房浅，小于 1/4CT，瞳孔对光反射迟钝，晶状体核性混浊。双眼视盘凹陷加深，视盘色淡，CDR 0.8，颞侧盘沿丢失，下方盘沿切迹。既往体健，否认高血压、糖尿病、冠心病及眼部病史。否认手术及外伤史。否认家族史。

讨论题：

1. 考虑该患者可能的眼部疾病是什么？
2. 为了明确诊断，需要进一步进行的眼科检查有哪些？
3. 经过检查，还需要和哪些疾病相鉴别？

病例 12-1 答案与解析

第一节 概 述

青光眼（glaucoma）是病理性眼压升高导致特征性视神经损害和视野缺损为共同特征的一类疾病。青光眼导致的视神经损害具有不可逆性。Quigley 流行病学调查显示，全球青光眼患者数量将从 2010 年的 6050 万增加到 2020 年的 7960 万。其中，1120 万人可能发展为双眼盲；2000 万原发性青光眼患者在中国。青光眼患者数量大，病情复杂，给家庭和社会造成沉重的负担。因此，积极开展青光眼防治工作，特别是早期诊治具有重要意义。

眼压是指眼球内容物对眼球壁的压力，与房水生成速率、房水外流通道阻力以及上巩膜静脉压有关。生理性眼压的稳定有赖于房水生成和流出的动态平衡。人群的眼压值大致遵循向右偏移的正态分布。正常眼压范围为 10 ～ 21 mmHg（1 mmHg=0.133 kPa），平均为 15 ～ 16 mmHg，标准差接近 3.0 mmHg。眼压值昼夜变化，24 小时内眼压差值不 > 8 mmHg，双眼眼压差值不 > 5 mmHg。若眼压变化超过上述范围，则认为眼压异常，青光眼患者的眼压波动幅度大于正常人。因此，24 小时眼压测量会提供有用的诊断信息。在临床上，部分患者眼压已经超过正常范围，但长期随访过程中并不出现青光眼性视神经损害和视野异常，称为高眼压症（ocular hypertension）；而部分患者眼压在正常范围，但发生了青光眼性视神经损害和视野缺损，称为正常眼压性青光眼（normal tension glaucoma，NTG）。

根据发病机制、前房角形态结构以及发病年龄三个主要因素，可以将青光眼分成原发性、继发性和儿童三大类。

1．原发性青光眼（primary glaucoma） ①原发性闭角型青光眼（primary angle-closure glaucoma，PACG）：进一步分为原发性急性闭角型青光眼（acute primary angle-closure glaucoma）和原发性慢性闭角型青光眼（chronic primary angle-closure glaucoma）；②开角型青光眼（open-angle glaucoma，OAG）：进一步分为原发性开角型青光眼（primary open-angle glaucoma，POAG）和正常眼压性青光眼（normal tension glaucoma，NTG）。

2．继发性青光眼（secondary glaucoma） ①囊膜剥脱性青光眼（exfoliative glaucoma，XFG）；②色素性青光眼（pigmentary glaucoma，PG）；③晶状体源性青光眼（lens-induced glaucoma）；④外伤性青光眼（glaucoma secondary to trauma）；⑤新生血管性青光眼（neovascular glaucoma）；⑥葡萄膜炎继发青光眼（glaucoma secondary to uveitis）；⑦眼内肿瘤引起的青光眼（glaucoma secondary to tumor）；⑧糖皮质激素诱发性青光眼（glucocorticoid induced glaucoma）；⑨手术治疗导致的青光眼（glaucoma following ocular surgery）；⑩上巩膜静脉压升高导致的青光眼（glaucoma secondary to raised episcleral venous pressure）。

3．儿童青光眼（childhood glaucoma） 国际青光眼协会将儿童青光眼分为：①原发性儿童青光眼（primary childhood glaucoma）：进一步分为原发性先天性青光眼（primary congenital glaucoma，PCG）和青少年型开角型青光眼（juvenile open-angle glaucoma，JOAG）。②继发性儿童青光眼（secondary childhood glaucoma）：进一步分为青光眼合并非获得性眼部异常、青光眼合并非获得性全身疾病或综合征、青光眼合并获得性疾病、白内障术后继发性青光眼。

青光眼的治疗目标是以具有可持续性的成本，维护患者的视功能和相关生活质量；将眼压控制在目标眼压范围内，减少、延缓青光眼性视神经损害。目前青光眼的治疗仍以降低眼压为最主要手段，包括药物激光和手术三种方式。

第二节　前房角检查及分类

前房角是由眼球前段的角巩膜缘（前壁）、睫状体前端（房角隐窝）和虹膜根部（后壁）构成的腔隙。前房自中心向周边逐渐变浅，前房角位于前房的最周边。自 Barkan 将青光眼分为开角型和闭角型以来，前房角检查在青光眼诊断的意义显得格外重要。前房角的检查包括前房角镜、超生生物显微镜（UBM）、前段相干光断层成像（AS-OCT）等检查。其中，前房角镜检查是最常用和最可靠的方法。

前房角被不透明的角膜缘组织覆盖，因此，只能通过光线的折射和反射观察不能直视的前房角结构。房角镜分为直接和间接前房角镜。直接前房角镜获得的是房角连续全景正像，适合静态检查和评价房角的真实宽度，主要用于全麻儿童患者和前房角切开术。间接前房角镜临床常用，获得的是前房角片段的反射倒像，但对房角解剖结构及细微变化分辨力更好。前房角检查过程中，需要评估房角的宽度和房角潜在闭合可能的关系，记录特殊所见，并为随访观察提供指标。

UBM 为临床医生提供前房角的高分辨率图像（商业化的仪器具有 50 μm 横向分辨率），可透过不透明介质。全景 UBM 的扫描宽度为 16 mm，扫描深度为 9 mm，可同时显示双侧睫状体，直接自动测量睫状沟距离、前房直径（两侧房角隐窝的距离）和瞳孔阻滞力，有利于观察房角、虹膜和睫状体的整体形态，对探明房角关闭机制、建立适合我国闭角型青光眼患者的诊治策略具有推动作用。

AS-OCT 是 20 世纪 90 年代初发展起来的一种新型的实时、在活体、无创的投射性组织成像法，采用 1310 nm 的红外线，前房全景结构扫描可实现深度 6 mm、宽度 16 mm 的成像范围，可对房角的细微结构，例如 Schwalbe 线、小梁网、Schlemm 管等进行清晰成像，但因为组织对光的吸收作用，对虹膜及巩膜后的组织无法显像。

目前常用的房角分级方法有 Scheie 和 Shaffer 分级方法。Scheie 分级法：以罗马数字描述房角，分为宽房角（W）和窄房角（N，Ⅰ～Ⅳ级），共五级。①宽房角（W）：可见房角全部结构，包括睫状体带及虹膜根部。②窄房角Ⅰ（$N_{Ⅰ}$）：较难看见虹膜根部，需要越过虹膜末卷或者增强亮度可见睫状体带增宽。③窄房角Ⅱ（$N_{Ⅱ}$）：静态仅见小梁网，动态见巩膜突，睫状体带不可见。④窄房角Ⅲ（$N_{Ⅲ}$）：静态仅见前部小梁网，后部小梁不可见。动态可见后部小梁。⑤窄房角Ⅳ（$N_{Ⅳ}$）：静态无结构，动态仅见 Schwalbe 线。其中，宽房角和窄房角Ⅰ不可能发生房角关闭；窄房角Ⅲ和Ⅳ属于高危房角，潜在发生关闭可能；窄房角Ⅱ风险介于前述两者中间，应密切随访。Shaffer 分级法：根据静态检查下虹膜前表面和小梁网内面假想 2 条切线所成夹角大小进行分类。以 0～Ⅳ表示，分成五级。①宽房角（Ⅳ级，35°～45°）：可见房角全部结构。②中等宽房角（Ⅲ级，20°～35°）：至少见巩膜突，房角不可能关闭。③中等窄房角（Ⅱ级，20°）：仅见小梁网，房角可能关闭。④极度窄房角（Ⅰ级，10°）：仅见 Schwalbe 线和小梁网顶部，房角闭合不可避免。⑤房角闭合（0 级，0°）：虹膜根部紧靠 Schwalbe 线，邻近小梁。其中，0 和Ⅰ级为高危房角，可能发生关闭；Ⅲ和Ⅳ级属于宽房角，不可能发生关闭；Ⅱ级关闭风险介于前述两者之间，应密切随访。

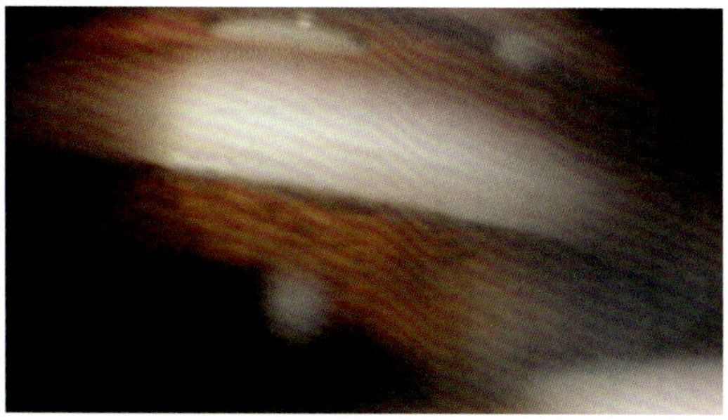

图 12-1 前房角镜下正常开放房角

正常房角镜下作为参考的解剖学标志（图 12-1）：①房角后壁（虹膜）：呈棕色，分为瞳孔区（虹膜小环）和周边睫状区（虹膜大环）。虹膜根部表面平滑，颜色略淡，通常附着在睫状体的前表面，亚洲人及棕色眼的虹膜根部附止位靠前。附着部位变异较大，例如在近视眼、无晶状体眼、外伤眼等，睫状体可以很宽。②房角隐窝（睫状体带）：位于虹膜根部与巩膜突之间的凹面，色素致密，其宽度取决于虹膜根部附止位置，近视眼宽，远视眼窄。可以在此处发现正常的环状血管。③巩膜突：是巩膜内表面最前突出并形成巩膜沟的后凹缘，位于睫状体带和色素小梁网之间，有光泽，白色的线或带。位置形态恒定，是定位和判断前房角是否开放的最重要的解剖标志。④小梁网：指从 Schwalbe 线向后延展至巩膜突，宽度约 0.5 mm，位于巩膜突前方的一条窄的色素带，包括前部（无色素部）和后部（色素部）。后部直接邻近 Schlemm 管，呈浅灰色透明带，为房水排出区域，也叫功能部小梁。检查的难点在于判断所观察的小梁结构是正常的还是病理性的。⑤房角前界（Schwalbe 线）：是小梁网最前端和角膜后弹力层的终端结合处，是前房角前界，为半透明白色反光弧形的细嵴。可以突出向前移位（例如胚胎环），或者表面有色素沉着。动态前房角检查和角膜楔形切面法有助于判断 Schwalbe 线位置。

第三节 原发性青光眼

原发性青光眼是指发病机制尚未完全阐明的一类青光眼。临床上主要根据眼压升高时前房角的状态——关闭或开放，将其又分为原发性闭角型青光眼和原发性开角型青光眼。在我国，原发性闭角型青光眼是所有青光眼类型中最常见的一种。

一、原发性闭角型青光眼

【分类】 原发性闭角型青光眼（primary angle closure glaucoma，PACG）是由原发性房角关闭所导致的急性或慢性眼压升高，造成视盘改变和视野损伤的一组疾病。根据临床表现可将 PACG 分为急性和慢性两种类型。

基于疾病进展过程，眼科临床指南（Preferred Practice Patterns，PPP）对PACG的分类如下：①原发性房角关闭可疑状态（primary angle closure suspect，PACS）；②原发性房角关闭（primary angle-closure，PAC）；③原发性闭角型青光眼（primary angle closure glaucoma，PACG）。该分类能反应PACG的发病进展。

基于房角关闭机制，中华医学会眼科学分会青光眼学组提出新分类：①单纯性瞳孔阻滞型：瞳孔缘位置相对靠前，瞳孔阻滞力增大，房水经由瞳孔到达前房受阻，后房压力增高，周边虹膜向前膨隆，导致房角狭窄甚至关闭；②虹膜高褶型：房角入口处虹膜肥厚急转，导致房角狭窄甚至关闭；③睫状体前位型：有明显前位的睫状体，将周边虹膜顶向房角，造成房角狭窄甚至关闭；④晶状体位置异常型：晶状体及其悬韧带前移，前房容积减小，导致房角关闭；⑤脉络膜膨隆型：因脉络膜血管内血液容量增加，玻璃体腔压力大于前房压力，晶状体虹膜隔前移，造成房角狭窄甚至关闭。该分类对指导临床诊疗工作具有重要意义，我国近半数患者存在多种发病机制共存的现象，在解除瞳孔阻滞因素后，对非瞳孔阻滞因素应行相应评估及处理（图12-2）。

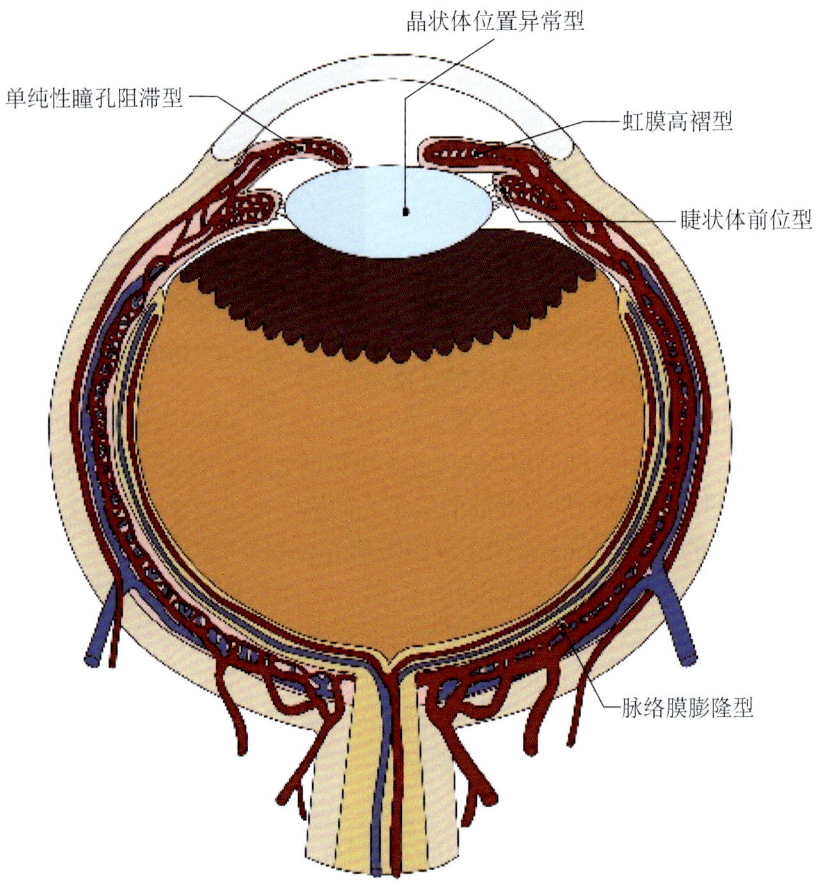

图12-2 基于眼球房角关闭机制的原发性闭角型青光眼5个类型

【治疗原则】 对于可见至少一个象限房角开放、视功能损害尚未达到晚期的PACG，采用循序性治疗：①先行激光周边虹膜切开术（laser peripheral iridotomy，LPI）或切除术（surgery peripheral iridectomy，SPI），术后再次评估房角状态；②如LPI和SPI术后房角开放范围增大不明显，或UBM或前节OCT检查显示明显的虹膜周边肥厚或睫状体前位造成房角关闭，接下来进行激光周边虹膜成形术；③激光治疗后眼压仍不能控制在正常范围的患者，予加用抗青光眼药物；④激光联合最大耐受量药物治疗未能将眼压控制在正常范围，选择应用复合式小梁切除术。

对于上述激光治疗联合降眼压药物治疗效果不佳合并白内障的患者，建议首选白内障摘除联合人工晶状体植入手术，同时于房角镜下行房角分离术。

对于无白内障适应证且上述激光治疗联合降眼压药物治疗效果不佳，经评估房角分离术不能有效降低眼压或初诊时房角已经全周粘连和（或）视功能损害已达晚期的患者，建议采取使用抗瘢痕药物和巩膜瓣可拆除缝线的复合式小梁切除术，可有效降低滤过手术引起的浅前房和恶性青光眼等并发症发生率。

（一）原发性急性闭角型青光眼

原发性急性闭角型青光眼（acute primary angle-closure glaucoma）是因前房角的急性闭塞导致房水排出障碍，引起眼压急剧升高，并伴有相应症状和眼前节组织改变为特征的眼部疾病。

【病因】 本病目前认为眼球局部解剖结构异常是其发生的主要因素。这些变异包括眼轴较短、角膜较小、前房浅、房角狭窄、晶状体较厚且位置相对靠前。晶状体虹膜隔向前移位，使晶状体与虹膜更为紧贴，以致后房水流经晶状体与虹膜间隙时所受的阻力加大，导致后房压力高于前房，周边部虹膜被推挤向前移位，在房角入口处与小梁面相贴，房角发生关闭，房水排出受阻，眼压急剧升高，引起急性发作。这就是原发性急性闭角型青光眼瞳孔阻滞的发病机制。另外，近年来研究显示，原发性闭角型青光眼的发生和发展与虹膜 - 睫状体 - 脉络膜组成的葡萄膜的病理生理改变相关，虹膜 - 睫状体 - 脉络膜均由中胚层发育而来，在生理状态下时刻处于动态变化中，使之成为原发性闭角型青光眼发作的危险因素，周边虹膜异常肥厚堆积和睫状体前位也在房角关闭过程中发挥着重要作用。除上述解剖因素外，情绪激动、精神创伤、过度劳累、气候变化等常为本病发生的诱因，神经体液调节失常也与本病有关。

【临床表现及分期】 根据急性闭角型青光眼所处病程的临床症状和体征，将其分为 6 个临床阶段：①临床前期：急性闭角型青光眼是一种双侧性眼病，如一眼曾有急性发作史，另一眼虽无发作史，但具有急性闭角型青光眼发生的解剖学基础，如前房浅和房角狭窄者；或经激发试验阳性者均属于临床前期。一般此期患者无自觉症状。②先兆期：表现为一过性或反复性的小发作。患者可有轻度眼部胀痛，鼻根部疼痛，突感雾视、虹视（灯光周围可见彩虹样环）等症状，即刻检查可见睫状充血，前房稍变浅，房角大部分关闭，瞳孔略散大，眼压增高。此期患者的症状和体征均较轻微，休息后可以自行缓解或消失。一般不留永久性的组织损害。③急性发作期：相当于国际 ISGEO 分类系统的急性原发性房角关闭，起病急，患者视力急剧下降，常伴有剧烈眼痛及同侧头痛，有时出现恶心、呕吐等全身症状。检查可见眼压急剧升高，眼球混合充血，角膜水肿，上皮可出现水泡，前房极浅，周边部前房几近消失，由于高眼压造成血 - 房水屏障破坏，引起房水混浊，甚至出现絮状沉淀，瞳孔括约肌麻痹，导致瞳孔散大，对光反射迟钝或消失。房角镜检查可见房角完全关闭。用甘油消除角膜水肿后，观察眼底可见视网膜动脉搏动、视网膜出血。若不及时治疗易导致失明。闭角型青光眼急性发作期后，常留有永久性的损害，如较长时间高眼压，可使虹膜血管闭锁，导致虹膜发生色素脱失并附着于角膜后壁、虹膜节段性萎缩、青光眼斑（即晶状体前囊下出现点片状混浊）。这些体征称青光眼“三联征”，提示曾经有青光眼急性发作的病史。④间歇期：又称缓解期，指小发作后临床表现自行缓解，房角重新开放或大部分开放，小梁网功能损害不太严重，不用药物或仅用缩瞳剂眼压就不再升高。从理论上而言，急性大发作经过积极治疗后，也可进入间歇期。⑤慢性期：急性大发作或反复小发作后，小梁网功能严重受损，导致眼压中度升高，视盘逐渐出现病理性凹陷，并伴有相应的视野缺损。⑥绝对期：眼压持久升高，造成眼球组织结构，尤其是视神经的严重破坏，最终导致视力永久性丧失。此期可反复性出现角膜大泡或上皮剥脱，有时可见角膜带状混浊及巩膜葡萄肿的发生。以上各期不是每个患者都必经的过程。

【诊断】 ①对于持续时间短的先兆期小发作，多数根据一过性发作的典型病史，眼前节解剖具有特征性的浅前房、窄房角（图 12-3）等改变，可以做出诊断；必要时可加做青光眼激发试验以明确诊断。常用的闭角型青光眼激发试验有：暗室试验——在暗室中瞳孔散大，虹膜根部阻塞了前房角而导致眼压升高。方法是先让患者在明室内测眼压，然后令其在暗室停留 1 ~ 2 小时后，于弱光下再测眼压。如眼压上升≥ 8 mmHg，或眼压达到 30 mmHg，即为阳性。弱光下查房角，可见阳性患者房角进一步变窄或关闭。暗室试验时患者不可入睡，因睡眠时瞳孔缩小影响试验结果。俯卧试验——作用机制是俯卧位时由于重力关系致晶状体虹膜隔向前移位，引起房角关闭。方法是先测量眼压，然后在明室内俯卧于检查床上，1 小时后再测眼压，眼压上升≥ 8 mmHg 为阳性，即刻检查房角，可发现前房角是关闭的。暗室加俯卧试验——为提高激发试验的阳性率而将上述两种试验联合使用。②闭角型青光眼急性发作期的诊断并不困难，主要依据以下几点就可以明确诊断：剧烈的眼痛、头痛、视力锐减。眼压突然升高。眼球混合性充血，角膜水肿、角膜后细小色素性沉着物。前房浅、周边部前房几近消失，前房角关闭。瞳孔呈中度或极度散大，呈椭圆形。有时可见青光眼“三联征”。

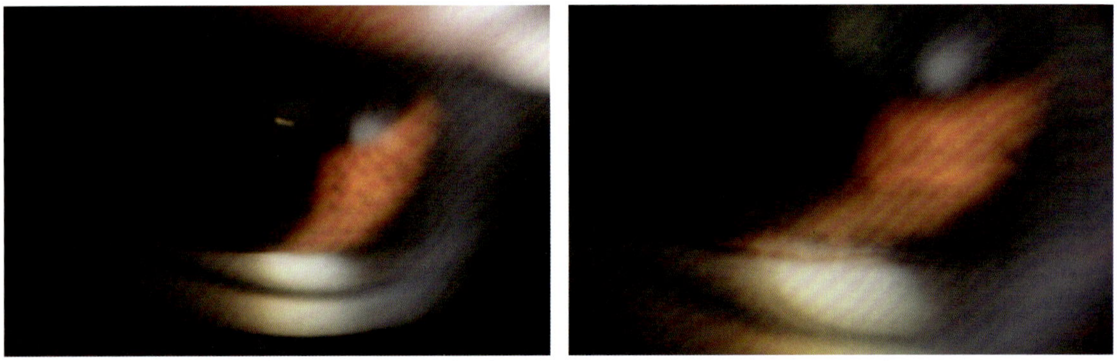

图 12-3　同一患者房角镜静态及动态检查

【鉴别诊断】 ①本病应该与急性结膜炎，尤其是虹膜睫状体炎相鉴别（表 12-1）。因后者与急性闭角型青光眼的治疗原则完全相反，若出现误诊误治，可造成严重后果。②由于急性闭角型青光眼发作期患者常伴有恶心、呕吐、剧烈头痛等全身症状，这些症状有时可以掩盖眼痛及视力下降等眼部表现，可能会被诊断为颅内疾患和急性胃肠炎，造成误诊误治。

表12-1　急性闭角型青光眼与急性结膜炎、急性虹膜睫状体炎的鉴别诊断

	急性闭角型青光眼	急性结膜炎	急性虹膜睫状体炎
症状	眼剧烈胀痛伴头痛、恶心、呕吐	异物感、灼热感、黏液或脓性分泌物	轻度眼痛、头痛、畏光、流泪
视力	突然明显减退	正常	逐渐减退
充血	混合充血	结膜充血	睫状充血或混合充血
角膜	水肿呈雾状混浊，后壁少量色素沉着物	透明	透明、角膜后有沉着物
瞳孔	散大，常呈竖椭圆形	正常	缩小，常呈不规则形
前房	浅，房水轻度混浊	正常	正常或深，房水混浊
眼压	明显升高	正常	多数正常

【治疗】 对急性闭角型青光眼发作期、角膜水肿影响激光或手术方式治疗的患者，先行药物治疗或前房穿刺术降低眼压，为进一步行周边虹膜切开术或切除术创造条件。再根据患者

病情，依据上述治疗原则进行诊治。

（二）慢性闭角型青光眼

慢性闭角型青光眼（chronic primary angle-closure glaucoma）是以周边虹膜与小梁网逐渐发生粘连，小梁网功能逐步受损，房水外流受阻，眼压缓慢升高，最终导致视神经损害和视野缺损为代表的一类青光眼。本病以病程缓慢、无急性发作为特点。

【病因】 慢性闭角型青光眼也存在浅前房、窄房角等解剖结构的变异，但其程度较急性闭角型青光眼为轻。房角狭窄是导致周边虹膜逐步与小梁网发生粘连的一个基本条件。研究揭示，以虹膜膨隆为特点的瞳孔阻滞机制（不如急性闭角型青光眼明显）和以周边虹膜堆积为特征的非瞳孔阻滞机制都参与了本病的病理过程。

【临床表现】 多见于 50 岁左右的老年男性，由于房角粘连和眼压升高是一个逐渐发展的过程，患者一般没有眼压急剧升高所伴随的相应征候群，眼前节组织也没有明显异常。一些患者可有视物模糊、虹视及眼微胀等症状，经休息后症状消失；也有一些患者无任何症状，只是在无意中发现视力下降。本病眼压多为中等升高，很少超过 50 mmHg（6.65 kPa）。视盘在持续高眼压的作用下，渐渐萎缩，形成凹陷，视野也随之发生进行性损害。本病的慢性进程与开角型青光眼病程类似，但其视神经损害的发展速度较开角型青光眼为快。

【诊断】 ①眼压常在 40 mmHg 左右，很少超过 50 mmHg。②中央前房深度略浅或接近正常，虹膜膨隆现象不明显。③房角中等狭窄，有不同程度的虹膜周边前粘连。④如双眼非同时发病，对侧的“健眼”尽管眼压、眼底、视野均正常，但可见房角狭窄或局限性周边虹膜前粘连。⑤具有典型的青光眼性视盘凹陷和视神经萎缩。⑥不同程度的视野缺损。

【鉴别诊断】 慢性闭角型青光眼主要应与开角型青光眼相鉴别。后者虽然也具有眼压升高，视盘凹陷加深，视神经萎缩以及视野缺损，但其前房不浅，高眼压状态下房角保持开放。

【治疗】 对房角粘连范围不大的早期病例可以采用缩瞳剂治疗，也可以采用周边虹膜切除术或激光虹膜成形术治疗，根据患者病情，依据上述治疗原则进行诊治。

二、原发性开角型青光眼

原发性开角型青光眼（primary open-angle glaucoma，POAG）常见于中青年。特点是房角开放，眼压升高，病程进展缓慢。由于症状隐蔽，患者不易察觉，往往就诊时视功能已明显损害，故危害较大。

【病因】 组织学检查提示小梁网胶原纤维和弹性纤维变性，内皮细胞脱落或增生，小梁网增厚，网眼变窄或闭塞，小梁网内及 Schlemm 管内壁下有细胞外基质沉积，Schlemm 管壁内皮细胞的空泡减少等病理改变可能与本病发生有关。

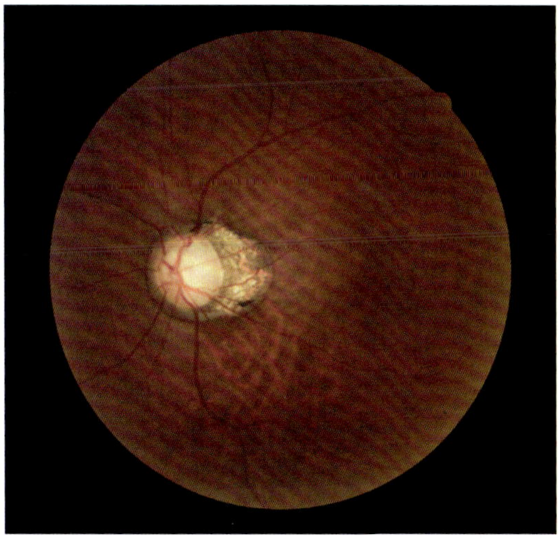

图 12-4 原发性开角型青光眼视盘凹陷，盘沿切迹

【临床表现】 ①症状：早期多无明显的自觉症状，病情进展到一定程度时，可出现轻微头痛、眼胀、视力疲劳等症状。②体征：早期眼压有时升高，随着疾病发展，眼压持续升高，保持在高眼压状态。前房深度正常，虹膜平坦，房角开放，可发现相对性传入性瞳孔障碍。眼底视盘凹陷扩大是最为重要的体征（图 12-4）。视盘早期正常，随着病情进展凹陷逐渐加深和扩大，甚至达到视盘边缘；视盘上下方可局限性变窄或出现切迹；双眼凹陷不对称，C/D 值（杯 / 盘比，即视杯直径与视盘直径的比值）之差大于 0.2 有

诊断价值；视网膜神经纤维层缺损。③视野缺损：早期视野缺损，表现为 Bjerrum 区孤立的旁中心暗点和鼻侧阶梯；随着病情进展，可出现弓形暗点、扇形暗点及环形暗点；晚期仅残存管状视野或颞侧视岛，最后残存视野消失（图 12-5）。

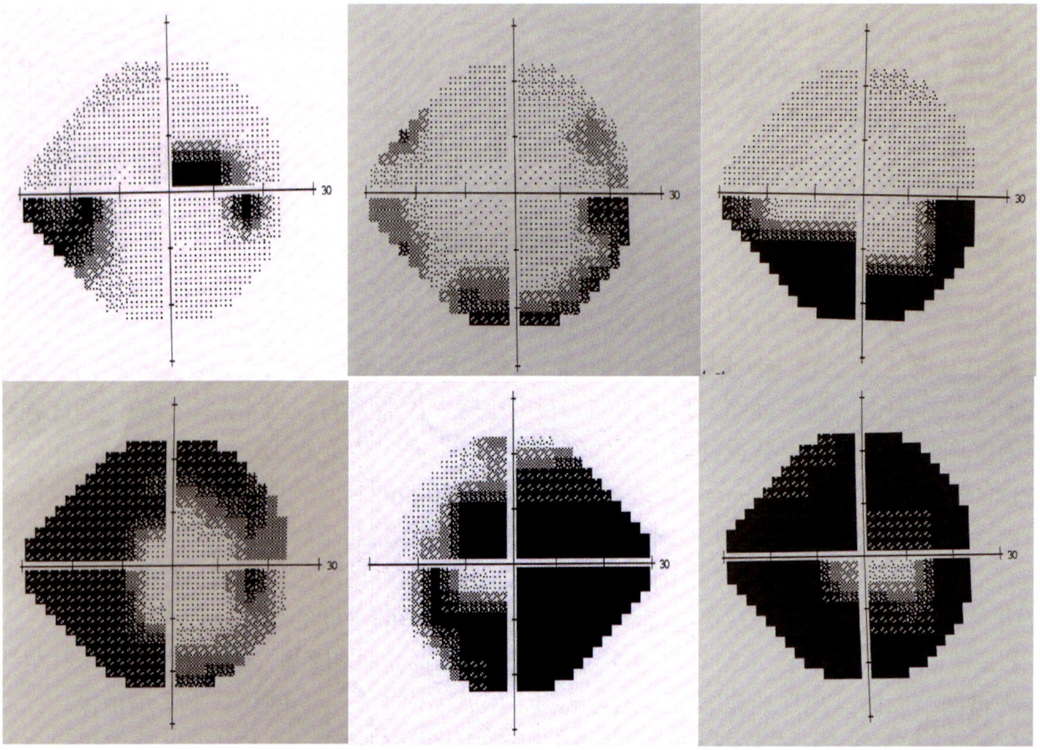

图 12-5　青光眼性视野损害

【诊断】如果已具备了眼压升高、典型的视野和眼底变化就可明确诊断。本病的关键在于早期诊断。早期诊断的主要指标包括：①眼压升高：早期眼压不稳定，24 小时波动较大，测量 24 小时眼压曲线有助于确定诊断。若眼压波动范围≥ 8 mmHg（1.06 kPa）或双眼压差≥ 5 mmHg（0.67 kPa），为病理性眼压。最好采用压平式眼压计或测量校正眼压，以便了解患者的真实眼压。②眼底改变：视盘凹陷进行性加深扩大，盘沿宽窄不一，尤其是上下方盘沿变窄或切迹，视网膜神经纤维层缺损，双眼凹陷不对称，C/D 值＞ 0.2，有诊断价值。③视野缺损：可重复性旁中心暗点或鼻侧阶梯、弥散性或局限性光阈值增高，阈值波动增大。常系早期青光眼的视野改变。

【治疗】治疗原则是先用药物降低眼压，对于药物依从性不好、药物治疗不耐受或药物治疗禁忌的患者，也可以首选激光治疗；若药物或激光降眼压不满意，则采用手术治疗。药物治疗在于通过减少房水生成和增加房水流出，达到降低眼压的目的。一般可局部滴用降眼压药物，一种降眼压药物效果不满意，可以更换另一种降眼压药物或再加滴另一类降眼压药物。如果眼压仍不能降至正常，可尝试加用激光治疗；在最大药物治疗后，病情仍然进一步发展，则需考虑实施抗青光眼手术治疗。

三、正常眼压性青光眼

正常眼压性青光眼（normal tension glaucoma，NTG）是指眼压保持在统计学正常值范围内，却具有典型的青光眼性视盘损害和视野缺损的一类开角型青光眼。

【病因】 造成正常眼压性青光眼神经损伤的原因是眼 - 颅压力梯度，而非单纯眼压。研究发现，60% ~ 70% 的正常眼压性青光眼患者的颅内压较健康人及高眼压性开角型青光眼患者低，低颅内压造成跨筛板压力梯度增加，从而使视神经轴浆流异常，造成青光眼性损伤。在正常眼压的基础上，眼压降低 30%，减少跨筛板压力差，能有效延缓正常眼压性青光眼患者视野损伤的进展。近期，北京眼 - 颅压力梯度研究小组初步发现，筛板局灶性缺损（lamina cribrosa defect，LCD）可能沟通眼内和筛板后视神经鞘间隙，达到眼 - 颅压力再平衡，从而阻止视野损伤进展。同时，低颅内压常与系统性相关异常相关：①身体质量指数（body mass index，BMI）过低导致的长期低颅内压状态可能参与正常眼压性青光眼的发病过程；②临床病例研究发现，颅内压升高与雌激素过多相关，雌激素暴露时间缩短是开角型青光眼的危险因素；③血流相关异常，如 Flammer 综合征患者具有血管痉挛症状，视神经血流灌注短时间减少，被证明可能参与 NTG 的发病机制。

【临床表现】 发病隐匿，一般患者早期无明显自觉症状。多在视野显著出现缺损或体检时偶尔被发现。眼压正常，前房深度正常，虹膜平坦，房角开放，视盘出现损害是本病最为典型的体征。早期眼底改变以视盘片状出血、盘沿下方或颞下方切迹多见，随着病情进展，视盘凹陷逐渐扩大，甚至达到视盘边缘；视网膜神经纤维层可见缺损。视野与原发性开角型青光眼的视野缺损类似，但缺损更靠近固视点。

【诊断与鉴别诊断】 眼压正常，房角开放，具有原发性开角型青光眼类似的视盘改变，视网膜神经纤维层损害和视野缺损，且排除造成视神经损害、视野缺损等的其他因素后方可确立诊断。本病应该与原发性开角型青光眼、缺血性视神经病变、先天性视神经异常以及颅内占位性病变引起的视神经萎缩相鉴别。

【治疗】 目前正常眼压性青光眼的治疗包括视神经保护性药物的应用和降眼压药物或手术等。

第四节 继发性青光眼

一、囊膜剥脱性青光眼（exfoliative glaucoma，XFG）

XFG 继发于囊膜剥脱综合征。目前认为剥脱物质来源于眼前段的许多部位，包括赤道前晶状体上皮细胞、睫状体无色素上皮细胞、虹膜内血管内皮细胞、小梁内皮细胞等都能合成剥脱物质。可随房水循环转移到晶状体悬韧带、前表面及瞳孔缘等各个部位。虹膜后层释放的色素颗粒与剥脱物质最终导致晶状体悬韧带断裂，晶状体脱位，囊膜变薄，随之导致继发性青光眼。XFG 通常为开角型青光眼，初期仅出现于单眼，多年后发展到对侧眼。初诊时，受累眼的青光眼性视神经损害已经很重。患者的眼压波动大，因此 24 小时眼压测量有利于疾病的诊断。散瞳检查容易发现剥脱物质，下方房角隐窝多见，但散瞳会加重虹膜色素脱落，导致急性眼压升高，2 ~ 3 小时可恢复。XFG 通常对激光小梁成形术治疗反应良好。与 POAG 相比，通常会应用更多的药物。当一眼发生 XFG，对侧眼应密切随访。

二、色素性青光眼（pigmentary glaucoma，PG）

PG 是由虹膜向后凹陷，与晶状体悬韧带接触产生摩擦，虹膜色素颗粒脱落沉积于小梁网，造成“反向瞳孔阻滞”，引起房水外流受阻，眼压升高的一种继发性开角型青光眼。白种近视人群中更为常见，通常在 30 ~ 50 岁确诊。可单侧或双侧发病。裂隙灯检查可见前房很深，虹膜后凹，虹膜表面、晶状体悬韧带和玻璃体前界膜韧带附着部位会有色素沉着，角膜内皮面色素沉着呈垂直梭状，称为 Krukenberg 梭，房角镜检查可见小梁区 360° 均匀的黑色素颗粒，UBM 检查有助于确认反向瞳孔阻滞。国外研究结果显示，中周部轮辐状虹膜透照缺损也是重要的体征之一，而我国人种因虹膜厚，且各层次结构中均存在大量、浓密色素颗粒，即使在后表面色素上皮层缺损的情况下，虹膜基质和前界膜内的色素颗粒也可以有效阻拦光线穿透，因此对于我国患者，虹膜透照缺损现象不作为必要的诊断指标。PG 的药物治疗与 POAG 无区别。毛果芸香碱可以减轻虹膜与晶状体悬韧带的摩擦，减少色素脱落，但需排除视网膜周边裂孔。激光小梁成形术作用有限，周边虹膜造孔可以减轻反向瞳孔阻滞。可考虑在运动后进行检查，尤其当运动后出现症状，是疾病进行性发展的征象。

三、晶状体源性青光眼（lens-induced glaucoma）

白内障膨胀期由于晶状体体积增大，导致晶状体虹膜隔前移，前房变浅，房角关闭，诱发闭角型青光眼。白内障过熟期，晶状体皮质外溢，被巨噬细胞吞噬，吞噬了晶状体蛋白的巨噬细胞和晶状体大分子蛋白均可堵塞小梁网，造成眼压升高。外伤性或者自发性晶状体脱位（Marfan 综合征、Marchesani 综合征）也会引起眼压升高。此外，一些晶状体的先天异常，如球形晶状体，同样可以导致瞳孔阻滞和房角关闭。患者通常会有单眼疼痛，眼红，视力下降，眼压升高，伴或不伴虹膜炎。治疗可以局部抗炎联合晶状体摘除或去除晶状体碎片，必要时可以考虑玻璃体切割术。

四、外伤性青光眼（glaucoma secondary to trauma）

眼部的钝挫伤或者眼球穿通伤会导致开角型或者闭角型青光眼。钝挫伤导致小梁网房水外流减少。小梁网的瘢痕及炎症反应，红细胞及碎屑物质对小梁的堵塞，房角后退，晶状体源性因素都是发生青光眼的可能机制。穿通伤造成眼内结构损害，导致眼压升高。患者表现为受累眼眼红、眼痛、视力下降、眼压急剧升高。在慢性眼压升高过程中，也可能无症状。不推荐进行房角镜检查。可以给予局部和全身降眼压治疗，抗炎，必要时进行青光眼手术治疗。

五、新生血管性青光眼（neovascular glaucoma）

是全身或者眼部疾病造成眼部或视网膜广泛性缺血，继而发生眼前段新生血管，房角关闭，房水外流受阻，眼压升高的一种难治性青光眼。若处于早期开角型青光眼阶段，患者屈光间质透明，应尽早完成全视网膜光凝术，眼压高者应用抗青光眼药物降低眼压，避免发生房角关闭。若已经发生房角关闭，眼压升高药物难以控制，可以进行抗青光眼手术，例如房水引流装置植入，同时完成全视网膜激光光凝术。为避免术中、术后出血，可以术前联合玻璃体腔抗血管内皮生长因子（VEGF）治疗。

六、葡萄膜炎继发青光眼（glaucoma secondary to uveitis）

前房角内的炎性细胞、沉积物、坏死物质、继发瘢痕或者新生血管导致小梁网堵塞同时水肿；房角粘连关闭或者瞳孔闭锁诱发房角接触性关闭，可以导致继发性闭角型青光眼。急性眼压升高常见于青光眼睫状体综合征或病毒感染。慢性眼压升高常见于青少年特发性关节炎、Fuchs 葡萄膜炎、Behcet 病等。眼压可以表现为大幅度波动或定期升高。针对基础疾病进行全身及局部抗炎治疗、降眼压治疗。当确定葡萄膜炎控制良好，可以应用前列腺素衍生物类药控制眼压。通常应该避免进行氩激光小梁成形术（ALT）及选择性激光小梁成形术（SLT）治疗。

七、眼内肿瘤引起的青光眼（glaucoma secondary to tumor）

飘浮在房水中的肿瘤及肿瘤细胞浸润小梁网。肿瘤相关的炎症、肿瘤坏死物质，出血，色素播散可导致小梁网堵塞。也可发生继发性房角关闭。多发生于眼前节的原发性或者继发性肿瘤。对基础肿瘤病变治疗的同时，可以局部或全身应用降眼压药物，药物治疗为首选。前列腺素类药物及毛果芸香碱在理论上可以促进肿瘤的转移，应慎用。只有当肿瘤治疗取得成功后才考虑行青光眼手术。

八、糖皮质激素诱发性青光眼（glucocorticoid induced glaucoma，GIG）

局部、玻璃体腔用药（图 12-6），以及全身高剂量长期应用糖皮质激素，可以导致急性或者慢性眼压升高。导致眼压升高的风险与激素的种类、用药频率、治疗时间和给药途径有关。开角型青光眼、糖尿病、近视、儿童、老年人都是激素高反应人群。糖皮质激素可以诱导小梁网细胞外基质发生变化，导致房水阻力增高，房水外流减少。眼压升高通常发生在治疗后的 2 ～ 6 周，亦可发生在治疗的任何时间。通常停止治疗后眼压自行回落。持续升高的眼压可以造成青光眼性视神经损害和视野丢失。患者使用激素治疗后发生眼压升高，建议停止激素治疗。对基础病变更换非激素治疗方案。局部及全身使用降眼压药物或激光，对于难治病例可以考虑手术治疗。

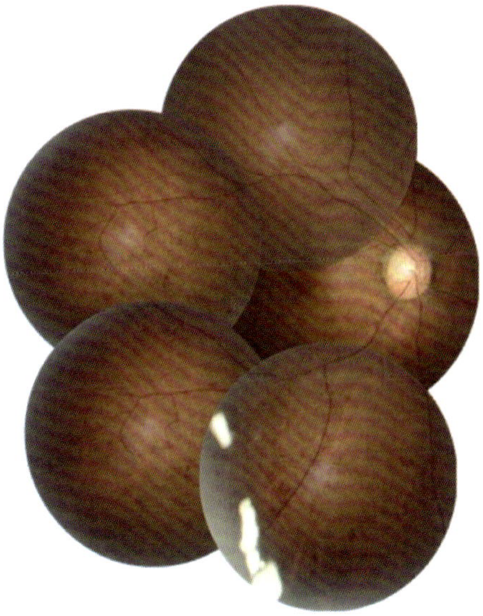

图 12-6 视网膜中心静脉阻塞曲安奈德玻璃体腔注射后导致的糖皮质激素诱发性青光眼

九、手术治疗导致的青光眼（glaucoma following ocular surgery）

手术后可以造成小梁网房水外流降低，引起眼压升高。这种眼压升高通常是一过性的。导致眼压升高的原因可能有：黏弹剂、炎性碎屑、白内障术后进入前房的玻璃体组织、晶状体物质颗粒、硅油的迁移、硅油的乳化以及前列腺素释放。另外，前房型人工晶状体导致的虹膜根部出血和前部葡萄膜炎也可导致眼压升高。可以考虑局部和全身应用降眼压药物，抗炎对症，对于硅油造成的眼压升高的病例，可以考虑引流阀植入或者睫状体光凝手术。对于人工晶状体造成的眼压升高，可以考虑取出人工晶状体。

十、上巩膜静脉压升高导致的青光眼（glaucoma secondary to raised episcleral venous pressure）

浅表巩膜、眼眶或者系统性疾病可导致上巩膜静脉压增高，继而小梁网房水外流减少，眼压升高，可由巩膜浅表静脉的化学伤、Sturge-Weber 综合征、内分泌性突眼、眼眶静脉炎、海绵窦血栓、上腔静脉阻塞、颈静脉阻塞等疾病导致。患者的眼压可急性升高，伴有眼部刺激症状和眼痛。视力可减退。患者瞳孔散大，浅表巩膜静脉充血、水肿，面部淋巴水肿，眼眶淋巴水肿，眼眶查及杂音，血管杂音是动静脉瘘的典型体征。在治疗基础疾病的同时，局部及全身应用降眼压药物，复杂病例可以考虑青光眼手术治疗。

第五节 儿童青光眼

儿童青光眼（childhood glaucoma）是指发病年龄在青春期或青春期之前的一类青光眼，可以分为原发性先天性青光眼、青少年型青光眼和继发性青光眼，包括合并眼部其他异常、全身异常或外伤、手术、葡萄膜炎、药物等因素导致的青光眼，是严重危害儿童视觉健康及生活质量的一类可防治性疾病。明确的诊断、及时合理的治疗将大大促进疾病的管理，降低儿童青光眼致盲率。目前我国对于儿童青光眼年龄段的划分仍未明确定义，但基于国际标准，儿童青光眼的年龄段定义为：< 18 岁（美国），≤ 16 岁（英国、欧洲、联合国儿童基金会）。儿童，尤其是婴幼儿，仍处于眼部发育过程中，因此，儿童青光眼的定义与成人青光眼相比，有着一定的特殊性。除了眼压升高、典型的视盘凹陷及视野缺损以外，尚在发育中的眼球在高眼压状态下可能出现明显的扩张，包括角膜扩张及眼轴增长速度超过正常。这种扩张在眼压控制后可有一定程度的改善。此外，房角镜下多能看到明显的房角发育异常，且房角镜下评估房角开放及关闭的情况也能指导手术方案的制订，因此，房角镜检查对儿童青光眼的正确诊断及手术方案的制订至关重要。

一、原发性儿童青光眼

（一）原发性先天性青光眼（primary congenital glaucoma，PCG）

原发性先天性青光眼是因单纯房角发育异常（可合并轻度虹膜异常）而导致房水外流受阻、眼压升高所致的青光眼。与 PCG 关系最为明确的致病基因为 *CYP1B1* 基因，表现为常染色体隐性遗传，具有不完全外显性。一般 3 岁内发病，可分为以下类型：①出生或新生儿期发病（0 ~ 1 岁）；②婴幼儿时期发病（> 1 ~ 24 个月）；③晚发性或较晚发病（> 2 岁）；④自发终止型：眼压和视盘正常，病情不进展的病例，但存在典型的 PCG 体征（例如，“牛眼”和 Haab 纹）。

【临床表现】 眼部多出现特征性的畏光、流泪、眼睑痉挛等症状。眼压升高，高眼压导致角膜水肿，患者出现羞明畏光和眼睑痉挛。眼球扩张，主要表现为角膜直径增大、眼轴增长（出生> 20 mm，1 岁内大于 22 mm），角膜扩张引起角膜后弹力层破裂（Haab 纹）及角膜水肿，部分孩子因眼球极度扩张而被称为“牛眼”；房角镜及 UBM 下可见不同程度的虹膜前插，无虹膜前插者多可见较多的梳状韧带；巩膜变薄，由瓷白色转变为浅蓝色。瞳孔扩大，对光反射迟钝或消失，视盘凹陷扩大，最终导致失明。

【治疗】 当临床上高度怀疑原发性先天性青光眼，需要全麻下检查确保诊断准确。PCG 患儿一生几乎不可避免均需要行手术治疗，且可能需要多次手术。第一次手术往往是手术成功的最好机会，根据其发病机制，首选治疗为房角手术，包括房角切开术和小梁切开术。近期，微导管引导的小梁切开术（包括内路及外路）以其更好的疗效及安全性已成为大多数专家推荐的首选治疗。如果房角手术失败，滤过性手术可作为选择。睫状体破坏性手术也可作为房角手术失败后的补充治疗。严重的患儿大多需要行引流阀植入术。

（二）青少年型开角型青光眼（juvenile open-angle glaucoma，JOAG）

青少年型开角型青光眼和原发性开角型青光眼相似，房角结构正常，不伴有其他先天性异常或综合征，没有眼球扩大，符合青光眼定义。目前明确的与该疾病相关的基因有 *MYOC*（myocilin）基因，同时 *CYP1B1* 基因也被证实有一定作用。由于 3 岁以后眼球壁组织弹性减弱，眼压增高一般不会导致眼球壁代偿性扩张，患者通常无症状，但可有近视及眼轴增长速度快于正常的表型。眼压常极高（> 40 ~ 50 mmHg），可出现青光眼特征性的视神经损伤及视野缺损。房角结构多正常，不伴有其他先天性异常或综合征。由于患者经常眼压极高，单纯药物治疗很难控制疾病进展，首选治疗是房角手术，近期研究显示微导管辅助的小梁切开术（包括内路及外路）有着更高的成功率。另外，由于这部分患儿相较原发性先天性青光眼患儿的年龄更大，小梁切除术也是主要的手术方式，但常需要联合丝裂霉素的使用。

二、继发性儿童青光眼

（一）青光眼合并非获得性眼部异常

如先天性无虹膜；存在角膜后胚胎环（角膜后部近角膜缘处有白线结构，Schwalbe 线明显增粗前移）、房角与其相连的虹膜附着及虹膜改变（虹膜基质萎缩、瞳孔异位、多瞳）的青光眼称 Axenfeld-Rieger 异常，如合并有牙齿、颌面骨、心脏、脐、生殖系统发育异常等全身表现为 Axenfeld-Rieger 综合征；角膜中央先天白斑伴角膜后基质和 Descemet 膜缺损，虹膜粘连到白斑周边的青光眼称 Peters 异常；永存性胚胎血管；先天性小眼球；晶状体异位等。

（二）青光眼合并非获得性全身疾病或综合征

如染色体异常（21 三体综合征），伴有晶状体形态或位置、骨骼以及心脏异常的青光眼（Marfan 综合征、Marchesani 综合征），代谢性疾病（Lowe 综合征），伴有颜面部血管瘤和脉络膜血管瘤的青光眼（Sturge-Weber 综合征）等。

（三）青光眼合并获得性疾病

如葡萄膜炎、外伤（前房积血、房角后退、晶状体异位）、糖皮质激素诱发的青光眼、肿瘤（良性 / 恶性，眼内 / 眼眶）、早产儿视网膜病变（ROP）、除白内障手术外的手术后继发性青光眼等。

（四）白内障术后继发性青光眼

白内障术后继发性青光眼因高发性及较差的治疗预后，特被单独列为一类。包括先天性特发性白内障、先天性白内障合并眼部异常 / 全身疾病（既往无青光眼病史）、获得性白内障（既往无青光眼病史）。

【治疗】 继发性儿童青光眼的治疗特别具有挑战，因其手术疗效较差，一般首选药物治疗。但对婴幼儿青光眼来说，因其依从性差，且单纯用药很难维持长久的疗效，手术常常也还是必需的。房角手术可能有效，也可采用小梁切除联合抗瘢痕药，或者引流阀植入术控制眼压，以上手术都很可能失败，常需要多次手术治疗。另外，患儿可能合并全身多系统疾病，增加了全麻手术的风险，因此，治疗应综合考虑其全身发育异常、眼压升高的机制及患儿的生活质量。

（王宁利　石　砚）

第六节　高眼压症

高眼压症（ocular hypertension）是指眼压高于正常统计学眼压值的上限，前房深度正常，房角开放，且长期随访未见有视盘损害和视野缺损的一种状态。

【病因及疾病演变过程】 个体眼压超过 21 mmHg，大多数经长期随访观察，并不出现视盘和视野损害，仅有约 10% 的个体可能发展为开角型青光眼。患者的年龄（年龄每增加 10 年，风险增加 26%）、垂直和水平杯盘比（每增大 0.1，风险增加 19%）、眼压（每升高 1 mmHg，风险增加 9%）、中央角膜厚度（central corneal thickness，CCT）（每变薄 40 μm，风险增加 2.04 倍）、视野检查中模式偏差（每增加 0.2 dB，风险增加 13%）、青光眼家族史、心血管疾病以及视网膜中央静脉阻塞等是高眼压症演变为青光眼的危险因素。此外，近年来发现跨筛板压力差（眼压与颅内脑脊液压之间的压力差）增大为青光眼的重要发病机制。高眼压症者可能颅内压偏高，而跨筛板压力差并不高，因而不发生青光眼视神经损伤。因此，评估高眼压症者跨筛板压力差的高低具有重要的临床参考价值。

【诊断】 根据高眼压值，前房深度正常，房角开放，眼底视盘无损害以及视野未见可检出阳性缺损等结果，可以初步做出一个倾向性诊断。确诊是一个排除原发性开角型青光眼诊断的过程。眼压超出正常值是唯一的阳性体征。由于 CCT 能够影响眼压测量值的准确性，应该对眼压值进行校正。应充分考虑相关危险因素，如眼压、杯盘比、中央角膜厚度等。对高风险患者应该 6 ~ 12 个月重新评估。

【鉴别诊断】 应与尚未出现视盘损害和视野缺损的早期原发性开角型青光眼相鉴别。在高眼压症人群中，部分个体就是可疑青光眼或早期原发性开角型青光眼患者，定期随访有助于鉴别诊断。

【治疗】 我国青光眼诊治共识指出：对于 CCT $< 555\ \mu m$，眼压高于 25 mmHg 的高眼压症患者，可以给予降眼压药物进行治疗。对所有高眼压症患者都应该定期随访。

第七节 青光眼治疗

一、药物治疗

1．前列腺素衍生物 通过降解睫状体肌间隙的胶原结缔组织来增加葡萄膜巩膜途径的房水外流，降低眼压的幅度可达 25% ~ 35%，是目前开角型青光眼一线用药。包括 0.005% 拉坦前列腺素、0.0015% 他氟前列腺素、0.003% ~ 0.004% 曲氟前列腺素等。每晚 1 次，用药 2 ~ 4 小时起效，8 ~ 12 小时达药效峰值。通常在治疗后 3 ~ 5 周达到最大的降眼压幅度。人群中对前列腺素衍生物无治疗反应者不超过 10%。配戴接触镜时不能使用。主要副作用包括局部的结膜充血、烧灼刺激感、异物感、眼周色素沉着、睫毛变化、虹膜色素增多，无晶状体眼或者人工晶状体眼有发生囊样黄斑水肿危险，激发疱疹性角膜炎复发，葡萄膜炎等。要注意少数患者用药后全身呼吸困难、胸痛 / 心绞痛、哮喘加重、背部肌肉痛等情况。

2．β 受体阻滞剂 能够减少房水生成。分为非选择性和选择性 β_1 受体阻滞剂。降低眼压幅度可达 20% ~ 25%。每日 1 或 2 次。包括噻吗洛尔、左布诺洛尔、美替洛尔、卡替洛尔及倍他洛尔。哮喘、慢性阻塞性肺疾病、窦性心动过缓、心脏传导阻滞或心力衰竭患者禁用。主要副作用包括局部的结膜充血、浅表点状角膜炎、干眼、角膜感觉缺失、过敏性睑缘 - 结膜炎。全身会出现心动过缓、心律不齐、心力衰竭、昏厥、哮喘、夜间低血压、抑郁、性功能障碍。选择性 β_1 受体阻滞剂倍他洛尔的副作用相对较轻。

3．碳酸酐酶抑制剂 能够减少房水生成。根据给药途径可分为全身和局部两种剂型。前者以乙酰唑胺为代表，服药后 60 ~ 90 分钟眼压开始下降，2 小时药物作用最大，可以维持 4 ~ 6 小时，降低眼压幅度为 30% ~ 40%；后者以 2% 布林佐胺滴眼液为代表，每日 2 或 3 次，降低眼压可达 20%。此类药物为磺胺类制剂，过敏者禁用。角膜内皮数量低的患者禁用局部滴眼液。低血钠、低血钾、肾病、肝病患者或者肾功能不全、肝功能不全、肾上腺功能衰竭的患者禁用口服药物。局部应用后可以出现眼部烧灼感、刺激感、口苦、浅层点状角膜炎、视物模糊、流泪。全身不良反应有头痛、荨麻疹、血管性水肿、瘙痒、感觉异常等。口服后可引起感觉异常、听力障碍、耳鸣、食欲不振、味觉改变、恶心、呕吐、腹泻、性欲减退、肾结石、代谢性酸中毒、电解质失衡等。

4．选择性 α_2 受体激动剂 减少房水生成及增强葡萄膜巩膜途径房水外流，降低眼压幅度25%左右。包括可乐定和溴莫尼定。药物对血压和心率的影响很小，每日2或3次。儿童和极低体重成人禁用。主要副作用包括局部眼睑后退、结膜苍白、过敏。全身出现系统性低血压、心动过缓、疲劳、嗜睡。

5．胆碱能类药物 通过收缩睫状肌、向巩膜突施加张力、对小梁网形成牵拉加速房水外流。降低眼压幅度可达15% ~ 25%。包括0.5% ~ 4%毛果芸香碱和0.75% ~ 3%卡巴胆碱。以1% ~ 2%毛果芸香碱（又名匹罗卡品）溶液滴眼最为常用。对于术后炎症、葡萄膜炎、新生血管性青光眼，患者有发生视网膜脱离的风险。痉挛性胃肠功能紊乱、消化性溃疡、显著性心动过缓、低血压、近期曾发生心肌梗死、癫痫、帕金森患者禁用。主要局部副作用包括视力下降、调节性近视、结膜充血、视网膜脱离、晶状体混浊、加速房角关闭、虹膜囊肿、头痛、气管痉挛等。

6．高渗剂 通过提高血浆渗透压来脱水和减少玻璃体体积，使虹膜-晶状体平面后移，加深前房。降低眼压幅度可达15% ~ 30%。临床常用静脉用药为20%甘露醇。剂量为每次1 ~ 2 g/kg，快速静脉滴注，每分钟10 ml，必要时可重复使用。起效快，维持时间不超过6h。心力衰竭或肾衰竭患者禁用。应用后会出现恶心、呕吐、脱水、排尿增加、低钠血症、反应迟钝、昏迷、惊厥，可能导致血糖增高、急性少尿性肾衰竭、超敏反应。另一种常用的高渗剂是甘油，口服剂量2 ~ 3ml/kg，糖尿病患者慎用。此外，还有50%葡萄糖溶液，高渗葡萄糖溶液也有脱水降眼压作用，但葡萄糖可进入组织中被代谢利用，所以作用时间短，可暂时降低眼压。

二、激光治疗

1．氩激光小梁成形术（argon laser trabeculoplasty，ALT）、选择性激光小梁成形术（selective laser trabeculoplasty，SLT）以及最新的微脉冲激光小梁成形术（micropulse laser trabeculoplasty，MLT） 是利用激光在房角的小梁网上产生的热效应和生物学效应改善房水流出易度，降低眼压。用于最大耐受量药物治疗失败的原发性开角型青光眼以及剥脱综合征和色素性青光眼患者。可以延缓手术时间，减少抗青光眼局部药物数量。其中SLT和MLT对小梁结构无凝固性损伤，可重复治疗，疗效明显。目前可以作为药物和手术的过渡或者部分开角型青光眼的首选治疗。

2．激光周边虹膜切除术（laser peripheral iridectomy，LPI） 在虹膜的周边部通过激光切穿一个小孔，使后房房水通过此孔直接进入前房，解除瞳孔阻滞导致的周边虹膜前膨隆及前房角阻塞。适应证：发病机制为瞳孔阻滞的早期闭角型青光眼，慢性闭角型青光眼虹膜膨隆型；房角开放大于180°以上并无视野损害，葡萄膜炎、白内障手术等造成的瞳孔阻滞等。LPI的并发症：暂时的眼压升高，前葡萄膜炎，晶状体混浊，角膜损伤，虹膜出血，虹膜孔蔽塞，复视眩光等。

3．激光周边虹膜成形术（argon laser peripheral iridoplasty，ALPI） 又称激光房角成形术，用于增宽房角或者开放房角，可以作为LPI或其他激光的辅助治疗。适应证：虹膜肥厚，皱褶引起的房角狭窄，窄房角的开角型青光眼激光小梁成形术前加宽房角。ALPI的并发症：虹膜炎症，瞳孔变形，异位等。

4．睫状体光凝 利用激光对睫状体进行凝固、破坏，使房水生成减少来降低眼压。是一种破坏性治疗，会引起疼痛、炎症、低眼压、玻璃体积血及视力下降。目前主要应用于难以控制的晚期青光眼，如新生血管性青光眼、无晶状体性青光眼、外伤性青光眼，多次滤过手术失败的原发性青光眼等。

5．激光滤过手术 又称激光巩膜切除术，是通过激光打孔，形成小梁网至巩膜外表面的全层巩膜瘘管，达到滤过手术的目的。

（三）手术治疗

最常用的手术方式为滤过手术，包括小梁切除术、巩膜咬切术、非穿透性小梁手术。微创青光眼手术是近年来青光眼发展的新术式。包括房水内引流的黏小管成形术、房水流出通路重建术，微导管辅助的小梁切开术，跨越式房水内引流手术，GATT，Micro shunt，小梁消融术，iStent 支架，Hydrus 支架，ABiC 等；结膜下引流的 XEN 凝胶支架；脉络膜上腔引流的 iStent supra 等。

思考题

1. 原发性慢性闭角型青光眼有何特点？
2. 原发性开角型青光眼的诊断标准？
3. 正常眼压性青光眼与高眼压症有何异同？
4. 原发性先天性青光眼的临床表现和体征？

（原慧萍　程　方　王宁利）

第13章 葡萄膜疾病

病例 13-1

患者，女性，67 岁，主因“双眼视物不清，伴有头痛、眼胀”来诊，发病前 1 周有轻微感冒样症状，伴有耳鸣。否认全身病史。眼科检查：双眼视力 0.3，眼压 28 mmHg，双眼角膜透明，前房未见浮游物，前房浅，虹膜纹理清，瞳孔圆，晶状体透明，眼底检查：视盘边色大致正常，视网膜血管未见出血渗出，周边视网膜多个隆起脱离区域，未见裂孔。

讨论题：

1．根据患者的年龄、病史及体征，首先应考虑是何疾病？

2．还应该做哪些检查？

3．应该与哪些疾病进行鉴别诊断？

4．主要的治疗原则是什么？

病例 13-1 答案与解析

葡萄膜（uvea）包括虹膜、睫状体和脉络膜三个相连续的部分，富含色素和血管。葡萄膜血流缓慢，各种致病因素，如微生物、毒素、坏死的细胞碎片等容易停留其中，导致葡萄膜疾病。

第一节　葡萄膜炎

葡萄膜炎（uveitis）是指葡萄膜的炎症。葡萄膜炎是眼科常见的致盲性眼病，主要与免疫因素相关，且可伴有各种全身病。

一、概述

（一）病因与发病机制

葡萄膜炎按照患病的途径可以分为内因性、外因性和继发性，内因性和外因性又分别分为感染和非感染性葡萄膜炎。葡萄膜炎的发病机制非常复杂，主要与免疫因素有关，其次与炎性介质、自由基有关。

1．外因性　由外界致病因素所致，包括感染性和非感染性。

（1）感染性：眼球穿通伤、内眼手术或角膜溃疡穿孔时，致病微生物由外伤或手术创口进入眼内，易引起化脓性炎症。

（2）非感染性：机械性、化学性、热性损伤或毒素刺激所致。

2．内因性 多原因不清，是葡萄膜炎的主要类型。

（1）感染性：病原体或其产物由身体其他部位经血行进入眼内所致，如结核、梅毒、单纯疱疹病毒、弓形体、艾滋病性葡萄膜炎等。

（2）非感染性：检查不出病原体，多有免疫异常表现或伴有全身病，如 Vogt- 小柳原田综合征、白塞病等。

3．继发性 继发于眼部其他疾病。

（1）邻近眼组织炎症的蔓延：如严重的角膜炎、巩膜炎可引起虹膜睫状体炎。

（2）眼内毒素或刺激物的反应：如失明萎缩变性的眼球、长期视网膜脱离、眼内反复陈旧性出血以及恶性肿瘤坏死都可引起葡萄膜炎。

（二）分类

葡萄膜炎有多种分类方法，如按照炎症累及的解剖部位分类，可分为前葡萄膜炎、中间葡萄膜炎、后葡萄膜炎和全葡萄膜炎；按照病程分类，可分为急性、慢性和复发性；按照病因分类，可分为感染性和非感染性；按照组织病理分类，可分为肉芽肿性和非肉芽肿性。目前国际通用的分类方法主要依据炎症的解剖部位，在此基础上进行病因探讨。

二、前葡萄膜炎

前葡萄膜炎是葡萄膜炎中常见的类型，指炎症主要位于前节，炎症主要累及虹膜和睫状体，表现为前房的炎性细胞和房水闪光。占葡萄膜炎总数的 1/2 ～ 2/3，包括虹膜炎（iritis）、虹膜睫状体炎（iridocyclitis）和前部睫状体炎（anterior cyclitis），可表现为急性或慢性。

【病因】 前葡萄膜炎多病因不清，可眼部单独发生也可伴发全身病，如强直性脊柱炎（ankylosing spondylitis）、青少年特发性关节炎（juvenile idiopathic uveitis）、Reiter 综合征、与 HLA-B27 相关的虹膜睫状体炎、异色性虹膜睫状体炎（heterochromatic cyclitis）、青 - 睫综合征（glaucoma-cyclitis syndrome）等。

【临床表现】

1．症状

（1）眼红、疼痛、畏光、流泪：这些症状的程度与炎症的严重程度成正比。疼痛是由于睫状肌收缩、组织肿胀充血和毒性物质刺激睫状神经末梢所致。严重时疼痛可波及眼眶、前额和面部，在光刺激或眼球受压时更明显，夜间多加剧。疼痛可伴有畏光、流泪，是三叉神经受刺激的反射作用所致。强烈的畏光可伴有眼睑痉挛。

（2）视力减退：前房水和玻璃体内的炎性细胞和纤维渗出物，角膜后壁和晶状体表面的沉着物致屈光间质混浊，另外，睫状肌痉挛引起近视而影响视力。

2．体征

（1）睫状充血（ciliary conjestion）：是急性前葡萄膜炎的常见体征，表现为角膜缘附近的深层血管扩张充血，呈暗红色。需与结膜充血鉴别。

（2）角膜后沉着物（keratic precipitate，KP）：炎性细胞或色素沉着于角膜后壁为角膜后沉着物。炎症时虹膜睫状体血管扩张，通透性增强，房水中有细胞渗出，角膜内皮肿胀，随着房水循环，这些细胞贴附于角膜的后表面，一般多位于角膜下部呈尖端向角膜中心的三角形排列。这是由于房水循环时温差的影响，角膜与外界接触温度较虹膜侧低，靠近角膜侧房水向下流动，靠近虹膜侧房水流动向上，房水内的炎性细胞、渗出物随房水的循环而易于沉着在角膜的下方。

根据炎症的性质、轻重、时间长短，KP 的大小、形态、数量和部位各不相同。KP 可分新鲜和陈旧性。新鲜 KP 为白色、圆形，显得致密、光滑、湿润，新鲜 KP 的出现提示为炎症的早期或活动期；陈旧 KP 呈棕色外观，为葡萄膜的色素细胞或含有黑色素的残留细胞，或呈毛玻璃样，为炎性细胞吸收后细胞膜或细胞渣的残留物，陈旧的 KP 显得皱缩、脱水、无光泽，有稀疏感，陈旧 KP 的出现见于炎症消退期，提示以前曾有过炎症。新鲜 KP 可分以下两种类型：

1）细小尘状 KP：灰白色点状，主要由多核中性粒细胞、淋巴细胞和少量浆细胞组成，多见于非肉芽肿性虹膜睫状体炎。

2）羊脂状 KP（mutton-fat KP）：灰白，主要由单核巨噬细胞、类上皮细胞组成，相互融合形成较大的略呈圆形、灰色的结节，多见于肉芽肿性和慢性虹膜睫状体炎，如结核结节病、Vogt- 小柳原田综合征等（图 13-1）。

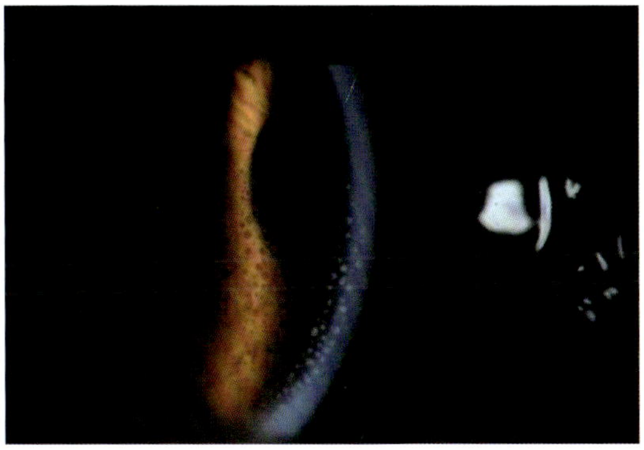

图 13-1　角膜后羊脂状 KP，位于角膜下方

（3）房水混浊：虹膜血管壁有血 - 房水屏障（blood-aqueous barrier）功能，所以正常房水内仅含有微量蛋白成分，裂隙灯检查前房为透明区。炎症时虹膜睫状体血管扩张，血 - 房水屏障功能破坏，血管通透性增强，房水内蛋白和细胞成分增加，使房水混浊。

房水内蛋白浓度增高时，裂隙灯检查前房呈一束白色光带，有如阳光通过窗户照射入一间充满灰尘的房间，此现象称前房闪光（anterior chamber flare）阳性，或 Tyndall 征阳性。前房闪光阳性代表血 - 房水屏障破坏的程度。房水内炎性细胞增多时，裂隙灯检查可见前房内有上下浮游的颗粒，大小均匀一致，称为前房浮游物或细胞，是活动性炎症的重要体征，房水细胞的多少代表炎症的存在及其严重程度（图 13-2）。

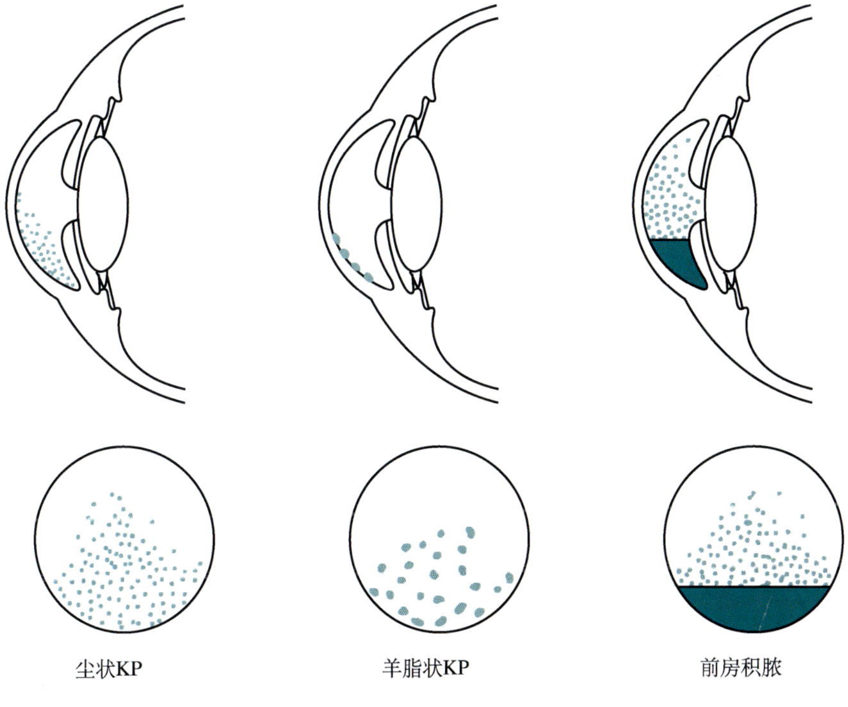

图 13-2　葡萄膜炎时角膜后沉着物及前房内所见

当炎症剧烈时，虹膜血管扩张或破裂致红细胞进入前房，可在前房下方形成液平，称为前房积血（hyphema）；当房水渗出的炎性细胞较多时，在前房角下方形成液平，称为前房积脓（hypopyon）。前房积脓往往提示炎症反应非常严重（图 13-3）。

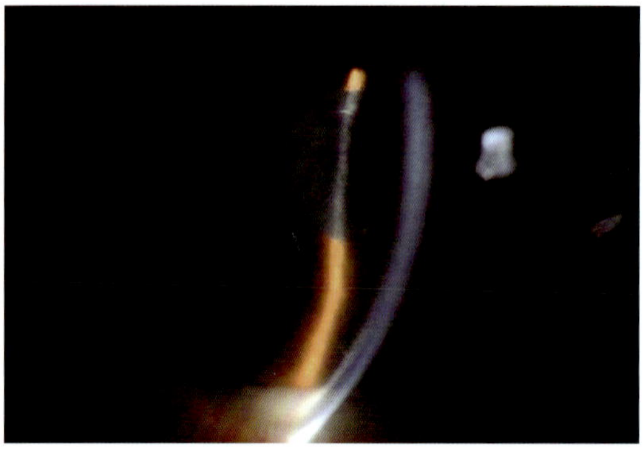

图 13-3 前房积脓

（4）虹膜纹理不清：炎症时虹膜组织水肿充血而表现为纹理不清，颜色移暗，单眼病变时对照健眼检查容易鉴别。炎症的渗出物可以在房角造成周边虹膜和角膜的粘连，称为虹膜周边前粘连（peripheral anterior synechia of iris）或房角粘连（goniosynechia）。

（5）虹膜结节（iris nodule）：多见于肉芽肿性炎症，常见有两种，即Koeppe结节和Busacca结节。Koeppe结节为圆形或卵圆形半透明小灰色结节，分布于瞳孔缘，多在炎症早期出现，数目多少不一，可在数天内消失，炎症反复时可再出现新的结节。Koeppe结节处易发生虹膜后粘连。Busacca结节为白色透明或半透明状，大小不一，通常较Koeppe结节大，位于虹膜实质内，多于虹膜卷缩轮附近。Busacca结节有时很快消失，有时可持续数月，偶尔形成团块状引起机化和新生血管。位于虹膜根部者易造成虹膜前粘连。

（6）瞳孔改变：由于炎症致虹膜组织充血、水肿、细胞浸润，以及炎症刺激瞳孔括约肌痉挛，使瞳孔缩小，对光反射迟钝或消失。由于炎症细胞、纤维蛋白等机化，可引起虹膜与晶状体表面粘连，形成虹膜后粘连（posterior synechia of iris）。

炎症早期用散瞳剂可避免虹膜后粘连或拉开轻度虹膜后粘连，拉开后在晶状体前表面常遗留虹膜色素上皮，呈环状色素圈，为炎症后遗症痕迹。如果部分后粘连不能拉开，散瞳后瞳孔呈梅花状，成为炎症后遗症。如果瞳孔缘发生全后粘连或虹膜全后面与晶状体前表面完全后粘连时，前后房水流通受阻，称为瞳孔闭锁（pupillary seclusion）。前者房水滞留在后房，后房压力升高而将虹膜推向前方，形成虹膜膨隆（iris bombe）。当大量纤维渗出物在瞳孔区机化而形成膜状物覆盖于瞳孔区时，称为瞳孔膜闭（pupillary occlusion）（图 13-4）。

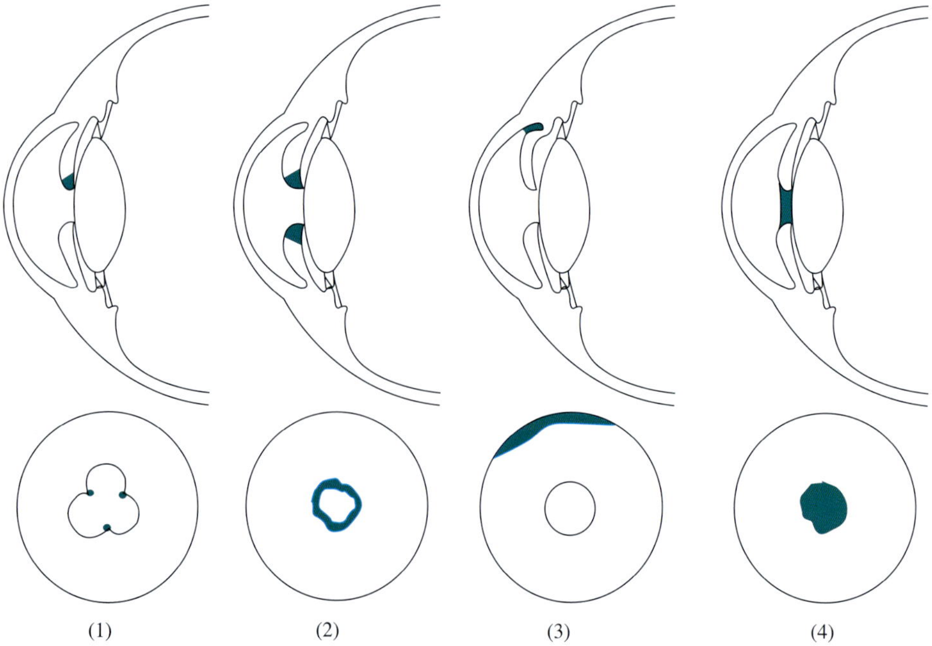

图 13-4 虹膜粘连及瞳孔改变

（7）玻璃体混浊（vitreous opacity）：睫状体炎症时，炎性细胞可渗出至玻璃体前部，呈细小点状或絮状混浊，主要由淋巴细胞、浆细胞及巨噬细胞构成。慢性炎症晚期可能由于玻璃体的胶样结构被破坏而形成条状混浊。

（8）眼底改变：前葡萄膜炎时一般眼底正常，但炎症严重时可有黄斑水肿和视盘水肿。

（9）眼压改变：病程早期由于睫状体炎症，造成房水生成减少，眼压降低，多为一过性，随着炎症消退，眼压又恢复正常。炎症急性期由于血管扩张，血浆漏出，前房水黏稠度增高，同时炎性细胞、组织碎屑堵塞房角，可引起眼压升高；虹膜前后粘连也造成房角或瞳孔阻滞，引起眼压升高。

【并发症】

1．角膜混浊（corneal opacity）　长期炎症可引起角膜后弹力层皱褶，炎症累及角膜内皮细胞时，可引起上皮水肿混浊。疾病晚期发生角膜带状混浊，更多见于青年患者。

2．继发性青光眼（secondary glaucoma）　由于炎性细胞、色素颗粒和组织碎片堵塞房角，或虹膜周边前粘连，造成房水流出受阻；由于虹膜后粘连、瞳孔闭锁、瞳孔膜闭，引起瞳孔阻滞，从而引起继发性眼压升高。按照 SUN 工作组的规定，葡萄膜炎造成青光眼性的视盘改变或视野缺损方可诊断继发性青光眼，如果葡萄膜炎只是造成眼压升高，应该描述为炎性眼压升高。

3．并发性白内障（complicated cataract）　炎症反复发作或持续存在，炎性物质造成房水成分的改变，影响晶状体的代谢，造成晶状体的混浊，多为晶状体后囊下混浊，称为并发性白内障（图 13-5）。

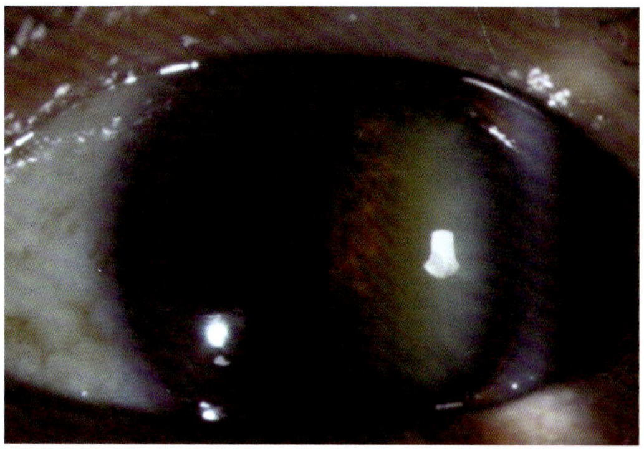

图 13-5　并发性白内障后囊下锅巴状混浊

4．眼球萎缩（atrophy of eye ball）　长期虹膜睫状体炎症，造成睫状体萎缩，变为瘢痕组织，房水分泌减少，或由于在睫状体附近渗出物机化形成睫状膜，牵引视网膜脱离，最后眼球缩小，视力丧失，称为眼球萎缩。

【诊断】　前葡萄膜炎根据其症状和体征，如视力下降、睫状充血、KP、前房闪光、瞳孔缩小、虹膜后粘连、睫状区压痛与玻璃体混浊，较容易做出诊断。其中睫状充血、KP、前房闪光、瞳孔缩小和虹膜后粘连是诊断前葡萄膜炎的主要体征，尤以灰色羊脂状或细小尘状 KP 和前房闪光阳性表示有活动性炎症。如仅有虹膜后粘连和色素性或玻璃样 KP，为陈旧性前葡萄膜炎。

前葡萄膜炎的病因诊断很困难，但需详细询问病史、家族史、全身病史，尤其注意有无脊柱炎、关节炎、风湿性疾病、结核以及消化系统、泌尿系统疾病及艾滋病等，以帮助寻找病因。

【鉴别诊断】　应与急性结膜炎（acute conjunctivitis）、急性闭角型青光眼（acute angle closure glaucoma）及眼内恶性肿瘤鉴别。

【治疗】　理想的治疗应是病因治疗的同时进行前葡萄膜炎的对症治疗。由于虹膜睫状体炎病因多不清，对症治疗常为主要治疗，包括局部和全身治疗。

1．局部治疗　散瞳、热敷、消炎，目的是迅速控制炎症，防止并发症。

（1）热敷：扩张血管，改善眼内血液循环，促进炎性物质吸收，缓解疼痛。可用湿热敷、热气或蜡疗等方法。

（2）散瞳：是治疗前葡萄膜炎的最重要措施，其作用主要是麻痹睫状肌，解除其痉挛，缓解疼痛；减轻其对动脉的压力，降低毛细血管的通透性，减少渗出及充血水肿；活动性散瞳还可防止虹膜后粘连。

常用散瞳药物有阿托品滴眼液或眼膏和复方托吡卡胺滴眼液。散瞳时要注意眼压，对于前房浅的老年患者可先用短效的散瞳剂，以防止诱发其青光眼发作。

（3）消炎：常用的局部糖皮质激素药物包括泼尼松、地塞米松。炎症严重时可在结膜下或 Tenon 囊下注射糖皮质激素。非甾体抗炎药也常常用于前葡萄膜炎的治疗。

2．全身治疗

（1）糖皮质激素：各种严重的前葡萄膜炎，尤其是前房内有大量渗出、明显的玻璃体混浊、合并后葡萄膜炎，以及病情反复迁延不愈、局部用药难以控制者，可全身用药。常用药物为泼尼松 30 ~ 50 mg［或起始剂量 1 mg/（kg・d），之后逐渐减量］，每日早晨顿服，或甲泼尼龙静脉滴注，病情缓解后逐渐减量。用药前应注意，患有高血压、糖尿病、消化道溃疡等疾病者慎用该药；定期检查血压、血糖、电解质；观察眼压，以防激素性青光眼的发生。

（2）抗前列腺素类药物：注意其副作用。常用药物有肠溶阿司匹林（0.3 g，每日 3 次）、吲哚美辛（25 mg，每日 3 次）。

（3）免疫抑制剂：葡萄膜炎与免疫功能异常相关，严重患者可适当应用免疫抑制剂，如硫唑嘌呤、苯丁酸氮芥、环孢素、环磷酰胺等，但要注意其副作用。

3．并发症的治疗

（1）继发性青光眼：继发性青光眼局部点药（如噻吗洛尔）或口服降眼压药治疗；瞳孔阻滞所致者，可行激光或手术。

（2）并发性白内障：炎症缓解，病情稳定 3 个月后，可行白内障超声乳化加人工晶状体植入术。

三、中间葡萄膜炎

中间葡萄膜炎（intermediate uveitis）以往又称周边葡萄膜炎（periuveitis）或平坦部炎（pars planitis），是指炎症主要部位在玻璃体，包括睫状体平坦部炎、后睫状体炎、玻璃体炎。该病较常见，多发生于年轻人，双眼发病，特点是眼底周边部有胶样渗出，进程缓慢，容易引起机化性改变。

【病因与发病机制】 病因不清，目前存在几种学说：感染、过敏、自身免疫和血管学说，可能与许多疾病有关。

【临床表现】

1．症状 患者多双眼发病，起病隐匿，往往不能确定确切的发病时间。症状不明显且表现不一，早期常表现为眼前有黑点，有时视疲劳、眼球酸胀。

2．体征

（1）眼前节往往无改变或有很轻的炎症，角膜后壁可有细小点状或羊脂状 KP，前房闪光弱阳性，晶状体后腔有明显的浮游物和闪光。房角镜检查房角可出现胶样黄色渗出，容易形成周边虹膜前粘连。

（2）眼底病变多发生在周边部，表现为视网膜血管炎、血管周围炎，有血管旁白鞘或血管闭塞成白线，病情严重时可延伸至后极部。黄斑部可有水肿，以后遗留色素紊乱（图 13-6）。

（3）玻璃体混浊是主要表现，在锯齿缘、睫状体平坦部和周边视网膜有黄色渗出，随着病情进展，渗出物增多，可融合成片，在眼底下方形成雪堤（snowbank）样改变，为本病的特征性改变。渗出物可由融合片上脱落进入玻璃体内，形成白色或淡黄色絮状雪团，为玻璃体雪球状混浊（snow ball opacity）。

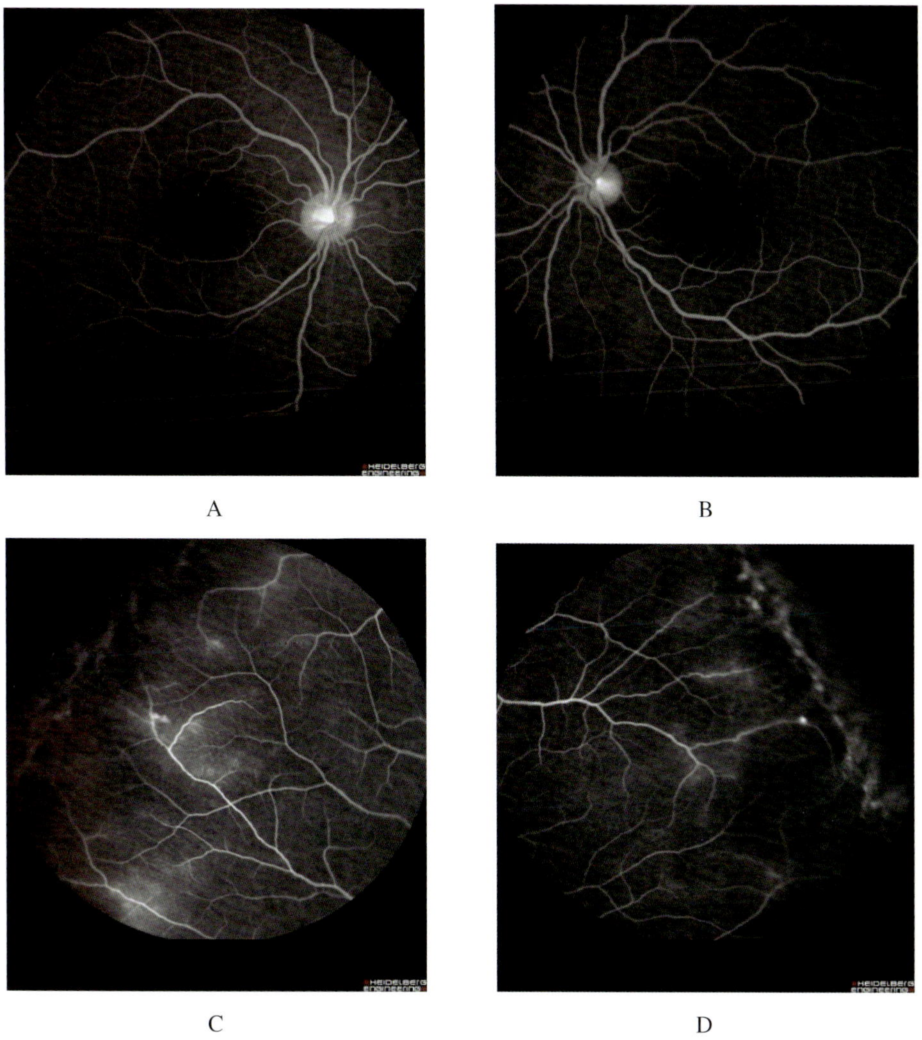

图 13-6　中间葡萄膜炎

A、B. 荧光素眼底血管造影（FFA）显示双眼后极正常；C、D. 周边视网膜血管旁渗漏

【临床分型】

1. 良性型　预后良好，病变数月后渗出消失，仅遗留轻度周边部脉络膜萎缩和周边虹膜前粘连。

2. 继发脉络膜和视网膜脱离型　病变位于眼底周边部，渗出引起周边脉络膜脱离并可继发视网膜脱离，无裂孔。糖皮质激素治疗有效，视网膜复位，视力恢复。

3. 睫状膜形成型　为恶性进行型，在锯齿缘有大片灰黄色渗出及来自睫状体的新生血管，形成睫状膜，可牵拉造成视网膜脱离或继发性青光眼。

4. 进行性血管闭锁型　血管炎自周边部向视盘逐渐进展，晚期小动脉闭塞，视神经萎缩，视力丧失。

5. 慢性迁延型　周边部病灶此起彼伏，经久不愈，迁延数年之久，玻璃体形成大量机化膜，预后不佳。

临床常见者大多数是良性型，但可发生各种并发症，影响视力，甚至失明。

【并发症】

1. 囊样黄斑水肿（cystoid macular edema）　是中间葡萄膜炎较常见的一个并发症，视力明显下降，在青少年出现不明原因的囊样黄斑水肿者，应详查视网膜和玻璃体周边部。也可发生黄斑裂孔（macular hole）。

2．并发性白内障 炎性物质造成房水成分的改变，影响晶状体的代谢，造成晶状体混浊，为并发性白内障。多为晶状体后囊下混浊，可表现为晶状体完全混浊。

3．视网膜新生血管形成（retinal neovascularization） 可出现于周边部、后极部或视盘，以后极部最为常见。

4．视网膜脱离（detachment of retina） 可发生于单眼或双眼，多由渗出、玻璃体牵引和视网膜裂孔造成。

【治疗】

（1）由于该病病因不清，一般是对症治疗。前节有炎症者，可给予局部散瞳、热敷及局部应用糖皮质激素（眼药或结膜下注射）。注意预防虹膜周边前粘连。

（2）对于炎症较重或迁延不愈，尤其是有囊样黄斑水肿者，可口服糖皮质激素。

（3）免疫抑制剂：应用硫唑嘌呤、环磷酰胺、苯丁酸氮芥、环孢素等免疫抑制剂。

（4）由于该病为血管炎性改变，有血管闭塞，可用血管扩张药物，如妥拉唑林 12.5 mg 球后注射，或口服一些轻微扩血管药物。

（5）对有新生血管形成、有出血倾向的患者，激光可消除新生血管，效果良好。

（6）禁止吸烟。

四、后葡萄膜炎

后葡萄膜炎（posterior uveitis）是指炎症累及视网膜或脉络膜，包括脉络膜视网膜炎、视网膜脉络膜炎、视网膜炎、神经视网膜炎。由于视网膜的外层营养由脉络膜供给，脉络膜发炎常累及视网膜而形成脉络膜视网膜炎（choroidoretinitis）。但脉络膜的血液供应来源于睫状后短动脉，脉络膜炎（choroiditis）也可单独发病。

【病因】 病因复杂，可分为感染性和非感染性两大类。

【临床表现】

1．症状

（1）眼前飘浮物（floater）、闪光感：这是由于视网膜受刺激而在病变的相应视野部位出现闪光感。

（2）视力下降、视物变形或眼前暗点：病变累及后极部，由于炎症造成视网膜水肿而影响成像，产生视力下降和视物变形。如果视细胞之间的渗出物使细胞的间距加大，使成像变小，称为视物显小症（micropsia）；如果炎症晚期水肿消退后视细胞萎缩，间距减小，则使成像变大，称为视物显大症（macropsia）。如果病变累及黄斑区，则症状更明显，且可出现自觉性暗点。脉络膜炎按照病灶的范围和形态分为三种：局灶性、播散性和弥漫性。

2．体征

（1）玻璃体混浊：由于炎性细胞及渗出物进入玻璃体，玻璃体可有细小尘状或絮状混浊，严重时不能看清眼底。

（2）眼底改变：急性期在眼底可见局灶性或播散性渗出病灶，表现为大小不一、形状不同、边界不整齐的黄白色渗出，位于视网膜下，有时轻微隆起，视网膜可有水肿，有时可见出血斑。局灶性脉络膜炎是最常见的类型，眼底可见 2 个或 3 个局限的渗出灶，可在眼底的任何部位。较常见的两种类型：近视盘性脉络膜炎和中心性脉络膜炎。播散性脉络膜炎较常见，为孤立病灶散布在全眼底。急性渗出期很短，临床上见到的多是萎缩斑，有时新旧病变同时存在，并常伴有视盘充血水肿，以后遗留视神经萎缩。弥漫性脉络膜炎较少见，眼底多个渗出斑并逐渐融合，表现为广泛的视网膜水肿，血管充盈，玻璃体大量炎性渗出。有色素紊乱和色素堆积，类似视网膜色素变性。有时还有向心性环形暗点和夜盲。

【并发症】

1．黄斑部视网膜前膜　又称视网膜黄斑部纤维增生。形成原因可能是：炎性玻璃体浓缩，牵引视网膜表面；内界膜分离伴有玻璃体细胞增生，形成膜牵引视网膜；胶质细胞通过内界膜到视网膜表面。

2．黄斑部及视盘水肿　发生的机制可能是由于视乳头无内界膜，易受炎症影响；黄斑部有 Henle 纤维，容易使液体贮积。

3．视神经炎　葡萄膜炎可使视盘有反应性充血水肿，当急性炎症累及视盘时，充血水肿更明显。

4．视网膜血管炎　包括：①视网膜毛细血管炎；②视网膜静脉炎；③视网膜动脉炎。

5．视网膜下新生血管　由于炎症破坏了血 - 视网膜屏障外层，来自脉络膜的新生血管进入视网膜下。荧光素眼底血管造影和相干光断层扫描（OCT）是发现视网膜下新生血管的可靠方法。视网膜下新生血管常见于弓形体病、Behcet 病、Vogt- 小柳原田综合征、拟组织胞浆菌病、匐行性脉络膜炎。

6．视网膜脱离　炎症渗出，液体由脉络膜向视网膜下漏出，引起渗出性视网膜脱离；玻璃体炎症形成索条，牵引视网膜脱离；炎症致视网膜萎缩病灶边缘或视网膜坏死变薄区出现裂孔而引起视网膜脱离，如急性视网膜坏死；由病原体引起的视网膜脱离。

7．视网膜劈裂　可能由于炎症渗出并发新生血管，引起视网膜组织内液体的积聚而导致视网膜劈裂。

8．脉络膜脱离　当眼部炎症合并低眼压，则可使大量液体自脉络膜毛细血管进入脉络膜上腔而引起脱离。可见于巩膜炎、Vogt- 小柳原田综合征、交感性眼炎和中间葡萄膜炎。

9．眼球萎缩　是葡萄膜炎的严重后果。睫状体附近渗出物机化形成纤维膜（睫状膜），牵引视网膜脱离；睫状体本身由于炎症变成瘢痕组织，使房水分泌减少，眼压低下，视力完全丧失，最后眼球萎缩。

【治疗】针对病因进行治疗，如急性视网膜坏死综合征应用抗病毒药物，Lyme 病应用头孢类抗生素。局部和全身补充维生素、血管扩张药物等辅助治疗。

五、全葡萄膜炎

全葡萄膜炎（panuveitis）是指炎症累及前房、玻璃体和视网膜或脉络膜。

第二节　特殊类型的葡萄膜炎

一、Vogt- 小柳原田综合征

Vogt- 小柳原田综合征（Vogt-Koyanagi-Harada syndrome，VKH）又名特发性葡萄膜大脑炎（idiopathic uveoencephatitis），是一种伴有皮肤和毛发改变、听力障碍及脑膜刺激征的双眼弥漫性肉芽肿性葡萄膜炎。

【病因】病因不清，目前有两种学说，一种认为 VKH 是由病毒感染所致；另一种认为 VKH 是一种自身免疫反应，尤其是机体针对黑色素细胞的自身免疫。自身免疫学说得到较为普遍的接受，组织研究表明，VKH 造成葡萄膜、皮肤、内耳和脑膜的黑色素细胞脱失，因而出现以上各系统的表现。

【临床表现】VKH 好发于青壮年，20 ~ 50 岁，男女性别无显著性差异，多为双眼发病。伴多发局限性浆液性视网膜脱离；中枢神经系统表现为假性脑膜炎、头痛、脑脊液淋巴细胞增多；听觉异常：耳鸣（tinitus）、耳聋（deaf）；皮肤改变：皮肤白斑（vitiligo）、斑秃、白发（poliosis）。

临床可分为前驱期、眼病期和恢复期三期。

1．前驱期 出现病毒感染的感冒症状，如头痛、头晕、恶心、呕吐、发热、眼眶疼痛、畏光流泪、耳鸣、听力下降等，严重者有脑膜刺激症状，如颈强直。脑脊液细胞增多。该期持续时间短，一般 3 ～ 5 天。

2．眼病期 双眼同时或先后出现弥漫性渗出性葡萄膜炎，70% 双眼视力下降，30% 一眼视力下降，1 ～ 3 天后另一眼视力下降。持续 2 ～ 3 个月。可以前节炎症为主要表现，前节炎症迅速发展，前房大量渗出，遮盖瞳孔，容易发生后粘连，如果未能及时治疗，可发生各种并发症，如继发性青光眼。也可前节炎症轻微，主要表现为后节的炎症，双眼视力急剧下降，初起时视盘和黄斑部明显水肿，易误诊为视神经炎或中心性浆液性视网膜脉络膜病变。以后整个眼底水肿，视网膜发灰，出现多灶性浆液性局限性视网膜脱离，相互融合可成为大片视网膜脱离。多发生在下方，如吹胀的气球，壁极度伸张，无裂孔，渗出吸收后视网膜可复位，无需手术。这种视网膜脱离为该病特征性改变（图 13-7）。

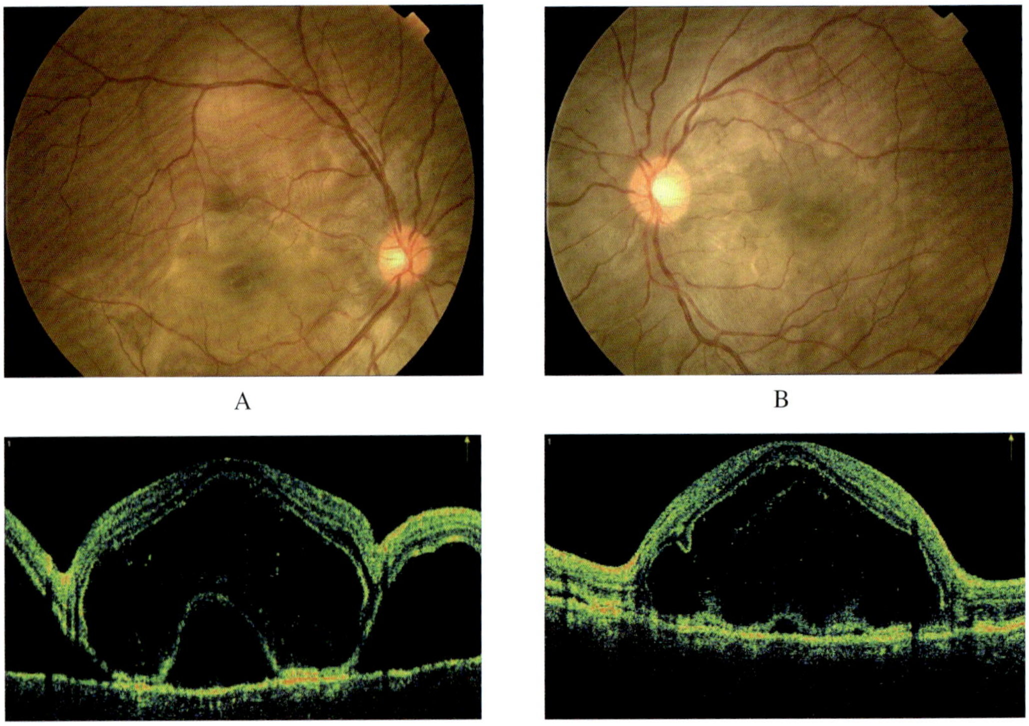

A　B　C　D

图 13-7　VKH 急性期双眼渗出性视网膜脱离（A，B），相干光断层扫描（OCT）显示黄斑囊样水肿（C，D）

3．恢复期 常持续数月。炎症逐渐好转，皮肤和脉络膜出现脱色素改变。在发病 2 ～ 3 个月后，脉络膜脱色素，眼底出现典型的橘红色调，称“晚霞样眼底”，常常伴有视盘周围白色萎缩环（图 13-8）。皮肤出现白斑、白睫毛、白发等改变。

【并发症】

1．并发性白内障 约 1/3 的患者发生，为后囊下白内障，可手术治疗，但需在炎症消退 3 个月后手术。

2．继发性青光眼 约 1/3 的患者发生。病因：①小梁网炎症；②小梁网被炎症细胞阻塞；③房角周边前粘连；④瞳孔阻滞。治疗较困难，用药物或手术。

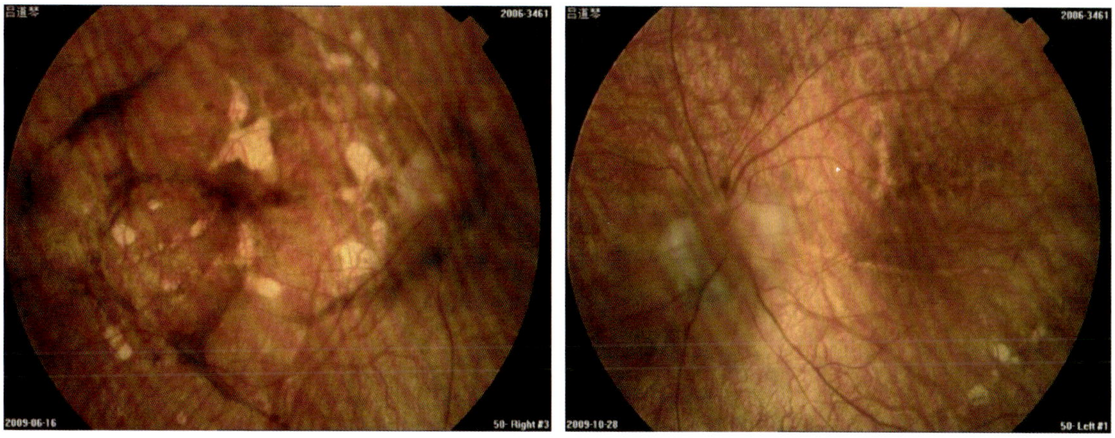

图 13-8　VKH 恢复期双眼眼底晚霞样改变，同时见色素脱失和堆积

3．视网膜下新生血管膜（subretinal neovascular membrane，SRNVMs）　10% 以上的患者发生，慢性复发性前节炎症和眼底色素紊乱预示着患者发生 SRNVMs。由于 SRNVMs 常累及视盘周围和黄斑区，所以该并发症是 Vogt- 小柳原田综合征晚期视力丧失的一个重要原因。

4．视神经萎缩（atrophy of optic nerve）。

【诊断】　以下 4 项体征中至少具有 3 项：①双眼慢性葡萄膜炎，常表现为肉芽肿性炎症；②后葡萄膜炎，包括渗出性视网膜脱离，视盘充血或水肿，“晚霞样眼底”；③神经系统症状：头痛、头晕、耳聋、颈强直，脑神经或中枢神经症状，脑脊液细胞增多；④皮肤改变：斑秃、白发、皮肤白斑。其中眼部表现最为主要。

【治疗】　局部治疗：与一般葡萄膜炎治疗相同，包括热敷、散瞳、局部糖皮质激素眼药或激素结膜下注射。全身治疗：主要应用大剂量糖皮质激素。应早期、足量给药，减量缓慢、维持时间长。常用泼尼松，开始剂量为 60 ～ 80 mg/d，每日早晨顿服。用药期间注意补钾。

【预后】　由于糖皮质激素的应用，Vogt- 小柳原田综合征局部并发症明显减少，2/3 以上的患者视力得到改善。

二、Behcet 病

Behcet 病是一种累及眼、口腔、皮肤和生殖系统等多系统的血管闭塞性疾病，主要表现为葡萄膜炎、多形性皮肤损害、口腔和生殖器溃疡等。

【病因】　病因不清。很多环境因素或者微生物感染或可能相关，但没有确切证据。HLA-B51 可能与眼部表现的 Behcet 病有关。

【临床表现】

1．口腔溃疡　可发生于口腔的各部，反复发作，一般 7 ～ 10 天自愈，不留瘢痕。

2．生殖器溃疡　男性多发生在阴囊，女性发生在阴唇、阴道或会阴。溃疡常较深。

3．皮肤病变　可有结节性红斑、皮下栓塞性静脉炎、皮肤超敏感，针刺后皮肤出现脓疮，其中结节性红斑最为常见。

4．眼部改变　前节主要表现为反复发作的非肉芽肿性虹膜睫状体炎，细小的 KP，前房积脓为重要的特征。后节主要表现为视网膜脉络膜炎和视网膜血管炎，玻璃体炎性细胞浸润、视网膜水肿、渗出、出血、视网膜血管变细、血管白鞘或白线（图 13-9）。

5．其他改变　关节炎症状及体征、胃肠道症状、附睾炎、血管病变（血管阻塞、动脉瘤）、中枢神经病变等。

【诊断】　主要依据：①复发性口腔溃疡。②皮肤病变，包括结节性红斑、皮下栓塞性静

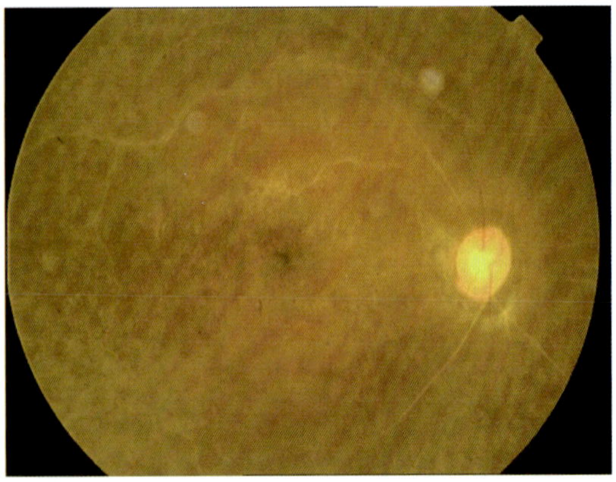

图 13-9 Behcet 病患者，视网膜血管普遍呈白线

脉炎等。③眼部改变，反复性肉芽肿性虹膜睫状体炎和脉络膜视网膜炎。④生殖器溃疡。

【治疗】 急性期可全身应用糖皮质激素，但糖皮质激素的应用并不能阻止该病的复发，可同时应用免疫抑制剂，如环孢素、硫唑嘌呤、秋水仙碱等。

【预后】 预后不佳。但免疫抑制剂的使用对预后有所改善。

三、急性视网膜坏死

急性视网膜坏死（acute retinal necrosis，ARN）是由疱疹病毒感染所致的全葡萄膜炎，以视网膜坏死为主要表现，也称桐泽型视网膜炎。

【病因】 病因明确，是由于疱疹病毒，包括单纯疱疹病毒和水痘带状疱疹病毒感染所致。年轻患者以单纯疱疹病毒感染多见，中老年人多以水痘带状疱疹病毒感染多见。

【临床表现】 眼部炎症发病前可伴有全身病毒感染表现。

前节炎症可轻可重，轻者常有轻度至中度睫状充血，前节炎症多为羊脂状 KP，前房有轻度或中度细胞反应，严重者也可发生前房积脓，虹膜后粘连和虹膜结节。常伴眼压升高。也有少数病例前节无炎症表现。

后节炎症表现为三联征：视网膜脉络膜血管炎、视网膜坏死、玻璃体混浊。视网膜血管炎主要累及动脉，动脉变细，有时可见少许视网膜出血，血管壁有多少不等的淡黄色散在的斑点状浸润或伴有白鞘，可逐渐发展致血管闭锁呈白线。视盘边界模糊，视网膜广泛水肿，周边部有散在的较大黄白色渗出斑，继而融合成大片浓密灰白色或略呈黄白色病变（图 13-10）。周边视网膜坏死，视网膜变薄萎缩，可发生多发裂孔，引起视网膜脱离。

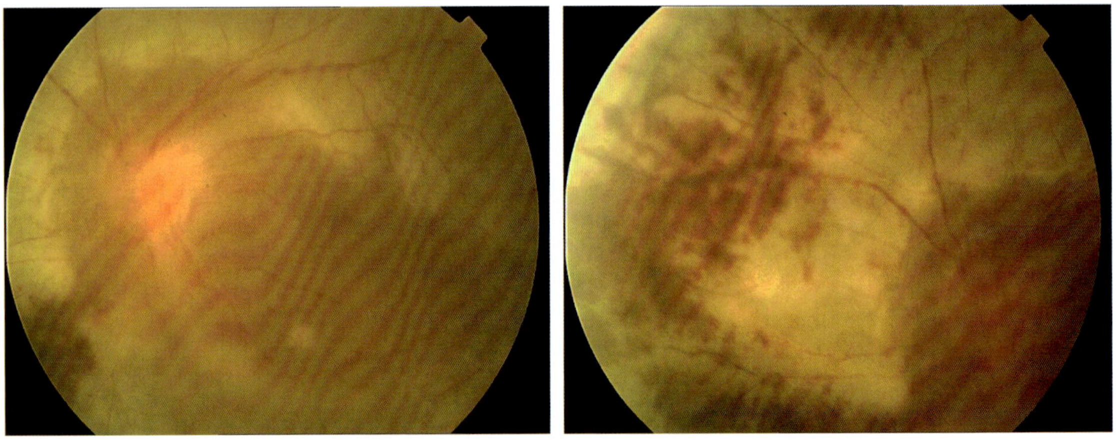

图 13-10 急性视网膜坏死，眼底周边大量黄白色视网膜水肿坏死和广泛出血

【治疗】 及时诊断和立刻治疗非常重要，静脉给药或口服抗病毒药治疗，近年来玻璃体腔注射抗病毒药成为一种可能有效的治疗方法。预后不佳。

四、异色性虹膜睫状体炎

又称 Fuchs 综合征，以虹膜异色、睫状体炎和并发性白内障为特点。

【病因】 病因不清，可能与免疫复合物沉积有关。

【临床表现】 多发于青年男女，多为单眼发病，病程进展缓慢，无刺激症状。眼部表现为患眼角膜后中等无色素的白色 KP，弥漫散在分布，轻度前房闪光，虹膜异色，颜色变浅，呈虫蚀状萎缩，不发生虹膜后粘连；晶状体后囊下混浊，逐渐发展为全白内障；玻璃体点状混浊；眼底正常（图 13-11）。

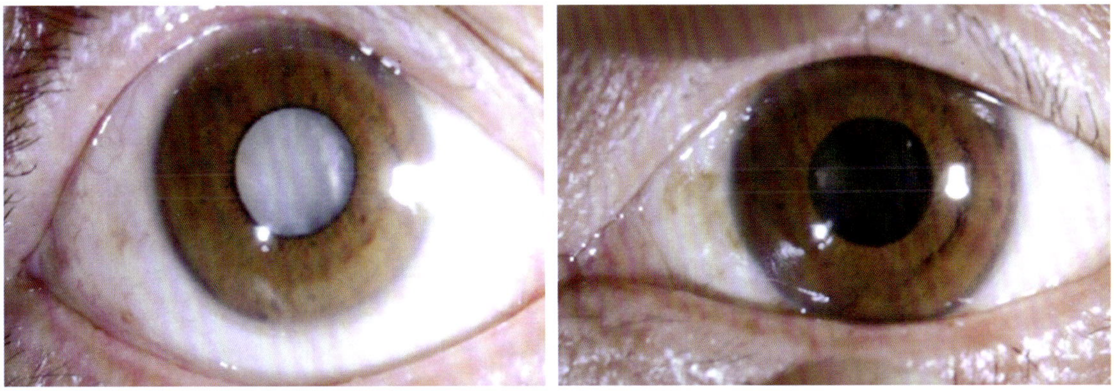

图 13-11 异色性虹膜睫状体炎，右眼虹膜色淡，纹理不清，呈虫蚀状，同时并发白内障，左眼正常

【治疗】 炎症反应时可局部对症治疗。并发性白内障可手术治疗，预后良好。

五、交感性眼炎

交感性眼炎（sympathetic ophthalmia）是指一只眼（诱发眼）穿通性外伤或内眼手术后，经过一段时间的慢性葡萄膜炎，或一定时间的潜伏期后，另一只眼（交感眼）发生葡萄膜炎。

【病因】 传统的观点认为交感性眼炎的病因可能与眼部抗原暴露而引起的免疫反应有关，可能是由于外伤或手术后严重的反应破坏了葡萄膜的正常结构，经过免疫识别，将退变的葡萄膜组织当成抗原，从而引起自身免疫反应。自身免疫的抗原也可能包括视网膜 S 抗原、黑色素相关蛋白等，也可能有遗传因素参与。

眼球穿通伤后以下情况更易发生交感性眼炎：穿通伤口延期愈合或不愈合的，同时伴有亚急性炎症，有葡萄膜组织或晶状体嵌入伤口，眼内异物存留。

【临床表现】 一只眼穿通性外伤史，潜伏期可以 2 ～ 3 天，长者 50 多年，发生在 2 周至 1 年内者约占 90%。

诱发眼：穿通伤或内眼手术后葡萄膜炎持续加剧或复发。交感眼：开始轻微葡萄膜炎症表现，调节近点变远或屈光改变，之后可以炎症加重。

葡萄膜炎表现为弥漫性肉芽肿性炎症，没有特异表现，可以表现为前节和后节的炎症，晚期可以表现为晚霞样眼底，需要与小 Vogt- 小柳原田综合征鉴别。

【治疗】 由于该病危害双眼，一旦发生，预后较差。按照一般葡萄膜炎的治疗原则进行局部对症治疗，包括糖皮质激素点眼、热敷、活动性散瞳等，同时需要全身使用糖皮质激素，必要时加用免疫抑制剂。一旦交感性眼炎发生，摘除刺激眼并不能改变交感眼的病程和预后。

【预防】 预防交感性眼炎的发生非常重要，预防的关键在于受伤眼的正确处理，如果受伤眼损害严重，视力丧失，恢复无望，则可尽早眼球摘除；如果有视功能，不要把预防“交感性眼炎”作为摘除眼球的理由。如果已经发生交感性眼炎，再行眼球摘除对交感眼的治疗无助。

第三节 葡萄膜肿瘤

一、虹膜囊肿

虹膜囊肿（iris cyst）是虹膜的良性肿物，由于虹膜隐窝封闭使液体贮积而形成的。虹膜囊肿可分为原发性和继发性两大类。

1. 原发性虹膜囊肿 可能为胚胎发育异常所致，包括后部虹膜色素上皮囊肿、虹膜基质囊肿和游离囊肿（free floating cysts）。虹膜色素上皮囊肿占原发性虹膜囊肿的 50% ~ 60%，依囊肿的位置分为中央型（位于瞳孔缘附近）、中间型（位于虹膜根部和睫状体之间）和周边型（位于虹膜睫状沟）。虹膜基质囊肿起源于虹膜基质，占原发性虹膜囊肿的 20% ~ 30%，可以是先天性或后天性的，10% 以上的病例在 10 岁以前发现，儿童比成人病程进展更快一些。游离囊肿较少见，占原发性虹膜囊肿的 5% ~ 10%，可位于前房或玻璃体腔内。

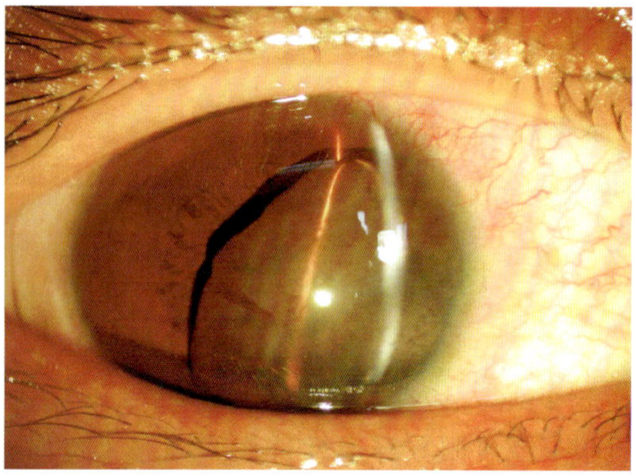

图 13-12 外伤性植入性虹膜囊肿

可见右眼鼻侧虹膜囊腔样隆起，占据前房约 1/2，遮挡瞳孔区，囊肿前表面菲薄

2. 继发性虹膜囊肿 虹膜囊肿中更为常见的是继发性虹膜囊肿，常由于外伤或为手术植入性、炎症渗出性、药物性、肿瘤性和寄生虫性。其中以外伤或手术植入多见，结膜或角膜上皮细胞通过伤口进入前房植入虹膜而形成（图 13-12），也可能由于外伤或手术时创口对合不良或有组织嵌入而成。

【临床表现】 原发性虹膜囊肿临床症状主要取决于病损的部位和大小，多数无症状，进展较慢，在常规体检中被发现。也可因视轴遮挡造成视力下降，或继发青光眼或葡萄膜炎后出现角膜失代偿、疼痛、眼红和畏光等症状。超声生物显微镜（UBM）检查有助于发现虹膜后面的囊肿。

继发性虹膜囊肿通常有外伤、手术和炎症等病史，症状通常比原发性虹膜囊肿重，可出现在外伤或手术后 1 ~ 20 年。虹膜囊肿位于前面者容易及早发现，囊肿的前表面虹膜菲薄。位于虹膜后者向后房伸展，散瞳时可能在瞳孔区被察觉，虹膜后有黑色隆起物，易被误诊为黑色素瘤。

【诊断】 虹膜囊肿的临床表现以及 UBM 的特征有助于诊断。UBM 检查表现为虹膜形态异常变化，并伴有异常隆起。虹膜囊肿外有一薄的囊壁，而囊肿内为无回声区，边界清晰，与周围组织能明确分辨（图 13-13）。部分囊肿内呈“蜂窝状”或多囊壁分隔样改变。其他的辅助检查手段包括 A/B 超、CT 以及组织学检查。

【治疗】 无症状、非进展性的虹膜囊肿可观察。当虹膜囊肿增大占据前房 1/2 以上，或导致反复发生虹膜睫状体炎，或虹膜囊肿接触角膜导致角膜内皮失代偿，或囊肿堵塞房角引起难以控制的继发性青光眼，此时可考虑采用干预治疗，目前多采用激光或手术治疗。

二、脉络膜血管瘤

脉络膜血管瘤（choroidal hemangioma）为先天性血管发育畸形，多发生于青年人，发病年龄多在 30 ~ 40 岁，单眼多见。无家族遗传性倾向。大多数为海绵状血管瘤，而毛细血管型血管瘤极为罕见。

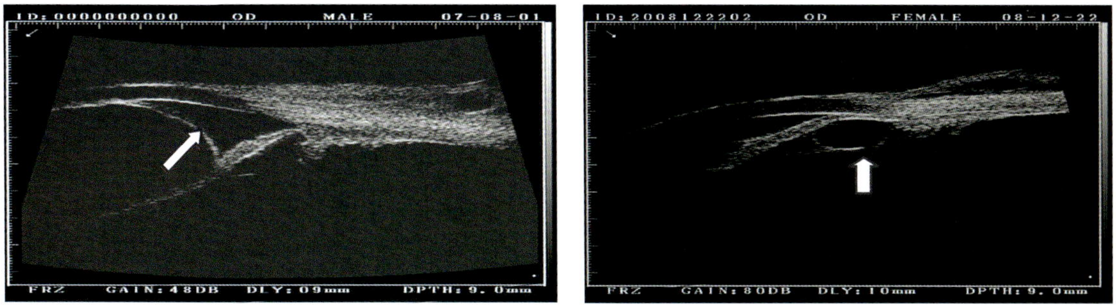

A　　B

图 13-13　虹膜囊肿 UBM 图像

UBM 显示囊肿外有一薄的囊壁（箭头），囊肿内为无回声区，边界清晰。A．前部型；B．后部型

【临床表现】 脉络膜血管瘤常发生于视盘或黄斑周围，可为孤立性，表现为淡红色的圆形或近似球形隆起（图 13-14）；也可为弥漫性，表现为广泛、边界不清的番茄色扁平增厚。因血管组织结构异常及其通透性增加，可引起浆液性视网膜脱离和视网膜下渗出，导致视力持续减退，或因继发顽固性青光眼而失明。影响视力的因素包括肿瘤大小、瘤体与黄斑中心凹的距离、是否伴有广泛视网膜脱离等。

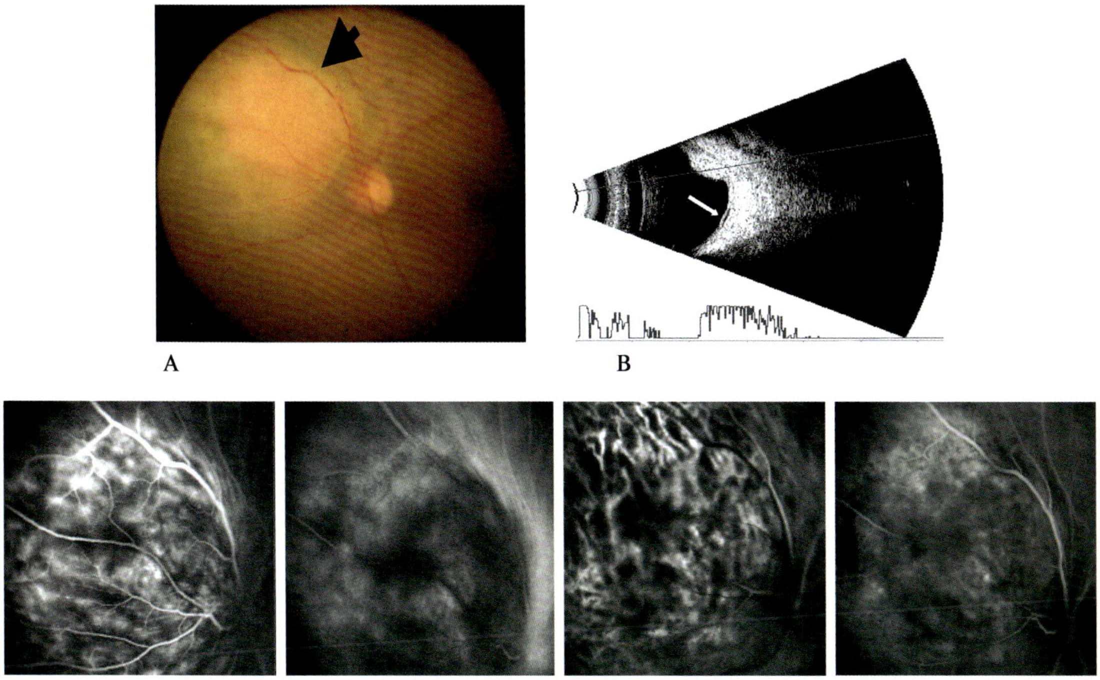

A　B　C　D　E　F

图 13-14　脉络膜血管瘤

A．彩色眼底像，示视盘鼻上方孤立性橘红色隆起（黑箭头），伴渗出性视网膜脱离；B．A/B 型超声检查可见鼻上方凸向玻璃体腔的实性隆起，其下有视网膜脱离（白箭头）；C、D．荧光素眼底血管造影（FFA）像，显示脉络膜血管瘤强荧光，荧光素渗漏；E、F．吲哚菁绿血管造影（ICGA）像，显示血管瘤早期呈斑驳状强荧光，晚期呈特征性染料自血管瘤内快速消退

【诊断与鉴别诊断】 超声、CT、MRI、FFA/ICGA 和 OCT/OCTA 检查有助于诊断。FFA 典型表现为动脉前期肿瘤区域粗大的血管快速充盈，整个造影过程均呈现强荧光。ICGA 更具有诊断价值，典型表现为整个瘤体早期弥漫性强荧光，后期染料自瘤体快速消退。临床上应与其他眼内占位病变或变性疾病相鉴别，主要有脉络膜黑色素瘤、脉络膜转移癌、视网膜母细胞

瘤以及出血性或渗出性视网膜色素上皮脱离等。

【治疗】 本病为良性病变，以往多采用激光光凝术或巩膜外冷凝术治疗，目前较多采用经瞳孔温热疗法（TTT）和光动力疗法（PDT）。对较厚的血管瘤可能需要多次治疗，以使血管瘤完全闭塞。

三、脉络膜恶性黑色素瘤

脉络膜恶性黑色素瘤（malignant melanoma of choroid）是成年人最常见的眼内原发性恶性肿瘤，多单眼发病，恶性程度高。患病率在我国居眼内恶性肿瘤的第二位，仅次于视网膜母细胞瘤。

【临床表现】 如果肿瘤位于眼底周边部，早期可无自觉症状；肿瘤位于眼底后极部者，由于肿瘤侵犯黄斑部，常有视力下降、眼前黑影或视物变形等。肿瘤增大引起继发性视网膜脱离时，可导致视力严重下降。

根据肿瘤生长情况可分为结节型和弥漫型两种。结节型多见，最初呈椭圆形或半球形位于脉络膜外层，由于巩膜和玻璃膜的阻挡，最初只能沿脉络膜平面向周围生长，一旦玻璃膜被破坏，肿瘤在视网膜下迅速扩大，形成一个头大、颈窄、底部宽广的蘑菇状肿物（图 13-15）。晚期因肿瘤坏死，瘤体或表面的血管破裂而致视网膜或玻璃体内渗出或出血。瘤体周围常有渗出性视网膜脱离。

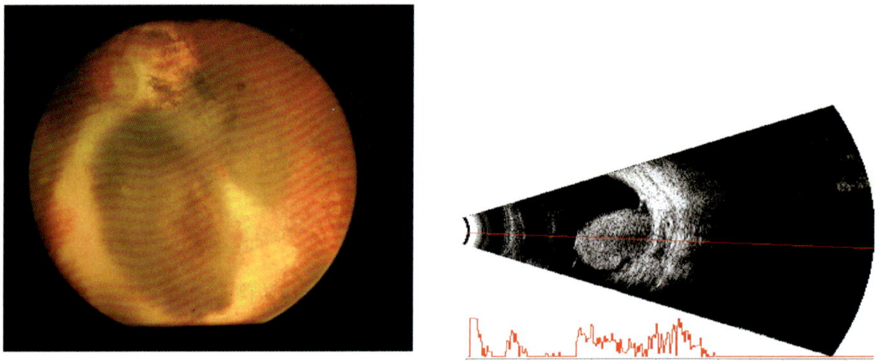

A　　　　B

图 13-15　脉络膜恶性黑色素瘤

A．眼底像，见后极部视盘下方灰黑色肿块；B．A/B 型超声检查像，可见由球壁凸向玻璃体腔的蘑菇状肿物

弥漫型较少见，肿瘤沿脉络膜水平面发展，呈普遍性增厚而隆起不明显，或仅有病变部位色泽暗淡，色素紊乱，类似脉络膜视网膜炎改变。可穿破巩膜转移至眼眶、视神经，常发生全身转移至肝、肺、脊髓和肾等。预后险恶。可因渗出物、色素及肿瘤细胞阻塞房角，肿瘤压迫涡静脉，或肿瘤坏死大出血等引起继发性青光眼。多数肿瘤因血供不足而坏死，引起严重葡萄膜炎、眼内炎或全眼球炎。

【诊断与鉴别诊断】 早期诊断有时较困难。需与脉络膜血管瘤、脉络膜视网膜炎、脉络膜脱离、脉络膜良性黑色素细胞瘤、湿性年龄相关性黄斑变性、脉络膜出血和脉络膜转移瘤等鉴别。必须详细询问病史和家族史，进行细致的眼部及全身检查，进一步做巩膜透照、超声、FFA/ICGA、OCT、MRI 等检查，以助鉴别。经典的 A/B 型超声检查可探及蘑菇状肿块及脉络膜凹陷等特征性形态，彩色超声多普勒检查可显示肿瘤内异常血流信号，超声微泡技术的应用对区别良性和恶性占位性病变有帮助。FFA/ICGA 对肿瘤内异常血管的显示是其与其他脉络膜肿瘤、尤其是良性肿瘤鉴别的重要依据。OCT 可判断肿瘤的位置以及视网膜脉络膜的结构改变。MRI 具有较好的敏感性，由于瘤体内黑色素物质的顺磁作用，形成独特的 MRI 表现，

T1WI 显示高信号，T2WI 显示低信号。

【治疗】 肿瘤较小且表现为静止状态者，可定期观察。赤道部或赤道前的脉络膜黑色素瘤，直径小于 15 mm，高度小于 10 ~ 15 mm，无眼部及全身转移表现，仍有一定视力的患眼，可行肿瘤局部切除术。激光光凝治疗、经瞳孔温热疗法（TTT）和光动力治疗（PDT）适用于高度小的后部小肿瘤。巩膜表面敷贴放疗适用于肿瘤高度 10 mm 以内、直径小于 16 mm 的患者。对于发展快的较大肿瘤或前后径超过 15 mm 者、继发性青光眼或视网膜全脱离、无视功能者，一般做眼球摘除术，手术时要避免挤压眼球，防止肿瘤扩散转移。如果发现肿瘤已到眼球外，应立刻做眼眶内容剜除术。一般术后放射治疗。应定期严密随访。有全身转移者，由相关学科会诊治疗。

四、脉络膜转移瘤

脉络膜转移瘤（metastatic tumor of choroid）是其他脏器的恶性肿瘤通过血行转移至脉络膜所致，发生于一眼或双眼，约 25% 双眼发病。

【病因与发病机制】 脉络膜血流丰富，血液中的瘤栓多由睫状后短动脉进入脉络膜。最常见的转移瘤原发癌是肺癌和乳腺癌。男性患者的原发癌主要为肺癌、支气管癌，其次为肾癌、前列腺癌。女性患者以乳腺癌转移最为多见，其次是肺癌及支气管癌的转移。

【临床表现】 早期患者主诉有视力下降、中心暗点或闪光感等。病变累及黄斑常有视力突然下降。由于转移性癌生长较快，可压迫睫状神经，早期就有剧烈眼痛和头痛。眼部表现可有玻璃体炎、浆液性视网膜脱离，偶尔可有黄斑水肿。病变多为双眼多灶性，眼底表现为后极部视网膜下灰黄色或黄白色结节状扁平隆起（图 13-16），晚期可发生广泛性视网膜脱离。

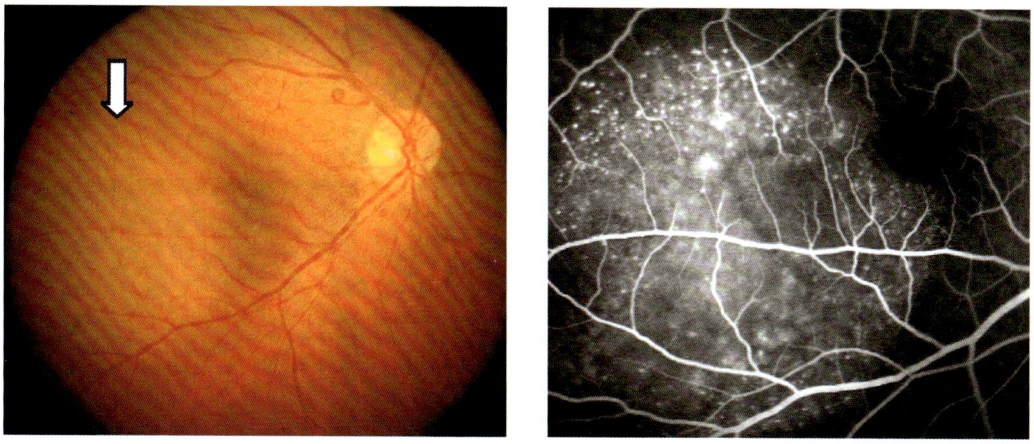

A　　　　B

图 13-16　脉络膜转移瘤

A，眼底像，可见黄斑颞侧视网膜下灰黄色结节状扁平隆起；B．FFA 显示瘤体呈斑驳状强荧光

【诊断】 有恶性肿瘤病史，尤其双眼发病、多灶病变者，宜考虑脉络膜转移瘤的诊断。CT 或 MRI、A/B 型超声以及 FFA/ICGA、OCT 可能都缺乏特异性，但综合判断可能有助于诊断。临床上也有不少以眼部症状为首诊，而后发现身体其他器官原发肿瘤，最后确诊为脉络膜转移瘤者。

【治疗】 一旦发生转移，多为癌症晚期，治疗应根据全身状况、原发肿瘤情况进行放疗或化疗。由于脉络膜位于血 - 眼屏障之外，全身治疗药物容易弥散进入脉络膜。对于全身化疗反应良好者，无需联合局部治疗。若化疗期间瘤体不断增大，或仅为眼部孤立的转移癌，可考虑眼局部治疗，包括放疗、激光或冷凝治疗，或局部肿瘤切除术。除非为解除患者痛苦，眼球摘除术已无治疗意义。

五、脉络膜骨瘤

脉络膜骨瘤（choroidal osteoma）是一种罕见的眼内良性肿瘤，以在视盘周围出现海绵状骨质为特征。多认为是一种先天性原始中胚叶残留的骨性迷芽瘤。偶尔在家族中发现，呈常染色体显性遗传。组织病理学显示脉络膜骨瘤由成熟的骨质构成，包括致密的骨小梁及衬以内皮的大血窦和毛细血管。

【临床表现】 本病多见于 20 ～ 30 岁的健康女性，男女发病率为 1 ∶ 9，多为单眼发病。可以无任何症状，或有轻微视物不清、视物变形以及肿瘤相应部位视野缺损。晚期发生并发症视力丧失。眼底检查可见后极部靠近视盘的区域有黄白色或橘红色、卵圆形或地图状轻微隆起的脉络膜肿物，具有实体感，生长缓慢，可见色素沉着，肿块边缘不规则，有些可见到伪足。有时可伴发脉络膜新生血管，或伴有出血性及浆液性视网膜脱离。FFA/ICGA、超声、OCT 及 CT 检查有助于诊断。骨瘤内含有大量钙质，密度很高。CT 检查对脉络膜骨瘤的诊断有重要的价值。CT 图像中与骨质密度相同的眼球后极部病灶是脉络膜骨瘤特征性的表现（图 13-17）。

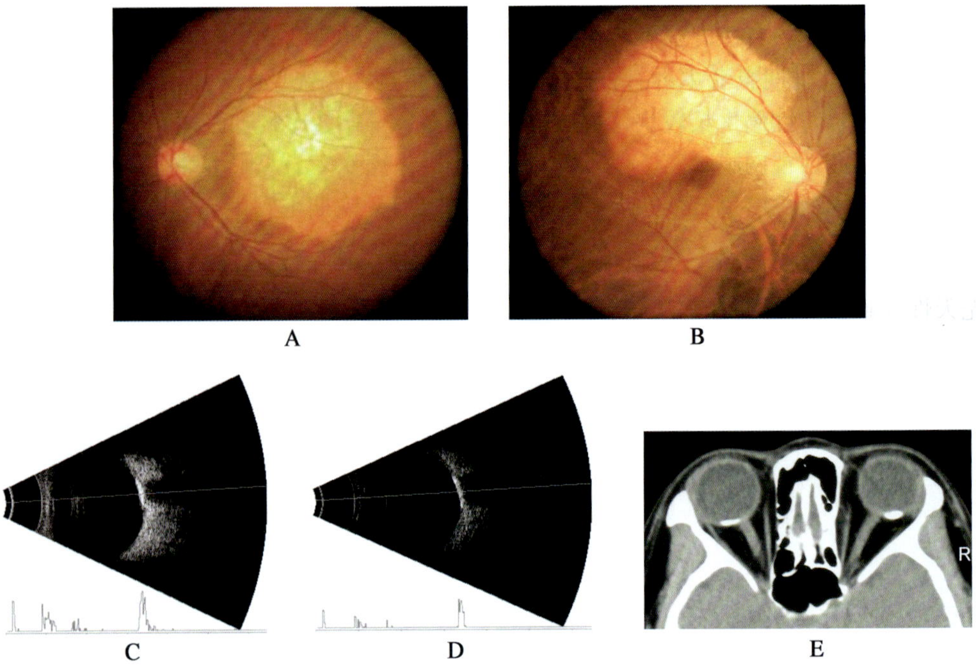

图 13-17 脉络膜骨瘤

A、B. 眼底像，可见双眼后极部有黄白色、地图状轻微隆起的脉络膜肿物；C、D. A/B 型超声检查，可见后极部球壁呈钙化状轻微隆起；E. 眼眶 CT，示双眼球后壁有与骨质密度相同的高密度影

【治疗】 无特殊治疗，无症状的脉络膜骨瘤以临床观察为主；出现脉络膜新生血管者可考虑激光光凝术、PDT 或玻璃体内注射抗新生血管药物治疗。

第四节　葡萄膜先天异常

一、永存瞳孔膜

永存瞳孔膜（persistent pupillary membrane）是眼内常见的先天异常，为胚胎时期晶状体表面的血管膜吸收不全的残迹，有丝状和膜状两种。一般一端起自一侧的虹膜卷缩轮，跨越瞳孔附着在对侧虹膜卷缩轮处或附着于晶状体前囊（图 13-18），富于伸缩性。与炎症后虹膜后粘连（瞳孔缘粘连在晶状体前囊）迥异。永存瞳孔膜通常不影响视力和瞳孔活动，不需要治疗。少数黏附在晶状体前囊的永存瞳孔膜可引起小的前极性白内障。大片或较厚的永存瞳孔膜影响视力者，可手术切除或激光治疗。

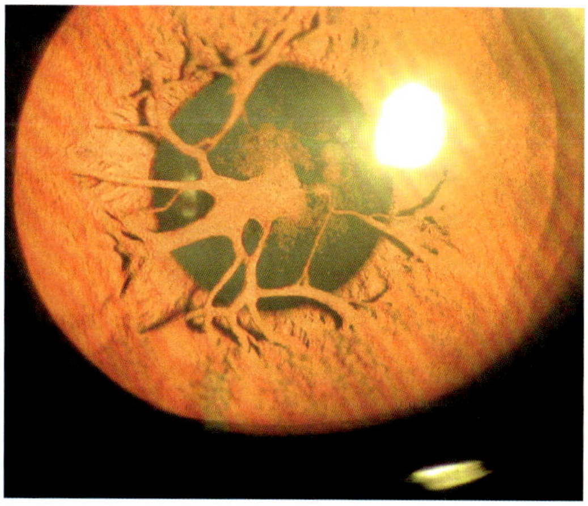

图 13-18　永存瞳孔膜

可见起自一侧虹膜卷缩轮的条索部分跨越瞳孔附着在对侧虹膜卷缩轮处，部分附着于晶状体前囊

二、葡萄膜缺损

葡萄膜缺损是一种少见的眼部先天畸形，包括先天性无虹膜、先天性虹膜缺损、先天性脉络膜缺损。

（一）先天性无虹膜

先天性无虹膜（congenital aniridia）是由于视杯前部的生长和分化障碍，虹膜组织发育不全所致，多双眼受累，属于常染色体显性遗传。

【临床表现】 外观看不到虹膜，瞳孔几乎与角膜等大，裂隙灯显微镜检查可直接见到晶状体赤道部、悬韧带及睫状突。在前房角镜下可见卷缩状宽窄不等的虹膜残根，残根阻塞房角者可发生继发性青光眼。患者常有严重的畏光，视力不佳，常合并其他先天异常，如小角膜、先天性角膜混浊、先天性白内障、先天性晶状体脱位、永存玻璃体动脉、黄斑发育异常、眼球震颤等。

【治疗】 为减轻畏光不适，可戴有色眼镜或中央透明、周围遮光的角膜接触镜。

（二）葡萄膜缺损

葡萄膜缺损（coloboma of uvea）是由于胚胎发育过程中视杯下方胚裂闭合不全所致，包括虹膜缺损（coloboma of iris）、睫状体缺损（coloboma of ciliary body）和脉络膜缺损（coloboma of choroid）三种。每种可单独发生，也可 2 种或 3 种缺损同时存在。

1. 虹膜缺损　典型性虹膜缺损是位于下方偏内的完全性虹膜缺损，瞳孔呈梨形，尖端向下，与手术切除者不同之处在于缺损边缘为色素上皮所覆盖（图 13-19）。常伴有其他眼部先天畸形。单纯性虹膜缺损为不合并其他葡萄膜异常的虹膜缺损，表现为瞳孔缘切迹、虹膜孔洞、虹膜周边缺损、虹膜基质和虹膜色素上皮缺损等，多不影响视力。

2. 睫状体缺损　睫状体缺损区两侧的睫状突增生，两层外胚叶组织折叠并突入玻璃体腔呈息肉状，有时可形成较大的上皮性囊肿。缺损区底部有疏松血管性结缔组织，有的可突起成嵴。

3. 脉络膜缺损　为较常见的先天性眼底发育异常，多双眼发病。脉络膜缺损多数伴发其他发育异常，如眼球内陷、小眼球、小角膜、虹膜缺损、视神经与黄斑部发育不良、眼球震颤等。典型性脉络膜缺损为三角形或半卵圆形，顶端朝向视盘，缺损处呈白色或灰白色，是为暴露的巩膜，表面可见浅层的视网膜血管，有些可累及部分或全部视盘（图 13-20）。缺损区的前端可延伸至眼底下方周边，偶尔累及睫状体和虹膜。缺损的边缘多数界限清楚，并常有色素沉着。有时缺损区内隐约可见粗大稀少的脉络膜血管。脉络膜缺损患者常并发视网膜脱离，其发生裂孔源性视网膜脱离的概率为 4% ~ 40%。

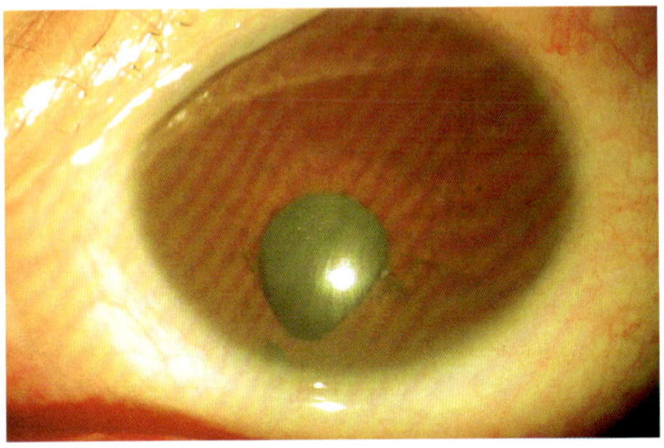

图 13-19　虹膜缺损

可见位于下方偏内的虹膜部分缺损，瞳孔呈梨形，尖端向下，下方见虹膜孔洞

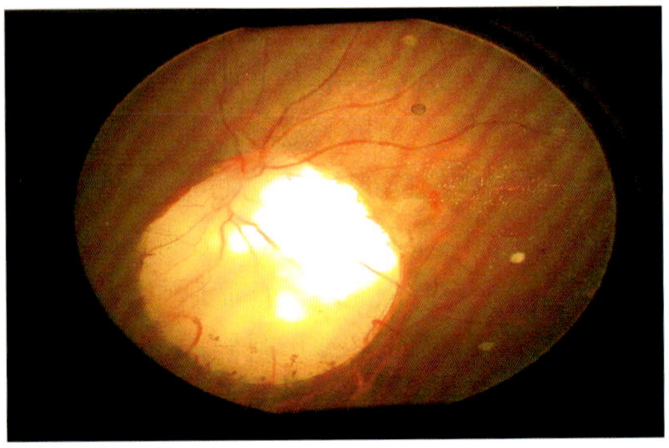

图 13-20　典型性脉络膜缺损

可见眼底下方透见白色巩膜背景的圆形缺损区，累及视盘，缺损的边缘界限清楚

思考题

1．虹膜囊肿的种类和治疗原则有哪些？
2．脉络膜恶性黑色素瘤的临床表现、诊断要点及治疗原则是什么？
3．葡萄膜组织常见的先天异常有哪些？

（杨　柳）

第14章 视网膜病

第一节　概　述

视网膜位于眼球壁的内层，是视觉形成的初始部位，作为全身唯一可在活体观察神经和血管组织的结构部位，是了解眼病和某些全身疾病病情的重要窗口。

视网膜的胚胎起源为视泡内陷形成的视杯，其中，视杯的外层形成视网膜色素上皮层，视杯内层演变为神经上皮层，两层结构因胚胎来源的不同而存在视网膜下腔，为临床上发生视网膜脱离提供了解剖基础。

视网膜由视网膜中央血管系统和睫状血管系统所形成的 4 层毛细血管网供养，分别是神经纤维层表面的视盘周围放射状血管网，内核层内、外的浅层和深层毛细血管网及脉络膜毛细血管网（图 14-1）。

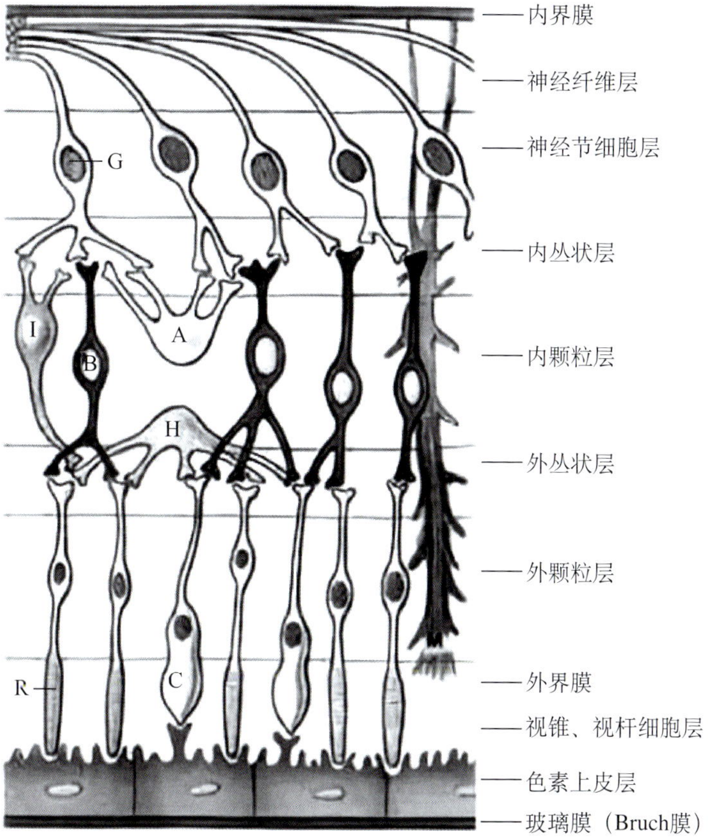

图 14-1　视网膜结构示意图

视网膜病的基本病理改变包括视网膜血管病变，由血循环障碍及血 - 视网膜屏障破坏所引起的水肿、渗出、出血，新生血管膜、增生膜等视网膜增生性病变，视网膜色素改变，以

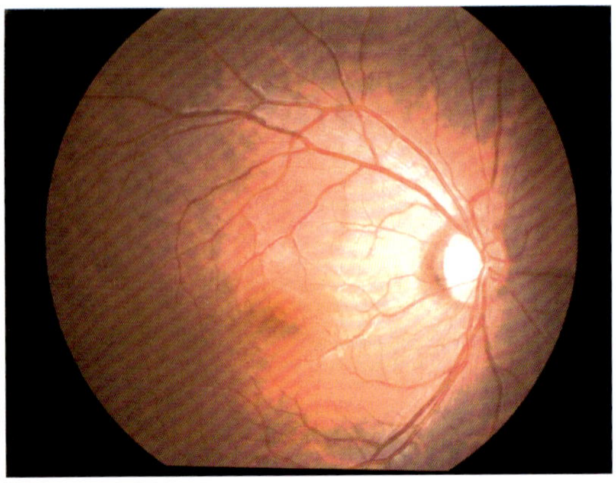

图 14-2 正常眼底

及神经组织变性等，与正常眼底有明显差异（图 14-2）。

1．视网膜水肿 ①细胞内水肿：由于视网膜滋养动脉阻塞，其供血区域的视网膜细胞缺血、缺氧，双极细胞、神经节细胞及神经纤维层肿胀、混浊。②细胞外水肿：血 - 视网膜内屏障受损，血浆成分渗漏到视网膜神经上皮层，形成水肿。黄斑区神经纤维呈放射状排列，渗液积聚其间，表现为花瓣状外观，称囊样黄斑水肿（cystoid macular edema，CME）。

2．硬性渗出（hard exudate） 慢性视网膜细胞外水肿的渗液缓慢吸收后，较难吸收的脂质、胆固醇以及变性的巨噬细胞便沉积于视网膜外丛状层，形成形态大小各异、边界清晰的黄白色沉着物，可彼此融合，为片状、环状或弧形排列。黄斑区的硬性渗出沿放射状神经纤维分布为星芒状或扇形，如果视网膜血管停止渗漏，硬性渗出最终可被吸收。

3．棉绒斑（cotton-wool spot） 视网膜毛细血管前小动脉阻塞，导致视网膜神经纤维层小片梗死，轴浆运输阻断而形成。其形态不规则，大小不等，边界不清，状似棉花或绒毛。一旦血管重新开放，棉绒斑可消退。

4．视网膜出血 根据出血部位不同而表现各异。①深层出血：来源于视网膜深层毛细血管，位于视网膜外丛状层和内核层之间，范围局限，眼底可见暗红色小圆点状出血。多见于静脉性损害的疾病，如糖尿病视网膜病变。②浅层出血：位于视网膜神经纤维层，来自视网膜浅层毛细血管。出血沿神经纤维的走行分布，眼底可见线状、条状以及火焰状的鲜红色出血，多见于动脉性损害，如高血压视网膜病变、视网膜静脉栓塞等。③视网膜前出血：出血突破视网膜内界膜，积聚于视网膜内界膜与玻璃体后皮质之间，多位于后极部，表现为上方有一液平面的半月形出血。④玻璃体积血：来自视网膜新生血管的出血，或视网膜前出血突破内界膜与玻璃体后界膜进入玻璃体。⑤视网膜色素上皮下出血：来源于脉络膜新生血管，出血位于视网膜色素上皮下，眼底可见局限性、边界清、暗红或乌黑的隆起，要与脉络膜黑色素瘤鉴别。

5．视网膜新生血管及脉络膜新生血管 ①视网膜新生血管（retinal neovascularization）：视网膜大面积毛细血管闭塞，导致视网膜缺血、缺氧，产生并释放血管内皮生长因子，刺激新生血管产生，新生血管沿视网膜表面生长，容易出现渗漏和出血，伴纤维结缔组织长入，引起增生性玻璃体视网膜病变以及牵拉性视网膜脱离。②脉络膜新生血管（choroidal neovascularization）：Bruch 膜可因变性、老化或外伤等原因而破裂，如果破裂处位于眼球后极部，尤其是黄斑区，脉络膜毛细血管即可借此长入视网膜色素上皮下，形成脉络膜新生血管，出血、机化，最终形成瘢痕，损害中心视力。

6．视网膜增生膜 出血、外伤、炎症等多种原因均可在各种细胞因子参与下引起增生性玻璃体视网膜病变。如神经胶质增生、视网膜裂孔所致视网膜色素上皮细胞异位化生为成纤维样细胞等。

7．视网膜色素改变 视网膜色素上皮可因多种原因萎缩、色素脱失、色素增生及色素颗粒迁移，眼底出现色素紊乱、不规则色素沉着等。亦可有遗传性视网膜变性。

8．神经组织病变 视网膜同样具有白质（视网膜丛状层和神经纤维层）、灰质（光感受器及神经节细胞）和神经胶质（Müller 细胞和星形细胞），许多累及神经系统的疾病都伴有视网膜的改变。

第二节　视网膜血管病

一、视网膜动脉阻塞

【病因与发病机制】 视网膜中央动脉阻塞（central retinal artery occlusion，CRAO）为视网膜中央动脉血流突然阻断所致视网膜内层缺血性病变。多发生在老年人。后果极为严重，是致盲的眼科急症之一。主要病因为栓塞、动脉管壁改变、血栓形成、血管痉挛等。致病因素包括：①动脉粥样硬化：常为筛板水平的视网膜中央动脉（central retinal artery，CRA）粥样硬化栓塞所致。②视网膜中央动脉痉挛：见于血管舒缩不稳定的青年人，早期高血压患者，也可发生于有动脉硬化的老年人。③视网膜中央动脉周围炎：与全身性血管炎有关。④ CRA 外部压迫：如青光眼、视盘埋藏性玻璃疣、眼眶创伤、球后肿瘤或出血压迫等。⑤凝血病：抗凝血酶Ⅲ缺乏、黏性血小板综合征等。⑥栓子栓塞：20% ~ 40% 的 CRAO 视网膜动脉系统内可查见栓子。根据栓子的来源可分为心源性栓子（钙化栓子、赘生物、血栓、心脏黏液瘤脱落物）、颈动脉或主动脉源性栓子（胆固醇栓子、纤维素性栓子及钙化栓子）和其他来源的栓子，如下鼻甲或球后注射药物偶可形成血栓。

【临床表现】 取决于受累血管。

1．视网膜中央动脉阻塞（CRAO） 通常在几秒钟内出现无痛性视力丧失。部分患者可出现一过性黑矇。多数患眼视力仅为数指、手动，甚至无光感。阻塞早期眼底外观可能正常，但已存在传入性瞳孔障碍；视盘苍白，视网膜动脉变细，血柱色暗。视网膜水肿，灰白色。黄斑中心凹反射消失。因中心凹处视网膜较薄，内层缺如，显现脉络膜红色背景，与其周围灰白色视网膜形成鲜明对比，称为“樱桃红点”（cherry-red spot）（图 14-3）。荧光素血管造影（FFA）显示脉络膜充盈时间正常，视网膜动脉充盈延迟，视盘因逆行充盈而出现强荧光，视网膜毛细血管无灌注（图 14-4）。由于视网膜内层缺血，双极细胞受损，视网膜电图的 b 波振幅下降，a 波正常。数周后，视网膜水肿逐渐吸收，颜色恢复。但视网膜内侧已坏死、萎缩，视功能很难恢复。视网膜血管变窄，伴白鞘，甚至形成白线状，黄斑“樱桃红点”消失，此时视网膜动脉血流恢复，FFA 可无异常表现。

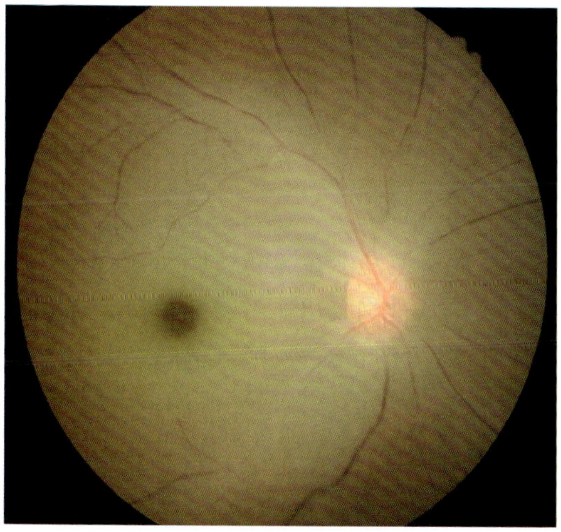

图 14-3　视网膜中央动脉阻塞：视网膜灰白水肿，黄斑“樱桃红点”

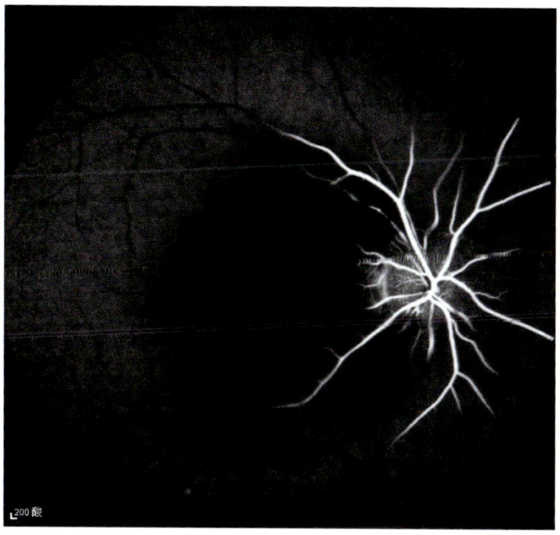

图 14-4　视网膜中央动脉阻塞 FFA：视网膜血管充盈延迟

2．视网膜分支动脉阻塞（branch retinal artery occlusion，BRAO） 好发于颞侧，尤其是颞上支动脉。根据阻塞的部位及程度，患者视力、视野可有不同程度的改变，患者主诉眼前有暗影。眼底可见病变区视网膜水肿，呈扇形或象限形灰白色。偶尔可查见栓子堵塞的部位。视野缺损，FFA 显示阻塞动脉及相应回流静脉充盈迟缓，晚期管壁荧光素着染。

3．睫状视网膜动脉阻塞 发病率约占视网膜动脉阻塞的 5%。睫状视网膜动脉来源于睫状后短动脉的分支，解剖上不属于终末动脉，彼此间有吻合，发生阻塞的机会相对较少，其发病率亦相对较低。但由于该动脉对供应黄斑区范围的血流有重要的临床意义，一旦睫状视网膜动脉发生阻塞，就会引起视盘黄斑之间的视网膜急性缺血，导致视力严重受损。

4．视网膜毛细血管前微动脉阻塞 常为全身疾病的眼底表现。多见于糖尿病、高血压、肾病性视网膜病变及系统性红斑狼疮、白血病等引起的眼底病变。阻塞处视网膜水肿、混浊、梗死，形成棉绒斑，一般数周或至数月后消退，可查见相应的视野缺损。荧光素眼底血管造影显示微动脉阻塞处斑片状无灌注区，晚期出现荧光渗漏。

【治疗】 视网膜对局部缺氧极其敏感，如果血运被完全阻塞超过 90 分钟，几乎不可能恢复视力。治疗愈早，效果愈好。应争取时间尽快恢复视网膜血液循环及其功能。按摩眼球、前房穿刺及药物降低眼压，吸入亚硝酸异戊酯或舌下含服硝酸甘油，或吸入 95% 氧气与 5% 二氧化碳混合气体扩张血管，增加血流量。此外，也可应用支持疗法，全身使用糖皮质激素，加强神经营养，中药活血化瘀，溶纤抗凝，同时寻找病因，积极消除致病因素。可急诊行超选动脉溶栓治疗，于眼动脉开口处注入纤维蛋白溶解剂，经眼动脉进入视网膜中央动脉，在局部达到较高的药物浓度，效果优于全身用药。

二、视网膜静脉阻塞

视网膜静脉阻塞（retinal vein occlusion）是常见的视网膜血管病，好发于中老年。根据血管阻塞部位分为视网膜中央静脉阻塞（central retinal vein occlusion，CRVO）、视网膜半侧静脉阻塞和视网膜分支静脉阻塞（branch retinal vein occlusion，BRVO）。根据病变严重程度可分为非缺血型（又称静脉淤滞型）和缺血型。

【病因与发病机制】 视网膜静脉阻塞常为多因素致病，与高血压、动脉硬化、糖尿病、血液高黏度等密切相关。

1．血管外压迫 高血压和动脉硬化的患者，其视网膜静脉常在视神经内或视网膜动、静脉交叉处受其邻近硬化动脉的压迫而阻塞。

2．静脉血流淤滞 视网膜动脉灌注压不足、眼压增高及血黏度增高，亦可导致静脉回流不畅，发生淤滞、堵塞。

3．血管内壁损害 常见于视网膜血管炎症。

【临床表现】

1．视网膜中央静脉阻塞 主要发生在筛板或其后水平，多发生在 50 岁以上的中老年人。视力不同程度下降。眼底表现为以视盘为中心，大面积火焰状视网膜出血沿静脉分布；各象限视网膜静脉迂曲、扩张（图 14-5），节段性埋藏在视网膜内，呈腊肠状、结节状的“断裂”表象；视网膜水肿以后极部、视盘周围最为显著；可发生神经纤维层的变性、坏死，出现棉绒斑；病程较久者，可见视网膜硬性渗出，黄斑弥漫性或囊样水肿（CME），严重影响视力。

2．视网膜分支静脉阻塞 比视网膜中央静脉阻塞更常见。常在视网膜动、静脉交叉处发生阻塞。视功能受损的程度取决于阻塞分支的大小及所在的位置。阻塞区域视网膜静脉扩张、淤血、迂曲，视网膜出血、水肿、渗出。可引起囊样黄斑水肿及硬性渗出。荧光素眼底血管造影显示黄斑区荧光素积存（图 14-6）。

【并发症及诊断】 CME 是常见的并发症，引起视力下降的主要原因。缺血型 CRVO 在发病 3 个月左右，易发生虹膜新生血管，导致新生血管性青光眼，最早在 1 个月内即可发生新生血管性青光眼。若有大片毛细血管无灌注区，亦会产生视网膜新生血管，反复出血最终导致牵拉性视网膜脱离。荧光素眼底血管造影可协助疾病分型，指导治疗和评估预后。

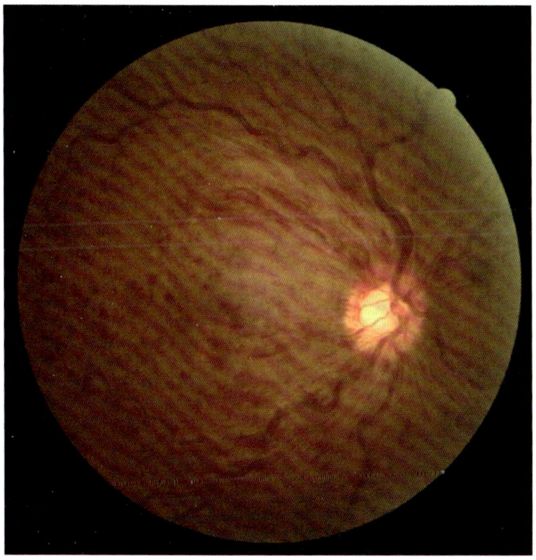

图 14-5　视网膜中央静脉阻塞：视网膜静脉迂曲、扩张，大面积火焰状出血沿静脉分布

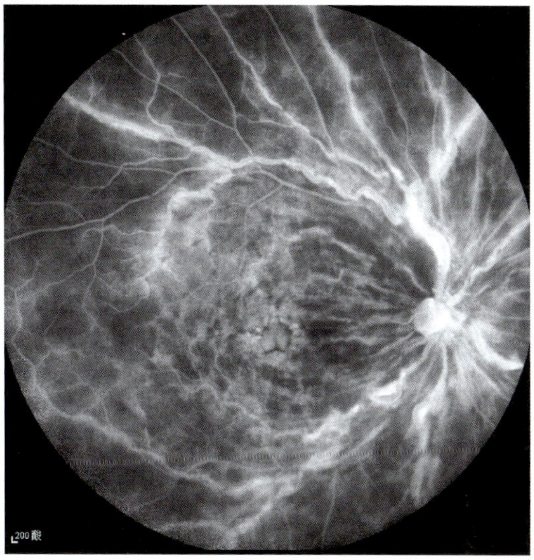

图 14-6　视网膜中央静脉阻塞 FFA：视网膜静脉扩张渗漏，出血处荧光遮蔽。黄斑区荧光素积存，囊样水肿

【治疗】 眼科治疗的重点在于预防和治疗并发症。对 CME 可玻璃体注射糖皮质激素，效果明显但易复发，亦可黄斑区格栅光凝，对于视网膜出现大面积无灌注区或视网膜新生血管者，应行全视网膜光凝。对玻璃体积血、牵拉性视网膜脱离者可行玻璃体切割术。抗 VEGF 药物玻璃体腔内注射是近年来新出现的治疗方法，对于 CME 疗效显著，副作用少于糖皮质激素，同时可以抑制视网膜新生血管的形成。非缺血型视网膜静脉阻塞亦可能转变为缺血型，应长期随访。

（王习哲　刘大川）

三、视网膜血管炎

视网膜血管炎（retinal vasculitis）分为动脉炎、静脉炎、毛细血管炎 3 种类型，它是视网膜血管的炎性疾病。该病可伴有全身及眼部疾病，如结核、梅毒、寄生虫感染、病毒感染、结节病、大动脉炎、系统性红斑狼疮、中间葡萄膜炎、视网膜炎等。眼底表现为血管白鞘、渗出、出血、血管闭塞、新生血管等改变。免疫学、分子生物学、生物化学方面的研究发现，该病的发生与 HLA 抗原、自身免疫、分枝杆菌基因组和氧化损伤等多种因素有关。

1．视网膜静脉炎和静脉周围炎　又名 Eales 病，它是视网膜血管炎中常见的类型。好发于青壮年男性，多为双眼受累，常见症状为眼前飘浮物和无痛性视力下降。眼底主要表现为受累血管的渗出导致血管白鞘形成，节段的血管白鞘称作“袖口征”，大段的血管白鞘称为“袖套征”。血管白鞘由多形核白细胞、淋巴细胞、巨细胞或类上皮细胞大量聚积于静脉周围形成。炎症的持续存在导致视网膜出血、渗出、新生血管膜出现，进而导致增殖性病变。

2．视网膜动脉炎　以视网膜的毛细血管小动脉的微梗死为主要表现，可有棉绒斑的出现，严重的动脉炎可使血管血流完全中断，引起大片状视网膜坏死和出血。

3．视网膜毛细血管炎 患者的临床症状不如前两者明显，眼前黑影和视力下降不严重，无明显的出血渗出、血管鞘、新生血管等改变。

【诊断】 主要通过患者的荧光素眼底血管造影检查，表现为血管壁的着染、渗漏，无灌注区形成，视网膜内微血管异常，严重者可出现新生血管，玻璃体积血。同时配合患者的眼部症状体征、免疫生化检查等即可诊断。

【治疗】 血管炎患者可给予眼球局部或全身糖皮质激素治疗。对视网膜缺血区进行弥散的激光光凝治疗。如果患者出现大量玻璃体积血、增殖性视网膜病变或牵拉性视网膜脱离，则需要行玻璃体切割手术治疗。

四、Coats 病

Coats 病是一种罕见的视网膜血管性疾病，表现为视网膜毛细血管扩张和动脉瘤样改变。好发于男性，单眼，以白瞳症、斜视和视力下降为首发症状，主要出现在 8 岁左右，但在 4 个月到 70 岁之间均可发病。

该病的眼底表现主要是视网膜周边局部毛细血管扩张，可伴有大片无灌注区和黄白色脂质渗出，视网膜出血，疾病晚期可出现视网膜脱离、新生血管性青光眼。荧光素眼底血管造影检查对该疾病的诊断有重要意义，可看到周边部视网膜血管扭曲、毛细血管呈囊样或球形扩张（图 14-7、14-8）。该病需要与先天性白内障、视网膜母细胞瘤、早产儿视网膜病变、Eales 病等其他眼病相鉴别。

Coats 病治疗的目标是控制视网膜病变血管的渗出，防止进一步发展成威胁视力的并发症。激光和冷冻疗法破坏受累的视网膜血管和缺血的视网膜，玻璃体切割手术主要是用于视网膜脱离的患者。近年来，抗新生血管因子药物在 Coats 病治疗中发挥了重要作用，它能有效抑制视网膜新生血管的发生，缓解病情的进展，然而它不能根除疾病，只是一种辅助治疗手段。

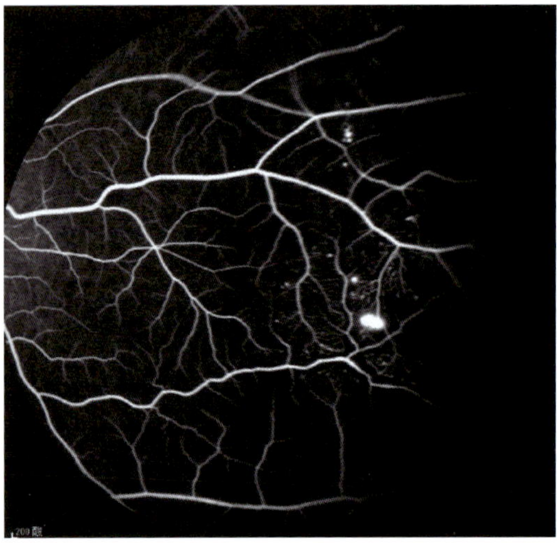

图 14-7 Coats 病 FFA：毛细血管扩张

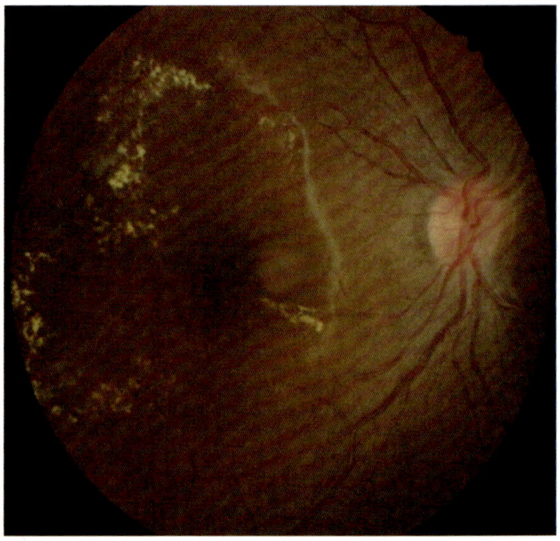

图 14-8 Coats 病 FFA：毛细血管扩张

（张 磊 刘大川）

五、糖尿病视网膜病变

糖尿病视网膜病变（diabetic retinopathy，DR）是糖尿病最为常见和严重的微血管并发症之一，其发病率随糖尿病病程的发展而升高，糖尿病病程超过 10 年，50% 的患者会发生糖尿病视网膜病变，而病程在 25 年以上则有 90% 的患者发生该并发症，糖尿病视网膜病变已成为工作年龄段人群致盲的首要原因。其基本病理基础是视网膜微循环异常，早期引起微血管功能改变，并导致视网膜血管扩张，长期血管扩张导致微动脉瘤和血管结构上的改变，周细胞变性，基底膜增厚和内皮细胞增生，由于周细胞破坏消失，破坏了毛细血管完整性，血 - 视网膜屏障受到损害，引起一系列病理变化，最终导致微血管闭塞，广泛的视网膜缺血、缺氧，引起视网膜水肿和新生血管形成。慢性囊样黄斑水肿、新生血管引起的玻璃体积血和牵拉性视网膜脱离是糖尿病患者视力低下或失明的三大主要原因。

【临床表现及分期】 早期可无自觉症状，病变累及黄斑后视力不同程度下降。按病变严重程度，DR 分为非增生性 DR（nonproliferative diabetic retinopathy，NPDR）（图 14-9 ~ 14-12）和增生性 DR（proliferative diabetic retinopathy，PDR）（图 14-13、14-14），NPDR 眼底改

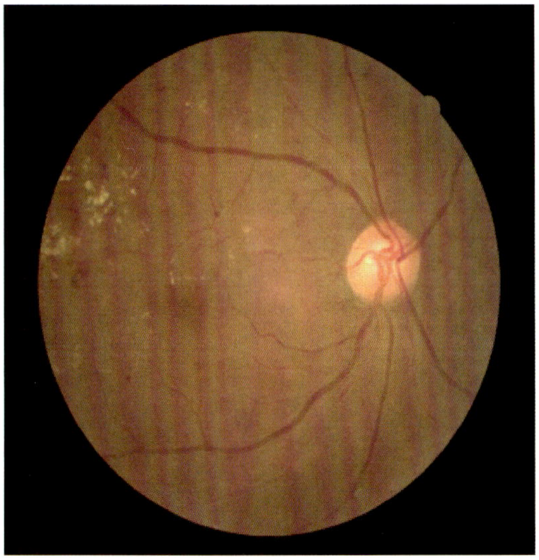

图 14-9　NPDR

右眼视网膜微血管瘤、出血、硬性渗出

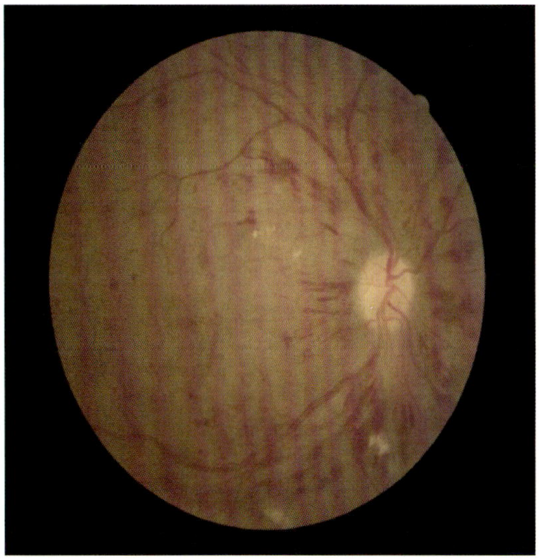

图 14-10　NPDR

右眼视网膜微血管瘤、出血、硬性渗出、棉绒斑

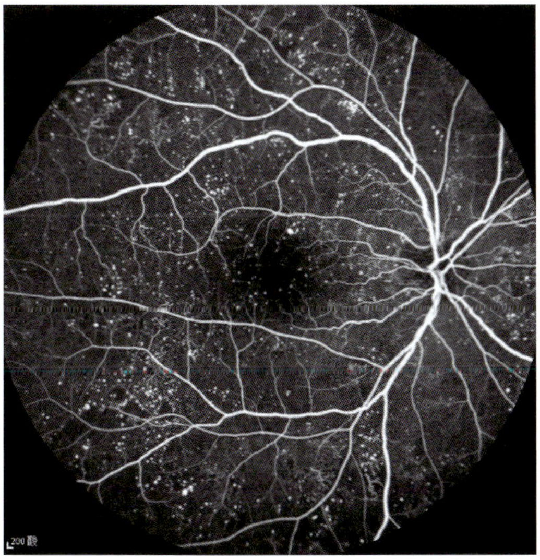

图 14-11　NPDR

右眼后极部及各象限视网膜可见点状高荧光（微血管瘤）及小片状无灌注区

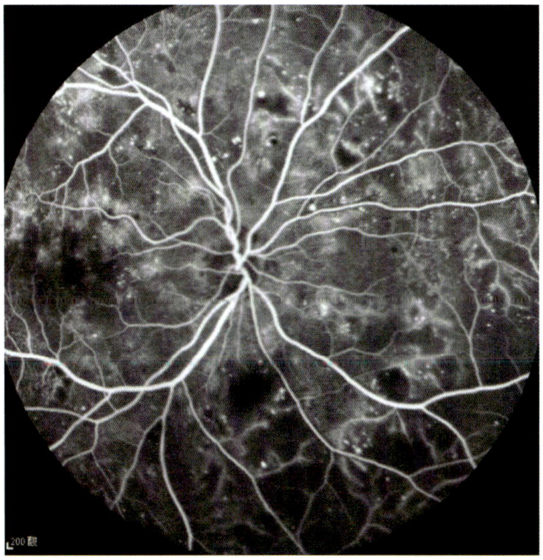

图 14-12　NPDR

右眼上方、鼻侧及下方视网膜可见片状无灌注区及片状低荧光遮蔽（出血）

变主要有：微血管瘤、视网膜深层及浅层出血、硬性渗出；随病程发展，毛细血管闭塞与视网膜缺血可引起神经纤维层梗死（棉绒斑），荧光素眼底血管造影检查可发现视网膜内微循环异常（intraretinal microvascular abnormalities，IRMA）及静脉串珠样改变等，也称为增生前期病变（图 14-15）。PDR 除以上病变外，最重要的标志是新生血管形成，可表现为视网膜新生血管、视盘新生血管、视网膜前出血、玻璃体积血机化形成增殖膜及牵拉性视网膜脱离等。缺血区视网膜产生的新生血管因子经玻璃体进入前房，可致虹膜、房角新生血管形成以及新生血管性青光眼的形成。荧光素眼底血管造影检查可见花瓣状高荧光（图 14-16）。黄斑水肿可发生于 DR 的任何时期，随病变严重程度而增加。散瞳眼底镜检查联合荧光素眼底血管造影更易发现眼底病变，光学相干断层扫描（OCT）检查对糖尿病黄斑水肿及其类型等的判定有极高价值（表 14-1，图 14-17 ~ 14-20）。

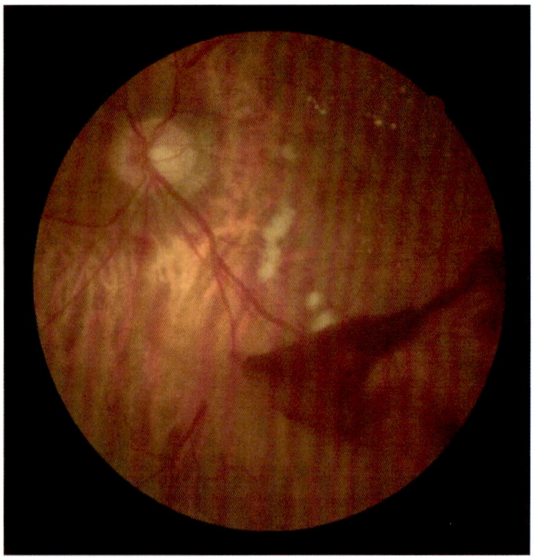

图 14-13 PDR

左眼视网膜微血管瘤、出血、硬性渗出、棉绒斑及视网膜前出血

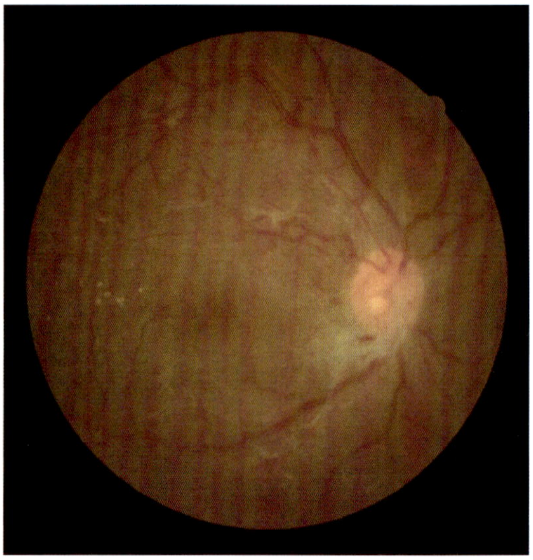

图 14-14 PDR

右眼视网膜微血管瘤、硬性渗出及视网膜前增殖膜

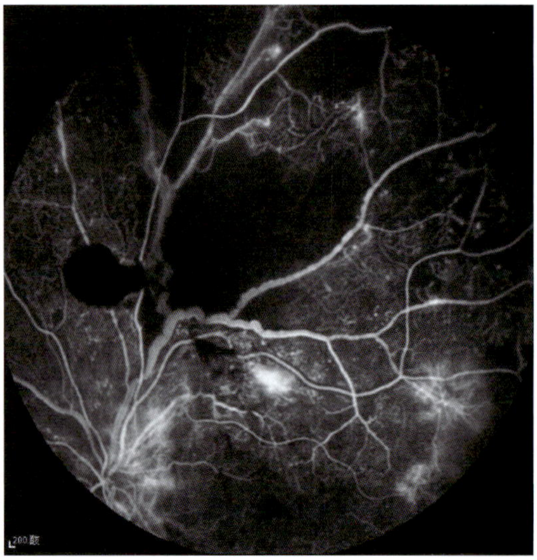

图 14-15 NPDR

左眼颞上方可见静脉串珠、IRMA 及无灌注

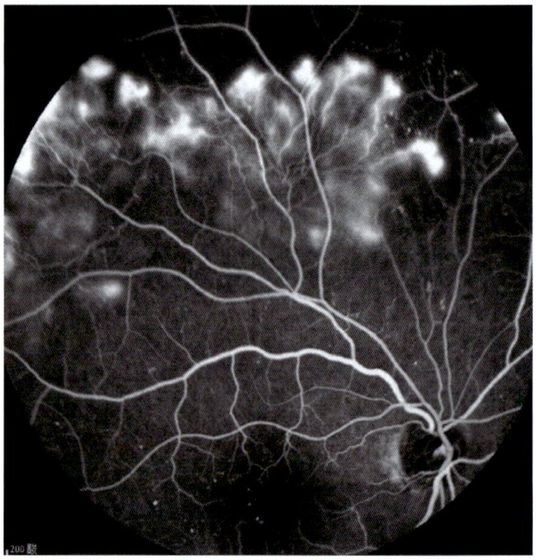

图 14-16 PDR

右眼上方可见大片状花瓣样高荧光（新生血管）

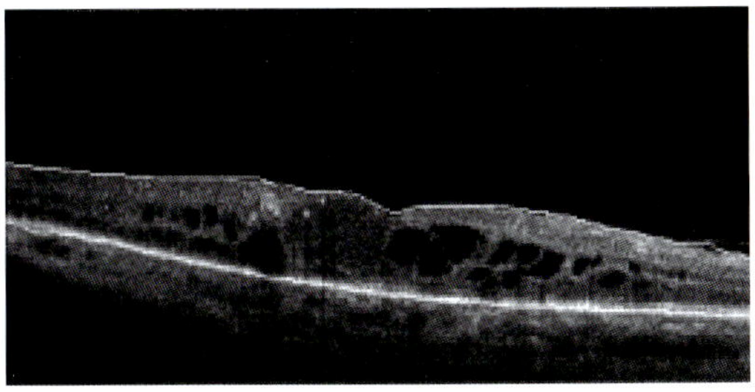

图 14-17　黄斑水肿：视网膜海绵样肿胀

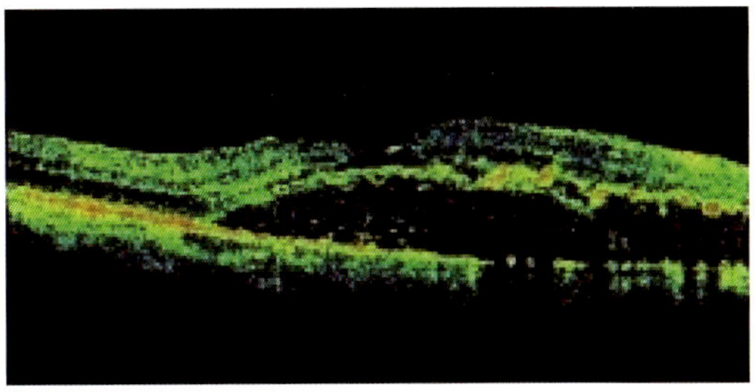

图 14-18　黄斑水肿：色素上皮脱离

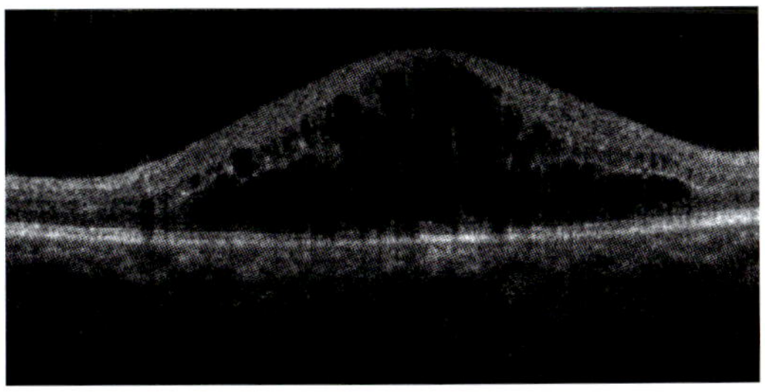

图 14-19　囊样黄斑水肿

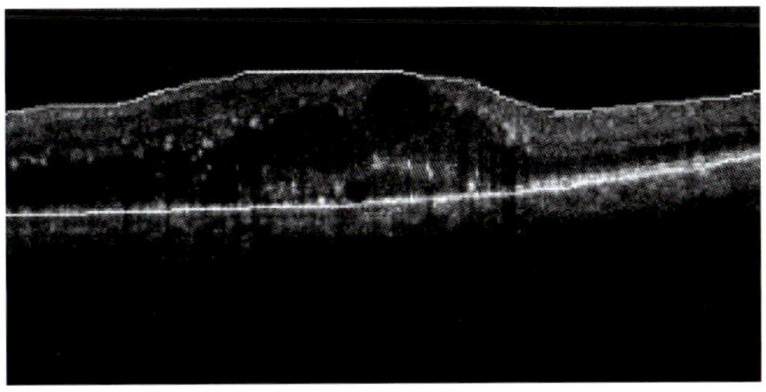

图 14-20　黄斑水肿三种改变同时存在

表14-1　糖尿病视网膜病变及黄斑水肿国际分级标准（2002年）

糖尿病视网膜病变分级	散瞳眼底镜下改变
无明显视网膜病变	无异常
轻度 NPDR	仅有微血管瘤
中度 NPDR	微血管瘤及轻度 NPDR
重度 NPDR	有以下任一改变，但无 PDR 表现 ① 4 个象限都有 20 处以上的视网膜出血 ② 2 个以上象限有静脉串珠样改变 ③ 1 个以上象限有明显的视网膜内微血管异常
PDR	以下一种或多种改变 新生血管、玻璃体积血、视网膜前出血
糖尿病性黄斑水肿分级	
无明显黄斑水肿	后极部无明显视网膜增厚和硬性渗出
轻度黄斑水肿	远离黄斑中心的后极部视网膜增厚和硬性渗出
中度黄斑水肿	接近黄斑中心的视网膜增厚和硬性渗出
重度黄斑水肿	累及黄斑中心的视网膜增厚和硬性渗出

【治疗】 ①全身治疗：首先治疗原发病，严格控制血糖、血压、血脂等系统指标。②眼科治疗：尽快行眼底病变筛查，定期复查随诊，发现 PDR 和重度 NPDR 患者须行全视网膜光凝；有临床意义的黄斑水肿目前可行局灶光凝或黄斑格栅光凝，弥漫性黄斑水肿可考虑行抗 VEGF 药物或激素眼内注射治疗；对不吸收的玻璃体积血、牵拉性视网膜脱离等应行玻璃体切割术。③加强 DR 危害性宣传，倡导眼科与内分泌科等多学科合作综合防治。

六、其他视网膜血管病

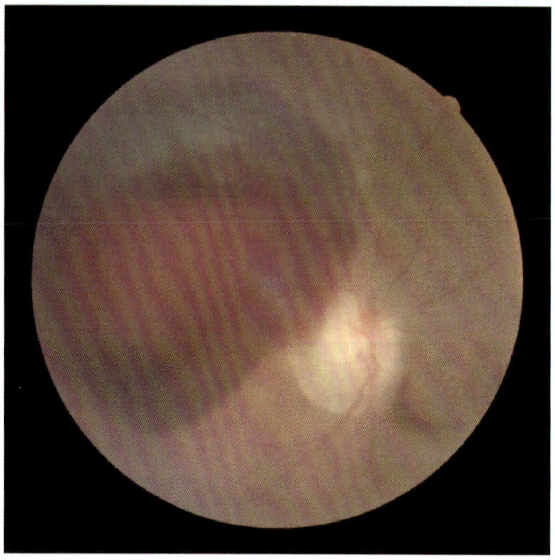

图 14-21 视网膜大动脉瘤

右眼颞上方分支动脉瘤体出血（视网膜前及视网膜下）

1．视网膜蔓状血管瘤（retinal racemose hemangioma） 为先天性视网膜动、静脉吻合，分为动、静脉之间有异常毛细血管丛和动、静脉直接交通，有时广泛而复杂，自视盘发出的一条或几条扩张的动脉向视网膜内延伸，与视网膜静脉吻合，视力减退，可伴有中枢神经系统病变。

2．视网膜大动脉瘤（retinal macroaneurysm） 视网膜大动脉瘤是视网膜动脉第三分支以前的血管局灶性梭形或囊样扩张，与高血压、动脉硬化等有关。主要临床特点：①瘤体破裂出血；②管壁渗漏导致蛋白质和脂质渗出；③黄斑水肿。可合并有瘤体周围毛细血管床的渗漏、扩张及视网膜动脉或静脉阻塞（图 14-21），荧光素眼底血管造影及吲哚菁绿血管造影有助诊断（图 14-22，14-23）。可行瘤体及瘤体周围激光光凝。

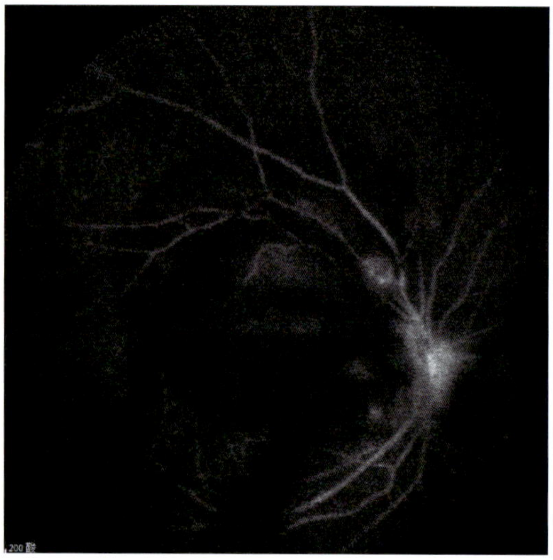

图 14-22 视网膜大动脉瘤 FFA 像

右眼颞上方可见团状高荧光（动脉瘤），视网膜前可见环形低荧光遮蔽（出血）

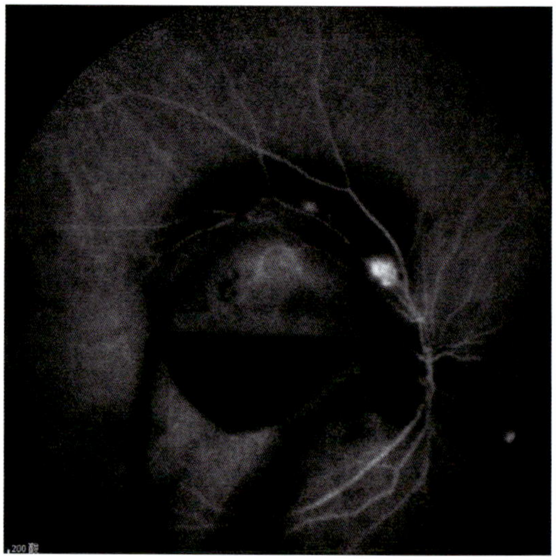

图 14-23 视网膜大动脉瘤 ICGA 像

右眼视盘颞上方团状高荧光（动脉瘤）显影更加清晰，可见玻璃体积血，视网膜前舟状出血及视网膜下出血

（赵 颖 刘大川）

第三节　黄斑病变

一、中心性浆液性脉络膜视网膜病变

病例 14-1

患者，男性，42 岁。因右眼视力下降 3 天就诊。眼部查体：右眼视力 0.4，左眼 1.0，右眼矫正不提高。右眼眼底检查：视盘颜色红润，边界清楚，C/D 约 0.3，黄斑区见 2PD 大小类圆形反光晕，中心凹反光消失，眼压：右眼 15mmHg，左眼 16mmHg（图 14-24 ~ 14-26）。

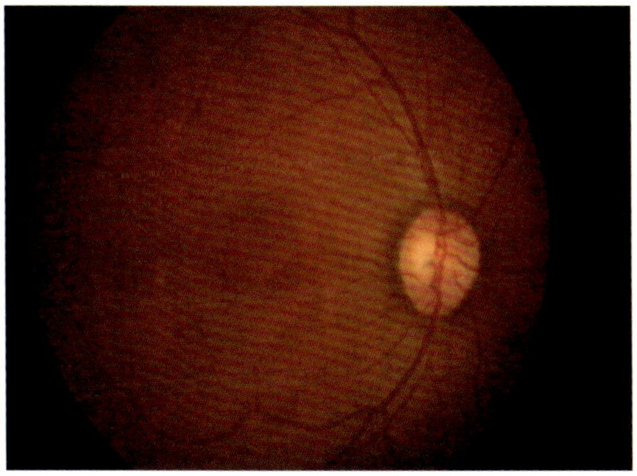

图 14-24　中心性浆液性脉络膜视网膜病变的眼底彩照图像

黄斑区见 2PD 大小类圆形反光晕

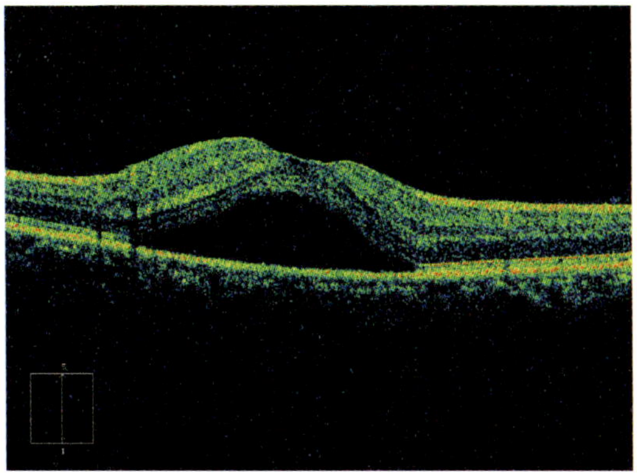

图 14-25　中心性浆液性脉络膜视网膜病变的 OCT 图像

黄斑区神经上皮脱离

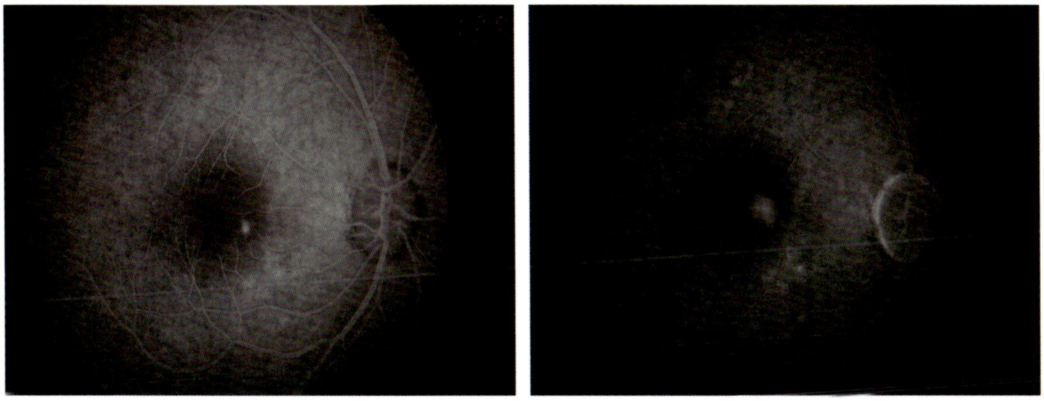

图 14-26　中心性浆液性脉络膜视网膜病变的 FFA 图像

黄斑区早期见点状强荧光，晚期荧光素渗漏

中心性浆液性脉络膜视网膜病变（central serous chorioretinopathy，CSC）是由于视网膜色素上皮（retinal pigment epithelium，RPE）屏障功能失常，形成黄斑部视网膜神经上皮浅脱离，简称中浆。

【病因与病理机制】 病因不明。A 型性格人群易发病，精神紧张、过度疲劳及使用大剂量肾上腺皮质激素是本病常见诱因。本病发病机制是 RPE 细胞的屏障功能受损，脉络膜毛细血管的渗漏液经过损害区进入视网膜视神经上皮下存积，从而引起神经上皮浆液性脱离，后者进一步诱发 RPE 屏障功能破坏，导致 RPE 渗漏及后极部浆液性视网膜脱离。

【临床表现】 常见症状有视物变形、变小、变暗，伴视力轻度下降、暂时性远视、眼前固定黑影。本病有复发趋向，病程长或多次复发者可导致永久性视功能障碍。

裂隙灯下眼前节无明显异常；眼底检查可见黄斑部 1 ～ 3PD 大小的盘状浆液性视网膜浅脱离，周围有反光晕，中心凹反光消失；Amsler 表可查见视物变形。视野检查有圆形或椭圆形中心暗点。FFA 检查在静脉期可见一个或多个强荧光渗漏点，随着时间推移逐渐扩大，呈墨渍样或喷射状扩大。

【诊断与鉴别诊断】 根据本病的症状、眼底检查、FFA 及黄斑 OCT 检查进行诊断。本病应与以下疾病进行鉴别：

1．中心性渗出性视网膜脱离 后者视力常低于 0.2，单眼发病，黄斑有炎性病变，FFA 显示视网膜下新生血管及出血，而 CSC 患者不会出现视网膜下出血。

2．周边部局限性视网膜脱离 下方局限性视网膜脱离累及黄斑者，眼底表现与 CSC 相似，容易混淆误诊，可完善 FFA、黄斑 OCT 等检查进行鉴别。

【治疗】 本病禁用肾上腺皮质激素及扩血管药物。中浆是一种自限性疾病，一般在 3 ～ 6 个月内能自愈，不需药物治疗；2 ～ 4 个月内不能自愈者可行视网膜激光光凝，激光光凝能缩短病程，但不能阻止病情复发；对于慢性迁延性患者，视力下降明显者可行光动力学治疗。

（吕红彬　向小红）

二、年龄相关性黄斑变性

病例 14-2

患者，男性，50 岁，因左眼突发性视力下降伴视物变形 13 天就诊，眼部查体：右眼视力 0.8，左眼视力 0.1，矫正不提高，双眼屈光介质清，右眼眼底未见异常，左眼眼底见视盘色淡，C/D 约 0.5，黄斑区可见黄白色渗出及暗红色出血灶，余视网膜未见明显异常（图 14-27）。

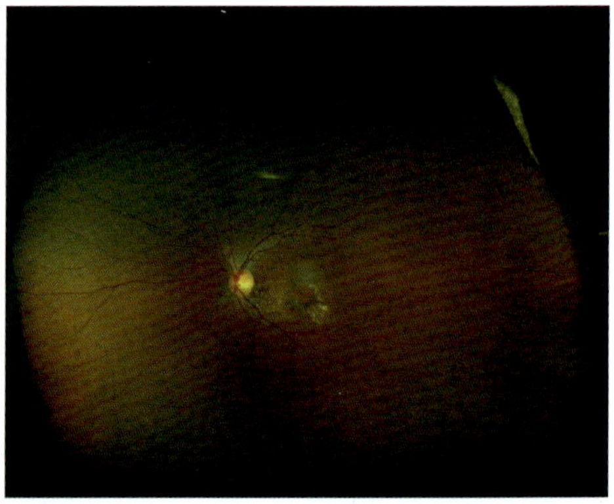

图 14-27　年龄相关性黄斑变性的超广角眼底成像图像

黄斑区可见黄白色渗出及暗红色出血灶

年龄相关性黄斑变性（age-related macular degeneration，AMD）是导致 50 岁以上中老年人失明或中心视力下降的主要原因之一，约占中老年人视力下降原因构成的 20%，最新研究显示，到 2020 年，AMD 患者人数将达到 1.96 亿，而到 2040 年，这一数字将会增加到 2.88 亿。

【病因】 该病与遗传因素、黄斑长期慢性光损伤、黄斑部代谢异常关系密切，与免疫因素相关。

【临床表现】 AMD 临床上分为萎缩型和渗出型两种类型，萎缩型 AMD 又称为干性年龄相关性黄斑变性（non-neovascular age-related macular degeneration），早期大多无任何症状，随病情进展，中心视力减退。眼底可见黄斑区色素紊乱，中心凹光反射减弱或消失。后极部视网膜分布大小不一的黄色斑点及玻璃膜疣（drusen）。可出现边界清晰的地图状萎缩（geographic atrophy）。玻璃膜疣呈圆形、黄色，位于后极部外层视网膜下，由脂质等代谢产物沉积于 Bruch 膜内层（增厚）和 RPE 基底膜之间形成。FFA 早期可见玻璃膜疣的强荧光及色素脱失区窗样缺损的强荧光，晚期因脉络膜毛细血管萎缩而呈现弱荧光区。渗出型 AMD 又称为湿性年龄相关性黄斑变性（neovascular age-related macular degeneration），早期即出现视物模糊、变形、眼前固定黑影及阅读困难，中心视力减退明显且发展迅速，晚期严重损害视功能。眼底检查可见黄斑部脉络膜新生血管，黄斑区中心凹或中心凹旁视网膜神经上皮下的灰白色或黄白色不规则病灶，伴有玻璃膜疣、色素斑块、色素脱失、视网膜下积液、出血、视网膜水肿、脂质渗出。色素上皮下的出血和渗出可导致视网膜色素上皮脱离。久则瘢痕化，形成机化膜或皱缩性瘢痕。FFA 检查见视网膜下新生血管膜荧光素渗漏。

【辅助检查】

1. FFA　萎缩型主要表现为黄斑区透见荧光或弱荧光，无荧光素渗漏；而渗出型主要表现为黄斑区脉络膜新生血管（choroidal neovascularization，CNV）形成，荧光素渗漏或表现为出血遮蔽荧光。但由于黄斑区黑色素、叶黄素、浓厚出血、视网膜下积液及脉络膜血管的异常渗漏，以及荧光素从正常脉络膜毛细血管渗漏出来所形成的弥漫性背景荧光的影响，存在一定的局限性（图 14-28）。

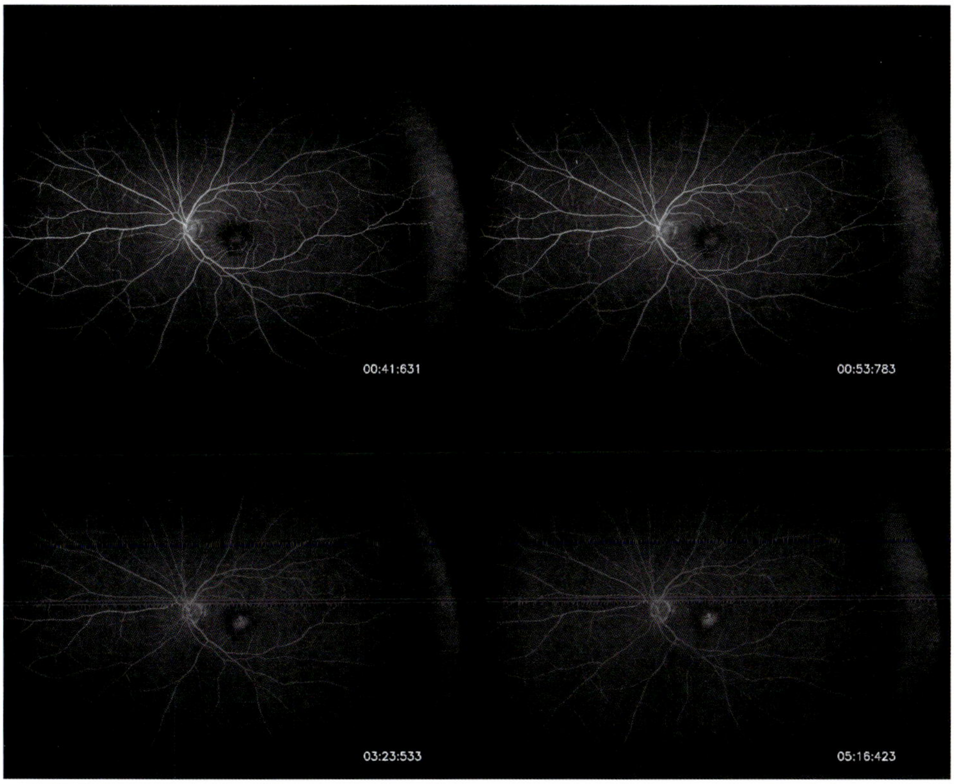

图 14-28　AMD 的 FFA 图像

黄斑区可见片状强荧光，随造影时间延长，黄斑区可见荧光增强

2．ICGA 由于吲哚菁绿荧光不受视网膜及脉络膜出血的影响，较荧光素眼底血管造影更清晰，萎缩型主要表现为脉络膜血管充盈时间延长及点状的弱荧光，而渗出型主要表现为边界清楚的 CNV 轮廓，荧光素渗漏，早期为不规则的色素上皮下强荧光，并逐渐增强，晚期视网膜下组织染色或渗漏。

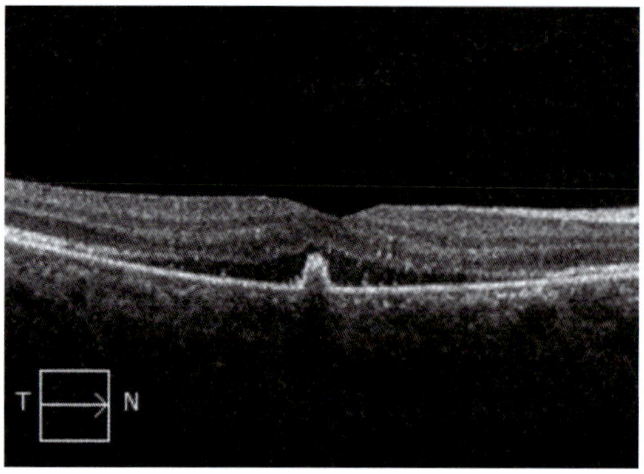

图 14-29 AMD 的 OCT 图像
黄斑区色素上皮下高反射信号，周围神经上皮脱离

3．OCT 萎缩型表现为视网膜色素上皮变薄、玻璃膜疣形成等，而渗出型主要表现为视网膜色素上皮层上或下的高反射信号，提示视网膜色素上皮附近的出血或新生血管。OCT 可确定视网膜厚度、脉络膜新生血管膜厚度、黄斑水肿范围、视网膜下积液和色素上皮脱离（图 14-29）。

4．光学相干断层扫描血管成像技术（optical coherence tomography angiography，OCTA） 比光学相干断层扫描（OCT）更直观地观察到视网膜每一层结构的病变，如新生血管等（图 14-30）。

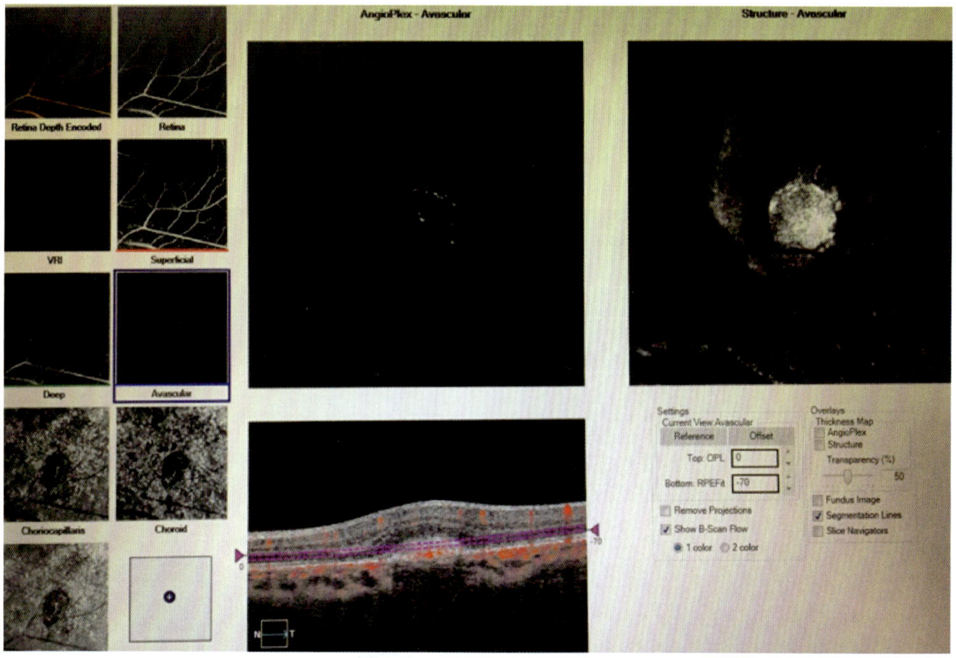

图 14-30 AMD 的 OCTA 图像
黄斑区脉络膜新生血管

【诊断与鉴别诊断】 患者症状、眼底改变以及 FFA、ICGA 和黄斑 OCT 检查结果有助诊断。AMD 应与老年性玻璃膜疣、脉络膜黑色素瘤、眼底血管样条纹和慢性中浆相鉴别。

1．老年性玻璃膜疣 老年性玻璃膜疣患者视功能无损害，玻璃膜疣稀疏，大小基本一致，无色素紊乱，而萎缩型 AMD 的玻璃膜疣大小不一，境界比较模糊，存在色素紊乱。

2．脉络膜黑色素瘤 眼底可见脉络膜实性隆起，色泽多为棕褐色，FFA、ICGA 可因瘤体内新生血管渗漏而出现多湖状强荧光斑，而渗出型 AMD 则表现为背景荧光被遮蔽而呈大片无荧光区。

3．眼底血管样条纹 视盘周围类似血管形态的放射状不规则条纹，边界清楚，长短和粗细不一，部分走向后极部的条纹可并发 CNV，FFA 可见条纹呈透见荧光。

4．慢性中浆 可见多灶性 RPE 渗漏，渗漏灶于造影中期可见多灶性强荧光点，造影期间未见斑片状强荧光。

【治疗】 目前对于干性 AMD 的治疗主要有以下几种方式：抗氧化应激损伤、减少玻璃膜疣的形成、补体及免疫抑制治疗、减少视网膜毒性产物堆积、基因治疗、改善脉络膜灌注及干细胞治疗，但疗效尚不确切。而对湿性 AMD 的治疗目前重点在于控制 CNV 的发展和减轻纤维化过程。常用的方法有视网膜激光光凝、光动力疗法（photodynamic therapy，PDT）、经瞳孔温热疗法（transpupillary thermotherapy，TTT）、放射治疗、干细胞移植、自体视网膜色素上皮替代治疗和抗 VEGF 药物等。

【预防】 有 AMD 家族史的健康老年人及一眼已患 AMD 的患者另一健康眼均需定期检查眼底，并可补充叶黄素及锌剂。

（吕红彬 曹 阳）

三、囊样黄斑水肿

病例 14-3

患者，女性，72 岁。因左眼视力下降 1 月余就诊。眼部查体：右眼视力 0.6，左眼 0.25，矫正不提高。右眼晶状体皮质性混浊，余未见明显异常；左眼晶状体皮质性混浊，眼底可见：视盘稍充血，边界欠清，黄斑区视网膜水肿，轻度隆起，黄斑中心凹反光未见（图 14-31 ～ 14-34）。

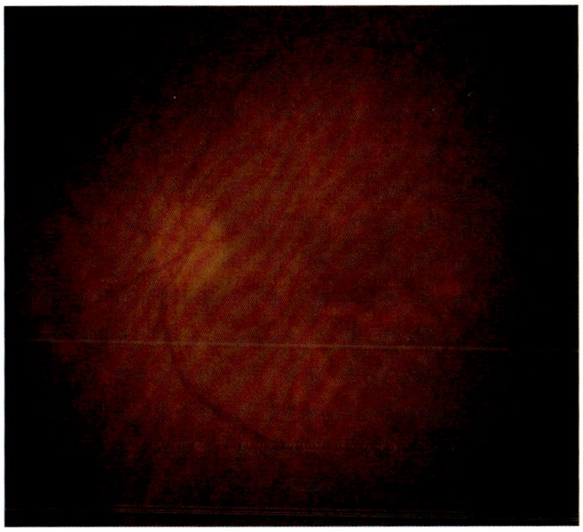

图 14-31 囊样黄斑水肿的眼底彩照图像
黄斑区视网膜轻度隆起，黄斑中心凹反光未见

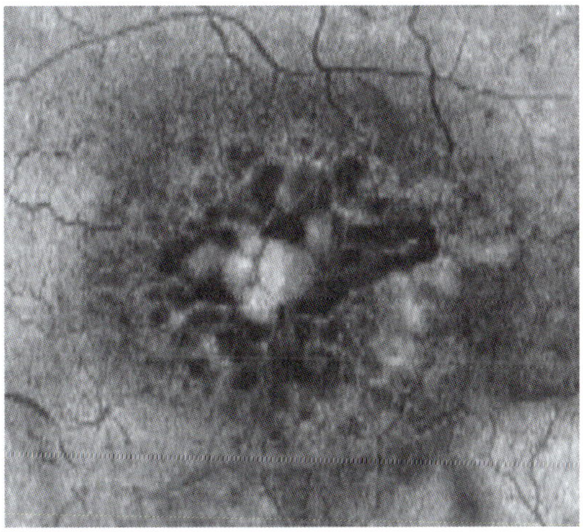

图 14-32 囊样黄斑水肿的 En Face OCT 图像
黄斑区视网膜呈蜂窝状改变

病例

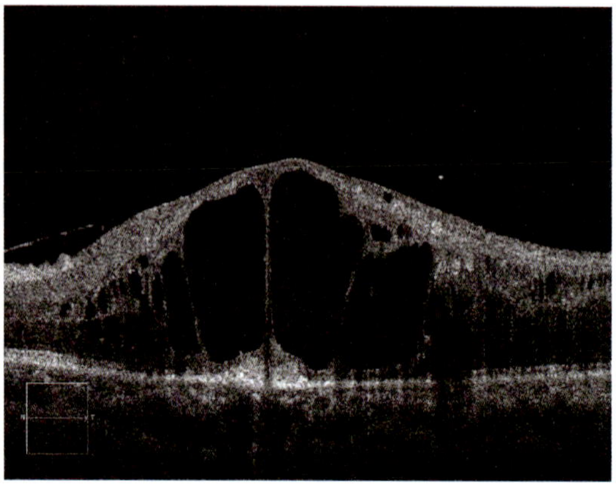

图 14-33 囊样黄斑水肿的 OCT 图像
神经上皮层明显增厚、水肿，外丛状层、外核层呈低反射信号，其间有数个囊样液性暗区

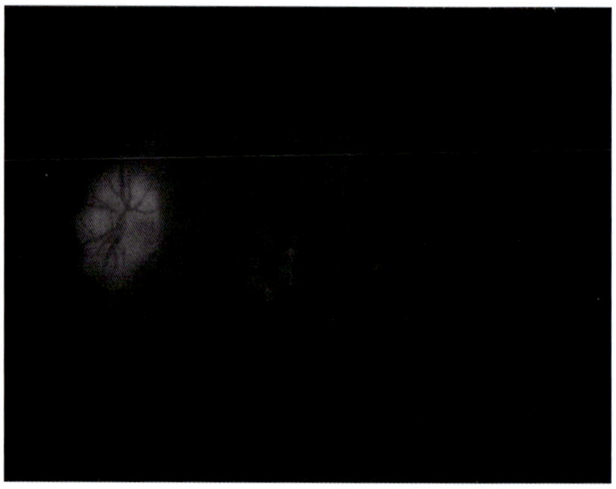

图 14-34 囊样黄斑水肿的 FFA 图像
晚期黄斑区荧光素持续渗漏，积聚融合成花瓣状、囊样强荧光

囊样黄斑水肿（cystoid macular edema，CME）是指视网膜渗漏液积聚于黄斑区外丛状层，黄斑区该层 Henle 纤维呈放射状排列，将积液分隔成数个小的液化腔，因此形成的水肿呈特殊的花瓣状外观。它并非一种独立的眼病，而是常见于许多眼病中的一类特殊表现，是严重影响视功能的病变。

【病因】 各种原因导致的血 - 视网膜屏障（内屏障）和（或）色素上皮屏障（外屏障）受损，视网膜水分子的转运平衡被打破，均可导致囊样黄斑水肿。在引起 CME 的眼底疾病中，有些是内屏障受损，有些是外屏障受损，有时一种疾病可同时引起两种屏障均受损。视网膜血管性疾病，如糖尿病视网膜病变、视网膜静脉阻塞等，以及内眼手术后，如白内障术后、视网膜脱离术后等，并发囊样黄斑水肿通常是因视网膜内屏障受损；而视网膜下新生血管形成，如年龄相关性黄斑变性、病理性近视、眼底血管样条纹以及外伤等疾病，并发囊样黄斑水肿通常是因视网膜外屏障受损。

【临床表现】 中心视力明显减退，可伴有视物变形，视野可有绝对或相对中心暗点。检眼镜下可见黄斑组织模糊不清，黄斑中心凹反光消失，可见视网膜反光增强，呈“绸缎样”外观。前置镜或三面镜下部分病例可见分叶状或蜂窝状外观。

【辅助检查】

1．FFA 检查 若水肿较重，可遮挡脉络膜背景荧光，早期呈现弱荧光；静脉期可见黄斑区视网膜毛细血管扩张、血管壁着染；晚期荧光素持续渗漏，积聚融合成花瓣状、囊样强荧光，水肿较轻时，黄斑区仅见稍强荧光。

2．黄斑 OCT 检查 黄斑中心凹消失、变平或高度隆起，神经上皮层明显增厚，节细胞层、内外丛状层、光感受器细胞层呈低反射信号，其间可有数个囊样液性暗区，液性暗区多位于外丛状层，也可分布于其他各层。

【诊断与鉴别诊断】 CME 的诊断主要依据视力、视野、眼底改变等，荧光素眼底血管造影和黄斑 OCT 是可靠的影像诊断依据。本病应与以下疾病相鉴别：

1．中心性浆液性脉络膜视网膜病变 主要表现为眼底黄斑区有神经上皮的浆液性脱离，这是由于 RPE 的屏障功能破坏，脉络膜毛细血管的渗出液渗漏到神经上皮下，荧光素眼底血管造影和黄斑 OCT 检查可予以鉴别。

2．RPE 浆液性脱离　荧光素眼底血管造影在早期即呈现高荧光，显示脱离范围，造影后期亮度逐渐增强，但形态和大小保持不变，可予鉴别。

【治疗】 CME 的治疗因病因不同而侧重点各异，主要包括以下几种：

1．激素　可局部或全身应用激素。多种病因所致的 CME 采取玻璃体腔注射长效的皮质类固醇激素曲安奈德（triamcinolone acetonide，TA）有较好的疗效，但存在并发高眼压、白内障，易复发等问题。近年来地塞米松玻璃体植入物 Ozurdex 被批准用于治疗视网膜静脉阻塞引起的 CME。

2．抗 VGEF 药物　近年来，抗 VEGF 药物玻璃体腔注射治疗各种原因，尤其是糖尿病视网膜病变、视网膜静脉阻塞等疾病引起的 CME 取得了较好的视力和解剖复位效果，可联合其他治疗方式，如视网膜激光光凝等。

3．视网膜激光光凝　CME 3 ~ 6 个月不消退，或荧光素眼底血管造影提示视网膜血管性病变存在明显的无灌注区，可考虑视网膜激光光凝治疗。

4．手术治疗　对于难治性 CME，特别是糖尿病视网膜病变所致的 CME，可考虑行囊腔切开术；对于白内障术后玻璃体嵌入切口所致的 CME，若视力差、CME 长久不吸收，可行玻璃体切割术松解嵌入伤口的索条。

（吕红彬　唐　敏）

四、黄斑裂孔

病例 14-4

患者，女性，55 岁。因右眼视力下降伴视物遮挡感 6 月余就诊。眼部查体：右眼视力 0.02，矫正不提高，左眼视力 0.5，矫正至 1.0，双眼晶状体不均匀乳白色混浊，玻璃体轻度混浊，眼底视盘边界清楚，C/D 约 0.3，右眼黄斑区可见一暗红色裂孔（图 14-35 ~ 14-37），左眼黄斑中心凹反光可见。

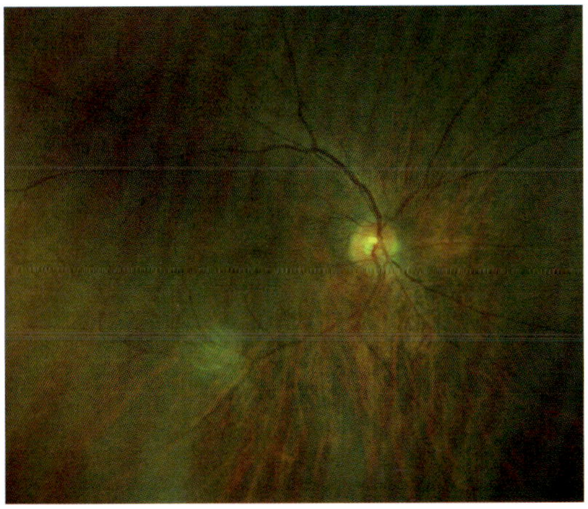

图 14-35　黄斑裂孔的超广角眼底成像图像

黄斑区可见一暗红色、圆形黄斑裂孔

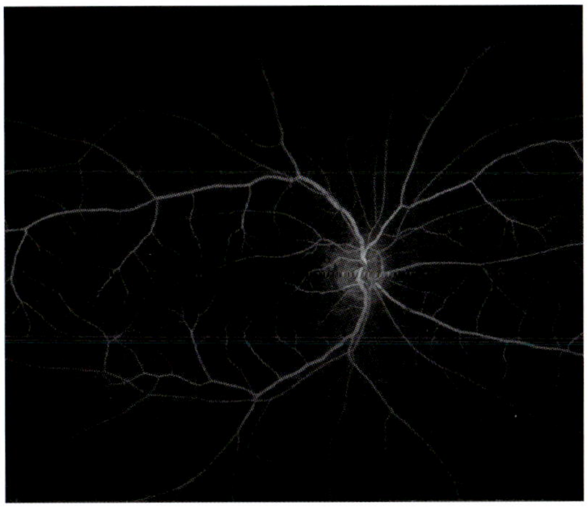

图 14-36　黄斑裂孔的 FFA 图像

黄斑裂孔处透见荧光

病例

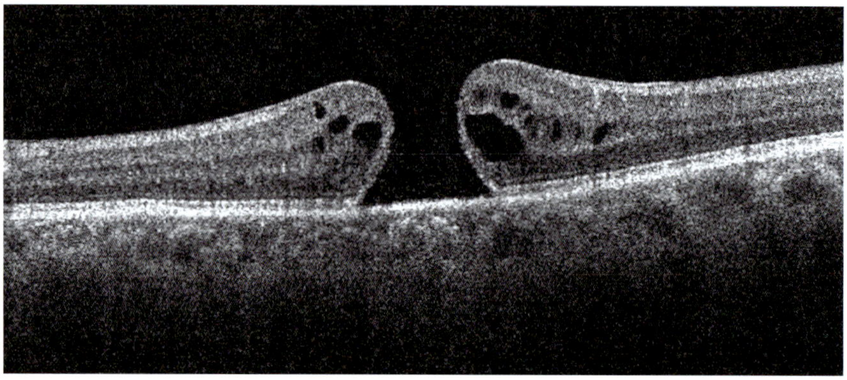

图 14-37 黄斑裂孔的黄斑 OCT 图像

黄斑区可见黄斑全层裂孔，裂孔两侧视网膜神经上皮层囊样改变

【病因】 黄斑裂孔（macular hole，MH）是黄斑视网膜神经上皮层全层缺失。黄斑裂孔按病因分为继发性和特发性。继发性黄斑裂孔多由高度近视、囊样黄斑水肿、眼外伤、黄斑变性等引起。无其他眼病时发生的黄斑裂孔称特发性黄斑裂孔，多见于 50 岁以上的健康女性，其发病与玻璃体后皮质对黄斑区的切线方向牵引力有关。同时，Müller 细胞、星形神经胶质细胞以及肌成纤维细胞等细胞成分在内界膜上增殖收缩，也是裂孔继续扩大的原因之一。

【临床表现】 患眼视力下降，有中心暗点。眼底查见黄斑裂孔，有时伴有视网膜脱离。Gass 将特发性黄斑裂孔分为 4 期：Ⅰ期是裂孔前期，此期患者视力稍减或视物变形，中心凹变平，可见黄色斑点或黄色小环，中心凹反射消失；Ⅱ期为早期裂孔，裂孔自一侧偏心开始，呈半月形、马蹄形，大小＜ 400 μm；Ⅲ期可见大小＞ 400 μm 圆形裂孔，视力显著减退，但玻璃体后皮质仍与黄斑粘连；Ⅳ期是黄斑裂孔合并玻璃体后脱离，可见 Weiss 环。

【辅助检查】

1．超广角眼底成像 可见黄斑中心凹反光消失，黄斑区可见圆形或椭圆形边缘锐利的裂孔，裂孔较大时可透见暗红色脉络膜血管颜色。

2．FFA 检查 根据分期不同，眼底改变不同，当视网膜色素上皮未受损时，FFA 可表现正常；当视网膜外核层和外丛状层受损时，可表现为透见荧光；当全层裂孔时则表现为窗样缺损。

3．视野检查 可发现与黄斑裂孔相对应的中心或旁中心暗点，周边视野无缺损。

4．黄斑 OCT 检查 可清楚显示黄斑裂孔大小、形态、视网膜前膜及神经上皮层的病变情况，可区分板层或全层裂孔，可了解是否合并视网膜劈裂、视网膜脱离等，对诊断、治疗及随访有着重要的作用。

【诊断与鉴别诊断】 根据患者视力下降，视物遮挡感等症状，结合黄斑 OCT 检查及超广角眼底成像检查可明确诊断。本病应与以下疾病相鉴别：

1．板层黄斑裂孔 眼底可见在孔的基底部有明亮的反光，孔周无视网膜脱离晕轮，RPE 表面无沉着物，FFA 检查可见黄斑区为正常荧光，而黄斑全层裂孔可透见脉络膜背景荧光。

2．囊样黄斑水肿 黄斑中心凹反光消失，视网膜反光增强，呈绸缎样反光，FFA 检查早期水肿范围可见一暗区，晚期染料积存可见黄斑区花瓣状外观。

【治疗】 目前主要治疗手段包括玻璃体切割联合内界膜剥除、内界膜填塞、内界膜覆盖、自体血清封闭、玻璃体腔注气等，继发于高度近视的黄斑裂孔常常与后巩膜葡萄肿、视网膜色素上皮及脉络膜萎缩等因素有关，往往会发生视网膜脱离，需及时手术。特发性黄斑裂孔一般不发生视网膜脱离，当视力低于 0.3 时可考虑玻璃体切割联合内界膜剥除、内界膜填塞、气体填充等治疗。晶状体后囊膜移植为已经撕除了内界膜的难治性黄斑裂孔患者提供了一种新的治疗手段。部分单纯较小的黄斑裂孔有自愈倾向，可保守治疗。

（吕红彬　郭　露）

五、黄斑前膜

病例 14-5

患者，女性，65 岁。因左眼视物模糊伴视物变形 1 年就诊，眼部查体：右眼视力 0.6，左眼视力 0.2，矫正均不提高，双眼晶状体呈不均匀灰白色皮质混浊，玻璃体轻度混浊，眼底视盘边界清，色淡红，视网膜未见明显出血、渗出，右眼黄斑中心凹反光可见，左眼黄斑区可见锡箔纸样反光，视网膜皱褶，可见血管扭曲、不规则扩张（图 14-38 ~ 14-40）。

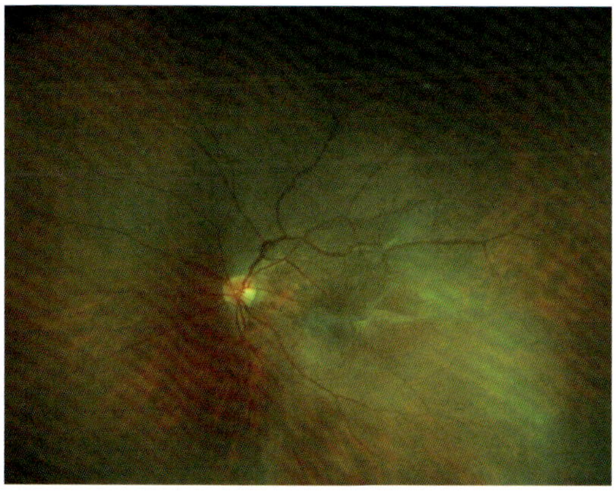

图 14-38　黄斑前膜的超广角眼底成像图像

黄斑区可见锡箔纸样反光，视网膜皱褶，可见血管向黄斑中心凹牵拉移位

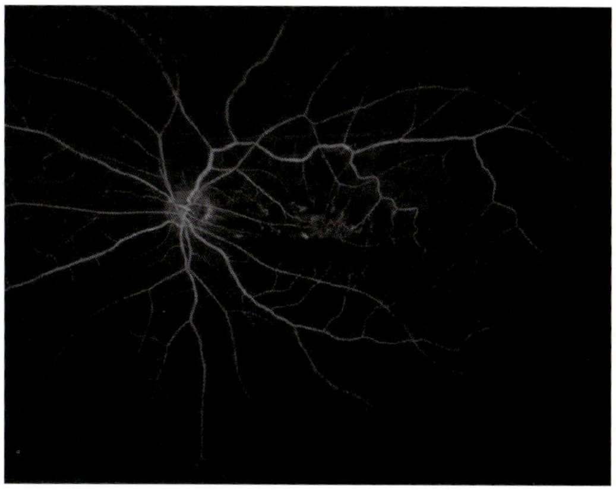

图 14-39　黄斑前膜的 FFA 图像

颞侧上下血管弓向黄斑区靠近，血管扭曲，向黄斑中心凹牵拉移位，见荧光素渗漏

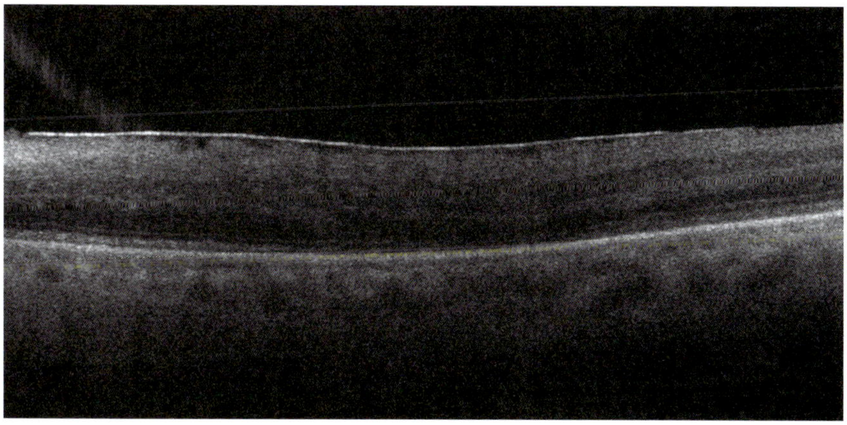

图 14-40　黄斑前膜的黄斑 OCT 图像

黄斑中心凹视网膜隆起变平，表面可见条状高反射信号带

【病因与发病机制】 黄斑前膜（epiretinal membrane of macula）是由各种原因引起的黄斑区视网膜神经胶质细胞和RPE细胞移行、增生所形成的纤维增殖膜，沿视网膜内表面生长。根据病因可分为继发性和特发性黄斑前膜：①继发性黄斑前膜多发生于眼内炎症、眼外伤、眼底血管病变、眼内手术、视网膜冷凝、视网膜激光光凝术后等情况。多由玻璃体炎症和血-视网膜屏障的破坏刺激细胞增生所致。②特发性黄斑前膜最常见，约占80%，主要发生于无其他眼病的老年人，其病因至今仍未明确，大多数学者认为，主要是因为异常玻璃体后脱离时对内界膜的损伤，使得玻璃体细胞残留在内界膜表面，当被多种细胞因子和生长因子激活时，残留细胞发生增殖或分化，以及视网膜神经胶质细胞移行至黄斑前增生。

【临床表现】 多数黄斑前膜患者无明显症状，主要症状包括视物变形、中心视力减退。发病初期后极部视网膜反光增强，似玻璃纸样改变，进一步发展为增厚收缩的灰白色纤维膜，牵拉视网膜形成黄斑皱褶。国内外学者根据黄斑前膜的形态、视网膜浅表血管的改变以及视网膜的变化对黄斑前膜进行分期。Gass于1971年提出分期标准：0期，表面呈锡箔纸样反光，组织结构正常；1期，表面出现薄膜，视网膜浅表细小皱纹，血管略扩张弯曲，由于膜的切线收缩，可出现游离缘或膜部分与其下的视网膜分开；2期，表面出现半透明膜，视网膜出现全层皱褶，血管明显扭曲变形。国内学者将其分为：早期，黄斑前膜薄而透明，受累视网膜表面粗糙，呈锡箔纸样不规则反光，黄斑区小血管轻度迂曲；中期，黄斑前膜增生进一步发展，以黄斑视网膜为中心呈放射状皱缩，黄斑区呈灰白色半透明样反光，同时可伴有水肿及假性裂孔形成，黄斑区小血管扭曲、僵硬，偶见小出血灶；晚期，黄斑前膜继续增生变厚，形成灰白色、不规则不透明膜，并可伴有固定皱褶及假性裂孔形成。依据OCT图像上黄斑中心凹厚度和距其1 mm处视网膜厚度的比值，将黄斑中心凹形态定量分为0、1、2级，分别代表凹陷、平坦、隆起3种类型，具有定量、客观、测量简便、重复性强的优点，广泛应用于临床的诊断治疗。

【辅助检查】

1．超广角眼底成像 可见视网膜皱褶，血管向黄斑中心凹牵拉移位，根据病情不同，黄斑区可见半透明、锡箔纸样、灰白色膜状或条索状物质，偶尔可见小出血点。

2．FFA检查 可见颞侧上下血管弓向黄斑区靠近，血管扭曲并向黄斑区移位，病情较重者可见荧光素渗漏，在膜收缩中心区可出现无灌注区。

3．黄斑OCT检查 可清晰测定黄斑前膜厚度和范围，了解黄斑前膜与黄斑组织结构的关系，指导手术及评估疗效。

【诊断与鉴别诊断】 根据患者视力下降伴视物变形等症状，结合黄斑OCT检查及超广角眼底成像检查可明确诊断。本病应与以下疾病相鉴别：

1．先天性视网膜前膜 此病与黄斑前膜有相似的眼底表现，但无血管扭曲，视力及荧光素眼底血管造影检查均正常。

2．中心性浆液性脉络膜视网膜病变 好发于青壮年男性，也可表现为视力下降、视物变形等症状，FFA检查静脉早期可见一个或多个高荧光渗漏点，随着时间推移，逐渐扩大，呈墨渍样向四周扩散，晚期荧光素渗漏可资鉴别。

【治疗】 轻度视力下降或视物变形者无需处理，当视物明显变形、视力进行性减退、视野缺损或者伴有其他眼底疾病者需行手术治疗。玻璃体切割术联合黄斑前膜剥除是治疗黄斑前膜的有效方法。

（吕红彬　郭　露）

第四节　视网膜脱离

病例 14-6

患者，男性，28 岁。因右眼被足球击伤后视力下降伴视物遮挡感 7 天就诊。双眼近视 -8.00D。眼部查体：右眼视力数指 / 眼前，左眼视力 0.02，右眼矫正不提高，左眼自己配戴镜片矫正至 1.0。右眼玻璃体轻度混浊，视盘颞侧可见近视弧形斑，7 : 00 到 12 : 00 钟位视网膜呈青灰色隆起，累及黄斑中心凹，血管爬行其上，9 : 00 到 11 : 00 钟位赤道部视网膜可见视网膜撕裂孔，未脱离视网膜呈豹纹状眼底改变（图 14-41）。

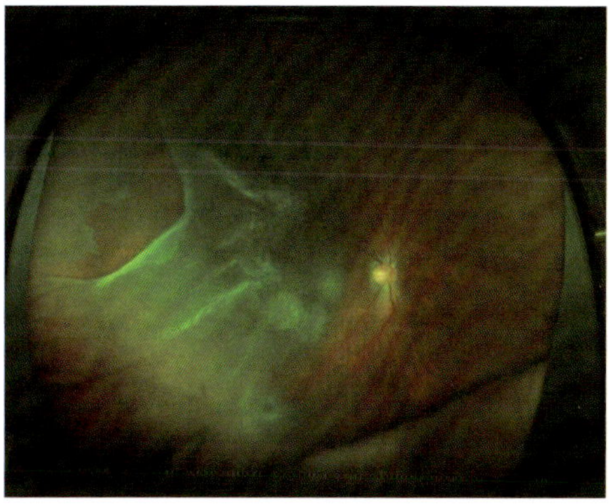

图 14-41　孔源性视网膜脱离的超广角眼底成像图像

右眼 7 : 00 到 12 : 00 钟位视网膜呈青灰色隆起，累及黄斑中心凹，9 : 00 到 11 : 00 钟位赤道部视网膜可见视网膜裂孔

视网膜脱离（retinal detachment，RD）是视网膜神经上皮和色素上皮之间聚集液体而发生分离，通常由视网膜裂孔、牵拉、玻璃体液化、渗出等因素引起。根据发病原因可分为孔源性视网膜脱离、牵拉性视网膜脱离和渗出性视网膜脱离。

一、孔源性视网膜脱离

【病因】孔源性视网膜脱离（rhegmatogenous retinal detachment，RRD）指液化的玻璃体经视网膜裂孔进入视网膜神经上皮下，使视网膜神经上皮与色素上皮发生分离。RRD 可发生于各个年龄段，高发年龄为 55 ～ 59 岁，发病率大约是 5.25/10000。孔源性视网膜脱离发病机制有三方面：视网膜裂孔、玻璃体液化、两者之间存在牵拉。发生孔源性视网膜脱离的危险因素有：高度近视、白内障手术、眼球钝挫伤、视网膜裂孔或视网膜变性等。形成视网膜脱离的最常见变性包括视网膜格子样变性、囊样变性、蜗牛迹样变性、视网膜劈裂等。

视网膜裂孔是视网膜神经上皮的全层缺损，形成原因包括视网膜萎缩变性、玻璃体后脱离及牵拉。视网膜裂孔主要分为：①萎缩性视网膜裂孔，多为圆孔，由视网膜萎缩引起。②牵拉性视网膜裂孔，多为马蹄形裂孔，由玻璃体牵拉引起。③锯齿缘离断，多为半月形裂孔，常与外伤有关。④黄斑裂孔，多为圆形孔，常与高度近视黄斑囊样变性、玻璃体牵拉及外伤有关。黄斑中心凹的视网膜神经纤维层断裂，但不伴有其他眼底相关疾病的黄斑裂孔称为特发性黄斑裂孔。其中高度近视引起的黄斑裂孔不易封闭，视网膜复位率不高。⑤巨大裂孔，指大于 90° 甚至可以达 360° 圆周的裂孔，多见于高度近视、眼外伤及玻璃体切割术后，多位于双眼颞侧远周边部玻璃体的基底部，常见裂孔的前缘向后极部翻卷，形成长短和宽窄不一的卷边，多由玻璃体的牵拉引发。

【临床表现】发病初期多有眼前飘浮物、闪光感，眼前固定性黑影，范围逐渐扩大。脱离范围累及黄斑时视力明显减退，并出现视物变形、变小、变色等。眼部检查一般眼前节无炎症改变，玻璃体腔可见色素样飘浮物，脱离的视网膜呈青灰色或灰白色隆起，血管迂曲爬行。脱离时间较长者视网膜透明度下降，活动度降低，视网膜表面或下方可见纤维增生膜，甚至形成固定皱襞。散瞳后间接检眼镜或三面镜检查一般可发现视网膜裂孔，裂孔在脱离视网膜灰白背景下呈红色，最多见于颞上象限。免散瞳超广角眼底成像检查可发现视网膜裂孔。裂孔根据其形态可分为两类：一类为圆孔，主要为视网膜萎缩变性引起（图 14-42），部分有盖的圆孔为视网膜牵拉形成；另一类为马蹄孔（图 14-43），均为牵拉视网膜引起，典型的马蹄形裂孔有盖瓣、底部和两侧脚三个部分。视网膜脱离早期面积不大者，眼压正常或略偏低，随着脱离范围的扩大，眼压随之下降。

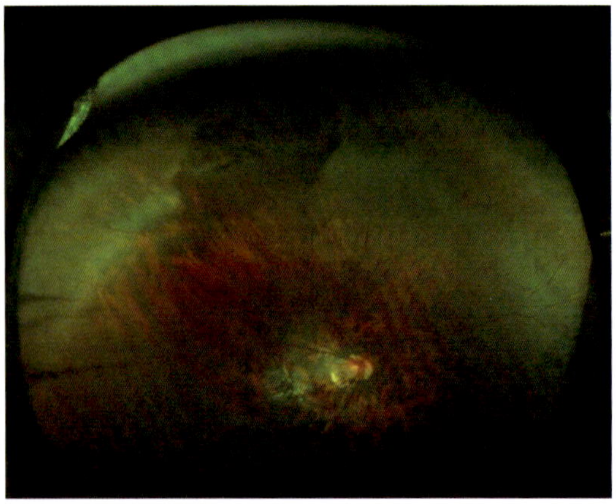

图 14-42 视网膜周边萎缩变性的超广角眼底成像图像

视网膜 11 : 00 到 12 : 20 钟位赤道部可见萎缩变性区

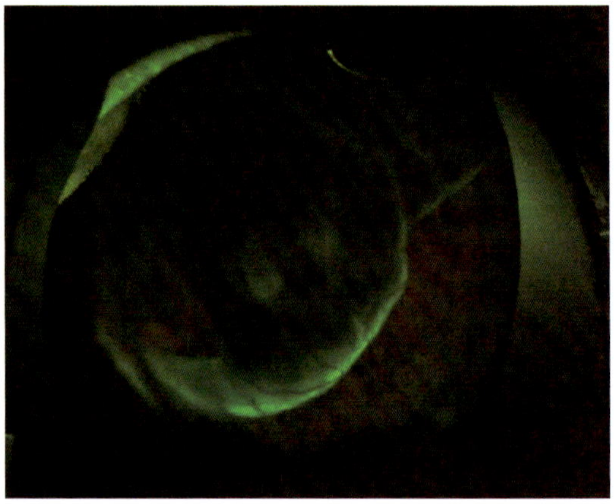

图 14-43 马蹄形裂孔伴视网膜脱离的超广角眼底成像图像

视网膜 8 : 00 到 1 : 30 钟位呈青灰色隆起，8 : 30 到 10 : 00 钟位可见马蹄形裂孔

特殊类型视网膜脱离有：①锯齿缘离断性视网膜脱离：由锯齿缘离断孔引起。②巨大裂孔性视网膜脱离：由巨大裂孔引起。③无晶状体眼、人工晶状体眼视网膜脱离：裂孔多在周边部，不易发现。④先天性脉络膜缺损伴有孔源性视网膜脱离：裂孔多在脉络膜缺损区边缘。⑤黄斑裂孔性视网膜脱离：多见于高度近视眼，黄斑区脉络膜萎缩，有时在白色的背景下难以辨认，又称“白孔”。⑥脉络膜脱离型视网膜脱离：指伴有睫状体及脉络膜脱离的视网膜脱离，一般眼压很低，眼部伴有炎性反应。

【辅助检查】

1. 眼底检查 眼底检查可发现视网膜脱离的范围和视网膜裂孔。检查方法包括直接检眼镜、双目间接检眼镜、三面镜及超广角眼底成像等检查。①直接检眼镜所见眼底像为正像，放大约 16 倍，可观察到眼底后极部视网膜的情况；②双目间接检眼镜检查眼底时，被检查者需充分散瞳，所见眼底像为倒像（上下左右均相反），具有立体感，其可见眼底范围比直接检眼镜大，能较安全地观察眼底情况，并辅以巩膜压迫器，可看到锯齿缘，有利于查找视网膜裂孔；③三面镜检查不仅可全面观察视网膜的情况，甚至到锯齿缘部，并且可将视网膜病变位于角膜缘后的距离数字化，准确定位病变的经线位置，为术中裂孔定位提供方位；④超广角眼底成像得到的视网膜图像为正像，无需经过散瞳，成像达到 200°，能够覆盖眼底 80% 以上的视网膜，加上各方向眼位引导功能，拍照范围可达到 220° ～ 240°，可获得几乎全景的眼底像。通过眼底检查可发现脱离的视网膜失去正常的红色反光而呈青灰色或灰白色，伴随视网膜隆起，血管迂曲爬行。原发性视网膜脱离中 90% 以上病例可发现裂孔，呈红色，裂孔周围视网膜呈白色或灰白色。

2．视野检查 与视网膜脱离部位相对应的区域视野缺损。

3．B 型超声检查 在屈光间质混浊、不能看清眼底的情况下，评价眼球后节的解剖结构情况。B 超可发现玻璃体腔暗区内不连续带状等强回声，可评价视网膜及脉络膜脱离的范围、程度及鉴别诊断。

【诊断与鉴别诊断】 根据眼前有飘浮物、闪光感或固定性黑影，以及眼底检查视网膜呈灰白色隆起并发现视网膜裂孔可以确诊。当屈光间质混浊看不清眼底时，可做 B 超检查（图 14-44）及超广角眼底成像检查协助诊断。超广角眼底成像可发现间接检眼镜无法发现的周边部视网膜裂孔及视网膜萎缩变性区。

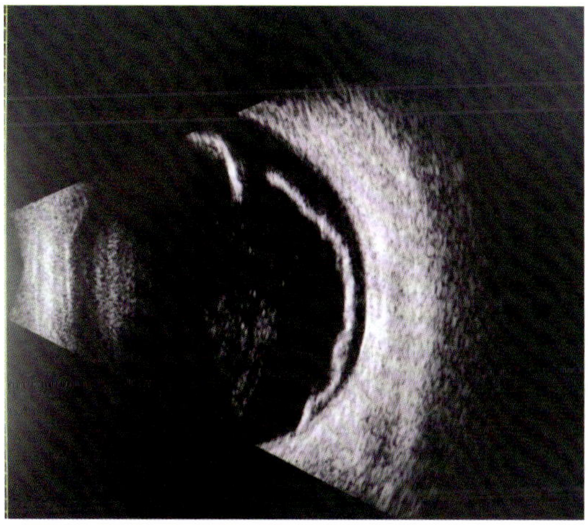

图 14-44 RRD 的 B 超图像

玻璃体腔暗区内见不连续带状强回声

应与下列疾病鉴别：

1．视网膜劈裂 系视网膜神经纤维层或外丛状层之间的分离。多为先天性。隆起的视网膜薄而透明，表面常有雪花样斑点，眼球转动时视网膜无抖动，在视网膜内层也可见圆孔。OCT 有助于鉴别诊断。

2．中心性浆液性脉络膜视网膜病变（中浆） 视网膜脱离波及黄斑部时出现的视物变形及视物显小症。其中泡性视网膜脱离是中浆的一种特殊类型，具有典型渗出性视网膜脱离的特点，还可发现后极部视网膜下灰白色、边界模糊的梭形或不规则形的纤维蛋白渗出，但找不到视网膜裂孔。FFA、超广角眼底成像及 OCT 有助于鉴别诊断。

3．渗出性视网膜脱离 脱离的视网膜表面光滑，脱离的部位随体位而改变。需有导致渗出性视网膜脱离的原发病，如脉络膜炎、后巩膜炎、葡萄膜渗漏综合征、妊娠高血压综合征、恶性高血压等。荧光素眼底血管造影检查发现强荧光有助于鉴别。

4．牵拉性视网膜脱离 脱离的视网膜呈帐篷样外观，活动度受到影响，常见于增生性糖尿病视网膜病变、视网膜静脉周围炎及眼外伤等。如果出现牵拉性视网膜脱离后因为牵拉出现视网膜变性，逐渐出现裂孔（继发性），则属于混合性视网膜脱离。

【治疗】 RRD 的治疗原则为封闭裂孔，解除牵拉，促进视网膜下液吸收，达到视网膜解剖学复位和提高视力。

封闭裂孔可采用视网膜激光光凝、冷凝的方法，使裂孔处神经上皮与色素上皮及脉络膜之间产生炎症反应并粘连，限制视网膜脱离的进展，促进视网膜下液的吸收。

常用的手术方式有玻璃体切割术和巩膜扣带术，随着玻璃体切割手术越来越成熟，越来越微创，视网膜复位成功率逐渐升高，可达 90% 以上。大部分患者可选择巩膜扣带术，要点是术前、术中查清所有裂孔，术中准确定位，手术成功率达 95% 以上。其手术适应证是无明显玻璃体浓缩、牵引等病理性改变，无视网膜固定皱褶，视网膜隆起不高，裂孔靠近周边或赤道部，病程短。复杂病例需选择玻璃体切割术，解除对视网膜的牵引，玻璃体腔填充气体或硅油使视网膜复位，术后需严格俯卧位休息，若患者依从性差，则会影响手术预后。硅油填充 6 个月后大部分患者出现眼压增高及并发性白内障，所以视网膜复位 2 周以后可行硅油取出手术。视力预后与术前黄斑是否脱离及脱离时间长短有关。术后视功能的恢复与患者术前视力、黄斑脱离状态、神经上皮层脱离高度、RRD 发生病程长短、患者年龄、感光细胞损伤、囊样黄斑水肿、前膜形成及视网膜下液等有关。而术后视网膜脱离复发与视网膜前的玻璃体大量残留、视网膜下的增殖条索未切断、视网膜前和视网膜下的牵拉未解除、视网膜周边部的变性区光凝不充分等有关。

临床上，双眼 RRD 并不少见，各年龄均可发生，双眼发病间隔时间可达数十年，但半数以上患者另一只眼 RRD 常在先发眼发病后 1 年内发生，因此，先发眼发病年龄偏小、自觉症状较重、先发眼存在黄斑区脱离、巨大裂孔、马蹄形裂孔、颞上象限视网膜裂孔、视网膜变性，以及中高度近视等的患者，短期尤其是 1 年内对侧眼发病的风险较高，应密切随访。

二、牵拉性视网膜脱离

牵拉性视网膜脱离（tractional retinal detachment，TRD）指因玻璃体、视网膜增生膜牵拉引起的视网膜脱离（图 14-45）。常见于增生性糖尿病视网膜病变、早产儿视网膜病变、视网膜血管病变并发玻璃体积血及眼外伤等。以上疾病均可发生玻璃体混浊，致视网膜前或视网膜下机化条带形成，从而造成 TRD。眼底可见玻璃体混浊，视网膜脱离最高点与增生膜牵拉有关，呈帐篷状外观。大部分眼底可见原发性病变。如伴有严重玻璃体混浊，需借助眼 B 超进行诊断。

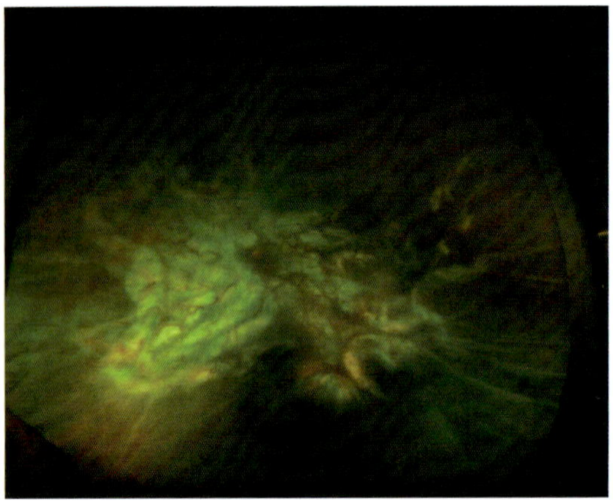

图 14-45　TRD 的超广角眼底成像图像

增生性糖尿病视网膜病变大量新生血管及新生血管膜形成，牵拉视网膜形成 TRD

【治疗】 对于位于周边部局限的视网膜脱离，可行巩膜外垫压术松解玻璃体条索的牵拉，范围较大及玻璃体条索与视网膜粘连比较广泛者，需行玻璃体切割术解除视网膜牵拉，复位视网膜。玻璃体切割手术不仅能够立即清除玻璃体积血和新生血管膜，而且解除玻璃体对视网膜的牵拉，使视网膜复位。

三、渗出性视网膜脱离

渗出性视网膜脱离（exudative retinal detachment，ERD）指由于视网膜色素上皮或脉络膜病变，产生的液体积聚在视网膜下，使视网膜与其下的色素上皮分离（图 14-46）。可分为两种类型，即浆液性视网膜脱离和出血性视网膜脱离。前者可见于后葡萄膜炎、后巩膜炎、葡萄膜渗漏综合征、Coats 病、脉络膜肿瘤、脉络膜结核瘤等眼部疾病，也可见于恶性高血压、妊娠高血压综合征、肾病、HELLP 综合征、系统性红斑狼疮等全身疾病；后者主要见于湿性年龄相关性黄斑变性及眼外伤等。眼底一般无视网膜裂孔，重要的是存在全身或眼底相关疾病的改变。

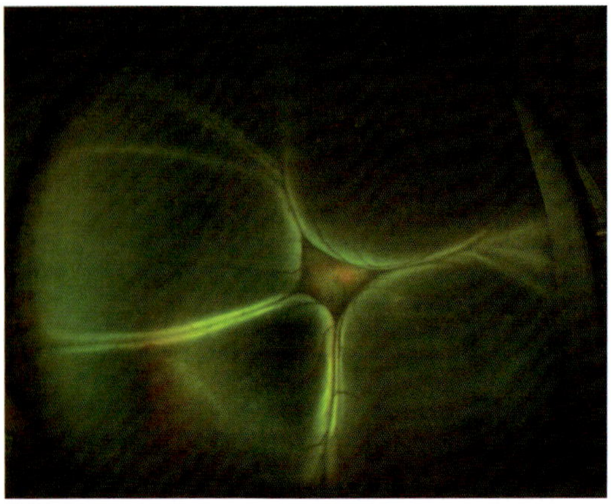

图 14-46　ERD 的超广角眼底成像图像

肾病综合征患者出现 ERD，脱离视网膜表面光滑，未见视网膜裂孔

【治疗】 对于早期 ERD 患者，应使用合理的内科治疗以及针对原发病的治疗，包括视网膜激光光凝、冷凝、放疗、PDT 等，尽可能减少损伤；对于复杂性 ERD，包括病变中晚期 ERD 患者，单纯的内科治疗或联合视网膜激光光凝或冷凝治疗等已经无法达到视网膜的解剖复位，需要

采取玻璃体手术、视网膜下液引流术、巩膜开窗术等手术方式进行治疗，创造条件促使视网膜神经上皮与色素上皮贴近。

（吕红彬 田 敏）

第五节 视网膜色素变性

病例 14-7

患者，女性，35 岁。因双眼进行性夜盲 10 余年就诊。眼部查体：右眼视力 0.4，左眼 0.4，矫正不提高。双眼屈光间质清，眼底检查：视盘颜色苍白，视网膜呈青灰色，血管极细，赤道部及周边视网膜大量骨细胞样色素沉着。OCT 示双眼外层视网膜缺失，椭圆体带未见（图 14-47 ~ 14-49）。双眼管状视野改变，视网膜电图呈熄灭型。

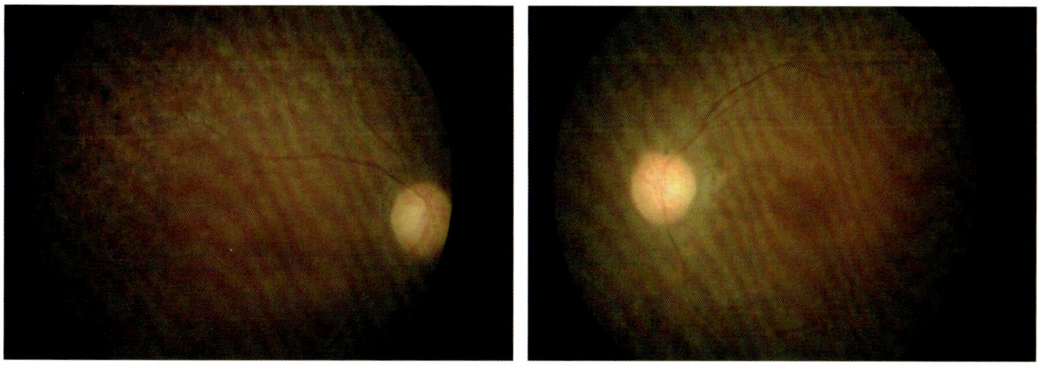

图 14-47 视网膜色素变性的眼底照相图像

双眼视盘颜色苍白，边界清晰，视网膜血管变细，黄斑区颜色尚正常，大血管弓以外视网膜灰黄色，大量骨细胞样色素沉着

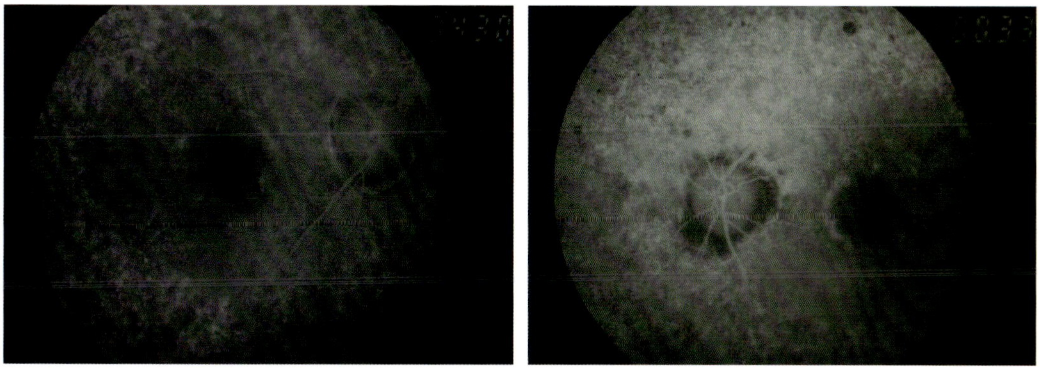

图 14-48 视网膜色素变性的 FFA 图像

双眼视网膜血管细，无渗漏，视盘未见染色，视网膜广泛透见荧光，细胞色素遮蔽荧光

病例

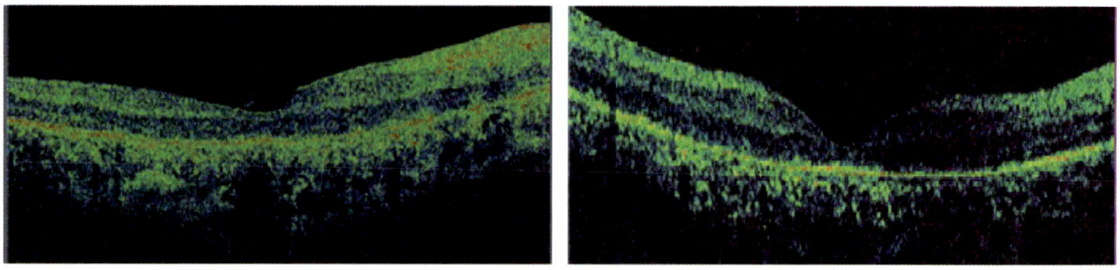

图 14-49 视网膜色素变性的黄斑 OCT 图像
双眼黄斑区外层视网膜消失，椭圆体带未见

视网膜色素变性（retinitis pigmentosa，RP）是一组由于感光细胞（视锥细胞和视杆细胞）和视网膜色素上皮功能异常导致的遗传性营养不良性退行病变。

【病因与发病机制】 RP 有多种遗传方式，大多数为单基因遗传。近年来，我国文献报道的 RP 遗传学调查结果显示，孤立散发型占相当大比例，其次为常染色体隐性遗传，而常染色体显性遗传及性连锁遗传最少。常染色体显性遗传眼底损害较轻，发展缓慢；性连锁遗传眼底损害重，出现早；常染色体隐性遗传眼底损害介于前两者之间。本病早期主要累及视杆细胞和色素上皮细胞，晚期损坏视网膜所有细胞结构和脉络膜毛细血管。

【临床表现】 RP 是一种慢性疾病，病情逐渐加重，往往持续数十年。主要临床症状为夜盲，进行性视野缺损，晚期因黄斑受累出现中心视力减退。主要眼底改变为赤道部视网膜色素紊乱，出现骨细胞样色素斑块，逐渐向后极部和锯齿缘方向扩展。光感受器、视网膜色素上皮以及脉络膜毛细血管广泛萎缩，可透见脉络膜大血管，视网膜呈青灰色，视网膜血管变细，视盘蜡黄色萎缩。其中，视盘颜色蜡黄、视网膜血管狭窄及骨细胞样色素散布为 RP 的典型三联征。

【辅助检查】

1．视野检查 发病早期典型视野改变为环形暗点，逐渐向中心和周边及后极部发展，表现为视野进行性缩小，晚期形成管状视野，但中心视力可较长时间保留，双眼表现对称。最后中心视野亦完全丧失，患者完全失明。

2．FFA 检查 由于 RPE 广泛变性萎缩，造影表现为弥漫性斑驳状强荧光，严重者有大面积透见荧光，色素沉着处为荧光遮蔽，部分病例可见染料渗漏，多见于视盘、血管弓区及黄斑区，可伴有黄斑区花瓣样强荧光。晚期可出现赤道部附近斑片状弱荧光。

3．眼电生理检查 典型的原发性 RP，早期患者 ERG 出现 a、b 波振幅显著降低，峰时延长，暗视系统比明视系统下降更明显。中晚期患者，85% 以上 ERG 为熄灭型。EOG 多表现异常。

4．黄斑 OCT 检查 外层视网膜可萎缩变薄，甚至消失。

特殊类型的 RP：①中心性 RP：又称为反转性 RP，较为罕见，色素沉着始于中心部，黄斑区萎缩变性，有骨细胞样色素堆积。视力和色觉在病程早期即受损，视野常有中心暗点或距中心很近的环形暗点。ERG 可表现为视杆和（或）视锥细胞反应丧失。②节段性 RP：色素变性局限于 1/4 的扇形区域或一半受累，视野缺损与视网膜受累区相对应。③单侧 RP：仅一眼发病，较罕见。④无色素型 RP：除眼底看不到色素沉着外，其他特征与典型原发性 RP 无差异。⑤向心性 RP：表现为自周边部向黄斑部逐渐发生 RP，随着疾病进展，视野向心性缩窄，最终导致失明。

【诊断与鉴别诊断】 原发性 RP 根据双眼对称性发病、进行性夜盲病史、眼底视网膜骨细胞样色素沉着、视野缩小、ERG 异常及暗适应改变可诊断。应与继发性 RP 鉴别。各种原因，如梅毒、结核、病毒感染等所致视网膜脉络膜病变或外伤性脉络膜视网膜病变、自行复位的视网膜脱离等原因导致广泛色素沉着，但继发性色素沉着分布杂乱无章、色素形态不规则，并可发现原发病灶。RP 还应与 Usher 综合征、回旋状脉络膜视网膜萎缩、无脉络膜症、锥 - 杆细胞营养不良、先天性静止性夜盲、Leber 先天性黑矇等鉴别。

【治疗】 目前有 3 种治疗策略：①从根本上或在疾病的早期阶段防止感光细胞凋亡，主要手段为基因治疗，将正常基因导入视网膜靶细胞，更正缺陷基因，使其产生正常的基因表现型，并稳定表达；②尽可能延缓 RP 的病程，减缓感光细胞凋亡的速率，这主要依靠神经营养因子、抗凋亡药物、钙离子阻滞剂、抗氧化剂及维护视网膜的营养剂，这些物质可以改善视杆细胞和视锥细胞的营养供给，维持视网膜血管的完整性，抑制视网膜细胞的氧化损伤等；③在疾病的晚期用新生的细胞替换凋亡的感光细胞，这主要依赖于干细胞疗法。

（吕红彬　周　琦）

第六节　视网膜肿瘤

视网膜常见良性肿瘤有视网膜毛细血管瘤、视网膜海绵状血管瘤、蔓状血管瘤、获得性血管瘤和视网膜细胞瘤等，视网膜母细胞瘤是儿童最常见的眼内恶性肿瘤，下面分别给予介绍。

一、视网膜血管瘤

视网膜血管瘤是视网膜较常见的良性肿瘤，起源于视网膜的血管组织，常与全身其他部位，如皮肤、中枢神经系统、内脏等的血管瘤共同存在，此时称为斑痣性错构瘤病（hamartomatoses）或母斑病（phakomatoses）。根据血管瘤的性质，可将视网膜血管瘤分为四种：毛细血管瘤（capillary hemangioma 海绵状血管瘤（cavernous hemangioma）、蔓状血管瘤（racemose hemangioma）和获得性血管瘤（acquired hemangioma）。

（一）视网膜毛细血管瘤

视网膜毛细血管瘤是由增生的血管内皮细胞和血管腔构成的血管性肿瘤，可以是孤立性视网膜血管 瘤，亦可为常染色体性遗传病 von Hippel-Lindau 综合征的组成部分。其确切患病率不明。常因无痛性视力下降或眼科常规检查而被发现，就诊年龄多为 10 ~ 30 岁，无明显的种族及性别差异。约 1/3 的患者为多灶性，多灶性或双眼同时有血管瘤者常有家族史，多数属于 Von Hippel-Lindau 综合征。

【病因与发病机制】 本病发病机制不明。但其中 von Hippel-Lindau 综合征与家族遗传有关，属于错构瘤病的一种，临床上少见，据报告，其发病率约为 1/40 000，为常染色体显性遗传病，各患者的外显率不一致，20% ~ 25% 的患者有阳性家族史，与第 3 号染色体短臂异常有关，该处基因为肿瘤抑制基因，如果患者因家族遗传了其中一个等位基因突变，当后天获得另一个等位基因突变，则易患恶性肿瘤。本病无性别差异。除有视网膜毛细血管瘤外，尚有小脑、脑干和脊髓等处的血管瘤，肾细胞癌和肾上腺嗜铬细胞瘤等。其他全身器官的良性肿瘤还有附睾、胰腺、肺、大网膜及结肠等处的囊肿。本病各部位的发生频率为：视网膜血管瘤 50%，中枢神经系统血管瘤 50%，肾上腺嗜铬细胞瘤 10%，透明细胞肾癌 25%，红细胞增多症 15%。由于视网膜毛细血管瘤比全身其他处肿物较早出现，所以对每一位视网膜毛细血管瘤患者都要注意检查有无全身神经系统和其他器官的病变，同时对家族成员进行常规的眼底筛查工作。只要有视网膜或中枢神经系统血管瘤，加上一个或多个脏器的囊肿或肿瘤即可诊断为von Hippel-Lindau综合征。本病引起死亡的主要原因是小脑血管瘤与肾细胞癌。

【病理】 表现为视网膜神经上皮层由大量增生的毛细血管组成。可向内长入玻璃体内（内生型）或向外长向脉络膜（外生型），光镜下为内皮细胞与周细胞的良性增生。其他继发病理改变有视网膜外丛状层 囊肿形成、脂质渗出性视网膜脱离、瘤体纤维胶质组织增生和广泛的视网膜胶质形成以及并发性白内障和眼球痨等。

【临床表现】 血管瘤多位于眼底周边部，病变呈慢性进行性，早期多无自觉症状；后期当血管瘤长大，并发眼底出血、渗出、水肿和纤维膜形成后，尤其是黄斑区受累者，患者常有视力减退与视物变形等症状。

眼底表现依疾病发展程度的不同而异。如果为周边部早期血管瘤，则常规眼底检查难以发现，仅表现为轻度扩张的供养动脉和回流静脉，这种供养血管与正常眼底血管早期形态上难以区别，供养动静脉之间为密集成团的毛细血管扩张。当肿瘤逐渐增大，则可见典型的明显扩张扭曲的供养动静脉和边界清楚的红色结节样瘤体，其中供养动静脉一直与视神经乳头相连。多发性者，可不断长出新的瘤体，以至于有时在临床上见到一处肿瘤治疗后，在视网膜的其他地方又长出新的小血管瘤。临床上可根据毛细血管瘤的继发改变分为两种类型：一种为渗出型，即表现为瘤体周围或远离瘤体的黄斑部视网膜下出现黄白色渗出，此时如果不认真检查，可能误诊为Coats病；另一种类型为玻璃体视网膜牵拉型，即表现为瘤体周围继发视网膜玻璃体纤维血管膜形成，部分患者甚至在远离瘤体的黄斑部出现机化膜，这种类型的视网膜毛细血管瘤常继发牵拉性视网膜脱离。有时玻璃体内纤维条索牵拉导致 视网膜血管瘤与视网膜表面脱离，使血管瘤在玻璃体内呈“悬浮”状。部分患者可一眼表现为渗出型，另 一眼表现为玻璃体视网膜牵拉型。

全身表现：①脑部血管瘤：主要位于小脑、脑干和脊髓等处。②内脏血管瘤或其他肿瘤：如肾细胞癌，肾上腺嗜铬细胞瘤，胰腺、肝、肺、大网膜及结肠等处的囊肿等。

【辅助检查】

1．B型超声波 视网膜表面瘤体内反射强或中等，均质，边界清晰。

2．荧光素眼底血管造影（FFA） 动脉期瘤体因供养动脉很快充盈，并显示瘤体内有大量细小的毛细血管，静脉期因瘤体毛细血管渗漏而出现显著的高荧光，血管瘤本身的高荧光可持续至晚期。

3．CT 可显示视网膜面有扁平的隆起肿物，边界清楚，密度比玻璃体明显要高。CT对该病诊断意义不大，但当需与视网膜母细胞瘤鉴别时有意义，后者显示瘤体内有钙化。

4．MRI Tl加权MRI显示视网膜上有比玻璃体信号高的软组织肿物，边界清楚，T2加权MRI则显示肿瘤信号高，与玻璃体类似或稍低。肿物可被明显强化。

【诊断与鉴别诊断】

1．诊断 眼底表现有明显扩张扭曲的供养动静脉和红色或红黄色结节样瘤体，容易确诊。但要注意寻找是否为单眼多灶或双眼均有肿瘤。还要进行脑部和内脏器官等检查，确定是否也有血管瘤和他肿瘤性病变。

2．鉴别诊断 通常容易确诊，少数情况下要与以下眼底肿瘤鉴别：

（1）视网膜母细胞瘤：视网膜母细胞瘤多为灰白色，当瘤体生长旺盛时可呈粉红色，有明显的供给血管，易与视网膜毛细血管瘤混淆。但视网膜母细胞瘤的瘤体较灰白，边界欠清，多见于3岁以下的小儿，大部分瘤体内有钙斑等可以相区别。

（2）孤立性脉络膜血管瘤：也表现为眼底红色扁平隆起，但脉络膜血管瘤位于视网膜下，没有供给血管等容易鉴别。

【治疗】 视网膜毛细血管瘤常常生长缓慢，逐渐出现视网膜下渗出和玻璃体视网膜牵拉致继发性视网膜脱离与视力下降。作者通过临床观察发现，相当部分患者数年甚至数十年病变并不发展，因此，建议对诊断为视网膜毛细血管瘤的早期患者定期观察，通常每 3 ～ 6 个月复诊一次，一旦发现瘤体增大或伴有视网膜下渗液等，则应给予治疗。

1．光凝治疗　当瘤体直径小于 5 mm，不伴有视网膜脱离时可用视网膜光凝治疗，对位于眼底后极部者尤其合适。如果瘤体直径小于 2 mm，可进行瘤体本身直接光凝；如果瘤体直径大于 3 mm，则先光凝供养动脉，然后再光凝供养静脉与瘤体边缘。光凝也可重复进行，直至瘤体发生萎缩。

2．冷冻治疗　当瘤体直径小于 5 mm，位于赤道部以前的周边部视网膜则可进行视网膜冷冻治疗。如果瘤体靠前，则可不做结膜切口，在结膜外进行冷冻；若瘤体靠后，则宜行结膜切开，直接在巩膜面上进行冷冻治疗。治疗时在间接检眼镜直视下观察，温度为 −60 ～ −70℃，当有肿瘤表面冰球形成后即解冻数秒，如此反复，进行三次冻融。治疗 4 ～ 6 周后观察效果，当治疗效果不明显时可重复进行冷冻。冷冻治疗最常见的并发症是视网膜出血和渗出性视网膜脱离，但出血和视网膜脱离一般在几周后会自行吸收复位。

3．手术治疗　适用于牵拉性视网膜脱离、继发性孔源性视网膜脱离和继发性黄斑前膜形成皱褶患者。如裂孔远离肿瘤且增生不严重［增生性玻璃体视网膜病变（PVR）≤ B 级］，可做显微外路手术，同时冷冻肿瘤。其他情况做全玻璃体切割术。切除玻璃体牵拉，同时对肿瘤进行处理，如光凝、冷冻或切除。

（二）视网膜海绵状血管瘤

视网膜海绵状血管瘤（cavernous hemangioma of retina）是一种罕见的视网膜血管瘤。过去常常误 诊为 Coats 病、Leber 粟粒状血管瘤、von Hippel-Lindau 综合征等其他视网膜血管性疾病。亦可伴有全身其他部位，如皮肤、脑部等组织的血管瘤。当伴有皮肤与脑等部位血管瘤时，亦称为斑痣性错构瘤病（hamartomatoses 或 retinal harmatoma），多为单眼发病，双眼发病小于 4.5%，青少年多见，平均发病年龄为 23 岁。

【病理】　组织病理上表现为视网膜内层有数个较大的静脉性血管腔，少数可使全层视网膜受累，不伴有视网膜脂质渗出等。超微结构显示大血管腔内的内皮细胞结构正常。瘤体表面的灰白色膜来源于视网膜胶质细胞。

【临床表现】

1．症状　患者常无眼部症状，少数患者偶有视力下降与眼前黑影等。

2．体征　眼底检查示视网膜内层有多数簇状或葡萄状薄壁的静脉性血管瘤，大小不一，有时可轻度突出于视网膜表面，通常没有供养血管。病变一般静止不变，不会出现像视网膜毛细血管瘤那样的继发性视网膜脂质渗出、出血与视网膜脱离。也有少数海绵状血管瘤持续缓慢增大。极少数患者（约 10%）可发生继发性玻璃体内出血，但一般出血量少，对视力影响不大。病变表面可有纤维胶质组织增生，严重时其增生的纤维胶质可造成牵拉性黄斑移位。

【辅助检查】

1．FFA　有特征性改变，瘤体内血管充盈非常缓慢且不完全。早期病变部位通常为低荧光，往往从周边部开始充盈荧光，缓慢发展，中晚期可见一些血管瘤体内呈现高荧光，终至血管瘤出现雪片状荧光，十分醒目，荧光残留时间长，常常出现晚期荧光积存于瘤体内血管腔的上部，下部则为瘤体血管腔内的血液，表现为特征性的荧光 - 血液界面，造影过程中一般无荧光渗漏。

2．B 型超声　当患者继发玻璃体积血无法看见眼底时，可行超声检查，A 型超声示病变部位为高入波与高内反射。B 型超声显示眼内实性占位性病变，病变表面不平但边界清楚，无脉络膜凹陷征。

3．OCT　视网膜海绵状血管瘤的 OCT 特征包括内层视网膜分叶状高回声肿物，肿物内常有透明的大小和形状不一的囊状结构，可见视网膜前膜和牵拉条索等，一般不会有视网膜下液体。

【治疗】 由于本病一般不进展，通常不需要治疗，建议定期观察。如果病变进展增大，并发玻璃体积血，则可进行玻璃体手术，术中做光凝或冷凝治疗。

（三）视网膜蔓状血管瘤

视网膜蔓状血管瘤不是真正的肿瘤，没有瘤体形成。实为先天性视网膜动静脉吻合，属于先天性血管瘤样畸形。动脉与静脉直接吻合而在其间无毛细血管网。病变一般静止不变，多见于青年人。

【临床表现】

1．症状 患者多无自觉症状，极少数患者有视力下降。

2．体征 眼底可见异常粗大的动静脉弯曲并直接沟通。根据动静脉之间血管交通的情况可分为三种：①异常交通的动静脉之间有异常的细小毛细血管丛相通，患者通常无任何症状，也不伴有全身其他部位的血管改变。②异常交通的动静脉直接相通，一般不伴有视觉症状，无视网膜渗出与继发性视网膜脱离。但可能伴有身体其他部位的血管异常。临床上不要误诊为视网膜毛细血管瘤。③患者眼底有广泛而又复杂的动静脉异常交通，常有患眼视力下降与视力丧失等。多数伴有脑、眼眶、皮肤等身体多处部位的血管异常。尽管此类病变一般不进展，但相对较容易出现继发性血管扩张、出血等改变。FFA 示视网膜蔓状血管瘤动脉期即出现异常血管很快充盈，不伴随有荧光渗漏与荧光积存。

Wyburn-Mason 综合征：当视网膜蔓状血管瘤合并有脑、视路、眼眶和皮肤等身体其他部位的动静脉异常发育及异常吻合时称为 Wyburn-Mason 综合征，属于错构瘤病。该综合征脑内血管异常特征性表现为与视网膜血管畸形同侧的单侧性中脑血管畸形，通常要在 20 ~ 30 岁才表现出症状，如头痛、呕吐、视乳头水肿、意识障碍和偏瘫等，但一般不引起癫痫发作，这可能与其血管畸形位置较深有关。皮肤改变包括与视网膜血管畸形同侧、与三叉神经分布一致的皮肤血管痣与色素斑等。其他如鼻窦与下颌骨内的血管瘤与血管畸形等也有报道。所以对于视网膜有蔓状血管瘤或视网膜大动脉异常的患者，宜进一步行脑部与眼眶 CT、血管造影或 MRI 检查，以排除脑内、眶内等部位的血管病变。

【治疗】 本病为静止性，病情稳定，不易发展，一般不需要治疗，宜定期观察。如果有视网膜明显的血管渗漏与渗出等，则要行视网膜激光光凝治疗。

（四）获得性视网膜血管瘤

这是一种原因未明的后天性视网膜血管瘤，临床上罕见。常发生于中老年人，女性多于男性，女性占 75%。多位于眼底下象限的周边部，与视网膜毛细血管瘤一样也有供养动静脉，但供养动静脉不像毛细血管瘤那样粗大和弯曲。瘤体直径大小一般为 2 ~ 6 mm，厚度一般为 1 ~ 3 mm，大部分伴有视网膜下或视网膜内的出血和玻璃体积血。FFA 示瘤体在动静脉期很快即充盈，静脉期仍为异常高荧光，后期荧光不消退。超声显示为眼内实性肿物，内反射强。如果患者无症状，眼底检查瘤体不伴随有渗出与视网膜脱离等则可不必治疗，宜每 3 ~ 4 个月定期观察，如果患者有视力下降，眼底检查有继发性视网膜渗出、视网膜脱离与出血等，则要行激光或冷冻治疗。

二、视乳头血管瘤

也可称为近视乳头型毛细血管瘤（juxtapapillary capillary hemangioma），肿瘤位于视乳头表面或视乳头附近。临床上比上面提到的视网膜毛细血管瘤（也称为周围型毛细血管瘤）少见。可分为内生型和视网膜内型两种类型。

【临床表现】

1．内生型（endophytic type）　肿瘤在视乳头表面向玻璃体腔内隆起，遮盖部分或全部视乳头，肿瘤呈鲜血色，表面光滑，边界清楚，无蒂，临床上容易诊断。表面可有新生血管和纤维血管膜形成，也可并发玻璃体内大出血、视网膜出血、渗出和牵拉性视网膜脱离等。FFA 检查瘤体在动脉期即很快充盈，后期荧光积存。

2．视网膜内型（intraretinal type）　肿瘤向视网膜内生长，常位于视乳头缘的视网膜内，表现为肿瘤处视网膜灰白色弥漫性增厚，边界不清。视乳头常常边界不清，但眼底检查看不到明显的红色或紫色血管瘤改变。眼底血管造影可显示视网膜内有血管性团块充盈，伴有不同程度的渗漏和视网膜水肿。临床上不易做出准确的诊断，易与视乳头水肿、视乳头炎和脉络膜血管瘤相混淆。组织病理学上，该瘤接受视网膜和脉络膜两方面的血液供应。经常合并视网膜出血、视网膜内渗出、黄斑水肿和视网膜脱离等而致盲。

【治疗】　视乳头血管瘤治疗效果很差，因肿瘤位于这样一个关键位置，如无合并症，一般不采取任何治疗措施，定期密切临床观察。即使患眼有一定程度的视网膜渗出和水肿，也不轻易接受激光等治疗。但如果有牵拉性视网膜脱离和视网膜表面明显纤维增生膜，可行微创全玻璃体切除手术治疗。然而视力预后很差。

三、视乳头黑色素细胞瘤

视乳头黑色素细胞瘤（melanocytoma）是一种良性黑色素肿瘤。较少见，发病年龄在 14 ～ 79 岁，平均 50 岁。女性多见。左右眼无差异，双眼发病者罕见。视乳头黑色素细胞瘤好发于黑种人，多数在眼底检查时发现。

【病理】　肿瘤表面呈黑色，部分患者累及视乳头周围视网膜和脉络膜。镜下见瘤细胞肥大，圆形或多角形，边界清楚，核小而圆，核浆比例低。

【临床表现】　大部分视乳头黑色素细胞瘤患者无症状，视力、眼压正常。当肿瘤较大时，可有轻度视力下降。

眼底检查见视乳头内或表面有一深黑色或棕黑色隆起、边界清楚的肿物。大部分位于视乳头表面，少数侵犯邻近视网膜神经纤维层，并可围绕视乳头的神经纤维及视网膜血管向周围浸润，呈不规则形。多数直径＜ 2PD，最大高度＜ 2 mm。较大肿瘤见视乳头水肿，表面有白色物质聚积，可能是由于轴浆流循环障碍，使轴突肿胀所致。约 10% 的患者视网膜下有少量积液。极少数较大的肿瘤可出现色素播散，黑色颗粒散在视网膜表面、进入玻璃体内，甚至进入前房。

【辅助检查】

1．视野检查　视野改变与病变范围有关，病变未超过视乳头者，无生理盲点改变；当病变色素超过视乳头边缘时，则有生理盲点扩大。当有鼻侧阶梯和弓状纤维束视野改变时，说明视乳头神经轴突受损，神经纤维受压萎缩。

2．FFA　因色素影响，FFA 检查一般都为弱荧光或无荧光。当肿瘤周围视网膜水肿时，可出现强荧光。

【诊断与鉴别诊断】

1．诊断　临床检查视乳头上有黑色轻度隆起肿物，FFA 显示肿物为弱荧光或无荧光，且随访观察肿物不增大即可诊断为视乳头黑色素细胞瘤。

2．鉴别诊断　主要与下列疾病鉴别：

（1）视乳头周围黑色素瘤：一般瘤体色较淡，肿瘤生长快，隆起度较高，呈半圆形或蘑菇形。

（2）先天性视网膜色素上皮错构瘤：为一种良性瘤。特征为黑色或灰色隆起的肿瘤侵及视乳头、视网膜和色素上皮，一部分为增厚的灰白色视网膜或视网膜前组织。肿瘤的内表面收缩将周围的血管和视网膜拉向其中心。一般不伴视网膜脱离、出血、渗出或玻璃体炎性细胞。

(3) 视乳头色素痣：视乳头色素痣本质上与视乳头黑色素细胞瘤一样，但色素痣通常更扁平，色素较淡，临床随访观察一般不进展。

【治疗】 应定期随访，随访时除肉眼观察肿物大小和形状等变化外，应定期做眼底照相和超声检查肿物大小，以客观明确观察是否有肿物直径增大和厚度增加等变化。

四、视网膜细胞瘤

视网膜细胞瘤（retinocytoma）被认为是视网膜母细胞瘤的一种良性表现型，其发生与视网膜母细胞瘤（RB）基因发生突变的时间有关，如发生突变的时间较晚，视网膜细胞相对已发育成熟，则形成视网膜细胞瘤；如发生突变的时间早，视网膜细胞处于未成熟状态，则形成 RB。另外，视网膜细胞瘤也是 RB 自发退变的一种形式，RB 的自发退变率为 3.2% ~ 10%，是全身其他恶性肿瘤自发退变发生率的 1000 倍。至今为止，其发生机制尚未明确。因此，探讨视网膜细胞瘤和 RB 的转变机制具有十分重要的意义。

本病还具有以下特点：①肯定与遗传有关，存在先天性 RB 基因突变；②也可发生第二肿瘤；③ 4% 的患者可发生恶性转化，进而发展成 RB。

【临床表现】 视网膜细胞瘤有三种典型表现：

1．眼底有一个或多个圆形、椭圆形或不规则的视网膜病灶，呈灰白或灰红色，较均匀、半透明或透明、扁平或稍隆起突入玻璃体腔，在表面或近边缘有视网膜血管。

2．部分病灶内有白垩色钙化灶。

3．病灶周围常有视网膜色素上皮增生移行。少数可表现为玻璃体内钙化灶。患眼具有正常的眼球大小，并一般保持有用的视功能。如果黄斑区域未受累，则视力可正常。

【诊断与鉴别诊断】

1．诊断 视网膜上有一个或多个圆形椭圆形或不规则的灰白或灰红色病灶，其内可有钙斑，病变相对静止。

2．鉴别诊断 应与 RB 相鉴别，通常视网膜细胞瘤发生年龄大于 5 岁，病变相对静止，边界较清晰，这些都与 RB 不同。

【治疗】 视网膜细胞瘤患者应与 RB 一样及时治疗，通常选用激光和冷冻治疗，如病灶扁平，且很小，也可定期随访观察。

五、视网膜母细胞瘤

视网膜母细胞瘤（retinoblastoma，RB）是小儿最常见的眼内恶性肿瘤，常可致盲和致命，给患者及其家人带来极大痛苦，需及早诊断和治疗。其发病无种族和性别差异。发病率从 1 ∶ 34 000 到 1 ∶ 16 000 不等，近年来的发病率有增高趋势。大多数在 3 ~ 4 岁前诊断，平均诊断年龄双眼患者为 10 个月，单眼为 2 岁，7 岁以上少见。单眼病例占 60% ~ 82%，双眼病例占 18% ~ 40%。一般发病年龄双眼早于单眼患者，有家族史者早于单眼发生者，发生于成年人者罕见。

【病因与发病机制】 视网膜母细胞瘤的病因与发病机制尚未完全明确，但是一种阐述比较清楚的遗传性恶性肿瘤，30% ~ 45% 的 RB 患者为遗传性发病，包括所有双眼发病患者及 10% ~ 15% 的单眼发病患者，其余病例为非遗传性发病。人类 RB 基因位于 13 号染色体长臂 1 区 4 带，大约 40% 的 RB 患者有基因改变，其中 10% ~ 15% 的患者可查到家族史。约 5% 的 RB 患者可查到 13q 结构的缺陷。RB 基因有 80% ~ 100% 外显率，有基因改变的 RB 患者其后代的发病率为 40% ～ 50%。

有关 RB 的发病机制，有多种假说，其中最重要的是二次突变论。Knudson 于 1971 年首先提出，认为一个正常细胞要经过二次突变才能演变成癌细胞。若第一次突变发生于亲代生殖细胞，则由此发育形成的个体中，所有细胞（含生殖细胞）均有此突变，因此是遗传的；若第一次发生于体细胞（如视网膜细胞），则不遗传。不论遗传或非遗传型，第二次突变均发生在体细胞。遗传型视网膜母细胞瘤患者所有体细胞中均带有一次突变，其视网膜任何一个细胞只要再发生一次突变即可产生视网膜母细胞瘤，因而具有早发、多发的特点；若其他组织细胞再发生一次突变即可产生第二恶性肿瘤。而在非遗传型患者，两次突变均发生在一个视网膜母细胞的概率较小，故发病迟，且常为单发，亦不易发生第二恶性肿瘤。

【病理】 在眼球切面上，RB 肿瘤位于视网膜，多呈灰白色或白垩色，易碎、常有钙化或坏死。内生型者常有肿瘤种植玻璃体腔内，外生型者倾向于瘤体把视网膜推向前，并占据视网膜下间隙，兼有内生型和外生型者称为混合生长型，此型最为常见。此外，弥漫生长型及苔藓状生长型极为少见。低倍镜下，RB 主要是未分化的神经母细胞，瘤细胞核深染，形态大小不一，呈圆形、椭圆形、梭形或异形，胞质少、核分裂象多，有钙化区和坏死区。有时瘤细胞形成菊花团。

【临床表现】

1．症状 RB 患者大多为小儿，即使患眼眼压高，患儿也常不会主诉患眼不适，因此早期难以发现，待肿瘤长大后可发现单侧或双侧性白瞳症，俗称“猫眼”。少数因患眼视力差导致知觉性内斜视或外斜视，较大的儿童会主诉视力下降和眼前黑影等。

2．体征

（1）肿瘤发展早期临床检查见细小的 RB 瘤体，扁平、半透明或发白，表面富有不规则细小血管，呈单个或多个。有些会显示钙化，如干酪样病灶，肿瘤继续长大，玻璃体腔内有从肿瘤表面伸出的白色“发霉”样丝状物。检查可见典型白色的视网膜肿块，含有明显扩张弯曲的滋养动脉和引流静脉。内生型者向玻璃体腔生长，易种植于玻璃体内，类似于鱼肉状或严重眼内炎。并能在前房种植，形成“前房积脓”，易误诊为急性葡萄膜炎，少数患者可表现有虹膜新生血管、自发性前房积血（易误诊为外伤性前房积血而行前房冲洗术）和玻璃体积血。肿瘤再发展可致继发性青光眼，角膜直径变大混浊（易误诊为先天性青光眼）。晚期患者视神经增粗，肿瘤进入眼眶内，引起眼球突出，甚至坏死性 RB，继发眼球周围炎症而表现为眼眶蜂窝织炎。最后转移到区域性淋巴结、脑内或肝、骨、肺等。

（2）视网膜母细胞瘤自发性退变。约 5% 的患者出现自发性退变，包括两种形式，即视网膜母细胞瘤眼球痨（phthisis bulbi，PB）和视网膜细胞瘤（retinocytoma，RC）。前者在患眼发生严重的炎症反应后完全坏死退变，发生眼球萎缩。后者眼底改变特点为：一个或多个圆形、椭圆形或不规则的视网膜病灶呈灰白或灰红色，较均匀半透明或透明，扁平或稍隆起，在表面或近边缘有视网膜血管；可有垩白色的钙化灶；病灶周围有不均匀视网膜色素上皮（RPE）增生；可透见脉络膜血管或巩膜。

（3）三侧性 RB。除双眼均有 RB 外，脑内松果体部位或脑干等中线结构亦有肿瘤称为三侧性 RB。当患者只有一眼有 RB，同时脑内松果体等也有肿瘤时，也称作三侧性 RB。

【辅助检查】

（1）超声检查：A 型超声示玻璃体内有与眼球壁相连的丛状高波或束状高波或低小、低中丛状波，球后波形呈不同程度衰减。B 型超声示玻璃体腔内球形、半球形或不规则形光团与眼球壁光带相连，内回声光点大小不等，强弱不一，在钙斑处呈强回声光斑及伴有声影或声衰减。部分肿瘤坏死区可出现液性区。若视神经受累增粗，向眶内蔓延，则可见视神经切迹增宽或球壁附近有异常光团与眼内病变相连。彩色多普勒超声示，在 B 型超声显示光团基础上可见瘤体内有点状或线状丰富红色血流、有搏动性，来自视网膜中央动脉。若作能量图，则显示病变区有较多的细小血流，血流信号不仅是与视网膜中央动脉、静脉连续，而且病变内形成树枝样分布。

（2）CT：显示眼球内肿瘤大小不一，密度不均，90% 有钙化斑高密影，还可显示眼眶受累及颅内侵犯情况（包括三侧性 RB）。

（3）MRI：在显示病变大小、形态、部位、范围方面与 CT 相似，T_1 加权像呈中低信号，T_2 加权像瘤体呈中等信号。因在显示钙化方面不如 CT，一般不做这一检查。

【诊断与鉴别诊断】

1．诊断 白瞳症或知觉性斜视小儿，视网膜上一个或多个灰白、黄白、乳白色或淡红色的肿物向玻璃体内隆起，呈丘状、结节状，其内有粗细不等的血管出入，肿瘤基底见来自视网膜扩张弯曲的滋养血管。

2．鉴别诊断 RB 诊断中最易误诊的是白瞳症。最常见的白瞳症除 RB 外，有 Coats 病、永存原始玻璃体增生症（PHPV）、早产儿视网膜病变、眼内炎等 20 多种眼病。对于小儿前房或玻璃体积血、无明显炎症反应的前房积脓、角膜增大混浊以及眼眶蜂窝织炎患者，均应行影像学检查，结合临床表现进行鉴别诊断，以避免误诊。

【治疗】 对 RB 治疗的目的是完全控制肿瘤和保持有用视力，从而保住患者生命。随着早期准确诊断和及时治疗病例的增加以及新技术的应用，常用于治疗 RB 的眼球摘除比例已明显下降，根据肿瘤的大小、位置和范围以及分类，分别提出了光凝、冷冻、放疗（巩膜板放疗或外放射）、温热治疗、化疗和眼球摘除、眶内容剜出等的相对适应证以及综合治疗等，大大提高了治疗效果。各种治疗介绍如下：

1．光凝和光动力学治疗 光凝（photocoagulation）是用氩激光、二极管激光或氙弧光凝（Xenon arc）治疗眼后段较小肿瘤的一种方法。适用于基底直径≤ 4.5 mm、厚度≤ 2.5 mm 且位于赤道至后极的 RB。

技术操作：先散大瞳孔，基础麻醉后用氩激光或二极管激光在 RB 周围做 2 排融合光凝。如果治疗有效，RB 于数周内退化或变扁平，遗留伴有色素的瘢痕，必要时隔 3 ～ 4 周后重复治疗。

光动力学治疗（photodynamic therapy）又称光敏疗法，即注射光敏剂后应用光凝治疗 RB。新型光敏剂苯并卟啉衍生物（BPD）最适用于厚度≤ 5 mm 的瘤体，也可用于厚度在 5 ～ 10 mm 的瘤体。

2．冷冻治疗（cryotherapy） 可使肿瘤细胞内多种细胞器的蛋白质变性，肿瘤组织内的血液淤滞，形成组织坏死，达到使肿瘤萎缩的目的。适应证：①赤道部到锯齿缘的较小肿瘤；②肿瘤直径≤ 35 mm，厚度≤ 2 mm。如果瘤体直径超过前述大小，则先进行化疗减容，当肿瘤缩小到前述大小时，仍可进行局部冷冻治疗。

3．温热疗法（thermotherapy） 是应用超声波、微波或红外线辐射产生的热作用于眼肿瘤局部，使局部温度提高到细胞毒水平，导致肿瘤细胞的死亡。是近来兴起的一种新的 RB 非手术治疗方法，其治疗的终点是肿瘤呈轻度灰白色，而不引起血管痉挛或肿瘤快速变白。温热疗法的理想温度是 45 ～ 60℃。温热疗法适用于不伴有玻璃体和视网膜下播散的相对较小的瘤体，基底直径＜ 3.0 mm，厚度＜ 2.0 m。

4．化疗 因放射治疗不仅可引起干眼症、白内障、视网膜和视神经病变，而且可引起严重的远期眼眶发育畸形和第二肿瘤等，故近来放射治疗使用越来越少。激光光凝与冷冻等局部治疗只对小的肿瘤有效，当瘤体直径大于 4.5 mm 和瘤体隆起度大于 2.5 mm 时，这些局部治疗方法无法消除瘤体。如果对这些患者先用化疗缩小肿瘤，则可以实现用激光或冷冻等治疗已经缩小的肿瘤组织，以保存眼球和视力，这种治疗方法被认为“化学减容治疗”。由于化学减容治疗的应用，RB 化疗越来越多。

（1）RB 化疗的适应证：①眼内期 RB 的化学减容治疗；②眼球摘除术后病理检查证实患眼有大范围脉络膜、巩膜导血管及筛板外肿瘤细胞浸润和视神经断端有浸润者；③已有眶内肿瘤浸润、眼球摘除术后眶内复发、已发生中枢神经系统与全身远处转移，以及三侧性 RB。

（2）常用的化疗方案：① VC 方案：长春新碱（V）1.5mg/m^2 静脉注射，第 1 天，每 3 周一次，环磷酰胺（C）750 mg/m^2 静脉注射，第 1 天，每 3 周一次；② VAC 方案：长春新碱（V）15mg/m^2 静脉注射，第 1 天，每 3 周一次，多柔比星（阿霉素）（A）50 mg/m^2 静脉注射，第 1 天，每 3 周一次，环磷酰胺（C）750 mg/m^2 静脉注射，第 1 天，每 3 周一次；③ CE 方案：卡铂（C）300 mg/m^2 静脉注射，第 1 天，依托泊苷（E）50 mg/m^2 静脉注射，第 1 ~ 3 天；④ CEV 方案：卡铂（C）560 mg/m^2 静脉注射，第 1 天，每 3 周一次，依托泊苷 150 mg/m^2 静脉注射，一疗程连续 3 天，每 3 周重复一疗程，长春新碱（V）1.5mg/m^2 静脉注射，一疗程连续 3 天，每 3 周重复一疗程。共做 4 ~ 6 次化疗。

（3）常用化疗方案的选择：CEV 方案是近几年国内外最常用的化疗方案，通常首选 CEV 方案。如患者身体素质较差，难以忍受较长时期化疗的副作用，则选 CE 方案。VC 方案使用方便，每个疗程只需 1 天用药，如患者系外地，来回住院不方便，则可应用。VAC 是在 VC 方案基础上加用了多柔比星，副作用较大，现已较少应用，但对不适宜 CEV 方案又病情严重的患者，仍是一个成熟的经典化疗方案，可以采用。

5．巩膜板放疗（plague radiotherapy） 是一种近距离的放射疗法（brachytherapy）。它是把一个附有放射性同位素的植入物放置在患眼 RB 瘤体基底的巩膜上，通过巩膜对肿瘤进行短时间直接放疗，又称敷贴放疗。其优点是可根据肿瘤大小厚度，计算所需放疗剂量，用含放射性物质的巩膜板直接对肿瘤进行局部放疗，放射范围较小，放疗时间短，对正常组织损伤少。适应证：①肿瘤基底直径＜ 16 mm，厚度≤ 8 mm；②肿瘤部分种植玻璃体或视网膜下；③未被外侧束放疗、冷冻、化疗或温热疗法控制的残留 RB 或复发性 RB。

6．外侧束放射治疗　外侧束放射治疗（external beam radiotherapy，简称外放射治疗）对 RB，特别是玻璃体内有瘤细胞弥漫性种植时做整个眼放射治疗最合适。适应证：① RB 瘤体有明显玻璃体种植；②眼内多个肿瘤（＞ 2 个瘤体）；③肿瘤发展较快较大、直径≥ 10 mm；④肿瘤较大，与视神经或黄斑相邻。

7．眼球摘除术　近年来，随着早期诊断病例的增加和治疗技术的进步，眼球摘除的病例逐渐减少，更多的是使用化疗联合局部治疗，以便在挽救患者生命的同时尽可能保存眼球和部分有用视力。但至今眼球摘除术仍是 RB 治疗的最常用方法。即使在美国，70% ~ 75% 也需要行眼球摘除术。手术适应证：①患眼肿瘤较大，范围累及 50% 以上的视网膜或占眼内容的 50% 以上，不能保存有用视力。②肿瘤已侵犯视神经。③患眼已发展至青光眼，有虹膜新生血管或小梁网与前房有肿瘤细胞侵犯。④双侧 RB 患眼中，一眼肿瘤范围累及 50% 以上的视网膜；如果双侧 RB 范围都超过 50%，则要摘除双侧眼球；⑤无法随访的单侧性 RB 患儿；⑥其他保存眼球治疗方法失败的患眼。

8．眶内容剜除术　适应证：① RB 已向眼眶扩展，眼球突出者，CT 显示视神经增粗者；② RB 病例经化疗、外放射或眶内容剜除术后复发者。

9．RB 的综合治疗　RB 患者多由于一眼“白瞳”就诊，此时，“白瞳”眼为肿瘤较大的患眼，术前建议常规行双侧眼眶和松果体等部位的 CT 扫描检查和双眼彩色超声检查，并在服用镇静药下散瞳检查双侧眼底，以确定是否为双侧或三侧性 RB 患者。如确定为单侧，常需眼球摘除治疗，如术前影像学检查和术中摘除眼球后检查患眼无视神经增粗和巩膜外肿瘤侵犯，则一期同时行义眼座植入术；如术前检查和术中发现有明显的视神经增粗和巩膜外侵犯，则只做眼球摘除术。摘除眼球病理检查发现大范围脉络膜和（或）视神经受肿瘤侵犯，但眶内断端无瘤细胞，提示预后不良，宜术后辅以化疗。若肿瘤广泛侵犯视神经远端或巩膜外眼眶组织受累，则术后进行眼眶局部外放射治疗，外放射剂量 35 ~ 40 Gy。

双眼患者，一般摘除肿瘤占满大部分玻璃体的“白瞳”眼，尽量抢救较轻的另一眼，根据肿瘤大小、数目和部位选择治疗方法。如肿瘤位于后极部，基底直径≤ 4.5 mm，厚度≤ 2.5 mm，选择光凝治疗；如肿瘤位于眼周边部，肿瘤直径≤ 3.5 mm，厚度≤ 2 mm，选择冷冻治疗；厚度≤ 1.5 mm 的小肿瘤也适用于温热治疗。放射性巩膜板贴敷则适用于肿瘤直径＜ 16 mm、厚度≤ 8 mm 的中度大小的肿瘤。外放射治疗适用于肿瘤较大，肿瘤直径≥ 10 mm，眼内有多个肿瘤，有玻璃体肿瘤种植，以及肿瘤与视神经和黄斑相邻者。为尽量避免外放射治疗，目前对各种中等大小的肿瘤一般均先用化学减容治疗，待肿瘤缩小后再根据残余肿瘤的大小和部位等选择光凝、冷冻、温热疗法和放射性巩膜板贴敷治疗。总之，要根据患者的实际情况和各种治疗方法的适应证灵活掌握，尽量减少治疗并发症，提高治疗效果。

【治疗效果】 RB 的治疗效果是目前所有全身肿瘤中疗效最好的肿瘤之一，95% 的患者可获得长期生存。然而因大多数患者就诊时眼内瘤体较大，眼球摘除率仍然较高，为 60% ~ 80%。治疗后的随访观察十分重要。常规观察以下项目：①散瞳下检查肿瘤大小和数目等，肿瘤是否已萎缩、钙化或坏死，是否还在增大，或又长出了新的肿瘤，肿瘤供血血管是否闭塞或变小，是否伴有视网膜脱离等。已摘除眼的眶缘扪诊，是否有复发等；②彩色多普勒超声能客观检查肿瘤大小和供血等情况，有时尽管仍有明显的肿瘤隆起，但彩色多普勒超声示无明显血流，则可能为无活性的瘤组织，定期观察即可。③眼底彩色照相。病变控制后仍应定期行眼底检查，检查频率一般是：1 岁以内 3 个月一次，2 岁以内 4 个月一次，3 ~ 5 岁半年一次，6 ~ 8 岁每年一次，直到 10 岁再检查一次。

第七节　视网膜的先天异常

先天性视网膜发育异常是指视网膜始基形成后所发生的分化发育异常。常有一种或数种视网膜结构发生异常，如视网膜皱襞、先天性黄斑缺损、黄斑异位、白化病等。

一、视网膜血管先天异常

先天性视网膜血管异常是指视网膜血管的走行、分支与分布的先天性改变，一般对视力无影响，FFA 检查无荧光素渗漏。

【临床表现】

1. 睫状视网膜动脉 先天性睫状视网膜动脉由后短睫状动脉直接发出，分布到视网膜的动脉。典型的睫状视网膜动脉从视乳头边缘出现，虽弯钩拐杖形向颞侧走行，大多位于颞侧，形态各异，一或两支。FFA 更加清晰，在动脉前期早于视网膜中央动脉影就能清晰看见，它可供应黄斑区的部分血流，在视网膜中央动脉阻塞的患者，如有睫状视网膜动脉分布在黄斑区，可保留有用的视力，不会完全丧失视力。但分布在黄斑区的睫状视网膜动脉出现阻塞也将引起严重的视力下降。在检查时，由于睫状视网膜动脉在动脉前期即出现充盈，随后才出现视网膜动脉的充盈，因此不可将视网膜动脉的充盈误诊为动脉充盈迟缓。

2. 视乳头血管先天异常 正常的视网膜血管在视乳头进出、走行规则。但有些视乳头上的血管走行扭曲、扩张。在检眼镜下有时较难区分是动脉还是静脉异常，FFA 能清楚地显示。动脉异常造影时可随动脉血管的充盈而迅速充盈，静脉异常则随静脉的回流充盈，血管没有荧光素渗漏，静脉管径大致正常。不像静脉阻塞时出现明显的迂曲、扩张。造影时可有染料渗漏。一般先天异常的视网膜血管不会渗漏，不影响视力，无特殊临床意义，但偶见先天异常扩张的血管引起出血和渗出性病变。

3．视网膜血管分布异常　正常情况下视网膜中央动脉在视乳头中央进入眼内，首先分为上支和下支，然后再分支形成颞上、颞下、鼻上和鼻下支，视网膜中央静脉与动脉相伴行，颞上和颞下血管发出的分支在黄斑区形成环状血管环，即拱环。但一些异常的血管分布没有一定规律，视网膜颞上支血管直达黄斑区，看不到拱环结构。FFA 检查异常血管分布更加清晰。ICGA 检查时显示脉络膜血管正常。

【诊断与鉴别诊断】

1．诊断　据血管走行、分布、形态与正常不同，而没有任何炎症、外伤、循环障碍等疾病，FFA 检查异常视网膜血管没有荧光素渗漏，容易做出诊断。

2．鉴别诊断　很多眼底疾病均可引起视网膜血管异常，如长期的视网膜中央静脉阻塞，视乳头可出现代偿性的静脉襻（如视网膜静脉周围炎）、视网膜交通支和动静脉短路等。在炎症性或循环障碍性疾病引起的血管异常，周围视网膜血管出现一些病理性表现，应与先天异常相鉴别。要根据病史、临床表现，最重要的是 FFA 检查，目前 FFA 是诊断眼底血管疾病、鉴别是否血管先天异常的重要检查手段。根据这些检查才能做出较准确的诊断，以免引起误诊，延误治疗。

【治疗】只要确诊为先天性血管发育异常，无需治疗。

二、先天性黄斑缺损

先天性黄斑缺损（congenital macular coloboma）是一种遗传及发育障碍性眼底异常。有家族或遗传史，有些可能与早期宫内感染引起的发育障碍有关。

【病因与发病机制】病因不十分清楚，可能为外胚叶缺陷或中胚叶缺陷，前者可能是一种视杯的原发性缺陷，后者表现为脉络膜发育异常，遗传学分析认为，多数先天性黄斑缺损属于常染色显性遗传，少数为常染色体隐性遗传，常有家族史并伴有手足畸形。宫内感染学说认为，胚胎时如感染梅毒、结核或弓形体病等，导致胚胎内脉络膜炎症所致组织破坏性改变，属于先天性病理改变。但无论是遗传性或是胎内感染性所致的眼底表现，大都是一样的。本病多为单眼也可双眼，常因患儿视力不佳或斜视检查眼底时被发现。

【临床表现】

1．症状　自幼视力障碍可伴有斜视或眼球震颤。如果黄斑缺损较小，可保持有用的视力或旁中心视力。

2．眼底检查　缺损的部位可正位于黄斑，或黄斑附近。缺损的大小、形状和颜色变异较大，多呈圆形、椭圆形或不规则形，边界清楚，缺损表面平坦或轻度凹陷，范围大部分为 2 ～ 6 PD，有些可达 7 ～ 8 PD）不等。

3．分型　临床上根据缺损部位的色素多少、视网膜、脉络膜缺损程度及血管的走行及分布分为三个类型，即色素型、无色素型、黄斑缺损合并异常血管吻合型。

（1）色素型：临床所见大多为色素型，在黄斑缺损区及边缘有大量色素，浓淡不均，色素堆积处几乎覆盖全部暴露的巩膜，色素稀少处可透见巩膜，缺损区可看到脉络膜大血管，表面视网膜较菲薄但可看到视网膜血管走行正常或弯曲。

（2）无色素型：缺损区内色素稀少，仅在缺损处的边缘可见色素沉着。巩膜明显暴露，缺损区内没有视网膜和脉络膜血管，视网膜血管在缺损边缘可突然终止，或视网膜血管只沿着缺损的边缘走行，不进入缺损区，病灶边缘锐利，境界清晰。无色素型黄斑缺损较少见。

（3）黄斑缺损合并异常血管吻合型：此型更少见，脉络膜血管与视网膜血管异常吻合或血管缺损底部走出后进入玻璃体或伸向晶状体。

4．FFA 黄斑缺损区脉络膜血管稀疏粗大，局部色素增生可见遮蔽荧光。

【诊断与鉴别诊断】

1．诊断 眼底有以上典型表现，在婴幼儿期发病。病变不会继续发展，可伴眼球震颤或其他先天异常，没有炎症及外伤史，不难诊断。

2．鉴别诊断 需同一些黄斑区陈旧性病变相鉴别。

（1）年龄相关性黄斑变性的瘢痕期：发病年龄多在 50 岁以上，以往可有黄斑出血病史，眼底可见玻璃膜疣。

（2）脉络膜炎：在陈旧性脉络膜炎，眼底可见大小不等的视网膜脉络膜萎缩病灶，萎缩区可在眼底任何部位，不一定在后极部，萎缩灶内可见大量色素增生。

（3）高度近视：患者有高度近视病史和巩膜后葡萄肿，黄斑区大片视网膜和脉络膜萎缩，呈白色，合并有不同程度的色素增生，边界常不规则，可与先天性黄斑缺损相鉴别。

【治疗】 本病无特效治疗方法，如果还有旁中心视力，可以屈光矫正及弱视训练。

三、黄斑异位

黄斑异位（heterotopia of the macula）指黄斑未能位于正常的光学位置，距视乳头过近或过远，或正常黄斑位置的上方或下方，多在颞侧，偏鼻侧者较少见。黄斑异位常伴有其他先天异常，如视网膜皱襞、有髓神经纤维、先天性视网膜劈裂、视乳头脉络膜缺损、永存玻璃体动脉、小眼球、小角膜等，提示有遗传或先天性发病因素。

【病因与发病机制】 周边增生组织的牵拉是黄斑异位的主要原因，常伴有血管被拉直或血管向牵拉方向转向。如果这种牵拉发生在患儿出生前，就是先天性黄斑异位，如永存原始玻璃体增生症。临床上，婴幼儿常常不能主诉视力不好或配合检查，而且，不是每个新生儿都进行眼底检查或记录。在出生后发生的周边增生组织的牵拉形成的黄斑异位并不能及时被发现，等到发现时，往往已经不知道发生黄斑异位的具体日期，所以，很多出生后的黄斑异位也归到了先天性的范畴。血管形态正常，但黄斑位置异常的患者，才可能是真正的先天性黄斑异位。

【临床表现】 黄斑异位可单眼或双眼，一般无双眼单视功能，视力减退，可出现斜视外观，但眼肌运动可平衡（假性斜视）。

黄斑异位的眼底表现变化很大，可向上、下、鼻侧或颞侧移位，移位距离从 $<$ 1 PD 到 $>$ 5 PD 不等。血管可正常或伴有血管异常，血管异常主要是大血管被拉直和周边病变处血管扭曲，在有些疾病会出现周边血管增多、闭塞、异常血管吻合和新生血管形成，如永存原始玻璃体增生症。伴有血管异常的患眼均可在周边见到牵拉因素，如机化膜或其他先天性病变。因有些牵拉机化组织位于远周边部，不散大瞳孔和巩膜压陷检查很难发现。黄斑中心凹反光弥散或稍模糊。

【诊断与鉴别诊断】

1．诊断 明显的黄斑位置异常容易确立诊断，特别合并有先天异常者更易发现。单纯黄斑异位少见，很多黄斑异位只是先天性眼底疾病的一个表现，因此，对黄斑异位要做出病因诊断。对于异位较少而又不合作的患者（大多为儿童），很难判断是否有黄斑异位，最简单的方法是散瞳后行双眼底彩色照相，进行对比或测量黄斑与视乳头的距离及位置，不难做出正确诊断。

2．鉴别诊断 很多后天因素可引起黄斑异位，如早产儿视网膜病变、家族渗出性玻璃体视网膜病变、外伤、增生性玻璃体视网膜病变、炎症和肿瘤等疾病。它们的共同特点是引起周边部玻璃体增生，牵拉黄斑，导致黄斑异位。鉴别要点是有典型的病史或家族史及典型的眼底表现，与先天性黄斑异位不难鉴别。

【治疗】 先天性黄斑异位常引起患儿视力低下，应早期给予验光配镜和增视治疗。伴有斜视多为外斜视，如明显影响外观，可考虑行眼肌手术矫正外斜，但矫正外斜后若不能建立双眼单视功能，远期仍有再发生外斜视的可能。

四、先天性视网膜皱襞

先天性视网膜皱襞（congenital retinal fold）又称先天性视网膜皱褶或先天性视网膜镰状脱离，是一种较少见的先天性视网膜发育异常。

【病因与发病机制】 病因不详。多数学者认为是由于玻璃体系统发育异常有关，由于原始玻璃体与视杯的内层组织发生粘连，影响第二玻璃体的形成。残存的玻璃体动脉将视网膜内层牵拉而形成皱襞，隆起于视网膜平面本病有家族发病倾向，具有遗传性。

【临床表现】

1．症状 患者自幼视力低下，常伴有眼球震颤和斜视。

2．体征 可为双眼或单眼发病，双眼发病皱襞多对称，男性多于女性。可伴有其他眼部的先天异常，如小眼球、永存瞳孔膜、白内障、高度屈光不正、黄斑异位等。视网膜皱襞可位于视网膜的各个象限，但以颞侧较多见，在皱襞外端的基底部均可见到白色机化组织，有些甚至达中周部，按程度分为完全性和不完全性，完全性者多起自视乳头，终止于锯齿缘，也可止于晶状体赤道部；不完全性者皱襞起自视乳头，多止于黄斑部，视力较好。

（1）完全性视网膜皱襞：从视乳头发出一束隆起的视网膜皱襞，向周边部走行达锯齿缘或睫状体平坦部。视乳头可受到牵拉，但视乳头位置大致正常。皱襞位于视乳头或视乳头一侧，明显高出视网膜，严重者呈帘状，需用 +10 D 左右才可看清顶部。皱襞上有来自视网膜血管系统的血管，走行于皱襞内；其他象限的血管也受到皱襞的牵拉而向皱襞移位，形成典型的弓箭状（皱襞是“箭”，两侧血管如拉满的弓）或乌贼状，视乳头是头，血管和皱襞形成体和尾。在永存原始玻璃体增生症患者，还可在皱襞上见到残留的玻璃体动脉。黄斑常位于颞侧的视网膜皱襞内，即使皱襞位于其他象限，黄斑也常常受到牵拉而移位。在晶状体赤道部后面，皱襞的末端常形成典型的以皱襞为中心、沿基底部向周边逐渐变薄的环形白色机化组织。这些机化组织与晶状体接触或与之有一定的间隙，和晶状体接触者可引起接触部位局限性白内障。患者的视力因皱襞的位置而有所不同，若皱襞跨过黄斑部，则视力很差，甚至仅有光感或手动；不累及黄斑的皱襞，可有一定视力。

（2）不完全性视网膜皱襞：皱襞从视乳头发出或邻近视乳头发出，呈扇形散开，只达到黄斑区，有血管向一侧集中，但还没有明显的皱褶形成。皱褶可位于任何象限，但以颞侧多见，由于皱襞牵拉可使黄斑异位或变形，但可看到黄斑区的位置。FFA 检查位于皱襞起始的视乳头部及黄斑区，血管的分布都比较清晰。患者双眼单视功能消失，如患者仍用中心注视（即用异位的中心凹注视），往往可保存有用的视力，有些患者视力可正常。但用旁中心注视者视力不能矫正。

【诊断与鉴别诊断】 自幼视力低下和一眼或双眼偏斜的患儿，眼底检查发现从视乳头到周边的典型视网膜皱褶隆起，可诊断先天性视网膜皱襞。先天性视网膜皱襞常见于早产儿视网膜病变、家族性渗出性玻璃体视网膜病变和永存原始玻璃体增生症。应追问患儿孕期情况、出生时情况和体重、吸氧等病史，询问家族史，进行病因的鉴别诊断。很多后天因素也可引起视网膜皱襞样眼底表现，如外伤和眼内炎症引起的增生性视网膜病变，需进行鉴别诊断：外伤性、炎症性、增生性玻璃体视网膜病变所引起的视网膜条索样增生，形态不规则，可发生在任何部位，先天性视网膜皱襞起始部往往在视乳头，根据病史、发病前的视力、眼底表现及眼底血管造影检查，不难做出正确诊断。

【治疗】 视网膜皱襞伴有裂孔时可发生视网膜脱离，需手术治疗。如不发生视网膜脱离，无需治疗。

五、先天性视网膜色素上皮肥大

先天性视网膜色素上皮肥大（congenital retinal pigment epithelium hypertrophy）是一种少见的眼底色素异常，1975 年，Buettner 根据其病理学特性正式命名为先天性视网膜色素上皮肥大。在临床上主要表现为单个孤立的圆形视网膜色素上皮增厚，故也称之为孤立性视网膜色素沉着。

【病因与发病机制】 无明显的眼病及全身病史，无种族和家族遗传因素。色素上皮肥大的色素来自视网膜色素上皮细胞的黑色素颗粒增多，为良性的色素性眼底改变。

【临床表现】

1．症状 先天性视网膜色素上皮肥大多单眼发病，偶见于双眼。病变只要不在黄斑区，患者通常没有任何症状。视力和视野一般正常，多由于其他眼病或体检时被发现。

2．眼底表现 色素上皮肥大的典型眼底改变是一个孤立的、近圆形、平坦或稍有隆起、境界清楚的黑色或青灰色斑块，色素斑块内色素可不均匀，表面的视网膜和血管正常。发生的部位可在眼底的各个部位，大小不等。

3．FFA 色素斑块区始终为遮蔽荧光，表面可有小点状的色素脱失呈强荧光。造影各期没有荧光素渗漏，表面视网膜血管正常。ICCA 表现为透过病灶可以看到下方的脉络膜血管走行正常，没有染料渗漏，晚期色素斑块周围边界清晰。

【诊断与鉴别诊断】

1．诊断 在视网膜的任何部位出现扁平的色素块，边界清晰，不伴有其他异常表现，可考虑视网膜色素上皮肥大的可能。

2．鉴别诊断 外伤、炎症也可导致局部色素沉着，但外伤或炎症可影响视网膜脉络膜的正常结构，形状不规则，较易鉴别。主要和眼底色素异常疾病相鉴别。

（1）脉络膜黑色素瘤：黑色隆起，呈生长趋势，眼底可见色素斑块。FFA 显示瘤体表面视网膜可见斑驳状强荧光，表面视网膜血管可有扩张、通透性增加、荧光素渗漏。在血管丰富的瘤体，FFA 早期可见体内血管和视网膜血管同时显影，呈双循环现象。瘤体较大而发病时间长的病例可引起继发性视网膜脱离。ICGA 检查，早期瘤体内不规则血管，与先天性视网膜色素上皮肥大不同。

（2）脉络膜色素痣：往往位于色素上皮深层，颜色较淡，界限不像色素上皮细胞肥大那样清楚，较易鉴别。

（3）陈旧性脉络膜视网膜炎：炎症消退后局部可出现大量色素增生，数量较多，大小不等，而先天性色素上皮肥大多为孤立的色素斑块，较易鉴别。

【治疗】 无需治疗，但要定期观察。

（袁　玲　杨文艳）

第15章

神经眼科疾病

病例 15-1

患者，男性，56岁，因呼吸困难、右肩背疼痛伴右眼上睑下垂2月余就诊。既往史无特殊。查体：声音嘶哑，右侧颈静脉充盈，右侧颈部较左侧增粗，右侧腋窝处扪及黄豆大小淋巴结，两肺呼吸音低。专科情况：右眼上睑下垂；眼裂大小，左眼10mm，右眼5mm；右侧眼球轻度内陷；瞳孔双侧不等大，左眼3mm，右眼2mm，对光反射灵敏；双侧眼球各方向活动自如，无眼球震颤（图15-1）。胸部增强CT示：1. 右侧肺尖区实性分叶肿块，邻近胸膜增厚、多发丘状突起，性质：肺上沟癌，伴胸膜转移瘤、胸膜间皮瘤或其他，合并纵隔内多发淋巴结肿大。2. 右侧胸腔少量积液（图15-2）。在胸部CT引导下行经皮穿刺右上肺包块活检术，病理类型为腺癌。

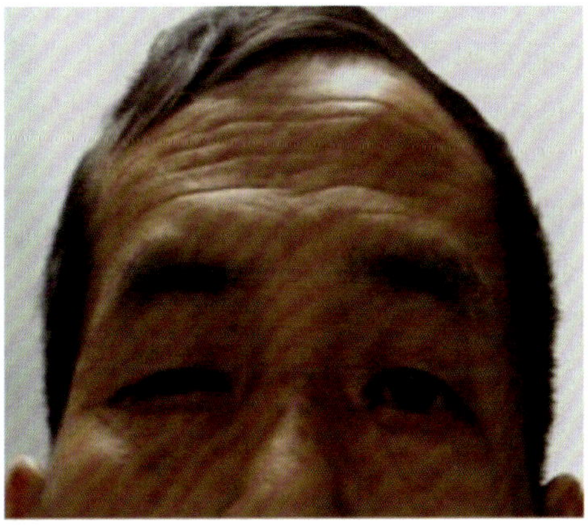

图 15-1

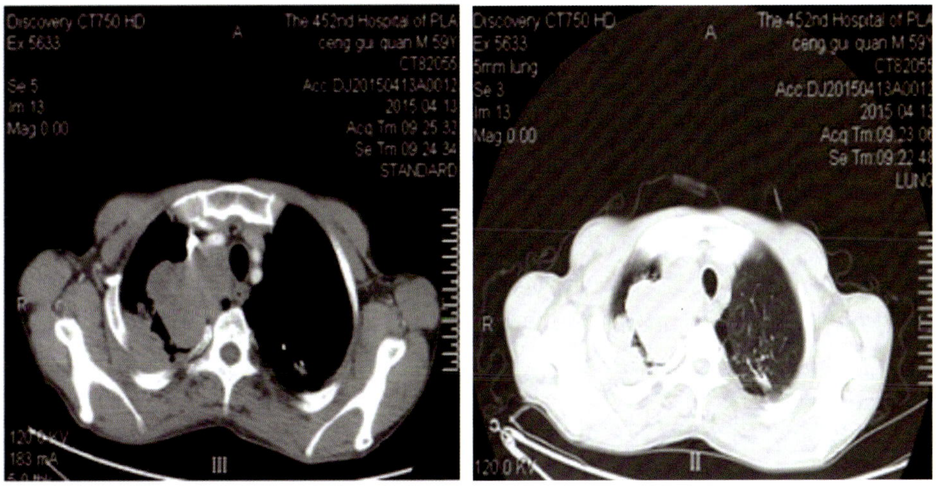

图 15-2

讨论题

1. 应考虑患者为何种疾病？
2. 明确诊断后如何治疗？

病例 15-1 答案与解析

第一节　神经眼科疾病概述

一、临床表现

（一）特殊临床表现

1．相对传入性瞳孔反应缺失（relative afferent pupillary defect，RAPD） 是指一侧眼视觉信号的传入障碍时，该眼的瞳孔直接对光反射减弱或消失，而间接对光反射正常；另一侧健眼则表现为直接对光反射正常，间接对光反射减弱或消失。

2．瞳孔光 - 近反射分离 近反射时晶状体的视近物调节、瞳孔反射、辐辏反射三者是同一条传入通路，但传出通路不同：光到达视觉中枢后，由中枢视皮质发出下行冲动→中脑正中核→动眼神经缩瞳核→动眼神经中副交感节前纤维→睫状神经节→睫状肌肉→收缩（晶状体反射）；近反射再传出到副交感之后到达虹膜环行肌引起收缩（缩瞳）；辐辏是传出到动眼神经核后经过动眼神经直接支配内直肌引起收缩（视轴汇聚）。

对光反射并不传入到视觉皮质，而在中脑顶盖前区更换神经元传出到动眼神经缩瞳核→睫状神经节→睫状神经→睫状体，这个反射的通路在近反射的背面，反射中枢在中脑而不在皮质。当病变位于中脑辐辏中枢 E-W 核处，可出现对光反射和近反射分离的瞳孔反射。见于梅毒神经侵害的患者。

3．皮质盲（cortical blindness） 是指外侧膝状体以上，包括双侧视放射和枕叶出现病变时发生双眼视觉完全丧失，多为受到毒素影响或血管痉挛缺血而引起的一种中枢性视功能障碍，以血管痉挛性损害最为常见。临床特征为瞳孔对光反射良好，眼底正常，视觉诱发电位检查异常。虽然存在视力障碍，但却由于视幻觉，误以为自己有视力。

4．黄斑回避（macular sparing） 是指对因视皮质的原因导致全盲或同侧偏盲的患者进行视野检查时，中央注视区的视觉功能尚存在，一般可保留 2° ~ 5° 视野。

（二）其他临床特点

视路疾病除上述特征性的临床表现外，随着疾病的发展变化，临床上也会出现不同的改变。

当病变影响到鼻下纤维时，会导致双眼颞上象限性视野缺损；当影响到鼻上纤维时，会导致双眼颞下象限性视野缺损。鉴于视放射呈放射状分布，如伤害出现在内囊区，则出现双眼同侧偏盲；出现在颞叶部，则会出现双眼上方象限同侧偏盲；累及顶叶部，表现为双眼下方象限同侧偏盲；枕叶病变如累及后极部，则表现为盲性中央区暗点。

累及角回及缘上回病变，出现失读及视觉认识障碍；损及优势半球，则伴有幻视；双侧皮质受到损害时，则表现为皮质盲，瞳孔对光反射存在，有安通现象。

从视盘至外侧膝状体疾病均可导致视神经萎缩。视束病变出现韦尼克（Wernicke）偏盲性瞳孔强直，从外侧膝状体至皮质病变不出现 Wernicke 偏盲性瞳孔强直。

二、累及视路相关部位病变的基本临床特征

1．视盘 ①眼底异常；②视力下降；③视野异常；④瞳孔直接对光反射减弱。

2．球后视神经 ① RAPD 阳性；②视力下降；③中心暗点，视野向心性缩小；④眼球转动痛；⑤视神经早期肿胀，后期出现萎缩。

3．视交叉 双眼颞侧偏盲。

4．视束　双眼同侧偏盲，Wernicke 偏盲性瞳孔强直。

5．外侧膝状体　双眼同侧偏盲但瞳孔对光反射正常。

6．视放射及枕叶　①双眼同侧偏盲；②有黄斑回避；③视野缺损；④瞳孔对光反射正常。

三、视路病变、瞳孔对光反射路径

视路不同部位受累时的典型视野改变见图 15-3。

病变部位		视野缺损
1	左侧视神经	左眼全盲
2	视神经近左侧视交叉处	左眼全盲 右眼颞侧偏盲
3	视交叉中部	双眼颞侧偏盲
4	左侧视束	双眼右侧同向偏盲（明显不对称的视野缺损，提示视束受损）
5	左视放射前部	双眼不对称右上象限盲
6	左视放射内侧部	双眼不对称右下象限盲
7	左距状裂前端	右眼颞侧周边区出现“新月形”缺损
8	左距状裂中部	双眼对称性右侧同向偏盲伴中心视野及右眼颞侧“新月区”黄斑回避
9	左距状裂末端	双眼右侧同向偏盲性中央暗点

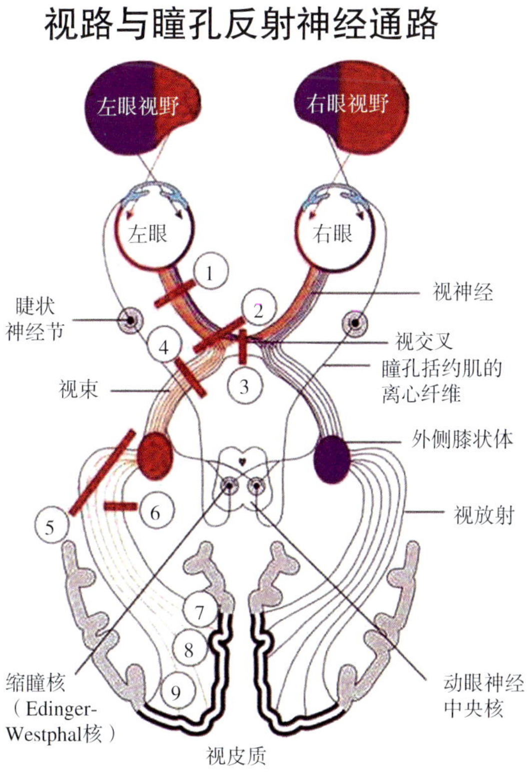

图 15-3　视路不同部位受累时的视野改变

四、诊断要点

详细的病史采集，眼部检查，结合各项相关检查手段所得出的结果，进行综合判断、分析，从而得出正确结论。

除眼部专科情况检查外，根据需要可进行视野、视觉诱发电位（visual evoked potential，VEP）、荧光素眼底血管造影（fundus fluorescein angiography，FFA）、超声、X 线、CT、MRI 等检查。

五、治疗原则

1．针对病因进行治疗，如控制炎症、增加血液供应、手术切除肿瘤组织等。

2．营养神经、减轻水肿治疗。

3．中西医结合治疗。

第二节　瞳孔异常及相关疾病

一、瞳孔不等大

【分类】

1．瞳孔异常缩小

（1）虹膜炎：同时伴有眼痛、眼红、前房细胞和闪辉。

（2）霍纳（Horner）综合征：常伴有轻度的眼睑下垂和瞳孔缩小。

（3）阿 - 罗瞳孔（Argyll-Robertson pupil）：常为双侧不规则形瞳孔缩小，双侧可有轻度不等大，见于梅毒等患者。

（4）陈旧性艾迪（Adie）瞳孔：疾病早期表现为瞳孔扩大，晚期则表现为瞳孔缩小。对 0.125% 毛果芸香碱高度敏感。

（5）缩瞳药。

2．瞳孔异常扩大

（1）瞳孔括约肌损伤：瞳孔边缘撕裂或裂隙灯下发现虹膜部分透光性缺如。

（2）艾迪（强直）瞳孔：瞳孔不规则形，对光反射迟钝，缓慢而强直地汇聚。对 0.125% 毛果芸香碱高度敏感。

（3）动眼神经麻痹：常伴眼睑下垂和眼外肌麻痹。

（4）接触扩瞳药、睫状肌麻痹药：如用过治疗晕动病的东莨菪碱贴片，使用含有异丙托溴铵的吸入面罩，应用交感兴奋剂。如果是近期接触的扩瞳药，则瞳孔对 1% 的毛果芸香碱无反应。

3．生理性瞳孔不等大　瞳孔对光反射正常。两侧瞳孔直径差异小于 2 mm，且两瞳孔在明场和暗场中的直径差相同。

【诊断】 根据患者病史、既往用药史和并发症状以及系统的眼部检查进行诊断。瞳孔异常的检查流程见图 15-4。

总结：瞳孔不等大分为瞳孔异常缩小、瞳孔异常扩大以及生理性瞳孔不等大三类。根据患者病史、既往用药史和并发症状以及系统的眼部检查进行诊断。

二、霍纳综合征

【定义】 霍纳（Horner）综合征是一种表现为瞳孔缩小、眼睑下垂、眼裂狭小、眼球内陷及患侧额部无汗的病症。凡交感神经路径自下丘脑至眼球之间部位受损，均可引起。

【病因】

1．第一级神经元损伤　卒中（如椎基底动脉供血不足或梗死），肿物，多发性硬化，少见疾病还有严重的伴骨刺的颈部骨关节炎。

2．第二级神经元损伤　肿物（如肺癌、转移瘤、甲状腺癌、神经纤维瘤）。如果患者伴有上肢或肩胛区疼痛，应考虑肺上沟癌（Pancoast tumor）。如果患者为儿童，则应考虑神经母细胞瘤、淋巴瘤和转移瘤。

3．第三级神经元损伤　头痛（如丛集性头痛、偏头痛、Raeder 三叉旁综合征），颈内动脉夹层，水痘 – 带状疱疹病毒感染，中耳炎，Tolosa-Hunt 综合征，颈部外伤、肿瘤、炎症，海绵窦病变。

4．先天性 Horner 综合征　可由产伤引起。

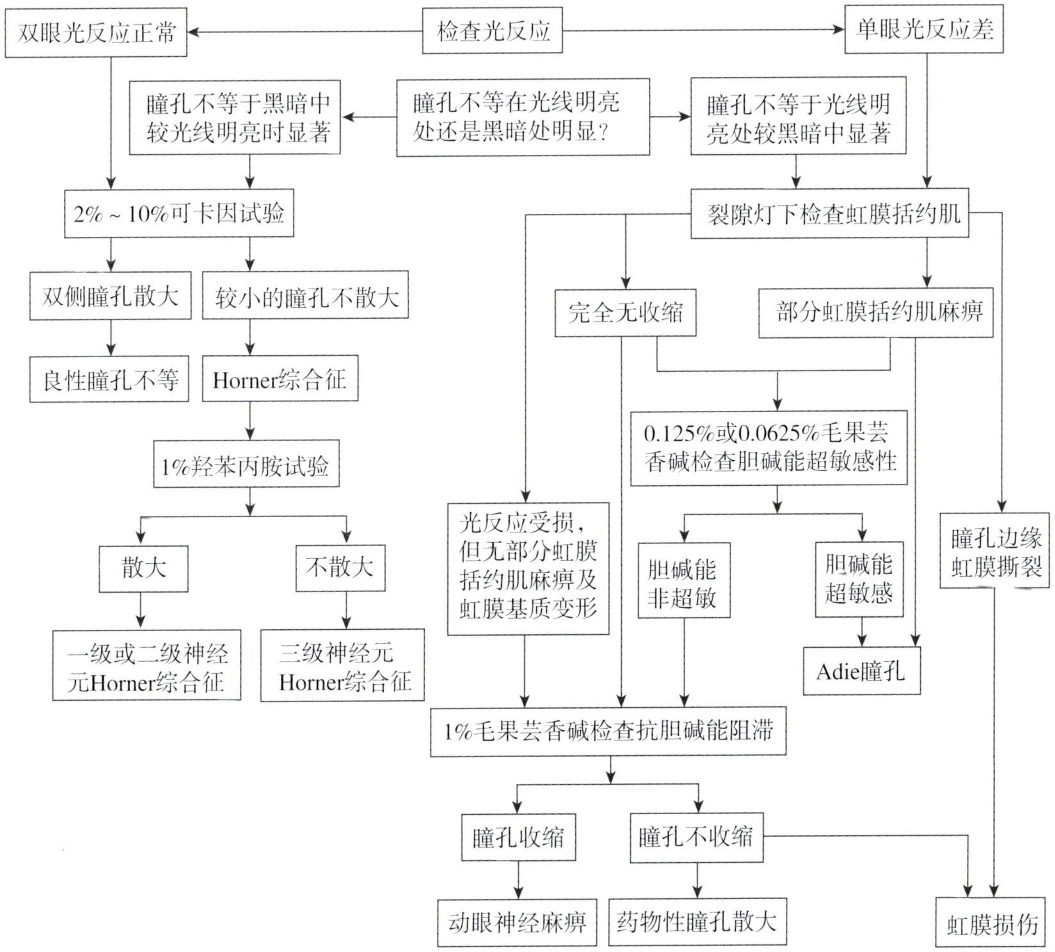

图 15-4　瞳孔异常的检查流程

5．其他少见原因　颈部副神经节瘤，颈部异位甲状腺。

【临床表现】

1．症状　眼睑下垂、眼裂狭小、眼球内陷和双瞳不等大。可能同时伴有患侧面部无汗。通常无特殊主诉。

2．体征　暗室中双瞳不等大明显（尤其在刚刚关灯的几秒钟），病侧瞳孔的扩大较正常瞳孔小。另外小瞳眼出现轻度的眼睑下垂（2 mm）和下睑抬高（反向睑下垂）。对光反射和近反射正常。其他体征包括眼压低，先天性病例出现虹膜色淡（虹膜异色症），少汗（无汗症，其部位由病变位置决定），调节反射一过性增加（阅读需靠近患眼）。病变眼可能由于巩膜外层血管紧张而出现结膜充血。

【诊断】根据患者病史和临床表现即可诊断。药物滴眼试验对确定病变部位有诊断意义，常用的有可卡因和肾上腺素试验。

【治疗】

1．病因治疗。

2．可考虑行睑下垂矫正术。

总结：Horner 综合征是一种以瞳孔缩小、眼睑下垂、眼裂狭小、眼球内陷及患侧额部无汗为主要表现的病症。常见为神经元损伤或先天性病因引起。根据病史和临床表现即可诊断，可卡因和肾上腺素试验阳性确诊。

三、阿罗瞳孔

【定义】 阿罗瞳孔（Argyll-Robertson pupil，A-R 瞳孔）表现为双侧瞳孔缩小、对光反射迟钝或消失，调节反射存在。病因以梅毒最多见。

【病因】 阿罗瞳孔是三期梅毒特征性表现，梅毒引起者占 50% 以上，也可能与脑炎、多发性硬化、脊髓空洞症、糖尿病等有关。病变通常位于中脑被盖前核的中脑导水管附件，或被盖前核至动眼神经核之间，对光反射路径受损。

【临床表现】

1．症状 通常无症状。

2．体征 瞳孔不规则缩小，对光反射迟钝或消失，但集合反射存在，视力不受影响。其他体征为黑暗中瞳孔不扩张，常为双侧，可不对称。

【诊断】 根据病史及双眼瞳孔缩小、对光反射消失、集合反射存在等可诊断。

【治疗】

1．根据疾病是否活动及是否曾接受规范治疗，决定治疗方案。

2．积极治疗原发病。

总结：阿罗瞳孔是一种以瞳孔缩小、对光反射迟钝或消失、调节反射存在及视力正常为主要表现的病症。病因常为感染梅毒。根据病史和临床表现即可诊断。

四、艾迪（强直）瞳孔

【定义】 艾迪（强直）瞳孔是一种良性病变，呈一种特殊的瞳孔紧张状态。表现为一侧瞳孔散大，在暗处用强光持续照射时瞳孔缓慢收缩，停止光照后瞳孔缓慢散大。调节反射也缓慢出现和缓慢恢复。

【病因】 特发性最常见。眼眶部外伤、手术和水痘 - 带状疱疹病毒感染也较常见。较少见的病因有早期梅毒、细小病毒 B19 感染、单纯疱疹病毒感染、肉毒杆菌中毒、副肿瘤综合征、巨细胞动脉炎（GCA）、视网膜光凝术后及神经系统莱姆病等。少见的情况有子宫中膜异位症、精原细胞瘤和干燥综合征。

【临床表现】

1．症状 视物模糊，畏光。也可无症状。多见于 20 ～ 40 岁女性。

2．体征 不规则的散大瞳孔，对光反射消失或迟钝，集合反射时先缓慢强直收缩，之后缓慢扩大。常伴四肢腱反射消失。

【诊断】 根据单眼瞳孔不规则散大、对光反射消失、膝腱反射或踝反射消失等可诊断。

【治疗】 一般无须治疗。如希望美观和改善调节功能，可患眼滴入 0.125% 毛果芸香碱，每日 2 ～ 4 次。

总结：艾迪瞳孔是一种以单侧瞳孔散大、对光反射消失或迟钝，集合反射时瞳孔先缓慢强直收缩，之后缓慢扩大为主要临床表现的病症。病因常为特发性，也可由眼部外伤、手术和水痘 - 带状疱疹病毒感染引起。根据病史和临床表现即可诊断。一般无须特殊治疗。

第三节 眼部相关脑神经病变

一、孤立性动眼神经麻痹

【定义】 动眼神经麻痹是各区域病变引起动眼神经异常造成眼肌麻痹及复视，具体原因包括颅内动脉瘤压迫、外伤、缺血、炎症及脑干病变等。

【病因】

1．瞳孔受累者　常见原因：动脉瘤，尤其是后交通动脉瘤。少见原因：肿瘤、外伤、先天异常、钩回疝、海绵窦肿物、垂体卒中、眼眶疾病、水痘 - 带状疱疹病毒感染和白血病。在儿童中，需考虑眼外肌麻痹性偏头痛。

2．瞳孔回避　缺血性微血管病变，个别情况下海绵窦综合征或巨细胞动脉炎。

3．相对性瞳孔回避　常见缺血性微血管病变，压迫少见。

4．迷行异生　见于外伤、动脉瘤、肿瘤、先天性病变。缺血性微血管病变则无该表现。

【临床表现】

1．症状　视物成双和眼睑下垂，可伴或不伴有疼痛。

2．体征　眼外肌麻痹：①完全麻痹：除外展外，其余方向眼球活动受限。②不完全麻痹：眼球活动部分受限。③动眼神经上支麻痹：上睑下垂和上视不能。④动眼神经下支麻痹：内收及下视不能。眼内肌麻痹：①瞳孔受累时：瞳孔散大、固定，对光反射消失。②瞳孔回避时：瞳孔正常，对光反射灵敏。③相对性瞳孔回避：瞳孔部分扩大，对光反射迟钝。其他体征：外斜或下斜视，迷走神经再生表现。

【诊断】根据患者的病史及详细的眼部神经学检查，包括眼睑下垂、眼位外斜、瞳孔扩张、两眼协调性不佳等症状进行诊断。必要时及早行中枢神经系统影像学检查排除其他疾病。

【治疗】

1．治疗原发病。

2．如果动眼神经麻痹引起症状性复视，可使用眼罩或三棱镜矫正。眼罩一般不应用于小于 11 岁的儿童，以免引起弱视。儿童应密切监测斜视眼有无弱视。

3．持续的严重复视患者可考虑斜视矫正术。

总结：孤立性动眼神经麻痹是一种以眼肌麻痹、眼睑下垂、眼球活动受限和复视为主要临床表现的病症。病因包括颅内肿瘤压迫、外伤、缺血、炎症及脑干病变等。根据患者病史、临床表现以及眼部神经学检查可进行诊断。治疗包括病因治疗和对症治疗等。

二、动眼神经的异常再生

【定义】动眼神经麻痹后神经支配异常造成异常连合运动、错向综合征（misdirection syndrome），临床上相当多见。麻痹的神经末梢在恢复的过程中，神经轴索未沿着原来的走行再生，而是错误地进入其他肌肉内称为动眼神经的异常再生。

【病因】动眼神经的神经纤维未正确到达其应支配的肌肉（如内直肌到瞳孔）。

1．先天性动眼神经麻痹所致　约占 2/3 的患者。

2．后天获得性动眼神经麻痹所致　多见于外伤或后交通动脉瘤压迫所致动眼神经麻痹的恢复期。

3．原发性异常再生　该表现通常提示进行性增大的蝶鞍区病变，如海绵窦内的颈动脉瘤或脑膜瘤等肿物。

【临床表现】

1．症状　视物成双和眼睑下垂，可伴或不伴有疼痛。

2．体征　常见体征包括：①眼睑 - 凝视运动障碍：下视或内收时患眼眼睑上抬（假性 Graefe 征）。②瞳孔 - 凝视运动障碍：下视或内收时瞳孔收缩。其他体征：眼球上转或下转受限，上转或下转时患眼内收，视动反射消失，瞳孔光 - 近反射分离。

【诊断】根据患者的既往检查、中枢神经系统影像学检查及详细的眼部神经学检查（包括眼睑下垂、眼位外斜、瞳孔扩张、两眼协调性不佳等症状）进行诊断。

【治疗】

1．治疗原发病。

2．如果症状严重可考虑斜视矫正术。

总结：动眼神经的异常再生是一种以瞳孔散大、眼睑下垂、调节和集合反射消失，眼球由于活动受限而出现斜视和复视等临床表现的病症。病因常为动眼神经麻痹。根据患者的临床表现、中枢神经系统影像学检查以及眼部神经学检查等进行诊断。治疗包括病因治疗和斜视矫正术等。

三、孤立性滑车神经麻痹

【定义】 孤立性滑车神经麻痹（isolated trochlear nerve paralysis）指各区域的病变引起滑车神经及其支配组织功能丧失。

【病因】 常见原因：外伤、缺血（常继发于糖尿病和高血压）、先天性因素、特发性、脱髓鞘性疾病。少见原因：肿物、脑积水、动脉瘤、巨细胞动脉炎。

【临床表现】

1．症状 双眼垂直或倾斜复视，阅读困难，感觉物体倾斜，也可能无症状。

2．体征 试图下视和内收时患眼下转运动受限。Parks 三步法可判定孤立性上斜肌麻痹。

【诊断】

根据患者病史和双眼垂直或倾斜复视的临床表现进行诊断。

【治疗】

1．治疗原发病。

2．可用眼罩或磨砂镜片减轻症状性复视。小于 11 岁的儿童不适用眼罩。

3．对于轻微的稳定的上斜视可应用三棱镜。

4．严重的第二眼位或阅读位复视、严重的歪头影响美观，可行斜视矫正术。手术至少在发病后 6 个月待斜视稳定后进行，神经麻痹可自行恢复。

总结：孤立性滑车神经麻痹是一种以双眼垂直或倾斜复视、阅读困难、感觉物体倾斜、下视和内收时患眼下转运动受限等为主要临床表现的病症。常见为外伤、缺血、先天性因素、特发性、脱髓鞘性疾病等病因引起。根据患者病史和双眼垂直或倾斜复视的临床表现进行诊断。治疗包括病因治疗和对症治疗。

四、孤立性展神经麻痹

【定义】 展神经核团在其脑桥下部被盖内、紧靠第四脑室底下方。展神经的根纤维穿过脑桥，在延髓和脑桥之间的腹侧恰在锥体上方传出为展神经。由血管性病变、颅内压增高及海绵窦占位等病因引起展神经损伤导致展神经麻痹。

【病因】 成人常见原因：血管性病变（如糖尿病、高血压、其他动脉硬化）、外伤或特发性病变。少见原因：颅内压增高，海绵窦占位（如脑膜瘤、动脉瘤、转移瘤），多发性硬化，结节病，血管炎，腰穿或脊髓造影术后，卒中（通常伴有其他神经功能障碍），脑膜炎症、感染（如莱姆病、神经梅毒），巨细胞动脉炎。

儿童多发于病毒感染或接受疫苗后、外伤、颅内压升高（如阻塞性脑积水）、脑桥胶质瘤、Gradenigo 综合征（颞骨岩部炎症导致第Ⅵ、Ⅶ对脑神经受损，伴或不变同侧第Ⅷ、Ⅴ对脑神经受累，合并中耳炎）。

【临床表现】

1．症状　双眼水平复视，看远处较近处明显，向患眼外直肌方向看时最明显。

2．体征　单眼向外运动不能，被动牵拉试验阴性。

【诊断】根据患者病史和全面的神经系统和眼科检查进行诊断。对儿童进行诊断时应注意是否有耳道感染等症状。

【治疗】

1．针对检查发现的潜在病因进行治疗。

2．放置眼罩或磨砂镜片减轻症状性复视。小于 11 岁儿童不适用眼罩。

3．眼镜中贴附三棱镜片可用于急性病变的临时症状缓解，或慢性已稳定的情况（如卒中后）。6 个月以上的斜视可以考虑手术矫正。

总结：孤立性展神经麻痹是一种以双眼水平复视、单眼向外运动障碍，伴有眶周疼痛，被动牵拉试验阴性等为临床表现的病症。常见为血管性病变（如糖尿病、高血压、其他动脉硬化危险因素）、颅内压增高及海绵窦占位等病因引起。根据患者病史、临床表现以及神经系统检查和眼科检查等进行诊断。治疗包括病因治疗和对症治疗。

五、孤立性面神经麻痹

【定义】孤立性面神经麻痹（isolated facial nerve paralysis）是以面部表情肌群运动功能障碍为主要特征的一种疾病。一般症状是口眼歪斜，患者往往连最基本的抬眉、闭眼、鼓嘴等动作都无法完成。

【病因】

1．中枢性面瘫

（1）大脑皮层病变：对侧大脑皮层运动区或内囊区病变（如卒中、肿瘤），自主的面部活动减少，表情肌活动可不受影响，可能伴有同侧偏瘫。

（2）锥体外系病变：基底节病变（如帕金森、肿瘤、基底核血管性病变）。表情肌活动受限，自主的面部活动正常。非真正的面瘫。

（3）脑干病变：同侧脑桥病变，如多发性硬化、卒中、肿瘤。常伴有同侧展神经麻痹、对侧偏瘫。有时伴有小脑体征。

2．外周性面瘫

（1）桥小脑角占位（如听神经瘤、面神经瘤、脑膜瘤、胆脂瘤、转移瘤）：一般病情逐渐进展，少数急性发病。可伴有面部疼痛或抽搐，特征性眼震。其眼震表现为小幅快速眼震，快相方向背离病变侧（外周前庭性眼震），慢相凝视诱发眼震方向指向病变侧。可伴有听神经功能障碍，包括听力丧失、耳鸣、眩晕或平衡障碍。

（2）颞骨骨折：头部外伤史。Battle 征（乳突区瘀斑），脑脊液漏，听力下降，眩晕或前庭性眼震。

（3）其他外伤：意外或医源性外伤（如面部撕裂伤，局麻阻滞，腮腺或乳突手术）。

（4）急性或慢性化脓性中耳炎。

（5）恶性外耳炎：如糖尿病或老年患者出现假单胞菌感染。多发病于外耳道，可逐步发展至骨髓炎、脑膜炎、脓肿。

（6）Ramsay-Hunt 综合征（耳部水痘 - 带状疱疹病毒感染）：病毒前期感染表现后出现耳痛，耳郭、外耳道、舌部、面部或颈部水疱。病程超过 10 天。可出现感音神经性耳聋、耳鸣或眩晕。

（7）格林巴利综合征：病毒感染症状，后出现逐渐进展的肢体无力，神经麻痹，二者同时出现。腱反射消失。可伴双侧面瘫。

（8）莱姆病：皮疹、发热、乏力、关节痛、肌痛或恶心。可伴或不伴蜱叮咬史。

（9）结节病：可伴葡萄膜炎、腮腺炎、皮肤病变、淋巴病变，可出现双侧面瘫。

（10）腮腺肿瘤：慢性进展性完全 / 部分面肌麻痹。腮腺肿物伴有面部疼痛。

（11）转移瘤：原发肿瘤病史（如乳腺癌、肺癌、前列腺癌），多发脑神经病变，快速进展。可由颅底转移瘤或癌性脑膜炎造成。

（12）Bell 麻痹：特发性面神经麻痹。最常见，但须除外其他原因。可有病毒感染的前驱表现，后耳痛、面部麻木、泪液分泌减少、味觉迟钝。可表现为完全性 / 不完全性面神经麻痹，病程超过 10 天。可自行缓解，很少出现双侧病变。可能存在遗传易感性。

（13）其他：糖尿病，肉毒杆菌中毒，HIV、梅毒、EB 病毒感染，急性卟啉病，鼻咽癌，胶原血管病和其他。

（14）联带运动：因为神经受损后的异常再生，出现受不同面神经分支支配的肌肉同时活动或同时兴奋面神经的内脏传出纤维（如闭眼时嘴角收缩，进食时流泪，称为“鳄鱼泪”）。

【临床表现】

1．症状 一侧面肌无力或麻痹，闭目无力，流涎。

2．体征 单侧面肌无力或麻痹。

（1）中枢性病变：仅出现眼裂以下面肌麻痹或无力。上睑闭合有力，额纹存在。

（2）外周性病变：眼裂上下肌肉均出现无力或麻痹。

其他体征：鼻唇沟变浅、口角流涎、睑外翻、眼睑闭合不全。可能伴有同侧前 2/3 舌部味觉减退，基础泪液分泌减少，听觉过敏。可能由于角膜上皮受损出现眼部充血。

【诊断】 根据患者病史、临床表现以及神经系统检查和眼科检查等进行诊断。

【治疗】

1．治疗原发病

（1）卒中：神经内科治疗。

（2）桥小脑角占位、颞骨骨折、神经撕裂伤：神经外科治疗。

（3）中耳炎：耳科治疗。

（4）Ramsay-Hunt 综合征：发病 72 小时内，阿昔洛韦 800 mg，5 次 / 天，持续 7 ～ 10 天（孕妇和肾衰竭者禁用），耳鼻喉科医生治疗。

（5）格林巴利综合征：请神经内科医师诊治。可能出现快速进展的肢体无力或呼吸窘迫，需要紧急住院治疗。

（6）莱姆病：请感染科专科医师诊治。需要腰穿。口服多西环素，青霉素或静脉头孢曲松治疗。

（7）结节病：治疗存在的葡萄膜炎。考虑 MRI 和（或）腰穿，以除外中枢神经系统受累。请内科会诊，做系统性评估。对于眼部以外病变及中枢神经系统病变，需全身应用泼尼松治疗。

（8）转移瘤：请肿瘤科会诊。系统性化疗和（或）放疗。

2．Bell 麻痹 86% 的患者 2 个月内自行恢复。治疗方案如下：

（1）面部肌肉按摩或电刺激。

（2）激素治疗，如泼尼松 60 mg，口服，每天一次，连用 4 天。应用激素同时，短程联用阿昔洛韦或泛昔洛韦，可能促进面神经功能恢复。

3．面神经麻痹的眼部并发症 暴露性角膜炎。

（1）轻度暴露性角膜炎：人工泪液每天 4 次，润滑眼膏睡前应用。

（2）中度暴露性角膜炎：不含防腐剂的人工泪液，每 1 ～ 2 小时一次，白天使用润滑眼膏形成湿房，每晚可粘贴使眼睑闭合。可考虑行暂时性眼睑闭合术。

（3）重度暴露性角膜炎：暂时性或永久性眼睑闭合术。

总结：孤立性面神经麻痹是 Bell 麻痹的常见表现，通常的症状为不明原因导致的急性周围性面神经麻痹。通常表现为一侧面肌无力或麻痹、闭目无力及流涎。根据患者病史、临床表现以及神经系统检查和眼科检查等进行诊断。

第四节　视神经疾病

一、视神经炎

【定义】 视神经炎（optic neuritis）是指视神经的各种感染性炎症、非特异性炎症、退变及脱髓鞘性疾病。根据炎症发生的部位分为球内段的视盘炎（papillitis）与球后视神经炎（retrobulbar neuritis），前者多见于儿童，后者多见于青壮年。

【病因】 尽管临床上有近半数的病例为特发性，查不出病因，但以下几点作为明确的病因已得到证实。

1．脱髓鞘性疾病　常见于多发性硬化（multiple sclerosis，MS）及视神经脊髓炎。

2．传染性疾病　常见于麻疹、腮腺炎、水痘等。

3．眼内、眶内、鼻窦、口腔或脑膜的炎症。

4．自身免疫性疾病　常见于系统性红斑狼疮、干燥综合征、结节病、Behcet 病、Wegener 肉芽肿等。

【临床表现】

1．症状　视力急剧下降，可于 48 小时内出现严重视力障碍，甚至无光感；通常 1 ～ 2 周时视力损害最严重，之后视力可逐渐恢复，部分患者 1 ～ 3 个月视力恢复正常。单眼发病者出现 Marcus-Gunn 瞳孔，患眼瞳孔较健眼瞳孔散大。双眼发病者两侧瞳孔均可表现为较正常时扩大，RAPD 反应迟钝，甚至消失。视盘炎时眼底检查可见视盘充血水肿、出血改变。视盘呈轻中度隆起，视网膜静脉迂曲扩张，视网膜邻近视盘处可见出血、渗出、水肿等改变。球后视神经炎虽早期无眼底改变，但部分患者诉有眼球转动及眶深部疼痛感，后期出现视盘萎缩。

2．体征　单眼或非对称发病的患者可出现相对性瞳孔传导阻滞；色觉下降，中心暗点，弓形或水平性视野缺损。1/3 的患者发生视盘水肿，可同时伴有或不伴有视盘周围火焰状出血（视盘炎最常见于儿童和青年人），2/3 的患者视盘外观正常（球后视神经炎在成年人群中更为常见）。后部玻璃体中可出现炎症细胞。

【诊断】

1．眼部检查　出现上述临床表现中所见改变。

2．视野检查　出现中心暗点、视野向心性缩小或哑铃形暗点等异常改变。

3．VEP 检查　P100 波潜伏期延长、振幅降低。

4．其他检查　MRI 对早期发现多发性硬化有意义，脑脊液检查有助于为视神经脱髓鞘提供依据，血液和脑脊液的细菌学、病毒学及免疫学等检查有助于诊断急性特发性脱髓鞘性视神经炎。

【治疗】 部分患者未经治疗便可自行恢复。为缩短病程，降低复发概率，可根据情况使用糖皮质激素冲击疗法。对既往有多发性硬化或视神经炎病史的患者，复发期可应用糖皮质激素冲击疗法，或酌情选择免疫抑制剂、丙种球蛋白等，恢复期可使用 B 族维生素及血管扩张剂。

1．如果 MRI 显示至少一处有典型脱髓鞘病变，在视力下降的 14 天内进行糖皮质激素静脉冲击治疗。

2．如果 MRI 提示有 2 处或 2 处以上特征性脱髓鞘病灶，除糖皮质激素治疗方法外，可在发病 28 天内用 TNFβ1a、醋酸格拉默或芬戈莫德进行治疗。MRI 显示一处或多处典型脱髓鞘病灶患者，在 15 年以上有 70% 概率会发生多发性硬化。

3．MRI 未见异常，多发性硬化的发生风险较低。糖皮质激素静脉冲击治疗促进视力恢复，也可考虑暂时不用。发病后 3、6、9 和 12 个月复查 MRI，以后每隔一年复查 MRI。

总结：视神经炎包括视神经的各种感染性炎症、非特异性炎症及脱髓鞘性疾病，以急性视力下降和眼眶疼痛、眼球运动时明显为主要临床表现。视野检查表现为中心暗点、视野向心性缩小等。通常用糖皮质激素进行静脉冲击治疗。

二、视盘水肿

【定义】 视盘水肿（papilledema）是指当颅内压或眶内压升高超过眼压时，压力经脑脊液传至视盘处，导致视盘血液循环受阻而产生的非炎性视盘肿胀（swelling of optic disc）。

【病因】

1．原发性或转移性颅内肿瘤 为最常见原因。

2．脑积水。

3．特发性高颅内压 经常发生于年轻、体重超重的女性。特发性高颅内压 / 假性脑瘤。

4．硬膜下和硬膜外血肿。

5．蛛网膜下腔出血 严重头痛，可伴有视网膜前出血（Terson 综合征）。

6．动静脉畸形。

7．脑脓肿 通常伴有高热和精神障碍。

8．脑膜炎 发热、颈项强直、头痛（如梅毒、结核、莱姆病、细菌、寄生虫、炎症或肿瘤相关性脑膜炎）。

9．脑炎 经常伴有精神状态异常。

10．脑静脉窦血栓。

【临床表现】

1．症状 阵发性眼前发黑或视物模糊，可持续数秒，常由姿势改变（颅内压发生改变）而突然引发，或有精神症状，伴头痛、复视、恶心、呕吐等。慢性视盘水肿波及黄斑部或已有早期继发性视神经萎缩变化则可引起中心视力严重丧失。

2．体征 早期型视盘明显隆起，边界模糊，视盘表面及周围可见出血、渗出改变；晚期萎缩型则可出现继发性视神经萎缩。

【诊断】

1．以上临床表现。

2．颅内压增高。

3．视盘充血。

4．FFA 检查 可见水肿。

5．视野检查 早期生理盲点扩大，持续进行性加重者视野向心性缩小，特别是鼻下方。

6．超声、CT 等检查 排除占位性病变。

【治疗】 针对导致颅内压力升高的潜在原因进行治疗，营养神经等对症治疗。

总结：视盘水肿是一种因颅内压升高而导致视盘肿胀的疾病。主要表现为双眼一过性视物不清、头痛呕吐，通常从平卧位或坐立位突然站立时症状加重。眼底表现为视盘充血、边界不清。目前的治疗方法主要是对导致颅内压力升高的潜在原因进行治疗。

三、特发性高颅内压 / 假性脑瘤

【定义】 特发性高颅内压 / 假性脑瘤（idiopathic high intracranial pressure/pseudo brain tumor）是一种特发性或多种危险因素相关的、以颅内压升高的症状和体征为主要表现的临床综合征。

【病因】

1. 肥胖、体重明显增加、怀孕通常与特发性高颅内压有关。

2. 其他可能相关的因素包括多种药物，含口服避孕药、四环素（包括半合成的药物，如米诺霉素）、萘啶酸、环孢素和维生素 A（> 100 000 U/d）。

3. 全身糖皮质激素停药也可成为诱因。

【临床表现】

1. 症状 头痛，一过性视力丧失（典型者持续数秒，体位改变时容易出现），复视，搏动性耳鸣，恶心或伴有头痛的呕吐。肥胖女性多见。

2. 体征 患者可出现以下临床特征：

（1）由颅内压升高导致的视盘水肿。

（2）颅脑 MRI/MRV 检查阴性。

（3）腰椎穿刺显示颅内压增高，脑脊液成分正常。

【诊断】

1. 如果有症状，可能只反映颅内高压或视盘水肿。

2. 如果有体征，可能只反映颅内高压或视盘水肿。

3. 证实颅内压增高（侧卧位）。

4. 脑脊液（cerebro-spinal fluid，CSF）成分正常。

5. 对于典型的患者，MRI 或增强 CT 无脑积水、占位、结构或血管病变；对于其他（非典型患者）需 MRI 及 MRV。

6. 无其他与颅内压增高相关原因。

【治疗】 特发性颅内压升高的病程通常为自限性。对以下情况，可考虑进行治疗：①严重、顽固性头痛。②视力或视野出现进行性损害。

治疗可采取以下方法：①如超重，可考虑减轻体重。②最初采用醋甲唑胺 250 mg，每日 4 次，口服，如可以耐受，将药物剂量增加到 500 mg，每日 4 次，口服。对磺胺药物过敏的患者慎用。③停止使用任何可能与发病有关的药物。

总结：特发性高颅内压 / 假性脑瘤是一种特发性或多种危险因素相关的、以颅内压升高的症状和体征为主要表现的临床综合征。与肥胖、怀孕、药物等有关。主要表现为头痛、一过性视力丧失，甚至呕吐。病程通常为自限性。

四、动脉炎缺血性视神经病变（巨细胞动脉炎）

【定义】 动脉炎性缺血性视神经病变（arteritis ischemic optic neuropathy，AION）是由供应视乳头的血管闭塞引起的，是与巨细胞动脉炎（giant cell arteritis，GCA）相关的最常见的眼科并发症，并且可以导致突然和永久的视力丧失。

【病因】

1. 动脉炎引起视盘供血不足。

2. 颞动脉 GCA 病因未明，家族发病情况调查发现，GCA 患者的一级亲属中发病较多，且多半有 HLA-DR4，提示有基因易感性。GCA 炎症反应集中于动脉内弹力膜，可能与其中某些自身抗原有关。免疫组化研究也发现，在炎症的颞动脉壁层内有免疫球蛋白沉积，浸润的炎症细胞以辅助性 T 细胞（helper T 细胞，TH 细胞）为主，患者周围血的淋巴细胞在试管内对人动脉及肌抗力原敏感。

【临床表现】

1．症状 突然无痛性视力下降；最初单侧发病，迅速累及双侧；患者年龄多大于 50 岁。患者可出现以下表现：视力下降前或发病期间有头痛病史，颌跛行（咀嚼痛）；头皮压痛，尤其颞动脉分布区表面皮肤表现明显（梳理头发时头皮有压痛感），近端肌肉和关节疼痛（风湿性多肌痛），厌食症，体重减轻，或发热。

2．体征 传入性瞳孔反射障碍；视力下降（数指或更差视力）；视盘色淡，水肿，经常伴有火焰状出血。随病情进展，视盘水肿消退，出现视神经萎缩和视杯加深。红细胞沉降率、C 反应蛋白和血小板数量明显增加。

【诊断】

1．有相关症状，且年龄多大于 50 岁。

2．FFA 显示眼底出血。

3．血沉升高。

4．颞浅动脉组织活检阳性。

【治疗】

1．患者一旦怀疑 GCA，应立即给予全身糖皮质激素治疗。甲泼尼龙 250 mg，静脉滴注，每 6 小时一次，连续应用 12 次，然后改为泼尼松 80 ~ 100 mg，每日一次。患者住院期间，进行颞浅动脉组织活检。

2．如颞动脉组织活检结果阳性，患者应维持口服泼尼松治疗，初始剂量 1mg/kg。

3．如组织活检结果显示阴性，通常停止全身应用糖皮质激素治疗，除非患者临床特征典型或患者产生较好的治疗反应。

总结：巨细胞动脉炎是一种老年疾病，是急症，具有潜在致盲性，常导致动脉炎缺血性视神经病变。而动脉炎缺血性视神经病变是巨细胞动脉炎患者视力丧失的最主要原因。临床症状、眼科辅助检查及颞浅动脉组织活检阳性有助于诊断。应用糖皮质激素治疗效果良好。

五、非动脉炎缺血性视神经病变

【定义】非动脉炎缺血性视神经病变（non-arteritis ischemic optic neuropathy，NAION）是 50 岁以上人群较常见的一类缺血性视神经病变，常由睫状后短动脉缺血造成视乳头灌注不足而发病。

【病因】特发性：动脉硬化、糖尿病、高血压、高血脂、高同型半胱氨酸血症、贫血及呼吸暂停综合征是该病的危险因素。相对性夜间低血压可能与 NAION 发病有关，尤其对于那些服用抗高血压药物的患者而言。夜间低血压可能与睡眠呼吸暂停综合征有关。

【临床表现】

1．症状 突然中等程度、无痛性视力下降，最初单眼发病，但也可累及双眼。患者发病年龄多在 40 ~ 60 岁。发生无痛性视力下降，同时伴有对侧视盘发育异常，MRI 检查结果正常，应该考虑 NAION 的可能。视功能受损可部分恢复。高血脂、高血压控制不稳定及睡眠呼吸暂停是年轻患者发病的危险因素。

2．体征 传入性瞳孔光反射异常，视盘颜色变淡，水肿（通常为象限性），火焰状出血，红细胞沉降率正常。

（1）非进展型 NAION：视力下降，视野受损，突然起病后视功能保持稳定。

（2）进展型 NAION：视力下降，视野受损，突然起病后视力继续下降，持续到发病后 3 ~ 4 周，或视野受损继续进展到发病后数天到数周。35% 的 NAION 患者属于进展型 NAION。

【诊断】

1. 相关的临床表现且年龄多大于 50 岁。

2. 视野检查水平缺损且多位于水平下方。

3. OCT 显示急性视盘水肿，表面神经纤维肿胀。

4. 红细胞沉降率一般正常。

【治疗】

1. 观察。

2. 治疗心血管高危因素。

3. 睡眠时间避免服用抗高血压药物，以避免夜间低血压。

总结：非动脉炎缺血性视神经病变是年龄大于 50 岁的人群中最常见的急性视神经病变。其发生与低灌注和动脉粥样硬化密切相关，相关的临床表现及眼科相关辅助检查有助于诊断。主要进行抗高血压治疗。

六、后部缺血性视神经病变

【定义】缺血性视神经病变（ischemic optico-neuropathy，ION）是一种视神经的营养血管发生循环障碍的急性营养不良性疾病。临床上一般以视网膜中央动脉在球后 9 ~ 11 mm 进入视神经处为界，后部缺血性视神经病变（posterior ischemic optic neuropathy，PION）发生于该界后段，即筛板后至视交叉间的视神经血管发生急性循环障碍，因缺血导致视神经功能损害。

【病因】

1. 手术后因素　该病可发生于接受头颈部手术、脊髓手术、胃肠道手术、开放性心脏手术的患者。

2. 患者手术过程中出现低血压、贫血，手术过程中患者头部固定保持于倾斜向下的体位，手术时间延长、术中大量失血、中心静脉压升高的情况。

3. 周围血管病、糖尿病和贫血可增加该病的发病风险。

【临床表现】

1. 症状　无痛性视力下降。绝大部分患者发病于手术后麻醉清醒到手术后 4 ~ 7 天的时间段。可单眼发病，也可双眼发病，可发生部分或完全性视功能受损。

2. 体征　见非动脉炎缺血性视神经病变。急性后部缺血性视神经病变初期外观正常，颜色逐渐变淡、水肿，最后完全苍白。

【诊断】

1. 突然出现视野缺损和（或）无痛性视力下降。

2. 视野检查示与生理盲点相连的绕过中心注视点的象限性视野缺损，多位于鼻侧和下方。

3. 局限性或弥漫性视盘水肿，常伴有周围线状出血。

4. 存在相对性传入性瞳孔功能障碍和（或）视觉诱发电位异常。

5. 有全身或眼局部的危险因素。

6. 除外其他的视神经病变。

【治疗】

1. 尽管目前没有关于手术后发生后部缺血性视神经病变治疗方法的对照研究，仍建议对患者迅速输血，以纠正低血压和贫血。

2. 对导致疾病发生的炎症性或感染性因素进行对因治疗。

总结：后部缺血性视神经病变是筛板后至视交叉间的视神经血管发生循环障碍，因缺血导致视神经功能损害的急性营养不良性疾病。主要表现为无痛性视力下降，目前主要以纠正低血压和贫血为主要治疗方法。

七、前部缺血性视神经病变

【定义】 前部缺血性视神经病变（anterior ischemic optic neuropathy，AION）为营养视盘筛板前区及筛板区的睫状后小血管分支狭窄或梗死、循环障碍，致使相应部位供血不足，引起视盘急性缺血缺氧、水肿的一组综合征。

【病因】 动脉硬化、动脉炎、动脉栓塞、低血容量、血液黏稠度增加、眼压增高等诸因素导致血管供血不足。

【临床表现】 突发无痛性视力急剧下降，甚或消失。发病年龄多见于 50 岁以上。眼底检查可见视盘水肿，边界不清，相邻部位视网膜可见少量线状出血改变。

【诊断】

1. **眼底检查** 出现上述改变。
2. **视野检查** 显示与生理盲点相连的扇形或象限性视野缺损。
3. **FFA** 有助于确诊。

【治疗】 针对病因进行治疗，改善血液供应；降低眼压有助于血管扩张，增加血液供应；全身合理应用糖皮质激素抑制炎性渗出、水肿等病理改变。

总结：AION 为营养视盘筛板前区及筛板区的睫状后小血管分支狭窄或梗死、循环障碍，致使相应部位供血不足，引起视盘急性缺血缺氧、水肿。表现为突发无痛性视力急剧下降。治疗包括病因治疗、改善循环等。

八、视神经萎缩

【定义】 视神经萎缩（optic atrophy）是指外侧膝状体以前的视神经纤维、神经节细胞及其轴突受损变性，神经胶质增生，传导功能障碍。分为原发性（下行性）、继发性及上行性。

【病因】 引起视神经萎缩的原因较多，如炎症、退变、缺血、外伤、中毒、脱髓鞘、占位、某些全身性及遗传性疾病等。

【临床表现】 视力减退。原发性视神经萎缩：视盘颜色淡或苍白，边界清晰，筛孔可见。继发性视神经萎缩亦表现为视盘颜色变淡或苍白，视盘边缘不清晰，由于神经胶质增生致使视盘筛孔不清。此外，尚可见眼底原发病痕迹。

【诊断】

1. 根据眼底检查一般可做出诊断。
2. 原发性视神经萎缩可通过视野、VEP、CT、MRI 等辅助检查确诊。

【治疗】 积极治疗原发病，营养神经。

总结：视神经萎缩是指外侧膝状体以前的视神经纤维、神经节细胞及其轴突受损变性，神经胶质增生，传导功能障碍。主要表现为视力减退和视盘灰白或蜡黄色。治疗包括病因治疗等。

（沈　吟）

第16章 屈光不正

病例 16-1

患者，男性，5 岁，家长发现其有“斗鸡眼”而来就诊。经检查，眼前段及眼底正常。视力 OD：4.8/4.8(远 / 近),OS：4.7/4.8(远 / 近)。自然状态电脑验光 OD：+1.75 DS = 4.8，OS：+2.50 DS = 4.8，睫状肌麻痹后检影验光 OD：+3.50 DS = 4.8；OS：+4.25 DS = 4.8。

讨论题

1．如何诊断和鉴别诊断？

2．如何处理？

第一节 概 述

当光从一种介质进入另一种不同折射率的介质时，光线将在界面发生偏折现象，该现象在眼球光学中称为屈光（refraction）。若在眼调节完全放松的状态下（静态眼），无穷远处物体（5 m 外的平行光线）经眼的屈光系统后，所成的像没有准确聚焦在视网膜上，即称为“屈光不正（ametropia，refractive error）”；如若正好聚焦在视网膜上，则称为“正视（emmetropia）”。

一、眼的屈光和屈光力

屈光力大小可以用焦距（*f*）来表达，即平行光线经透镜后聚焦为一点，该点离透镜中心的距离为焦距。在眼球光学中，应用屈光度（Diopter，简写 D）作为屈光力的单位，屈光度为焦距（以米为单位）的倒数，即屈光度（D）= 1/*f*。

为了便于理解，还可将眼球简化为单一光学面，这种简化的眼球称为“Emsley 简略眼（Emsley reduced eye）”（图 16-1），即将眼球总屈光力（非调节状态下）定为 60D，眼球屈光介质的平均折射率为 1.336，前焦距为 −16.67 mm，后焦距为 22.27 mm。

二、眼的调节

①调节：为了看清近距离目标，需增加晶状体的曲率（弯曲度），从而增强眼的屈光力，使近距离物体在视网膜上清晰成像，这种为看清近物而改变眼的屈光力的功能称为调节（accommodation）（图 16-2）。②调节幅度、调节与年龄：眼所能产生的最大调节力称为调节幅度（amplitude of accommodation）。调节幅度与年龄密切相关，青少年调节力强，随着年龄

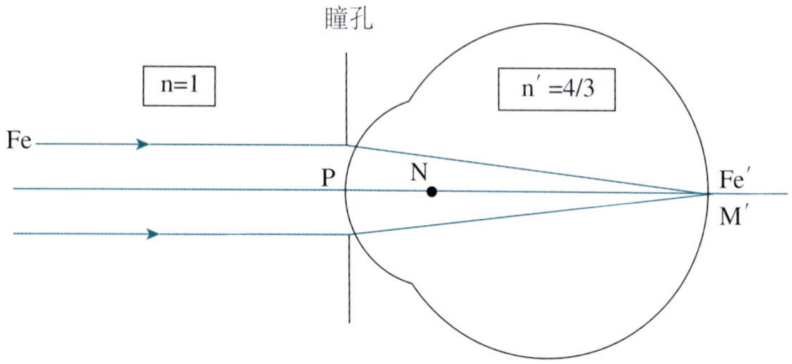

图 16-1 Emsley 简略眼

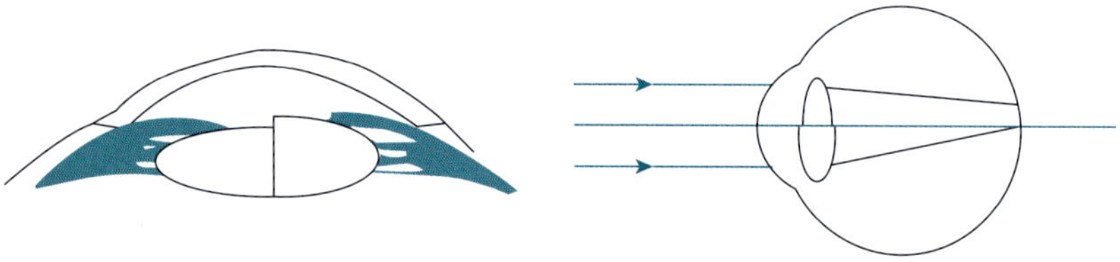

图 16-2 调节作用的机制

增长，调节力将逐渐减退而出现老视（presbyopia）。③调节范围：眼在调节放松（静止）状态下所能看清的最远一点称为远点（far point），眼在极度（最大）调节时所能看清的最近一点称为近点（near point）。远点与近点的间距为调节范围（range of accommodation）。

第二节 正视、屈光不正与老视

一、正视

当眼调节静止时，外界的平行光线（一般认为来自 5m 以外）经眼的屈光系统后恰好在视网膜黄斑中心凹聚焦，这种屈光状态称为正视（emmetropia），正视眼的远点为无穷远（图 16-3）。

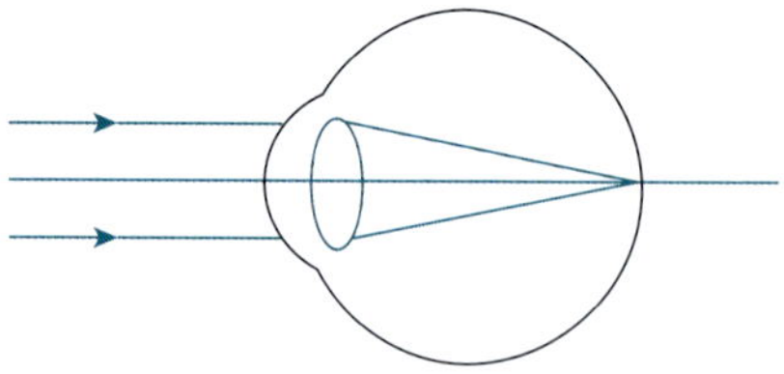

图 16-3 正视眼

二、近视

在调节放松状态下，平行光线经眼的屈光系统后聚焦在视网膜之前，称为近视（myopia）（图 16-4）。

根据屈光成分分类：①屈光性近视：主要由于角膜或晶状体曲率过大，屈光力超出正常范围，而眼轴长度在正常范围；②轴性近视：眼轴长度超出正常范围，角膜和晶状体曲率在正常范围。

根据近视屈光度分类：①轻度近视：< –3.00 D；②中度近视：–3.00 D ~ –6.00 D；③高度近视：> –6.00 D。

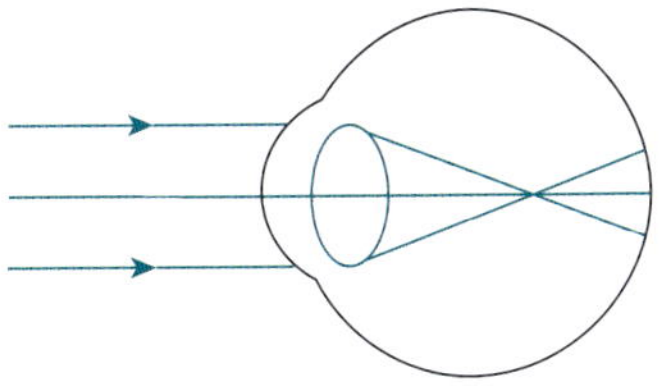

图 17-4　近视眼

【临床表现】

1. 远距视物模糊，近距视力好，注视远处物体时眯眼。

2. 由于看近时不用或少用调节，易引起外隐斜或外斜视。

3. 近视度数较高者，除远视力差外，常伴有夜间视力差、飞蚊症、飘浮物、闪光感等症状，并可发生程度不等的眼底改变，如近视弧形斑、豹纹状眼底、周边视网膜变性及破孔、黄斑部出血或形成新生血管膜，可发生形状不规则的白色萎缩斑，或有色素沉着呈圆形黑色斑（Fuchs 斑）。

【治疗】 临床上矫治近视均是通过将入眼光线先进行发散（如使用凹透镜），然后聚焦在视网膜上，可以光学镜片的方式，如配戴框架眼镜或角膜接触镜；也可采用降低角膜屈光力的方式，如角膜塑型术（OK 镜）或角膜屈光手术；也可通过改变晶状体屈光力的方式，如眼内屈光手术：有晶状体眼人工晶状体植入术、屈光性晶状体置换术。

三、远视

当调节放松时，平行光线经过眼的屈光系统后聚焦在视网膜之后，为远视（hyperopia）。远视眼的远点在眼后，为虚焦点（图 16-5）。

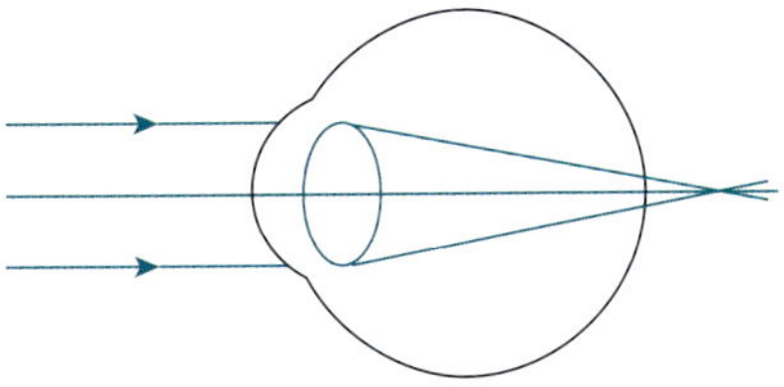

图 16-5　远视眼

当远视度数较低时，年轻患者可以利用其调节能力，增加眼的屈光力，将光线聚焦在视网膜上，从而获得清晰视力。但由于频繁并过度使用调节，远视者视疲劳症状比较明显。

远视患者的眼球轴长一般比较短小。根据远视度数分类：①低度远视：< + 3.00 D。②中度远视：+ 3.00 D ~ + 5.00 D，视力受影响，并伴有不适感或视疲劳症状，过度使用调节还会出现内斜。③高度远视：> + 5.00 D，视力受影响。

能被调节所代偿的那一部分远视称为隐性远视。

【临床表现】

< 6 岁：低中度远视者无任何症状，因为调节幅度很大，近距阅读的需求也较少。高度远视者通常是在体检时发现，或伴有调节性内斜而被发现。调节性内斜表现为近距内斜大于远距内斜，由高调节性集合 / 调节比例（AC/A）引起。远视的正确矫正可以减少调节，从而减少调节性集合而消除或减少内斜。

6 ~ 20 岁：近距阅读需求增大，特别在 10 岁左右时，阅读量增加，阅读字体变小，开始

出现视觉症状。

20 ~ 40 岁：近距阅读时出现眼酸、头痛等视疲劳症状，部分患者老视提前出现，这是因为随着年龄增长，调节幅度减少，隐性远视减少，显性远视增加。

> 40 岁：调节幅度进一步下降，隐性远视转为显性远视，这些患者不仅需要近距阅读镜片附加（ADD），而且还需要远距远视矫正。

【治疗】 远视眼用凸透镜矫正，矫治的方式可以是框架眼镜或角膜接触镜；也可以通过手术矫治，如角膜屈光手术和眼内屈光手术。

四、散光

眼球在不同子午线上屈光力不同，形成两条焦线和最小弥散斑的屈光状态称为散光（astigmatism）。

散光类型：分为规则散光和不规则散光。最大屈光力和最小屈光力主子午线相互垂直者为规则散光，不相互垂直且同一子午线上屈光力不等者为不规则散光，如角膜瘢痕、圆锥角膜等所致的角膜不规则。规则散光又分为顺规散光（astigmatism with the rule）、逆规散光（astigmatism against the rule）和斜轴散光（oblique astigmatism）。最大屈光力主子午线在（90±30°）位置的散光称为顺规散光，最大屈光力主子午线在（180±30）°称为逆规散光，其余为斜轴散光。根据两条主子午线聚焦与视网膜的位置关系（图 16-6），分为五种散光类型：①单纯近视散光；②单纯远视散光；③复性近视散光；④复性远视散光；⑤混合散光。

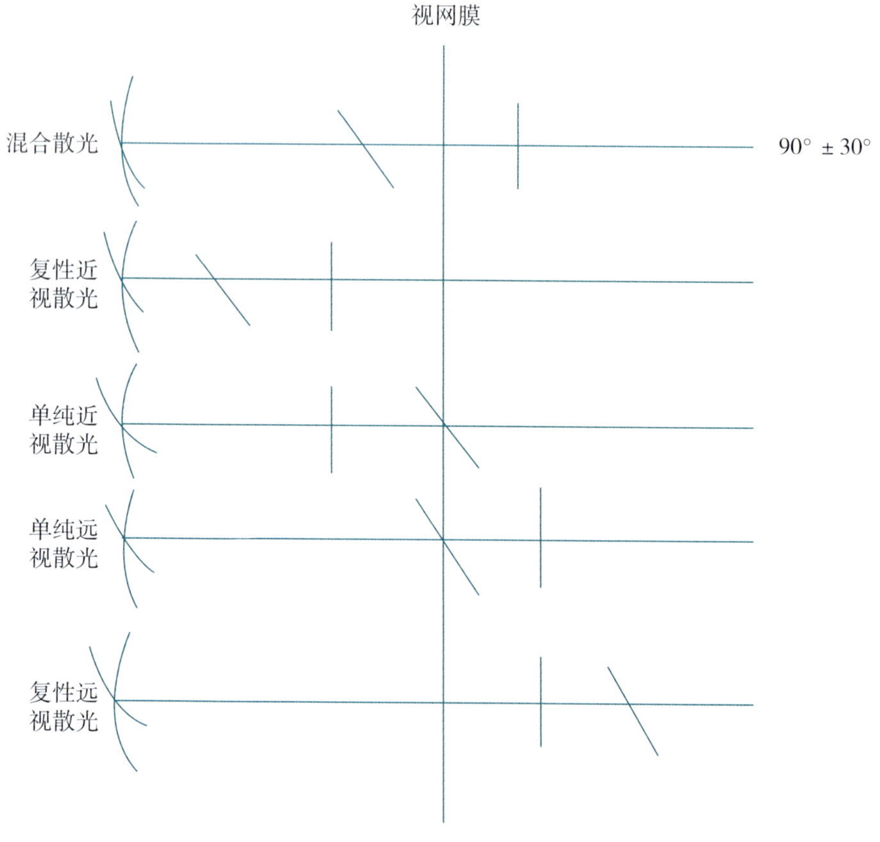

图 16-6　五种类型散光

【治疗】 单纯散光用柱镜矫正，复性或混合散光用球柱镜来矫正。也可采用角膜屈光手术、晶状体屈光手术进行矫正。不规则散光可通过硬性角膜接触镜矫正，也可通过角膜地形图引导的准分子激光角膜消融术进行矫正。

五、屈光参差

双眼屈光度数不等者称为屈光参差（anisometropia），双眼屈光差异超过 1.00 D 者，在双眼矫正或非矫正状态下有可能会出现以下问题：

1．由于人眼调节活动是双眼等同性的，在非矫正状态下眼通过调节来获得清晰视力，此时屈光参差者若一眼清晰聚焦，其另一眼则常处于视觉模糊状态。如屈光参差的远视患者，低度数眼或正视眼清晰聚焦，而其度数较高眼则为模糊像，很容易形成弱视（amblyopia）。而屈光参差的近视患者，正视眼用于注视远处目标，近视眼用于注视近距离，一般不会引起弱视，但由于缺乏融像机会，容易出现双眼视异常。

2．当屈光参差者屈光不正完全被矫正时，双眼视网膜上所成的像的大小存在差异，即不等像（aniseikonia），有可能造成融像困难，从而出现相关融像困难症状如头晕、阅读模糊等。一般情况下，屈光参差度数相差超过 2.50 D 以上并使用配戴框架眼镜矫正者通常会出现类似融像困难症状。

【治疗】 对屈光参差者进行屈光矫正时，需考虑矫正方法的视网膜像放大率。两眼度数差异过大者，可以考虑配戴角膜接触镜或进行屈光手术。

六、老视

老视是一种生理现象，不论屈光状态如何，每个人均会发生老视。随着年龄增长，晶状体逐渐硬化，弹性减弱，睫状肌的功能逐渐降低，从而引起眼的调节功能逐渐下降。这种由于年龄增长所致的眼生理性调节减弱称为老视（presbyopia），俗称老花。

老视的症状：①视近困难；②阅读需要更强的照明度；③视近不能持久。

第三节　屈光检查步骤

完整的验光过程包括三个阶段，即初始阶段、精确阶段和终结阶段（表 16-1）。

表16-1　验光过程的三个阶段及其方法

阶段	内容
第一阶段（初始阶段）	目的： 检查者主要收集有关被测者眼部屈光状况的基本资料，根据这些资料，预测验光的可能结果 方法： 检影验光或电脑验光：初步获得眼屈光信息 角膜曲率计或角膜地形图检查：获得角膜散光信息 镜片测度仪检测：获得原习惯性矫正状态信息
第二阶段（精确阶段）	目的： 对从初始阶段所获得的预测资料进行检验 方法： 综合验光仪：通过主觉验光的标准流程和步骤，获得被测者最佳矫正视力（best corrected visual acuity，BCVA）的处方
第三阶段（终结阶段）	目的： 个性化调整和评定，获得最终处方 方法： 综合验光仪双眼平衡测量：获得双眼调节等同 试镜架测试：个性化调整，达到双眼配戴清晰和舒适

第四节 屈光不正的非手术矫治

一、框架眼镜

框架眼镜是最传统、最经典的屈光矫治方法。框架眼镜主要使用球镜、柱镜或球柱镜（现多为环曲面镜）。球镜用于矫正单纯远视或近视；正球镜（凸球镜）用于矫正单纯远视；负球镜（凹球镜）用于矫正单纯近视；柱镜或球柱镜用于矫正散光。

二、角膜接触镜

角膜接触镜（contact lens）俗称隐形眼镜，从材料上分为软镜和硬镜。

1. 软镜 由含水的高分子化合物制成，镜片透氧性与材料的含水量和镜片厚度有关。软镜直径一般为 13.5 ~ 14.5 mm，后表面曲率半径为 8.4 ~ 8.8 mm。软镜易产生蛋白等镜片沉淀物，配戴不当常引起巨乳头性结膜炎（GPC）、角膜炎等并发症。目前认为软镜更换周期不宜过长。

2. 硬镜 目前所用的硬镜一般是指硬性透气性接触镜（rigid gas-permeable contact lens，RGP），由质地较硬的疏水材料制成，其透氧性较高。

普通设计的硬镜一般直径较小，为 9.2 ~ 9.6 mm，后表面曲率与角膜前表面相匹配。硬镜的特点是透氧性强、抗蛋白沉淀、护理方便、光学成像质量佳，但验配较复杂，配戴者需要一定的适应期。

3. 角膜塑型镜 角膜塑型镜实际上是硬镜的一种特殊设计：使用特殊设计的高透氧硬镜，通过机械压迫、镜片移动的按摩作用及泪液的液压作用压平角膜中央形状，达到暂时降低近视度数的目的，该方式称为角膜塑型术（orthokeratology，OK）。角膜塑型镜验配较复杂，使用不当易引起严重并发症，应严格控制使用，须在医疗机构中由专业医疗人员进行规范验配。

第五节 屈光手术

对于屈光状态稳定，不宜或不愿接受眼镜或接触镜，有接受屈光手术愿望者，在严格掌握适应证、排除禁忌证的前提下，可考虑进行屈光手术。

屈光手术分为角膜屈光手术与晶状体屈光手术两大类。角膜屈光手术是通过手术的方法改变角膜前表面的形态，以矫正屈光不正。其基本方法是通过去除部分角膜组织或在角膜上做不同形状的切口松解角膜纤维的张力等方法，使角膜前表面变平或变陡。当前，角膜屈光手术主要采用准分子激光及飞秒激光来完成，按照手术方法的不同可分为：

1. 准分子激光屈光性角膜消融术（PRK） 采用机械或激光方法去除角膜上皮，然后用准分子激光消融掉部分角膜基质，改变角膜前表面曲率。

2. 准分子激光上皮下角膜磨镶术（LASEK） LASEK 在制作角膜上皮瓣时利用 20% 酒精对角膜上皮细胞层基底膜的化学作用，使上皮细胞层基底膜内形成缝隙而完整分离，后续的准分子激光脉冲直接作用到角膜前弹力层和基质层，进行消融以矫正近视、远视及散光。

3. 机械法准分子激光角膜上皮瓣下磨镶术（Epi-LASIK） 又称微型角膜刀准分子激光角膜上皮瓣下磨镶术。与 LASEK 相比，Epi-LASIK 采用角膜上皮分离器取代酒精作用制作上皮瓣，避免了酒精的刺激作用和制作上皮瓣带来的一些并发症。

上述三种手术方法统称为表层角膜屈光手术。

4．准分子激光原位角膜磨镶术（LASIK） LASIK 先在角膜上用特制的微型角膜板层刀（microkeratome）或飞秒激光制作一个带蒂的角膜瓣，掀开后在暴露的角膜基质床上进行准分子激光消融，以矫正近视、远视及散光。

5．飞秒激光小切口角膜基质透镜取出术（SMILE） 用飞秒激光在角膜基质层进行两个层面的爆破，从 2 ~ 4 mm 小切口取出两层面之间形成的透镜，目前主要矫正近视及散光。

上述两种手术方法也被称为板层角膜屈光手术。

也可采用飞秒激光或非激光切开角膜的方式进行散光矫正。

晶状体屈光手术属于眼内屈光手术，包括：①屈光性晶状体置换术（refractive lens exchange，RLE）是以矫正屈光不正为目的摘除相对透明或混浊的晶状体，植入人工晶状体的一种手术方式，主要适用于年龄在 50 岁以上的高度近视患者；②有晶状体眼人工晶状体植入术，分为前房型和后房型两大类，当前以植入后房型为主。

理论上，有晶状体眼人工晶状体植入术可以矫正的屈光度范围是 +10.00 D ~ –20.00 D（根据不同产品选择），由于有晶状体眼手术的目的之一是为了保留调节力，年龄较轻者更能获得益处。

第六节　进展与趋势

近视发生和发展机制一直是眼科学家研究的重要课题，如何安全有效地矫正近视是临床研究的焦点。①近视发生的机制研究：近视眼发生、发展机制至今尚未完全明了。目前的研究结果表明，近视的发生机制包括遗传和环境因素。②屈光矫治的安全性和有效性：现代眼视光学的重要目标之一就是通过各类屈光矫治方法，达到看得清楚、看得舒服、看得持久的最佳视觉状态。“安全性”和“有效性”作为综合评价指标近来被普遍应用。“安全指数”表达了屈光矫治后是否存在眼病理改变，“有效指数”表达了矫治后是否达到预期效果。最终的目标是让所有的患者满意。

1．框架眼镜 框架眼镜的安全性主要体现在抗辐射镜片和防护眼镜的研制开发上，尤其是对于青少年极为重要。在户外活动时，视野内的发光物体或光源会引起不适性眩光。对于渐变多焦点镜片，从最初无法配戴的“象鼻式”设计至目前更加符合眼球正常生理的新一代设计，使得“视觉矫治”领域的有效性概念得到延伸，这一进展不仅使老视者视觉质量提高，还被用到了青少年近视防控研究、视觉疲劳研究中。关于减少像差的镜片，在屈光手术中波阵面像差引导的激光矫治术、非球面人工晶状体的发展等，就是引用了消像差理论，以进一步提高视觉质量。

2．角膜接触镜 随着现代科技的发展，角膜接触镜在材料和设计上不断改进，高透氧性成为可能，新一代可长戴软性角膜接触镜被批准进入市场。

RGP 的安全性和优良的光学特性使之可以用来矫正角膜不规则散光和圆锥角膜，亦可以应用于对儿童近视的矫正。近几年，由于镜片材料的改进、电脑设计的应用和角膜地形图仪的出现，角膜塑型镜在镜片设计、矫正效果和预后方面均有了很大进步。

3．屈光手术

（1）表层角膜消融方式：采用准分子激光去除角膜上皮后即刻进行准分子激光消融的一类方式，即 t-PRK 近年来成为热点，进入又一轮发展高潮。表层消融方式的角膜可消融余地大，余留角膜床更多，术中对眼球无负压吸引的影响，无角膜瓣并发症。可以进行个性化手术方案，术后像差小，受个人操作影响少，因此在控制 Haze 和疼痛的各种方法综合作用下，表层角膜消融方式有东山再起的可能。

（2）板层角膜屈光手术方式：LASIK，尤其是飞秒激光制瓣的 LASIK（FS-LASIK）仍是目前的主流术式，是目前最成熟、应用最广泛的角膜屈光手术。飞秒激光制作出的角膜瓣表面平滑、厚薄均匀，其精确程度高于传统角膜板层刀。SMILE由于切口小，消除了角膜瓣的并发症，术后干眼程度较轻、持续时间较短，也成为开展得越来越多的术式。

(3) 个性化的准分子激光消融模式：准分子激光机近年来所发展的关键技术为，准分子激光对角膜组织定量和定位的消融作用，激光斑变小和飞点扫描，消融过程中中心定位和自动跟踪系统；可以与全眼像差仪、角膜地形图联机进行消除高阶像差的个性化手术，以进一步提高术后视觉质量。

(4) 角膜胶原交联术（collagen cross linking，CXL）：采用一种光敏剂核黄素浸泡角膜，然后用紫外光源照射，使角膜胶原成分产生交联以增强角膜抗张力和硬度，达到治疗圆锥角膜或预防激光术后屈光回退的效果。

(5) 晶状体屈光手术：角膜屈光手术有可能越来越多地被晶状体屈光手术所取代，尤其是对于屈光度相对较高、角膜比较薄，有“疑似”圆锥角膜形态者。有晶状体眼人工晶状体的材料、设计得到大幅度改进，植入术的手术设计和手术方法也在同步发展，尤其在针对高度屈光不正者的矫治中显示出了激光手术无法达到的视觉效果与稳定性。而非球面晶状体、多焦晶状体、调节性晶状体以及正在研发中的光控调整性晶状体和记忆性晶状体可能是消除屈光不正和老视的最佳选择。

思考题

1. 某眼中屈光力为60 D，眼轴为20 mm，该患者可能会有哪些症状？
2. 为什么现代的近视激光手术大部分都在角膜上进行？
3. 一位正视者想看清25 cm处的物体，该眼需做出的调节力是多少？双眼处于何种位置？
4. 某孩子妈妈来找您抱怨，说：一位医师告诉她，她的小孩有近视还有散光。但另一位医师告诉她，她的小孩有远视还有散光。她都糊涂了，到底怎么回事？假若两位医师都“正确”，可能是怎样的情况？您如何解释？
5. 有些近视患者上了年纪后，看书不用老花镜，大家都说：近视眼可能不会“老花”，你是怎么看的？
6. 近视的原因有哪些？当前如何预防近视的形成与进展？

（瞿　佳　陈跃国）

第17章 斜 视

第一节 概 述

斜视（strabismus）是眼科的常见病、多发病，患病率为3%，是与双眼视觉和眼球运动相关的疾病。指一眼注视时，另一眼视轴偏离形成的异常眼位。

一、相关概念

1．正位视（orthophoria） 是在向前方注视时双眼的眼外肌保持平衡，眼球向任何方向、任何距离注视时眼球的运动系统均处于完全平衡状态，使双眼眼轴始终能对准注视目标，即使打破融合，双眼亦均无偏斜的倾向。

2．主导眼（dominant eye） 两眼在同时视物时，起优势作用的眼。斜视手术通常首选非主导眼进行。

3．三棱镜度（prism diopter，PD） 用于测量斜视度的单位。光线通过三棱镜在1m处向基底偏移1cm为1PD，写为1PD或$1^{\triangle}$。

4．第一斜视角（primary deviation） 麻痹性斜视以正常眼注视时，麻痹肌所在眼的偏斜度。第二斜视角（secondary deviation）：麻痹性斜视以麻痹肌所在眼注视时，另一眼的偏斜度。

5．第一眼位（primary position） 双眼注视正前方时的眼位。第二眼位（secondary position）双眼向右上、右下、左上、左下注视时的眼位。

6．诊断眼位（diagnostic position） 用于诊断双眼运动的情况，包括眼球向九个注视位置的转动：眼球从原在位水平向右、水平向左、垂直向上、垂直向下、向右上、向右下、向左上、向左下方向转动。

7．主动肌（agonist） 收缩时使眼球向某一方向运动的肌肉称为主动肌。如外直肌收缩使眼球外转，所以外直肌是眼球外转的主动肌。

8．拮抗肌（antagonist） 同一眼作用方向相反的眼外肌互为拮抗肌。如内直肌与外直肌、上直肌与下直肌、上斜肌与下斜肌即互为拮抗肌。

9．协同肌（synergist） 同一眼向某一方向注视时具有相同运动方向的肌肉为协同肌。如上转时上直肌和下斜肌、下转时下直肌和上斜肌为协同肌。眼外肌可以某个作用是协同肌，而另外一个作用是拮抗肌。例如，上转时上直肌和下斜肌的垂直作用为协同肌，其旋转作用为拮抗肌。

10．配偶肌（yoke muscles） 双眼向某一方向注视时，具有相同作用的一对肌肉称为配偶肌。双眼同向运动共有6对配偶肌，如右眼的外直肌与左眼的内直肌使双眼共同向右运动，为一对配偶肌。其他配偶肌对见表17-1。

表17-1 眼的配偶肌

运动方向	右眼	左眼
右	外直肌	内直肌
左	内直肌	外直肌
右上	上直肌	下斜肌
右下	下直肌	上斜肌
左上	下斜肌	上直肌
左下	上斜肌	下直肌

11．交互神经支配定律（Sherrington's law） 描述一眼主动肌与拮抗剂的关系：当眼球运动时，某一主动肌收缩总是伴有同等量的拮抗剂的松弛。例如，眼球外转时，外直肌收缩，同时有等量的内直肌松弛。

12．配偶肌定律（Hering's law） 两眼向相同方向注视时，相对应的配偶肌同时接受等量的神经冲动。

13．融合（fusion） 双眼同时看到的物体在视觉中枢整合为一个物像。

14．Kappa 角 为视轴（注视目标与黄斑中心凹连线）与经过该眼瞳孔中央的瞳孔轴间的夹角。当一眼注视光源时，角膜反光点位于瞳孔正中央，为瞳孔轴与视轴重合，即零 Kappa 角。反光点位于瞳孔轴鼻侧，给人以轻度外斜视的印象，此为阳性 Kappa 角（正 Kappa 角）；反光点位于瞳孔轴颞侧，为阴性 Kappa 角（负 Kappa 角），给人以内斜视的错觉。

二、斜视的分类

目前斜视尚无完善的分类方法，通常有以下几种方法：

1．根据融合功能对眼位偏斜的控制状况分类

（1）隐斜视（phoria，heterophoria，latent deviation）：能够被双眼融合机制控制的潜在的眼位偏斜。

（2）间歇性斜视（intermittent exotropia）：部分时间可以被双眼融合机制控制的斜视，即有时正位有时斜视。

（3）恒定性斜视（constant exotropia）：不能被双眼融合机制控制的持续性斜视。

间歇性斜视和恒定性斜视均属于显性斜视（tropia，heterotropia，manifest deviation）。

2．根据第一斜视角与第二斜视角是否相等分类

（1）共同性斜视（concomitant strabismus）：第一斜视角等于第二斜视角，斜视角不因注视方向的改变而变化，眼球运动各方向均不受限制。

（2）非共同性斜视（incomitant strabismus）：第二斜视角大于第一斜视角，斜视角因注视方向的改变而变化，眼球运动有不同程度障碍和限制。

3．根据注视情况分类

（1）交替性斜视：斜视的双眼可以交替注视，因为双眼均有机会注视，一般不会形成弱视。

（2）单眼性斜视：斜视只存在于一眼，而且该眼通常有弱视。

4．根据发病年龄分类

（1）先天性斜视（婴儿型斜视）：出生后 6 月龄内发生的斜视。

（2）获得性斜视：6 月龄后发生的斜视。

5．根据眼位偏斜方向分类 水平斜视（horizontal strabismus）、垂直斜视（hypertropia）、旋转斜视（cyclodeviation）和混合型斜视。

第二节　基本检查方法

斜视临床检查包括一般检查、斜视角检查、眼球运动功能检查、感觉功能检查。

一、一般检查

病史、视力、屈光度（见前文）。

二、斜视角检查

1．角膜映光法（light reflex test，Hirschberg test） 通过观察角膜光反射的位置及其与瞳孔的关系来判断斜视的类型和斜视度。检查时患者注视 33 cm 处的点光源，观察反光点偏离瞳孔中心的位置。双眼角膜反光点位于瞳孔中央为正位，若一眼角膜反光点偏鼻侧为外斜，反之为内斜；反光点位于瞳孔缘者为斜视 15°，位于角膜缘者为 45°，位于瞳孔缘与角膜缘之间者为 30°。该方法比较简便粗略，需注意瞳孔大小。

2．交替遮盖法（alternate cover test） 交替遮盖的目的是使双眼融合功能分离，以发现包括显斜视和隐斜视在内的全部斜视，是斜视检查常用的定性方法之一。

3．遮盖法（cover test） 遮盖是打破融合的方法之一，通过遮盖判断是否存在显斜视以及斜视的性质。遮盖 - 去遮盖法（cover uncover test）：多用，用遮眼板遮盖任意一眼，遮盖时观察对侧眼是否有眼球移动，如果有眼球移动，说明对侧眼存在斜视；如果对侧眼无眼球移动，说明对侧眼处在注视位。然后观察去除遮眼板后被遮眼的变化。如果被遮眼有返回注视位的运动，说明被遮眼为隐斜视；如果被遮眼停在某一偏斜位置上，提示被遮眼有显斜视。如果两眼分别遮盖时，对侧眼均无眼球移动，说明无显斜视。

4．三棱镜加遮盖法（prism plus cover test） 斜视手术前定量检查最常用最准确的方法，可以测量显斜视和隐斜视总的斜视度。检查时让患者分别注视看近 33 cm 和看远 6 m 处目标，将三棱镜置于斜视眼前，三棱镜的尖端与斜视的方向一致，然后交替遮盖两眼，逐渐增加三棱镜度数至眼球不再移动为止。此时所用三棱镜度数即为所检查距离和注视方向的斜视度。也可以用单眼遮盖 - 去遮盖检查。注意应同时检查裸眼与戴镜、看近与看远的斜视角。

5．同视机法（synoptophore test） 一种定量检查斜视角的方法，用于检测原在位及诊断眼位的斜视度。两眼分别从两个可以前后活动而相互独立的镜筒看画片。用同时知觉画片检查斜视度，检查时一眼注视画片中心，检查者把对侧眼镜筒调整到被查眼反光点位于瞳孔中央处，在刻度盘上可以直接读取斜视度数，此检查结果为他觉斜视角（客观斜视角）。通过对各诊断眼位斜视角的定量检查，可以判断麻痹性斜视的受累肌肉。

三、眼球运动功能检查

眼球运动是围绕眼球的垂直轴、水平轴、矢状轴三个轴向进行的，围绕垂直轴眼球可做内转与外转运动，围绕水平轴眼球可做上转与下转运动，围绕矢状轴眼球可做内旋与外旋运动。双眼所有眼外肌协调运动，保证眼球向各方向运动自如。眼球运动包括单眼运动与双眼运动。

1．单眼运动检查（duction test） 检查时遮盖一眼，另一眼追踪向各注视方向移动的视标，使其转动到最大转动位置，如发现任何眼球运动的减弱，则提示向该方向运动的肌肉力量不足，或存在限制因素。正常情况下，内转（adduction）：瞳孔内缘达上、下泪小点连线；外转（abduction）：角膜外缘可达外眦；上转（elevation，supraduction）：角膜下缘达内外眦水平连线；下转（depression，infraduction）：角膜上缘达内外眦水平连线。

2．双眼运动检查（versions test，binocular eye movements） ①双眼同向运动：单眼运动不能显示眼外肌运动功能不足时，用双眼同向运动检查，可以发现相对功能不足的肌肉和相对亢进的配偶肌。②双眼异向运动：双眼异向运动包括集合（convergence）和分开（divergence）运动，临床上多检查集合功能。③集合近点检查（near point of convergence，NPC）：判断自主性集合功能有无过强或不足。被检查者注视正前方一个可以引起调节的视标，视标逐渐向鼻根部移近，至患者出现复视或一眼偏离集合位，该点称为集合崩溃点，此时记录崩溃点至鼻根部的距离，即为集合近点。正常值为 7cm。随年龄增长，集合近点逐渐后退。

四、感觉功能检查

立体视检查（stereopsis test）：立体视是指两眼所能分辨的最小深度差。立体视检查包括轮廓立体视检查和随机点立体视检查。轮廓立体视检查是应用一个连续轮廓缘的立体图像进行检查，临床常用的 Titmus 立体图检查属于轮廓立体视检查。正常值为 40 ～ 60 秒弧（seconds of arc）。随机点立体图存在单眼线索，假阳性率较高。

第三节　共同性内斜视

共同性内斜视（concomitant esotropia）主要特征是眼位偏向鼻侧，第一斜视角等于第二斜视角，斜视角不因注视方向的改变而变化，眼球运动各方向均不受限制。分为调节性内斜视、部分调节性内斜视和非调节性内斜视。

一、调节性内斜视

调节与集合存在内在的一定比例的联动关系。调节性内斜视有两种机制单独或者共同参与：由于中高度远视需要较多的调节以获得清晰物像导致的屈光调节性内斜视和高 AC/A 使一定的调节引起较多的集合形成高 AC/A 型内斜视。

1．屈光调节性内斜视（refractive accommodative esotropia） 内斜视完全由远视性屈光不正引起。通常 2 ～ 3 岁发病，有中度或高度远视性屈光不正，AC/A 正常，充分麻痹睫状肌并戴镜矫正后，可完全矫正内斜视（图 17-1）。治疗：无需手术，配戴全屈光处方眼镜矫正即可，有弱视者同时治疗。

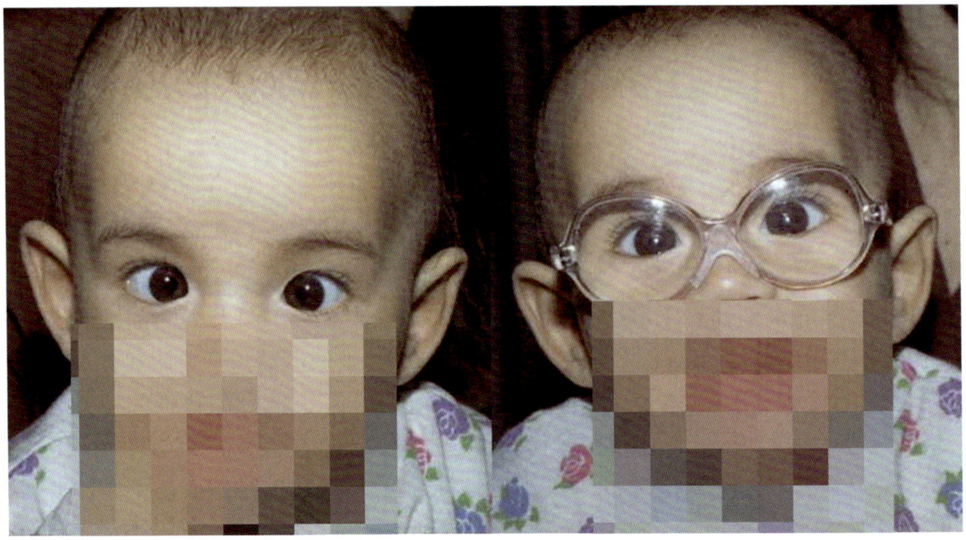

图 17-1　屈光调节性内斜视：戴镜可完全矫正内斜视

2．高 AC/A 型内斜视（high AC/A ratio accommodative esotropia） 是一种非屈光调节性内斜视，临床少见。内斜视度看近大于看远（≥ 15 PD），看远时可以为正位。可以有远视性屈光不正，AC/A 高。治疗：配戴双光眼镜。此类斜视 10 岁后有自愈趋势。

二、部分调节性内斜视（partially accommodative esotropia）

内斜视不完全由远视性屈光不正引起。通常 2 ~ 3 岁发病，有中度或高度远视性屈光不正，散瞳或戴镜后斜视度数可减少，但不能完全矫正。单眼斜视也可合并弱视（图 17-2）。

【治疗】 配戴全矫眼镜，有弱视者同时治疗，配戴 3 ~ 6 个月后仍然存在内斜视，而且双眼视力平衡者，可以手术矫正非调节部分的斜视度。

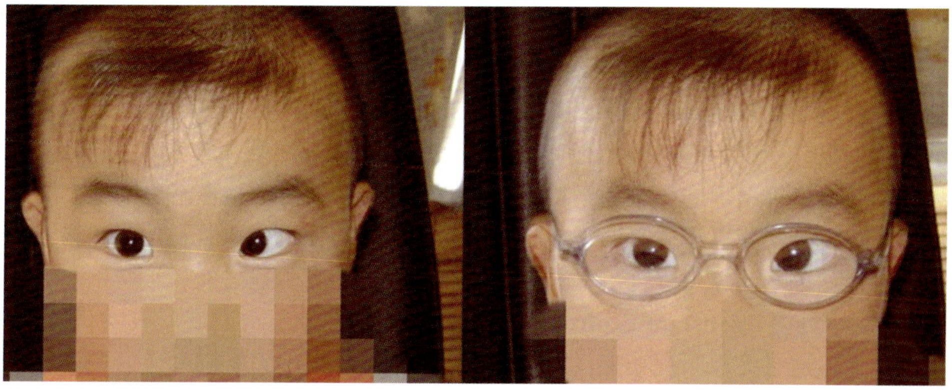

图 17-2　部分调节性内斜视：戴镜后斜视度数减少但不能完全矫正内斜视

三、非调节性内斜视（nonaccommodative esotropia）

1．先天性（婴儿型）内斜视（congenital esotropia，infantile esotropia） 为生后 6 个月内发病。通常无明显屈光异常。交替性斜视者无弱视，单眼斜视者斜视眼常合并弱视。一般内斜视度数较大。有时合并下斜肌功能亢进、分离性垂直斜视（DVD）和眼球震颤等（图 17-3）。治疗：一般需要手术治疗。单眼弱视需先行治疗，待双眼视力平衡后手术。

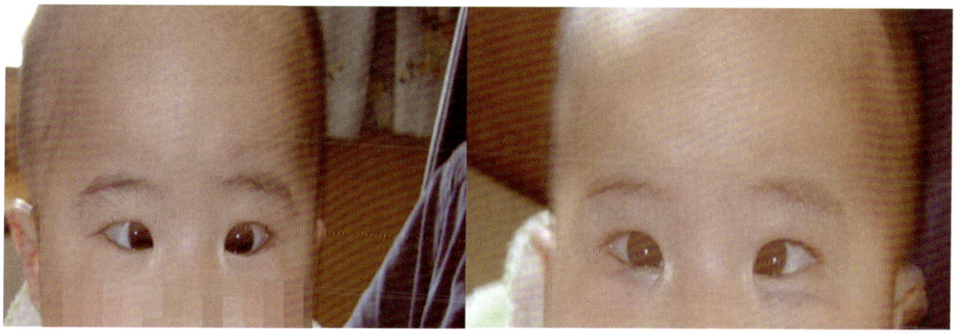

图 17-3　先天性内斜视：双眼交替注视

2．基本型内斜视（basic esotropia） 斜视常在 2 岁以后出现。没有明显调节因素。单眼斜视可合并弱视。无明显远视性屈光不正，视远与视近斜视度相同。

3．急性共同性内斜视（acute comitant esotropia） 急性发作的后天获得性内斜视，与融合机制突然破坏有关，发病急，患者主诉突然出现复视。多发生在 5 岁以后，因双眼视功能已健全所以才有复视。眼球运动无受限。复像检查：各注视方向复像距离基本相同。治疗：先矫正屈光不正，也可以考虑手术。

4．知觉性内斜视（sensory esodeviation） 由于儿童期的各种眼病，如白内障、角膜白斑、视神经萎缩、眼外伤、高度屈光参差等造成单眼视力丧失或明显视力下降后出现此类斜视。

5．周期性内斜视（cyclic esotropia） 3～4岁发病。内斜视呈周期性出现，一般为隔日斜视。在不出现之日可能仅有轻度斜视或隐斜。日久可形成恒定性斜视。周期性内斜视患者中偶见弱视，V型斜视常见。在内斜视不存在时，患者可有正常的双眼视和较好的立体视。治疗：先矫正屈光不正，也可以考虑手术。

第四节 共同性外斜视

共同性外斜视（concomitant exotropia）是亚洲人临床最常见的斜视类型。主要特征是眼位偏向颞侧，眼球运动不受限制，斜视角不因注视方向的改变而变化，第一斜视角等于第二斜视角。

1．间歇性外斜视（intermittent exotropia） 为共同性外斜视最常见的类型。早期症状多为阳光下喜闭一眼，表现为有时正位有时外斜视，疾病、疲劳、注意力不集中和融合遭到破坏时斜视易于暴露，斜视出现的频率随年龄增大逐渐增加，斜视度数也多有逐渐增大的趋势。因为双眼均有注视机会，所以很少有弱视。眼球控制正位时有一定的双眼视功能。斜视时，偏斜眼被抑制。治疗：手术治疗为主，手术时机通常在双眼视功能受损之前。

2．恒定性外斜视（constant exotropia） 通常由间歇性外斜视发展形成，双眼交替注视，一般斜视度较大，通常无双眼视功能（图17-4）。治疗：手术治疗为主。

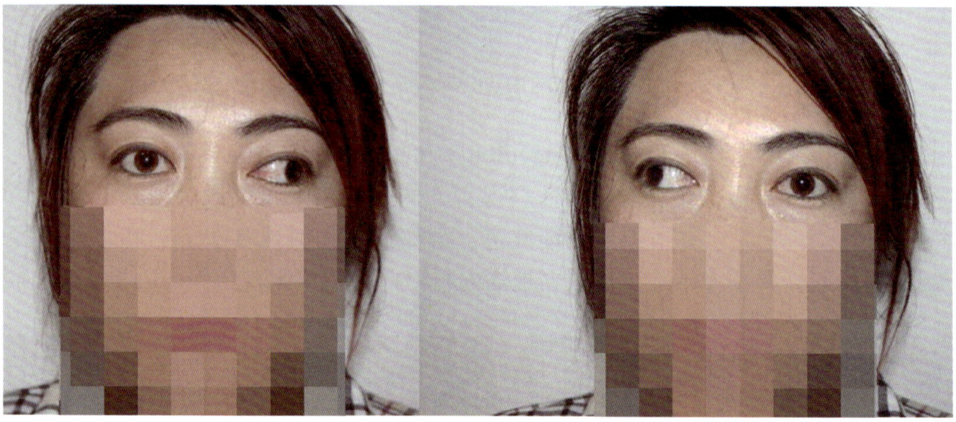

图17-4 恒定性外斜视：双眼交替注视，斜视度大

3．先天性外斜视（congenital exotropia） 生后6个月以内发病，外斜视度数较大，通常无明显屈光不正，少有弱视。治疗：手术治疗为主。

4．知觉性外斜视（sensory exotropia） 发生在成人，由原发性感觉缺陷，包括屈光参差以及白内障、无晶状体眼、视网膜病变或其他器质性原因所致的单眼视觉障碍引起的外斜视。受累眼呈恒定性外斜视。治疗：手术为主，术后有复发倾向。

第五节 非共同性斜视

非共同性斜视是由神经肌肉麻痹或者由粘连、嵌顿等机械性限制等因素引起，主要特征为：眼位偏斜，第二斜视角大于第一斜视角，斜视角随注视方向的变化而改变；眼球在某个方向或某些方向存在运动障碍；多有代偿头位；复视、混淆视和眩晕；复像检查异常。

一、非共同性内斜视（incomitant esodeviation）

临床以展神经麻痹多见。展神经麻痹（sixth nerve palsy）：多数为获得性，因展神经在颅内走行最长，容易受颅内炎症、肿瘤、外伤、出血等因素影响而受累。患眼重度内斜视，外转明显受限，严重时外转不能超过中线（图 17-5）。治疗：包括病因治疗和手术。

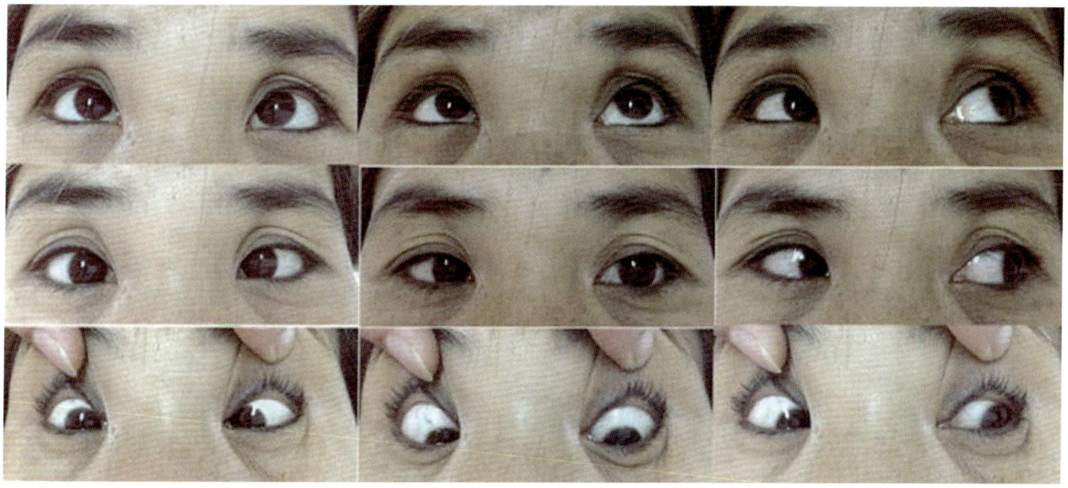

图 17-5　右眼展神经麻痹：右眼重度内斜视，外转明显受限，不能超过中线

二、非共同性外斜视（incomitant exodeviation）

临床以动眼神经麻痹多见。动眼神经麻痹（third cranial nerve palsy，oculomotor palsy）：动眼神经支配的多条眼外肌受累，表现为受累眼上睑下垂，重度外斜视；内转明显受限，内上、外上、外下运动均受不同程度的限制；眼内肌受累时瞳孔扩大，对光反射消失或迟钝（图 17-6）。治疗：包括病因治疗和手术。

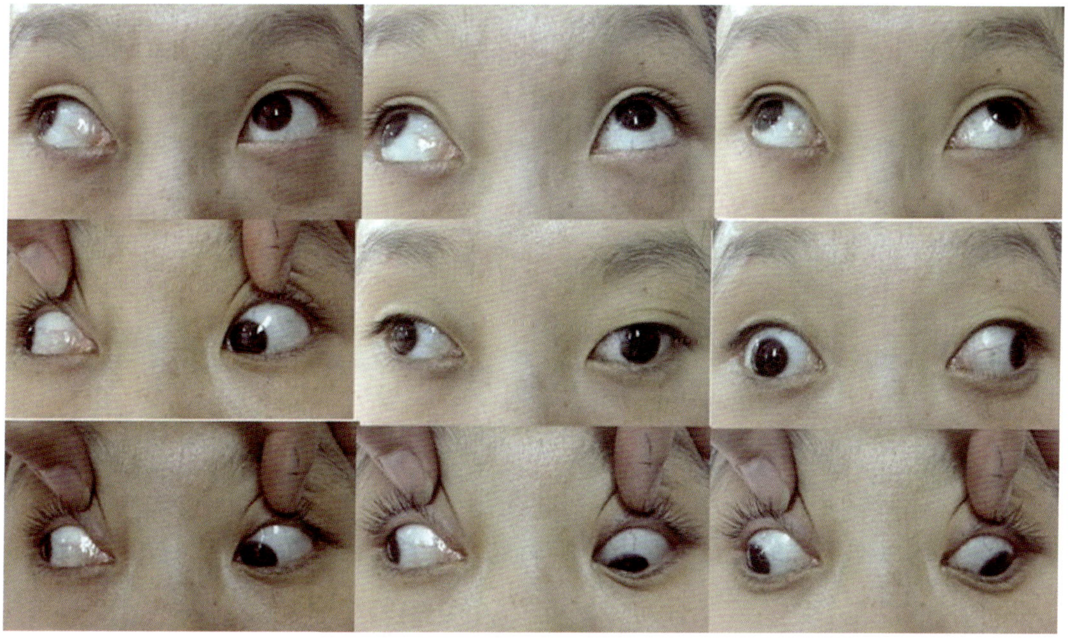

图 17-6　右眼动眼神经麻痹：右眼重度外斜视，内转明显受限，不超过中线，内上、外上、外下运动均明显受限

三、上斜肌麻痹（superior oblique muscle palsy）

为最常见的垂直旋转性眼外肌麻痹。

1．先天性上斜肌麻痹（congenital superior oblique muscle palsy，CSOP） 通常主诉歪头视物，受累眼上斜视或者正位，多表现为下斜肌（内上转）亢进，也可表现为上斜肌（内下转）不足。常伴有头向健侧（低位眼）倾斜（代偿头位），有时伴面部发育不对称。歪头试验阳性，即头歪向患侧（高位眼）时受累眼上斜视度数明显增大（图 17-7）。治疗：手术治疗为主。

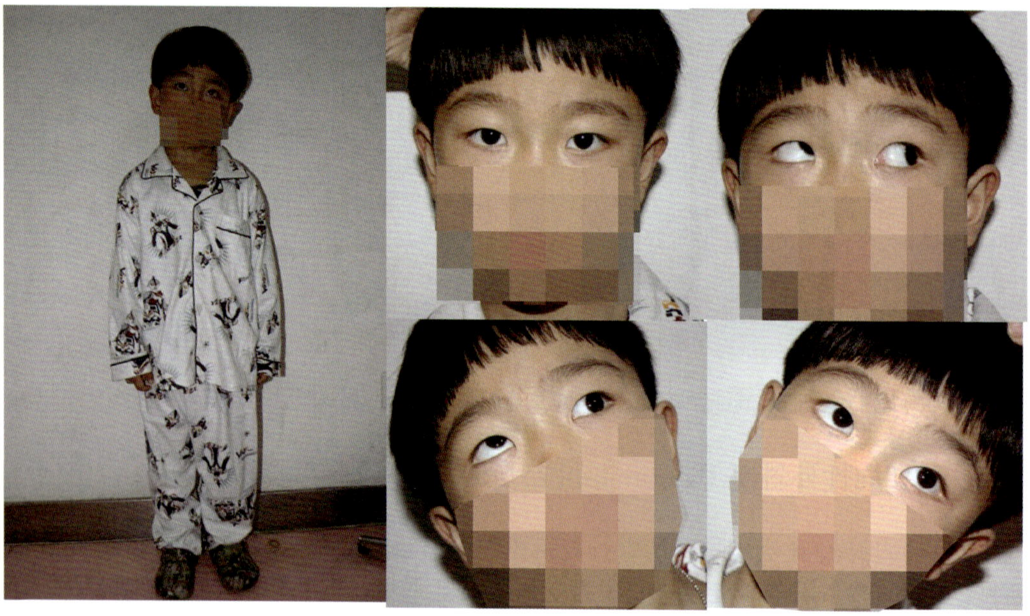

图 17-7 右眼上斜肌麻痹：站立时头向左肩倾，第一眼位：右眼基本正位，下斜肌（内上转）亢进，歪头试验阳性：头歪向右肩时，右眼上斜视度数明显增大

2．获得性上斜肌麻痹（acquired superior oblique muscle palsy） 成人多见，突然出现复视。检查：受累眼上斜视，少有下斜肌亢进，多表现为上斜肌不足，复像检查有助于诊断。治疗：病因治疗为主，病情稳定 6 个月后仍有斜视者，行手术治疗。

四、双上转肌麻痹（double elevator palsy）

即同一眼的两条上转肌——上直肌和下斜肌同时麻痹。第一眼位：受累眼低位，向上注视时，受累眼眼位更低。鼻上转和颞上转均受限。有下颌上抬的代偿头位（图 17-8）。治疗：手术治疗为主。

五、AV 型斜视（AV patterns）

为水平斜视的亚型，水平方向斜视角无变化，但垂直方向注视不同方向时斜视度有变化。V 型外斜视，上方外斜视角大于下方；A 型外斜视，下方外斜视角大于上方；V 型内斜视，下方内斜视角大于上方；A 型内斜视，上方内斜视角大于下方。治疗：手术治疗为主。

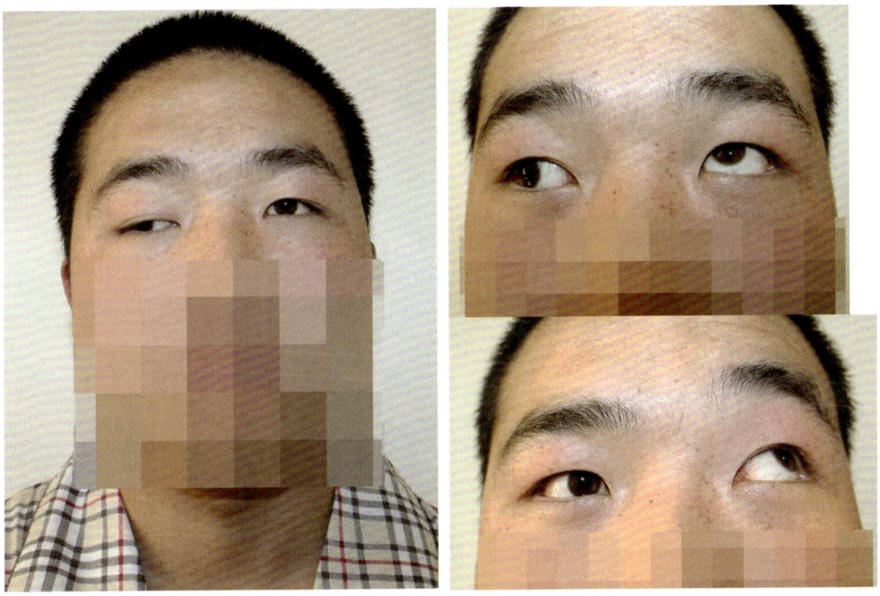

图 17-8 右眼双上转肌麻痹（合并共同性外斜视）：下颌上抬，右眼低位，向上注视时，右眼位更低。右眼鼻上转和颞上转均明显受限

第六节 特殊类型斜视

有些斜视病因不明且分类困难，临床表现复杂，统称为特殊类型斜视。

1．分离性垂直斜视（dissociated vertical deviation，DVD） 通常双眼发病，但是斜视程度不同。可伴水平斜视。主诉受累眼有时上飘。检查：两眼交替上斜，眼球运动不遵循 Hering 法则，两眼运动呈分离状态，即遮盖左眼时左眼上斜视，去遮盖后左眼缓慢回落；遮盖右眼时右眼上斜视，去遮盖后右眼缓慢回落。多伴有下斜肌亢进。治疗：症状明显可以手术。

2．Duane 眼球后退综合征（Duane's syndrome） 多数学者认为是由于动眼神经异常走行错位支配外直肌引起，表现为眼球内转时睑裂变小伴眼球后退，外转或企图外转时睑裂变大，常有代偿头位。分三型：Ⅰ型，受累眼外转受限，表现为内斜视（图 17-9）；Ⅱ型，受累眼内转受限，表现为外斜视；Ⅲ型，受累眼内外转均受限，可以无斜视或合并内斜视或外斜视。治疗：手术目的是矫正或改善第一眼位的斜视和代偿头位，对眼球运动无明显改善。手术原则为肌肉后徙，尽量不做缩短术，防止眼球后退加重。

3．甲状腺相关眼病（thyroid associated ophthalmopathy，TAO） 眼外肌可以受累，早期水肿，炎细胞浸润，后期纤维化。可侵犯多条眼外肌，先后发病或程度不同。影像学检查：肌腹增粗。治疗：积极控制原发病，斜视明显者可以手术。

4．上斜肌肌鞘综合征（Brown Syndrome） 先天性者为上斜肌肌腱和滑车纤维粘连导致机械性限制眼球内上转；后天性者为上斜肌肌腱或滑车部的肌腱炎症、外伤或继发于上斜肌折叠术后。第一眼位表现为正位或下斜视。受累眼内上转明显受限，外上转接近正常，患眼内转时下斜视逐渐增加。同侧上斜肌正常或轻度亢进。可有下颌上抬的异常头位。需与下斜肌麻痹鉴别。治疗：可以手术治疗。

5．先天性眼外肌广泛纤维化综合征（congenital fibrosis of extraocular muscles，CFEOM） 分Ⅰ、Ⅱ、Ⅲ型。Ⅰ型患者 MRI 研究发现提上睑肌和上直肌发育不良，提示动眼神经上支先天受损，自脑干发出的动眼神经细小，第Ⅳ和第Ⅵ脑神经也存在不同程度的异常。临床表现为

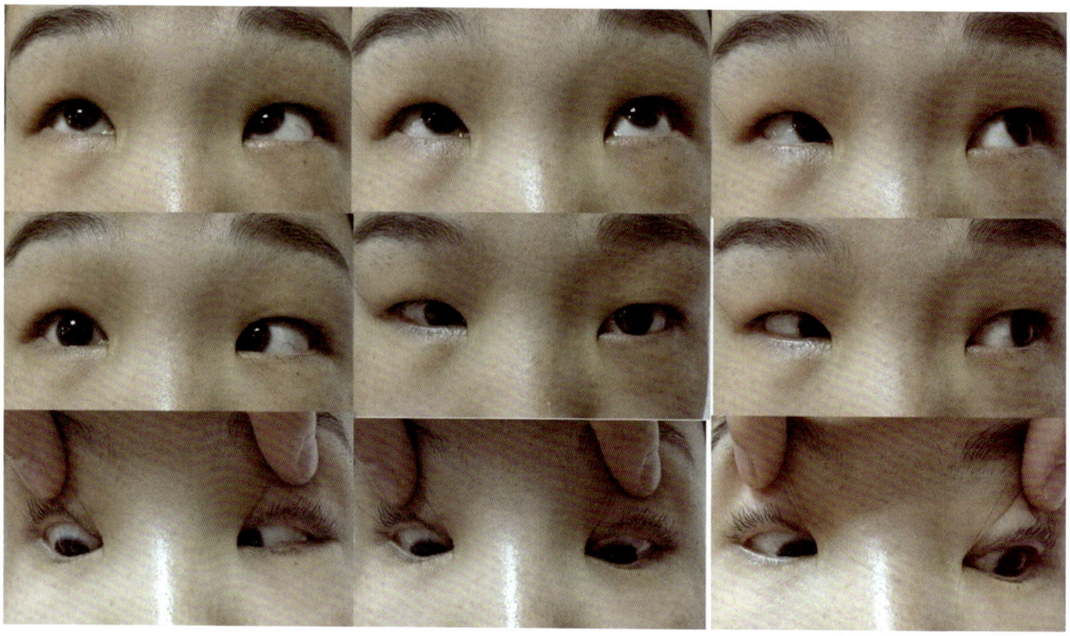

图 17-9 右眼 Duane 眼球后退综合征Ⅰ型：右眼内斜视，眼球内转时睑裂变小伴眼球后退，企图外转使睑裂变大，右眼外转明显受限

先天性双侧上睑下垂、双眼下斜视、被动牵拉试验阳性、双眼上转受限伴不同程度的水平注视运动受限。Ⅱ型是由脑干运动神经核的异常发育引起，患者双侧上睑下垂，并有大角度外斜视，水平和垂直眼球运动均严重受限。Ⅲ型是非经典表型，为动眼神经和（或）滑车神经的发育异常造成。患者双侧上睑下垂、双眼固定在下斜和外斜位，双眼眼球运动严重受限。被动牵拉试验阳性。治疗：手术治疗为主。

第七节　先天性眼球震颤

先天性眼球震颤（nystagmus）是一种双眼、非自主性、有节律的特征性眼球运动，通常于出生后 6 个月内出现，是由某些视觉、相关神经或前庭病变导致的眼球运动异常。

一、先天性运动性眼球震颤（congenital motor nystagmus）

主要是神经中枢或同向运动传出径路控制机制缺陷，而眼部无异常改变，与遗传有关。为双眼同向眼球震颤，常为水平性的，向上或向下注视时保持水平震颤。表现为钟摆型、冲动型、旋转型，也可为多种节律混合的眼球震颤。临床多见先天性运动性冲动型眼球震颤（jerk nystagmus），冲动型眼球震颤的频率具有快慢相，集合时震颤减轻，因此常合并内斜视（眼球震颤阻滞综合征）。常有眼球震颤相对静止或者完全静止的区域，称为静止眼位或中间带（null zone），患者通过面转、下颌上抬或者内收的代偿头位，将中间带移到正前方，以便看清楚物体，往往视远时头位明显。故在检查眼球震颤患者的视力时，必须检查代偿头位时的视力。

二、感觉缺陷性眼球震颤（sensory defect nystagmus）

继发于黄斑部视物模糊的视觉传入径路异常，模糊的物像造成固视反射发育障碍，形成眼球震颤。如果出生时即有视觉缺陷因素存在，则在出生后 3 个月内可出现眼球震颤。如 Leber

先天性黑矇、先天性白内障等。眼球震颤的严重程度取决于视力丧失的程度。此类眼球震颤为钟摆型或冲动型。

三、隐性眼球震颤（latent nystagmus）

病因不明，为一种水平性冲动型眼球震颤，双眼睁开时无眼球震颤，遮盖一眼时出现双眼眼球震颤，故双眼视力好于单眼。

眼球震颤的治疗：①配镜矫正屈光不正；②三棱镜：配戴三棱镜调整眼球至相对静止眼位或行使集合，以消除代偿头位，减轻或抑制眼球震颤，增进视力；③手术治疗：有静止眼位和代偿头位者，眼外肌手术使静止眼位由侧方移向中央，可改善或消除代偿头位。

（李俊红）

第18章 弱 视

病例 18-1

患者，男性，11 岁，右眼偶然受到光照刺激后不适，于当地某三级甲等医院就医，双眼本身无器质性病变，视力：OD=0.1（+1.00 DS），OS=1.0（+1.00 DS），当地眼科诊断为右眼弱视，转来就诊。神经科会诊无异常发现，精神科会诊确定该患者有暗示性，经心理诱导，两周后，右眼视力为 1.0（+1.00 DS）。

讨论题：

给出此患者的诊断，并予以恰当解释。

第一节 病因与分类

【基本概念】

弱视（amblyopia）又称“懒眼”（lazy eye），是眼与大脑功能不协调所造成的单眼（少数情况下可以是双眼）最佳矫正视力低于正常值，而未能发现与该视力减退相对应的眼球或视路上器质性病变的一种眼病，是儿童和青少年中单眼视力下降的最主要原因。

弱视是由于出生后早期（视觉发育关键期）斜视、屈光参差或高度双眼屈光不正、形觉剥夺等异常视觉经验引起的发育障碍。主要表现为中心视力下降，周边视力可以正常。动物实验和临床婴幼儿的研究表明，在视觉发育关键期容易发生弱视。

我国弱视患病率为 2% ～ 4%，儿童期筛查可以及早发现弱视，对弱视者早期发现和及时诊治，一般可以治愈。

【病因及分类】

1．斜视性弱视（strabismic amblyopia） 为单眼弱视。发生在单眼性斜视，双眼交替性斜视不造成斜视性弱视。由于眼位偏斜后引起异常的双眼相互作用，斜视眼的黄斑中心凹接收到的不同物像（混淆视）受到抑制，导致斜视眼最佳矫正视力下降。

2．屈光参差性弱视（anisometropic amblyopia） 两眼之间存在屈光参差（正球镜相差 ≥ 1.5 D，柱镜相差 ≥ 1.0 D）屈光度较高的眼可以形成弱视。屈光参差性弱视是由两眼异常相互作用和形觉剥夺两个因素引起的。中低度数的近视性屈光参差一般不造成弱视，差别 > −6.0 D 屈光度较高的眼有形成弱视的风险。屈光参差性弱视为单眼性弱视

3．屈光不正性弱视（ametropic amblyopia） 为双眼性弱视。发生在双眼高度屈光不正（主要是指高度远视或高度散光）未及时矫正者，因为双眼物象模糊引起形觉剥夺。双眼中低度近视不形成弱视。超过 −10.0 D 的近视有形成双眼弱视的风险。高度近视引起的视力下降需

要与近视性视网膜病变相鉴别。屈光不正性弱视配戴合适眼镜后视力可逐渐恢复，适当的训练可缩短疗程。

4. 形觉剥夺性弱视（form deprivation amblyopia） 在视觉关键期内由于屈光间质混浊（角膜白斑或白内障、玻璃体混浊等）、完全性上睑下垂遮盖瞳孔，造成单眼或双眼视力下降。单眼形觉剥夺更易形成弱视。引起形觉剥夺性弱视的原因，既有单眼形觉剥夺因素，也有双眼异常相互作用的因素。

【弱视程度的分类】

1. 轻度弱视 最佳矫正视力 0.6 ~ 0.8。

2. 中度弱视 最佳矫正视力 0.2 ~ 0.5。

3. 重度弱视 最佳矫正视力 $\leq$ 0.1。

第二节 临床表现及诊断原则

【临床表现】

1. 视力不良，最佳矫正视力低于该年龄段的正常值。而且经恰当治疗后可恢复或部分恢复。

2. 拥挤现象（crowding phenomenon），分辨排列成行视标的能力较单个视标差，对比敏感度降低。

3. 异常固视（旁中心注视），部分程度较重的弱视由于视力下降显著，导致中心凹失去注视能力，形成旁中心注视。

4. 视觉诱发电位 PVEP 潜伏期延长，振幅下降。

【诊断原则】 弱视的诊断往往采取“排除性诊断”的方法，即首先将一些可能造成视力（矫正视力）低于正常值的因素排除，特别要注意可以引起视功能降低的疾病，如视神经中枢性病变、癔症性视力降低等。

弱视诊断的建立依赖于恰当和准确的检查方法。儿童不同的年龄阶段，视力的正常值是不尽相同的。

视觉功能检查是发现弱视的重要途径，应尽早进行视觉功能检查：① 出生不久的婴儿，可以通过角膜对光反射、瞳孔检测、眼底检查（有时可行）等方法，检测儿童眼球总体健康状况。② 婴儿期至 2 岁，可以交替遮盖双眼，观察患儿反应。若无弱视，遮盖一眼，另一眼能够保持中心注视，头位基本不动。若一眼弱视，当健眼遮盖时，会发出反抗声或移动头位等行为。也可观察眼位运动情况，当移动一有趣目标时（如玩具），观察眼球是否随目标移动。③ 3 岁内，可用图形视力表检测视力。④ 3 岁后可教会识 E 字型视力表。此后应每年检查 1 次视力，并记录在案。

需要注意是否存在造成弱视的原因，如斜视、屈光参差、屈光不正、形觉剥夺、先天性视网膜或视神经异常等。发病年龄也是诊断弱视的重要参考依据。

第三节 治疗原则

【基本原则】

1. 弱视治疗前须仔细检查眼底，除外器质性病变。

2. 器质性病变也可能与弱视同时存在，必要时试验性遮盖疗法仍然可以用于患有器质性病变时。

3. 如果治疗后视力提高不明显，需要重新考虑诊断，必要时再做电生理和影像学检查。

【治疗】

1．要积极寻找病因，设法消除。如有形觉剥夺因素，应尽早摘除白内障，矫正完全性上睑下垂（上睑下垂部分遮盖瞳孔，对视力未形成影响者可待到学龄后手术矫正）和治疗角膜混浊或者玻璃体混浊等疾病。

2．有屈光不正者需要配戴合适眼镜矫正。

3．单眼的斜视性弱视、屈光参差性弱视在矫正屈光不正后要遮盖健眼。双眼屈光不正性弱视不宜采用遮盖法治疗。

以上三项是治疗弱视的主要原则。

另外，可以结合其他治疗方法，如：①遮盖疗法；②压抑疗法；③后像疗法（after image therapy）；④海丁格刷法；⑤红光刺激法；⑥光栅刺激法；⑦综合疗法。经常反复测量视力也可促进视力提高，达到治疗弱视的效果。

治疗弱视年龄因素非常关键，年龄越小，疗效越好。此外，与弱视程度有关，轻度弱视疗效好，中度次之，重度最差。与注视性质也有关，中心凹注视疗效佳，周边注视者疗效差。不同类型的弱视，屈光不正性弱视预后相对较好；斜视性弱视及屈光参差性弱视，早治疗治愈率可达 75%，有效率达 90% 以上；形觉剥夺性弱视预后不够理想。弱视治疗的首要目的是提高视力，然而建立双眼立体视觉更为重要。因此，双眼单视巩固性治疗必不可少。弱视治疗强调早发现，早治疗，但也不必拘泥于 12 岁的年龄限制。临床实践表明，斜视性弱视的治疗敏感期可以至 8 岁，屈光参差性弱视的治疗敏感期可以至 12 岁以上。

（袁　非）

第19章 眼眶病

眼眶与颅脑、鼻窦和颌面部相毗邻，眼眶病与神经外科、耳鼻咽喉科、颌面外科以及其他全身性疾病有着密切的联系。

第一节 概 述

一、眼眶的应用解剖和生理

眼眶由骨性眶壁围成锥体形，尖端向后，底向前。前端为近方形开口，后端有孔、裂与颅腔沟通，其中有血管、神经通过。眼眶入口横径约 40 mm，竖径 35 mm，眶深达 40 ~ 50 mm，眶容积 25 ~ 30ml。

（一）骨性眼眶

骨性眼眶由 7 块颅骨构成，包括额骨、蝶骨、颧骨、上颌骨、腭骨、泪骨和筛骨，分为眶内壁、眶上壁、眶下壁和眶外壁。眶内壁由额骨眶突、上颌骨额突、泪骨、筛骨纸板和蝶骨体构成，眶腔与筛窦借菲薄的筛骨纸样板分隔，是眼眶骨折的好发部位，筛窦炎症和肿瘤也容易通过筛骨纸样板侵入眼眶。

眶上壁由前部的额骨眶板和后端的蝶骨小翼构成，呈三角形。滑车是位于眶前部内上方的重要解剖结构，呈 U 形环，其中有上斜肌腱穿过。通常为软骨结构，但可骨化。眶上壁前缘内上角之后约 5 mm 处，有一半圆形凹陷，名滑车凹，是滑车附着点。眶上缘内 1/3 与外 2/3 交界处为眶上切迹，眶上神经和血管由此切迹经过。眶上壁前端外侧有一表浅骨凹，名泪腺凹，是眶部泪腺所在位置。泪腺的良性肿瘤可使泪腺凹加深，恶性肿瘤可导致泪腺凹骨质破坏。眶上壁前端内上方为额窦，额窦黏液囊肿和肿瘤可侵犯骨壁蔓延至眶内。眶上壁中段的上方为颅前窝，颅内脑膜瘤可通过眶上壁累及眶内。

眶外壁由颧骨、额骨颧突和蝶骨大翼构成，略呈三角形，尖端向后。眶外缘中点之后骨面上有一隆起，为眶外结节，外眦韧带、外直肌制止韧带、眼球悬韧带和提上睑肌腱膜外角附着于此。眶外壁前端外侧为颞窝，内有颞肌充填。眶外壁后端外侧为颅中窝，神经纤维瘤病蝶骨大翼缺失时，大脑颞叶与眶内组织相毗邻。

眶下壁由上颌骨眶面及腭骨眶突构成，其前端眶下缘由上颌骨和颧骨构成，内侧为泪囊窝，下端与鼻泪管相连，鼻泪管上口后外侧有一浅凹，为下斜肌起点。眶下壁中内侧有眶下沟，向前开口于眶下孔。眶下壁下方为上颌窦，上颌窦恶性肿瘤可通过眶下壁侵入眼眶，此外，眶下壁也是爆裂性骨折的好发部位。

（二）眼眶壁重要的孔、裂

1. 视神经管 由蝶骨小翼的两个根与蝶骨体的外侧面构成，位于眶尖部稍内侧，长 4 ~ 9 mm，宽 4 ~ 6 mm。视神经管沟通眼眶与颅中窝，其中有视神经、眼动脉和交感神经纤维通过。视神经肿瘤向颅内蔓延时，可使视神经管扩大；骨纤维异常增殖症可使视神经管缩小，压迫视神经，导致视力减退及丧失。

2．眶上裂 是蝶骨小翼下缘和蝶骨大翼上缘之间形成的骨裂，位于眶外壁和眶上壁交界处、视神经管外侧，略呈三角形，下部宽，上部窄，长约 22 mm，为眼眶和颅中窝的通道，内有第Ⅲ、Ⅳ、Ⅵ脑神经和第Ⅴ脑神经第一支、眼上静脉和交感神经通过。此处炎症、外伤或肿瘤压迫或侵及这些脑神经，可发生眶上裂综合征，包括上睑下垂、眼外肌及眼内肌麻痹、三叉神经眼支分布区感觉消失等。如同时存在视力减退或丧失，称为眶尖综合征。此外，眼眶后部的肿瘤，如神经鞘瘤、静脉性血管瘤等，可通过扩大的眶上裂向颅内蔓延。

3．眶下裂 为蝶骨大翼下缘与上颌骨、腭骨后缘间形成的骨裂，位于眶外壁和眶下壁之间，长约 20 mm。其中有第Ⅴ脑神经第二支、眶下神经、眶下静脉及副交感神经通过，婴儿时期眼眶毛细血管瘤可通过眶下裂向翼腭窝生长。

4．眶上切迹（或孔）及眶下孔 分别位于眶上缘和眶下缘内 1/3 处，均有同名的神经和血管通过。该部位肿瘤、外伤会出现相应神经支配区感觉障碍，眶下沟也是眼眶爆裂性骨折的好发部位。

眼眶其他的重要结构还包括眼眶外上角的泪腺窝、内上角的滑车窝，内侧壁前下方有泪囊窝及鼻泪管。这些骨性孔、裂、窝都是手术的重要解剖标志（图 19-1）。

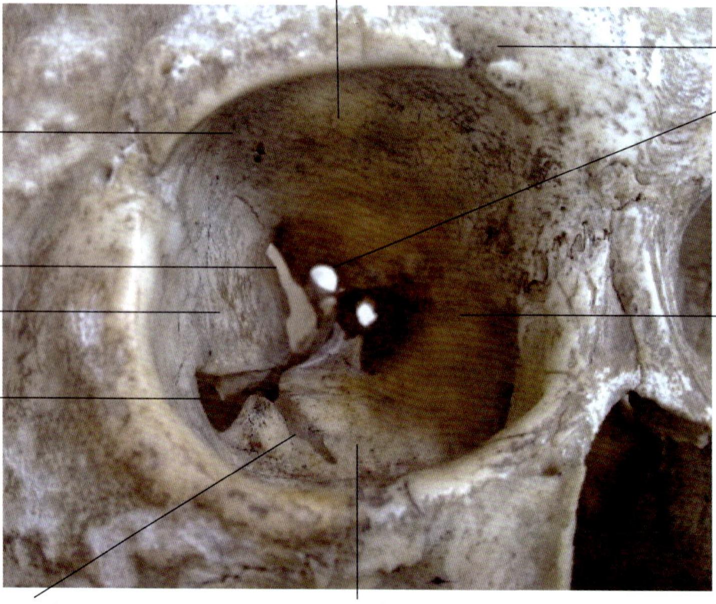

图 19-1 骨性眼眶正面观

（三）眼眶内容物及眼眶间隙

眼眶内容物包括眼球、视神经、眼外肌、泪腺、血管、神经、筋膜及脂肪体等软组织结构。视神经表面的鞘膜与同名脑膜延续，具有重要的病理生理意义。眼眶骨膜是黏附于眼眶骨面的一层致密的纤维膜，在骨缘、骨缝及各个孔、裂边缘处与骨粘连紧密，而骨面处粘连松弛。筋膜主要包括眼球筋膜、眼球悬韧带、肌间膜和眶隔，各种筋膜主要起支持作用。根据各膜状组织的位置不同，将眼眶分为 4 个间隙，各个间隙均有其好发的疾病，不同间隙的病变手术入路也不尽相同。

1．中央间隙 前部以眼球筋膜、周围以 4 条直肌及肌间膜为界围成的间隙名中央间隙，也称肌肉圆锥，为眼眶内最重要的间隙，眶内重要结构，如视神经、眼球运动神经、感觉神经、自主神经及血管均位于此间隙。视神经肿瘤及绝大多数海绵状血管瘤均发生于中央间隙，最典型的临床表现是轴性眼球突出和视力减退。因该间隙存在大量血管、神经，手术分离时应特别小心。

2．周围间隙 为中央间隙和骨膜之间的间隙，前界为眶隔，主要为脂肪组织，其中有血管、神经通过，发生于泪腺的肿瘤和部分神经鞘瘤、孤立的神经纤维瘤多位于该间隙，因周围间隙位于眼球周围，病变所导致的眼球突出同时，还伴有眼球向一侧移位。自发性或外伤性出血时，血液可经这一间隙向结膜下及眼睑皮下引流，出现结膜下出血和眼睑淤血。

3．骨膜下间隙 是位于骨膜和骨壁之间潜在的间隙，正常情况下，除骨缝和骨裂、孔部位，其余部位骨膜与骨壁粘连疏松，外伤造成的出血和鼻窦炎症可导致骨膜和骨壁分离，分别引起骨膜下出血和骨膜下脓肿。另外眼眶皮样囊肿好发于这一间隙，眼眶爆裂性骨折矫正眼球内陷所使用的填置物也置于骨膜下间隙。

4．巩膜表面间隙 为位于巩膜和眼球筋膜之间的潜在间隙，进入及离开眼球的血管和神经均经过此间隙，眼内炎症和恶性肿瘤眶内蔓延必经巩膜表面间隙。眼眶炎性假瘤时，该间隙水肿，B型超声显示为弧形弱回声，与视神经的弱回声组成“T形征”。

眼眶的动脉供血血管主要是眼动脉，起自颈内动脉，出海绵窦之后的前床突下段，在颅内段视神经下方、硬脑膜下间隙或硬脑膜鞘内，通过视神经管到达眶尖。眼动脉入眶后在视神经外下方，依次分出视网膜中央动脉、泪腺动脉、睫状后动脉、肌支、眶上动脉、筛后动脉、筛前动脉、眼动脉的终末支额动脉和鼻背动脉。

眼眶的静脉回流有3条途径：①向后经眼上静脉及眼下静脉至海绵窦；②向前经眼静脉与内眦静脉吻合入颜面血管系统；③向下经眶下裂至翼状静脉丛。由于颜面部的深浅静脉与眼静脉相交通，且无静脉瓣膜，故颜面部或鼻窦的感染性病变易侵及眼眶和海绵窦，甚至危及生命。

眼眶的运动神经包括动眼神经、滑车神经和展神经3对脑神经，都是支配眼球运动的神经。眼眶的感觉神经主要是三叉神经的第1支眼神经、交感神经和副交感神经。睫状神经节包括感觉神经、运动（副交感）神经和交感神经3个根。

二、眼眶病的检查与诊断

眼眶病病种繁多，位置深在，临床表现复杂多样；而且与周围器官和全身疾病有着密切联系，因此，需结合病史、体征、全身检查及相关辅助检查来综合分析判断，才能做出正确诊断。

（一）病史及一般情况

1．年龄、性别及眼别 某些眼眶病有显著的年龄倾向，如毛细血管瘤发生在婴儿期，静脉性血管瘤、横纹肌肉瘤、视神经胶质瘤、绿色瘤等多发于儿童或青少年时期，海绵状血管瘤、泪腺多形性腺瘤多发生于中年，而老年人易患恶性病变。眼眶肿瘤多发生于一侧；泪腺炎、甲状腺相关眼病多累及双侧，可先后发病。

2．病程 急剧发病者多在1～2天内出现症状，见于眼眶自发性出血、血栓形成、眶内气肿等；亚急性发病在数日内，如儿童横纹肌肉瘤等；慢性发病，但进展较快者常见于恶性肿瘤，如泪腺腺样囊性癌、恶性纤维组织细胞瘤等；良性病变病史较长，可达数年或十余年，如海绵状血管瘤。

3．症状 疼痛常见于炎症、感染、急性出血和恶性肿瘤等；眼球突出提示眶内占位性病变；视力下降提示视神经病变或病变与视神经、眼球关系密切。

（二）眼部检查和全身检查

1．眼球突出度测量 眼球突出是眼眶病的重要体征之一。正常眼球突出度取决于眼球和眼眶的相对位置和变化，当眶内容增加或眶腔缩小时出现眼球突出，眶内容增加如肿瘤、眼外肌肥大、眼眶炎症及出血，眶腔缩小多见于骨纤维异常增殖症和骨瘤。高度近视眼轴延长临床上也可表现为眼球突出，但此为假性眼球突出。眼球内陷多见于眼眶爆裂性骨折导致的眶腔扩大，或长期存在的眶内肿瘤取出后所致的眶内容减少。测量方法包括 Hertel 眼球突出计测量、透明尺测量和 CT 测量。两侧眼球突出度差值大于 2 mm 时，考虑为病理性眼球突出。

2．眶区扪诊 眶前部肿瘤可扪及肿块，应注意肿物的位置、大小、质地、表面是否光滑、能否推动、有无压痛、搏动或波动感。良性肿瘤多为类圆形，表面光滑，可以推动，无压痛；恶性肿瘤表现为硬性不规则形肿物，表面不光滑，不能推动，可有压痛；具有搏动的肿物多为动静脉血管畸形或供血丰富的肿瘤；而波动感提示炎症后脓肿形成。

3．眶内压 用来测量、估计眼球后的阻力，粗测用两拇指压迫双侧眼球，也可用眼眶压力计测量。一般血管性肿瘤或囊肿眶内压稍高，而实体性肿瘤眶内压高至眼球不能回纳。

4．视力和视野 估计视功能损伤的程度。如为视神经本身的肿瘤，早期视力即可减退或丧失；眶内病变侵及视神经者，逐渐出现不同程度的视力减退和视野缺失。血管畸形自发出血患者，数小时内可突发视力丧失。

5．眼睑及眼表 眼睑及结膜红肿多为炎症表现，眼睑及结膜水肿多见于恶性肿瘤、脑膜瘤、甲状腺相关眼病，后者还同时伴有眼睑回缩、上眼睑迟落征。眼睑及球结膜下淤血多发生于眼眶血管畸形以及自发性出血和外伤导致的眶内出血。眼睑、额部及颞部皮肤增生松弛，伴有皮肤咖啡色素斑，则为丛状神经纤维瘤的表现。

6．眼底检查 多种眼眶病可引起眼底改变。视神经肿瘤和眶尖部肿瘤可引起视盘水肿或萎缩；视神经鞘脑膜瘤可见视神经水肿性萎缩；眼眶炎性疾病或邻近眼球的肿瘤可导致视网膜水肿、出血，静脉扩张及脉络膜皱褶。

7．眼球运动 眼眶良性肿瘤早期很少引起眼球运动障碍；炎症或恶性肿瘤早期可侵犯眼外肌或运动神经，导致眼球运动障碍；肥大性肌炎和甲状腺相关眼病等可出现显著的眼球运动障碍。

眼眶病与周围器官及全身疾病有着密切的关系，如鼻窦肿瘤可直接蔓延至眼眶，造血系统疾病和组织细胞病可同时累及眼眶，因此在眼部检查的同时，也应进行颅脑、鼻窦、颌面部及肺、肝、骨髓等详细的全身检查。

（三）影像学检查

1．X 线检查 主要显示骨改变，适于发现眶腔容积改变、眶壁结构改变。也可显示视神经孔大小，对判断视神经肿瘤颅内蔓延有价值。

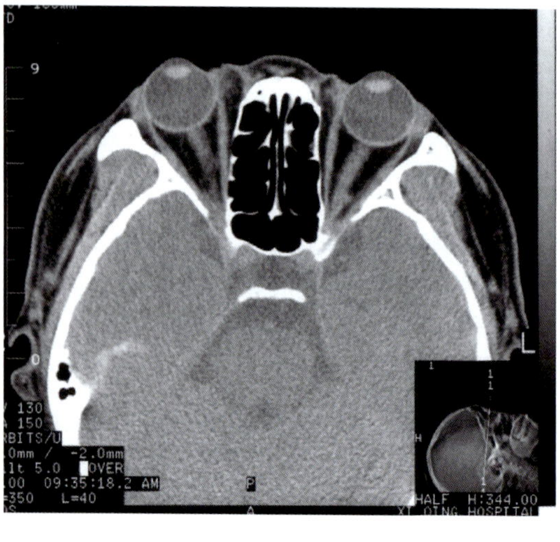

图 19-2　正常眼眶轴位 CT 像

2．超声检查 超声成像以组织的回声界面为基础，不同的组织结构形成的回声强弱不同，具有良好的软组织分辨率，适用于软组织病变。可以显示病变的位置、形状、边界、内回声、声衰减、可压缩性及继发改变，对某些眼眶肿瘤具有定性诊断意义。临床上常用的超声检查包括 A 型超声、B 型超声、D 型超声（Doppler）及三维超声。

3．CT CT 是 X 线多次扫描后经计算机处理形成的断层灰阶二维图像，可同时显示骨骼和软组织，密度分辨率高。不但显示眼眶内改变，还可揭示眶周的继发性改变（图 19-2）。三维 CT 重建可以显示病变的立体定位，尤其对多发性骨折修复重建提供参考。CTA 是在 CT 基础上重点显示血管的一种检查方法，可以显示血管畸形的位置和血管走行。

4. MRI MRI 是以射频脉冲激发强磁场中的原子核，引起共振并释放脉冲信号，经过计算机分析处理后，形成的二维灰阶体层图像。MRI 成像参数多，软组织分辨率高（图 19-3），尤其对眼眶病变颅内蔓延的显示优于 CT，但不能显示骨骼。MRA 也是显示血管的一种检查方法。

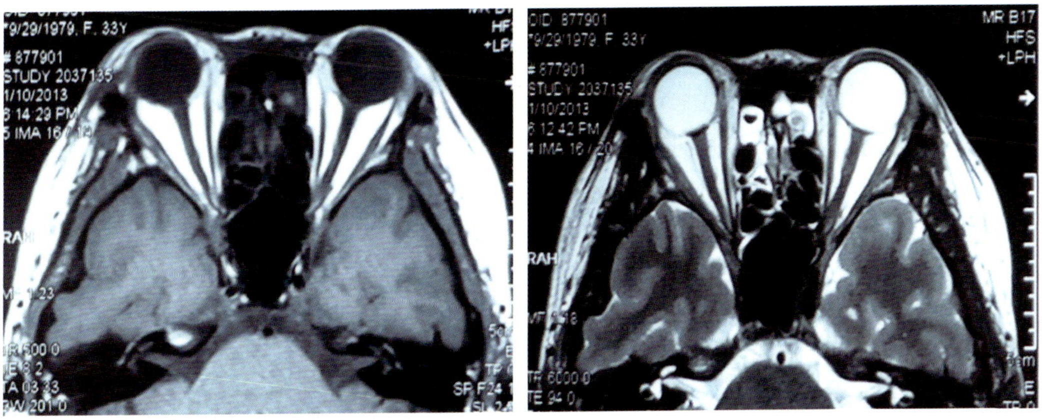

A. T_1WI B. T_2WI

图 19-3 正常眼眶轴位 MRI 像

5. 其他影像学检查 包括数字减影血管造影技术（DSA）、放射性核素计算机断层扫描（E-CT）、正电子发射计算机断层显像（PET）、眼眶热像图等。

（四）病理组织学检查

病理组织学检查是诊断眼眶肿瘤最可靠的方法，常用检查方法包括细胞学检查、常规病理组织学检查、特殊染色检查、免疫组织化学和放射免疫组织化学技术、电子显微镜等。取材可为脱落的细胞，也可为穿刺或切开获得的组织块。

（五）实验室检查

实验室检查对眼眶病诊断具有重要意义，如急性化脓性炎症血液中白细胞增多，且多形核白细胞比例增高；造血系统肿瘤末梢血白细胞增多，并见幼稚细胞，骨髓中也有相似改变；甲状腺相关眼病，甲状腺吸收 ^{131}I（碘）率增高、T_3 抑制试验阳性等。临床常用的实验室检查包括血常规和生化检查、细菌培养、病毒分离、免疫组织化学、免疫学、分子生物学及基因诊断等。

三、眼眶病的分类

眼眶疾病按其病因、组织来源可分为先天性疾病、肿瘤、炎症、外伤和骨折、血管性疾病、眼眶与全身疾病等。眼眶肿瘤分为原发性肿瘤、继发性肿瘤和转移性肿瘤，眼眶炎症又分为特异性炎症和非特异性炎症。

（张 虹）

第二节 眼眶炎症

眼眶炎症可分为特异性与非特异性炎症。特异性炎症是指由具体病原体所引起的炎症，如眼眶的细菌、真菌、寄生虫引起的炎症；非特异性炎症是指病因不明的眼眶炎性改变或其综合征，如特发性眼眶炎性假瘤、良性淋巴上皮病变等。本节根据眼眶炎症的发病率、病变严重程度及危害，仅述及眶蜂窝织炎、特发性眼眶炎性假瘤和良性淋巴上皮病变。此外，因甲状腺相关眼病具有眼眶炎性病变的一些病理特点，将其放在此节一并叙述。

一、眶蜂窝织炎

眶蜂窝织炎（orbital cellulitis）是一种特异的眶部软组织感染性病变，发病急剧，病情凶险，严重者可以导致视力丧失，甚至危及患者生命。儿童和成人都可以发病。

【病因】 感染源为致病微生物，如细菌、真菌等。这些致病微生物可来自眼眶毗邻结构的感染性病灶，以鼻旁窦（副鼻窦）最为常见；也可由急性传染病、菌血症、败血症等引起。

【临床表现】 眶蜂窝织炎根据病变累及部位和病变程度可以分成4种类型，即眶隔前蜂窝织炎、眶隔后蜂窝织炎、眼眶内脓肿、眶骨膜下脓肿。

眶蜂窝织炎可表现为突发性眼部疼痛不适、眼睑红肿、上睑下垂，如果眼睑内脓肿形成，可触及波动感；可表现为眼球突出、眼球运动障碍，眼球突出明显者可导致眼睑闭合不全及暴露性角膜炎的发生；结膜充血水肿、严重者充血水肿的结膜可突出于睑裂之外，表面可有脓性分泌物；一旦炎症波及眼球壁和视神经，可引起视网膜脉络膜炎和视神经炎，视力可有不同程度减退，严重者可导致视力丧失。有些患者可因炎症导致眶内压力增高，引起视网膜中央动脉阻塞，甚至可导致眶上裂综合征或眶尖综合征的发生。

全身可出现发热、恶心、呕吐、头痛，甚至出现谵妄、惊厥、昏迷等中毒性症状。病情凶险者，眶内感染可波及海绵窦，海绵窦化脓性病灶可导致感染颅内扩散，也可引发败血症，危及患者生命。

【诊断】 根据眼眶部出现的红肿热痛等感染表现，以及可能伴随的全身中毒性症状，结合眼眶部影像学检查和外周血白细胞计数升高等即可明确诊断。

CT扫描可因眶内蜂窝织炎的病程不同而表现不同。早期受累的眶内脂肪表现为斑点状、条纹状高密度影；随着病情发展，眶内密度弥散性增高，正常结构界面消失；脓肿形成后，CT平扫表现为低密度，增强CT可以显示强化的脓肿壁，但脓腔无强化。MRI扫描可以清晰显示眶内炎症的位置、炎症过程以及感染源的部位。局限性眶蜂窝织炎多发生于眶内侧壁与鼻窦相邻处，病变表现为软组织影，呈长或等T1、长T2信号，边界模糊，常可以显示相邻鼻窦炎症的存在。眶内弥散性蜂窝织炎在对比剂增强T1加权脂肪抑制像上可以表现为眶内组织弥散性、不均匀强化，其内可存在大小不等的不强化的脓腔。脓腔局限时，增强扫描脓腔壁可被强化（图19-4）。

【治疗】 一旦诊断，即应全身应用足量广谱抗生素控制感染；同时取炎症区域内的分泌物行微生物培养及药敏试验，根据培养结果及时调整抗生素的种类。如果眶部组织已经形成脓肿，可以切开引流。对于眼球突出明显，有发生暴露性角膜炎者，涂抗生素眼膏，必要时行暂时性睑缘缝合术。对于炎症导致眶内压明显升高者，可以行眶减压手术，以降低视力损害的风险。积极寻找原发病灶，并请相关科室人员共同处理。

二、特发性眼眶炎性假瘤

特发性眼眶炎性假瘤（idiopathic orbital inflammatory pseudotumor，IOIP）也称特发性眼眶炎症，目前多认为是一种非特异性炎性病变，其发病率居甲状腺相关眼病和淋巴增生性疾病之后，为眶内病变的第三位，约占眼眶病的7.1%。

【病因】 目前就IOIP的病因及发病机制，主要有感染假说、自身免疫假说、神经内分泌调控假说等，它们都从一个侧面反映了IOIP可能的病因及发病机制，但有关IOIP的确切病因

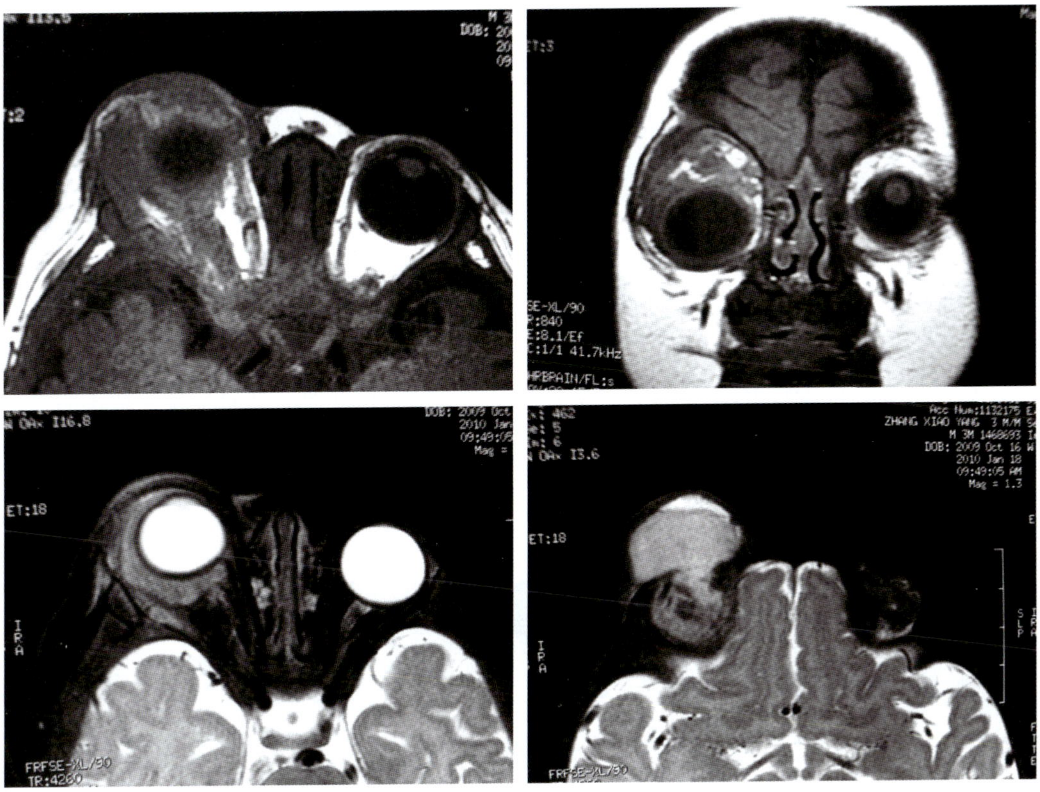

图 19-4　右眼眶蜂窝织炎 MRI 扫描结果

患者右眼上眼睑红肿 5 天，皮肤触诊波动感（+）。MRI 扫描显示右侧眼眶前上方弥漫性软组织影，边界不清，呈等 T1、长 T2 信号，病变累及眼睑、眼上肌群，筋膜囊增厚，界限模糊，脓肿形成

和发病机制仍需进一步研究。

【临床表现】本病多见于成年患者，通常单眼发病，也可双眼发病。按照临床病程可分为急性、亚急性、慢性和复发性等 4 种类型。IOIP 可以累及眶部所有的软组织，因病变累及具体的组织结构不同，导致 IOIP 临床表现不同。根据 IOIP 累及眼眶部位不同，可以分为以下几种类型：

1．眶前部炎症　主要表现为眼部疼痛、眼睑肿胀、上睑下垂，球结膜充血水肿，严重者结膜突出睑裂之外，有时可伴有前部葡萄膜炎、巩膜炎、眼球筋膜炎和青光眼等。

2．弥漫性眼眶炎症　与眶前部炎症表现类似，但眼球突出明显，病情更严重。CT 和 MRI 扫描可发现眶内弥漫性炎症浸润，眶脂肪水肿。眶内炎性假瘤向颅内蔓延可导致脑垂体功能减退和多发性脑神经麻痹。

3．眼眶肌炎　主要表现为复视、眼球运动障碍，眼球向受累肌肉支配方向运动时，疼痛增加；部分患者出现上睑下垂；肌肉止点充血水肿，可透过结膜发现暗红色肥大的眼外肌。病变晚期眼外肌可发生纤维化，导致不同程度的眼位固定。炎症可累及多条肌肉，以上方肌群和内直肌受累多见。CT 和 MRI 扫描显示眼外肌肌腱和肌腹弥漫性水肿肥厚（图 19-5）。

4．泪腺炎　一般表现为眼睑肿胀，上睑轻微下垂，可伴有眼睑“S”形外观。眼球轻度突出，眼球向鼻下移位，眼眶颞上缘可触及肿物。CT 和 MRI 扫描可见受累泪腺肿大，可被强化。

5．巩膜周围炎和视神经周围炎　炎症累及巩膜周围的筋膜和视神经鞘膜，症状以疼痛和视力减退为主。眼底可见视盘充血水肿、静脉迂曲扩张等。病变后期视神经萎缩、视力丧失。CT 和 MRI 检查显示眼球壁增厚，边界模糊，视神经增粗。

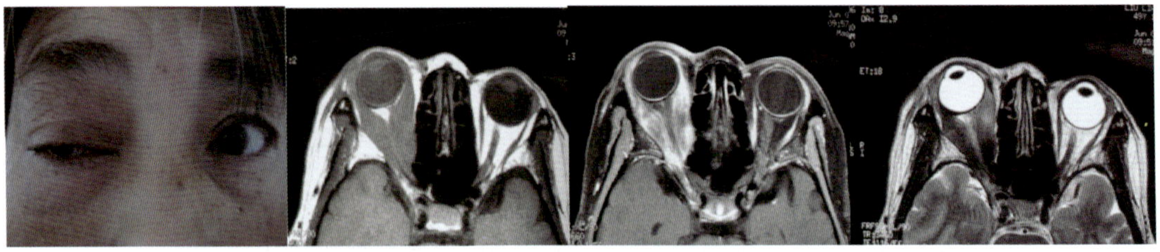

图 19-5 眼眶肌炎型炎性假瘤

患者双眼视物重影半年。查体：右上睑下垂，眼球向颞下移位，运动受限。MRI 扫描显示右眼内直肌和外直肌肌腱和肌腹肥大，对视神经造成挤压，T1WI 呈等信号，T2WI 呈低、等信号，增强扫描眼外肌明显强化

6．眶尖炎症 极少数 IOIP 患者，其炎性病变主要累及眶尖部，眼球突出一般不明显。患者视功能异常与眼部炎症表现不成比例。患者早期可出现视力下降、视野缺损、相对性传入性瞳孔障碍、上睑下垂、眼球运动障碍等。CT 和 MRI 扫描可见眶尖部占位呈炎性浸润样改变（图 19-6）。

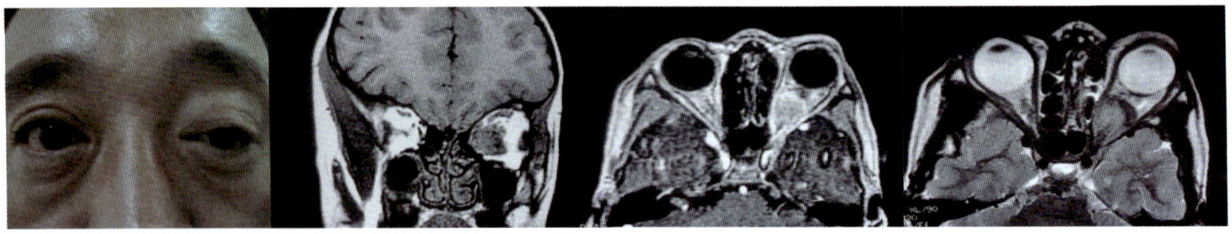

图 19-6 左眼眶尖部炎性假瘤

患者左眼睑肿胀 1 个月，伴眼球运动障碍和视力减退。MRI 扫描显示左眼眶尖区占位病变，T1WI 呈等信号，T2WI 呈等、短信号，可被强化

7．硬化性炎症 一般起病缓慢。本型病理组织学改变主要以纤维组织增殖为特征。病程晚期眼位固定，眼球运动明显受限。可出现压迫性视神经病变，导致视神经萎缩，视力严重减退，甚至丧失。

【诊断】根据患者的临床表现及眼眶影像学检查结果，一般可以做出初步诊断，但明确诊断需要行眼眶病理组织学活检。

【治疗】特发性眼眶炎性假瘤的临床治疗主要包括药物治疗、放射治疗和手术三个方面。其中，药物治疗最为常用，主要包括糖皮质激素和免疫抑制剂两类。尽管近年来应用包括烷化剂、抗代谢药和单克隆抗体等在内的多种免疫抑制剂的病例报道逐渐增多，但是迄今为止糖皮质激素类药物仍是公认的首选治疗方法。

特发性眼眶炎性假瘤的病理组织学类型与疗效关系较为密切。根据病变情况，可以行手术活检，以明确诊断及病理分型。对于淋巴细胞浸润型炎性假瘤，全身糖皮质激素治疗可使病情明显缓解，也可以采用病变局部注射疗法；纤维组织增殖型对糖皮质激素不敏感。部分患者可考虑免疫抑制剂和放射治疗。对于局限性炎性假瘤，可采取手术治疗。

三、良性淋巴上皮病变

良性淋巴上皮病变（benign lymphoepithelial lesion，BLEL）亦称 Mikulicz 病，是指淋巴细胞弥漫性浸润泪腺和涎腺，导致病变腺体内淋巴细胞增生浸润、腺体实质萎缩、肌上皮岛在腺导管内的增生浸润引起良性病变。在眼部，BLEL 主要累及泪腺组织和眼睑。

【病因】目前关于 BLEL 的病因及发病机制主要有雌激素假说、病毒感染假说、自身免疫假说、上皮 - 肌上皮岛相关假说、IgG4 相关性疾病假说、细胞因子相关假说等，其中 IgG4

相关性假说最引人关注。但 BLEL 的确切病因及发病机制至今未明。

【临床表现】 本病多见于中年女性，一般双眼发病，也可单眼发病。上眼睑无痛性非充血性持续肿胀为其主要临床表现，受累泪腺肿大，有时可在颞上眶缘扪及肿大的泪腺。泪腺明显肿大者，可以引起眼球突出，以及眼球向鼻下移位。少数患者可以有眼干、眼涩、视力下降等伴随症状。

良性淋巴上皮病变除可以引起眼部组织病变外，还可以累及涎腺等组织结构，表现为受累涎腺弥漫性、无痛性肿大，少数也可呈结节性肿大，可伴有口干等症状。

近年研究显示，BLEL 是一种 IgG4 相关性疾病，多数患者血浆中 IgG4 浓度升高（≥ 135 mg/dl）。

【诊断】 根据双眼上睑无痛性持续性肿胀，影像学检查显示泪腺肿大，以及血液中 IgG4 浓度升高，一般可以做出诊断，最终确诊还需要结合病理组织学证据。

【治疗】 目前有关 BLEL 的治疗尚无统一方案。由于 BLEL 是一种特发性炎症，与自身免疫有关，故一般给予糖皮质激素类药物进行治疗，效果明显；但有些患者停药后易复发。近年有学者主张手术切除病变泪腺并辅以糖皮质激素治疗，效果理想。

四、甲状腺相关眼病

甲状腺相关眼病（thyroid associated ophthalmopathy，TAO）又称 Graves 眼病，是成人最常见的眼眶疾病之一，多双眼发病。TAO 患者的甲状腺功能可能亢进、低下或正常。TAO 可分 2 型：Ⅰ型主要表现为球后脂肪组织和结缔组织浸润，Ⅱ型主要为眼外肌炎。这两种类型可并存或单独出现。

【病因】 确切发病机制尚不清楚，一般认为属自身免疫性疾病或器官免疫性疾病。TAO 的病理组织学特征是早期炎性细胞浸润水肿，晚期组织变性和纤维化。

【临床表现】 根据 TAO 病变所累及的范围和病程的不同，临床表现也不尽相同。

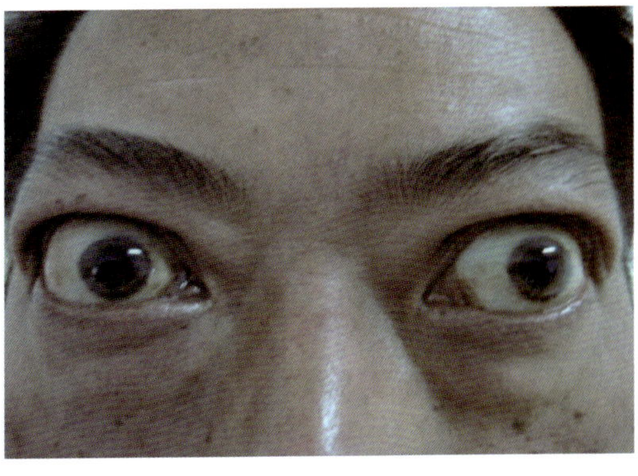
图 19-7 TAO 患者双眼睑回缩征

1. 眼部表现 ①眼睑征：是 TAO 的重要体征，主要包括眼睑肿胀、眼睑退缩（Dalrymple 征）、上睑迟落（von Graefe 征）和瞬目反射减少，其中以眼睑回缩（图 19-7）和上睑迟落为特征性表现。② 眼球突出：多为轴性眼球突出。③ 复视及眼球运动障碍：TAO 可以使多条眼外肌受累，眼球运动障碍，出现复视。受累肌肉以下直肌、上直肌和内直肌多见，外直肌受累较少，受累眼外肌肌腱附着处结膜可水肿，血管迂曲扩张。病变晚期由于眼外肌纤维化，眼球可固定在某一眼位，出现斜视。④结膜和角膜病变：结膜充血水肿，角膜可发生暴露性角膜炎、角膜溃疡。⑤视网膜和视神经病变：眶内组织水肿压迫，可导致压迫性视网膜和视神经病变发生。患者表现为视力降低，视野缺损；眼底可见视盘水肿或苍白，视网膜静脉迂曲扩张，视网膜水肿、渗出。

2. 全身表现 可伴有甲状腺功能亢进症状群。

【诊断】 根据典型的临床表现、甲状腺激素水平（T_3、T_4 和 TSH）以及眼眶影像学检查结果即可确定诊断。

CT 扫描可见甲状腺相关眼病的患者眼外肌出现肥大，病变主要累及肌腹，严重时可导致眶尖区视神经受压。MRI 检查可以更为清晰地显示眼外肌及眶内其他软组织的形态（图 19-8）。有时根据眼外肌信号的变化，有助于判断病情变化及指导治疗。若眼外肌呈长 T1、略长 T2 信号，提示肌肉处于炎性水肿期，治疗效果较明显；若表现为长 T1、短 T2 信号，提示肌肉纤维化较严重，治疗效果较差。此外，MRI 在甲状腺相关眼病的鉴别诊断方面亦有重要帮助。

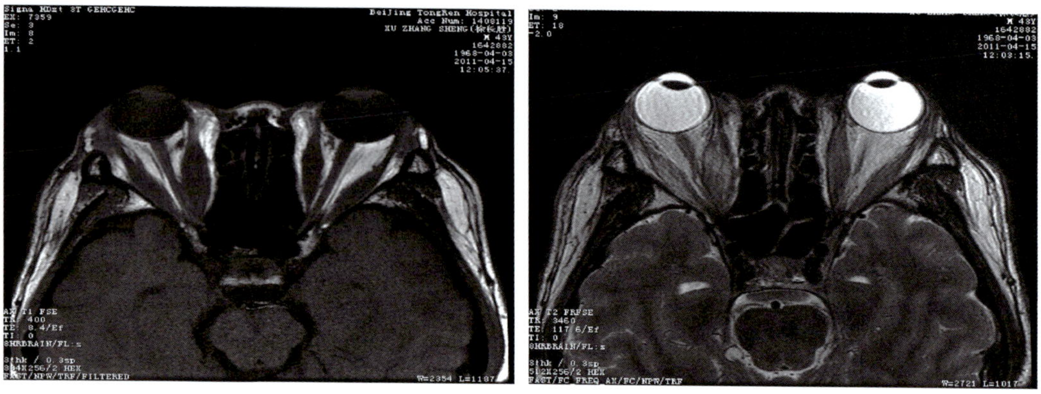

图 19-8　甲状腺相关眼病患者眶部 MRI 扫描

患者双眼突出 3 个月，甲状腺功能亢进史半年。MRI 显示双侧眼外肌明显增粗，以肌腹增粗为著，呈等 T1 稍长 T2 信号，边界尚清

【治疗】 包括全身治疗和眼部治疗。全身治疗主要针对甲状腺功能异常的矫正。眼部治疗主要针对暴露性角膜炎、压迫性视神经病变和严重充血性眼眶病变。主要治疗措施包括眼部保护性治疗、药物抗炎治疗、放射治疗和手术治疗。①眼部保护性治疗：为防治暴露性角膜炎发生，可夜间遮盖睑裂，滴用润滑性滴眼液；必要时可试行睑缘缝合术。②药物治疗：在眼眶病变的急性期，可以采用糖皮质激素或免疫抑制剂治疗，以减轻眼部组织的水肿及压迫性视神经病变的发生。③手术和放射治疗：对于突眼导致角膜损害或压迫性视神经病变严重者，药物治疗无效时，可以采用放射治疗或眼眶减压术，以便尽可能保护和恢复视功能。待病情稳定后，对于斜视患者，可以采用眼外肌局部注射肉毒毒素 A 或眼外肌手术来矫正斜视；对于上睑退缩者，可以采用上睑退缩矫正术来改善外观。

（马建民）

第三节　眼眶肿瘤

病例 19-1

患者，男性，45 岁，因右眼球突出 2 年就诊。全身检查未见明显异常。眼部检查：右眼视力 1.0，右眼球轴位突出，突出度：右眼 16 mm，左眼 12 mm，眶距：101 mm；右侧眶内压（++），眼球各方向运动正常；眼前节和眼底检查未见异常。左眼未见异常。

讨论题：

1. 为明确诊断，应对患者进行哪些辅助检查？
2. 根据二维码中影像资料，目前患者的诊断是什么？
3. 该患者最佳治疗方案是什么？

病例 19-1 答案与解析

眼眶肿瘤（orbital tumor）种类繁多，从组织来源可分为神经源性肿瘤、肌源性肿瘤、血管性肿瘤、淋巴造血系统肿瘤等，从原发部位可分为原发于眼眶的肿瘤、继发于周围结构的肿瘤和全身转移而来的肿瘤。无论何种肿瘤，均可造成不同程度的视力下降和功能障碍，严重者有生命危险。

一、皮样囊肿

皮样囊肿（dermoid cyst）是胚胎时期表面外胚层植入或粘连于中胚层所形成的囊肿，是一种发育性囊肿。胚胎时期表面上皮与硬脑膜接触，随着胎儿发育，二者之间形成颅骨，将上皮与脑膜分隔。如二者之间粘连，小块上皮黏着于脑膜或骨膜，出生后继续增长，即形成皮样囊肿。囊肿由囊壁和囊内容构成，复层鳞状上皮内衬囊壁，绕以纤维结缔组织，称为表皮样囊肿（epidermoid cyst）；囊壁除鳞状上皮外，尚有真皮、不等量的皮下组织和皮肤附件，如毛囊、皮脂腺、汗腺等，称为皮样囊肿。囊内容含有豆渣样皮肤角化脱落物、脂肪、毛发和汗液。

【临床表现】 皮样囊肿虽起源于胚胎时期，但进展缓慢，多数患者都在成年后被发现，尤其是位于眶深部的皮样囊肿，到老年才出现症状也可见到。单眶发病，没有种族、性别及眼别差异。

皮样囊肿多发生于眶外上方颧额缝处骨膜下，症状和体征随病变位置和程度不同而各异，眶前部皮样囊肿儿童期即可出现症状，表现为进展缓慢、无痛性皮下肿物，眶缘饱满并触及扁平状囊性肿物，边界不清，不可推动。较少影响视力，如压迫眼球，可引起屈光不正，视力减退，肿物较大时可引起眼球移位。眶深部皮样囊肿临床特征出现较晚，可有无痛性、进展性眼球突出和眼球移位，如有眼球运动神经麻痹，可伴复视。囊肿压迫视神经，引起原发性视神经萎缩。眶内囊肿压迫骨壁，出现眶壁缺损，肿物向颅内或颞窝生长，颞部扁平隆起，可触及囊性肿物。皮样囊肿自发破裂，囊内容刺激眶内软组织引起炎性反应，或囊肿向表层发展，在眶缘形成瘘管，经常排出液体和豆渣样物。

【影像学检查】 X 线只能显示眶壁骨质改变，如骨增生、骨凹陷及骨吸收，不能发现软组织病变。B 型超声可见肿物呈不规则形或类圆形，边界清楚，内回声因囊内容物的性质不同呈多样性，强弱分布不均，声衰减少，具有可压缩性（图 19-9）。CT 可同时显示骨质改变和软组织病变，肿物多位于眶外上方，不规则形或类圆形，边界清楚，密度不均，如内容物含有脂质，可见 CT 负值区；邻近囊肿的眶壁呈骨增生、压迫性骨凹陷和骨吸收，有骨嵴形成（图 19-10）。MRI 显示囊肿内信号斑驳不均。

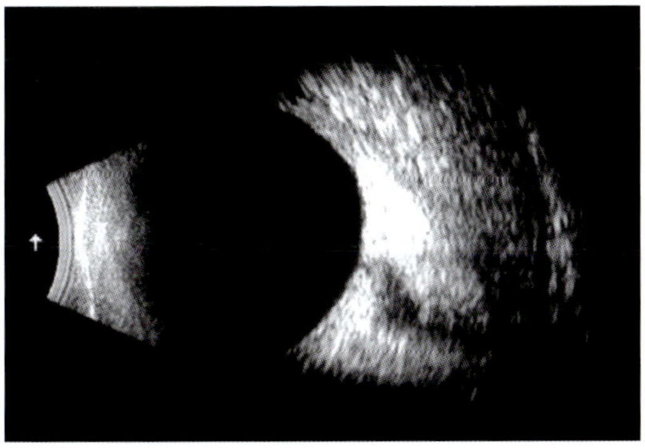

图 19-9　皮样囊肿 B 型超声

视神经上方长椭圆形占位病变，边界不清，内回声多少分布不均，声衰减中等，视神经被压向下移位

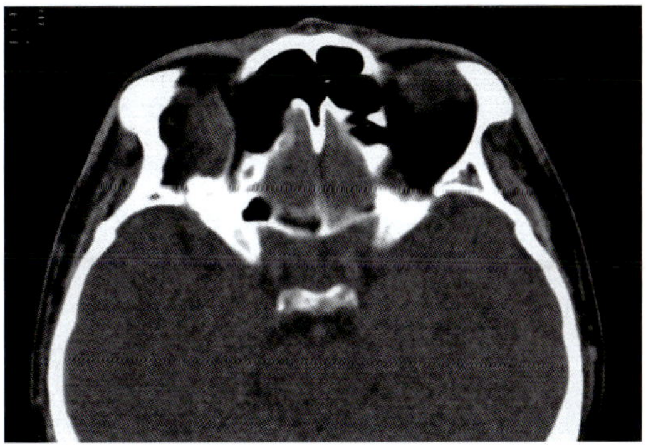

图 19-10　皮样囊肿轴位 CT 像

右眶外上方不规则形占位病变，边界清楚，内密度不均质，邻近眶壁骨增生及骨凹陷

【诊断】皮样囊肿在CT上既有软组织病变，也有眶骨改变，根据典型的影像学特点即可做出诊断。

【治疗】手术切除。术中尽量完整取出肿物。位于骨凹内的囊肿部分，分离时容易破，应尽快去除囊内容物，避免污染整个眼眶，同时彻底切除囊壁。骨凹陷内用苯酚烧灼、75%乙醇中和、大量生理盐水冲洗。使用腐蚀剂时注意避免损伤眶内正常组织。

二、海绵状血管瘤

海绵状血管瘤（cavernous hemangioma）是成年人最常见的原发性眼眶良性肿瘤，由许多衬有内皮细胞的细小血管腔组成，管壁含有疏松分布的平滑肌和基质，血流缓慢，外包绕完整的纤维包膜，被认为是一种错构瘤。

【临床表现】多发生在30～60岁成年人，无明显性别差异。肿瘤生长缓慢，典型的临床表现为渐进性、无痛性眼球突出，因大多数肿瘤位于肌肉圆锥内，眼球突出多呈轴性。肿瘤较大，压迫眼球后极部，眼底可见脉络膜皱褶，或因屈光不正而影响视力。位于眶尖部的肿瘤，早期引起视力减退或丧失、原发性视神经萎缩。眼球运动多不受限制，但如压迫眼外肌，可出现复视、眼球运动障碍。位于眶隔前的海绵状血管瘤非常少见，可于眶周扪及富于弹性的肿物，皮肤略呈青紫色。

【影像学检查】A型超声可见肿瘤内波峰较高，反射均匀，波峰顶连线与基线夹角小于45°。B型超声对于海绵状血管瘤具有定性诊断意义，典型表现为类圆形，边界清楚，内回声强且分布均匀，声衰减少（图19-11），具有可压缩性。彩色多普勒超声显示肿瘤内缺乏或仅有少量点状彩色血流信号。CT具有定位诊断意义，显示肿瘤多位于肌肉圆锥内，类圆形，边界清楚，局部可有小的突起，密度均匀（图19-12）。增强CT可见肿瘤内渐进性、不均匀强化。MRI检查肿瘤在T1WI为中信号，T2WI为高信号（图19-13）。^{99m}Tc标记红细胞放射核素显像在注射后1min、30min、60min、4h均呈现放射性浓集影（图19-14），为海绵状血管瘤特有的影像表现，可作为定性诊断。

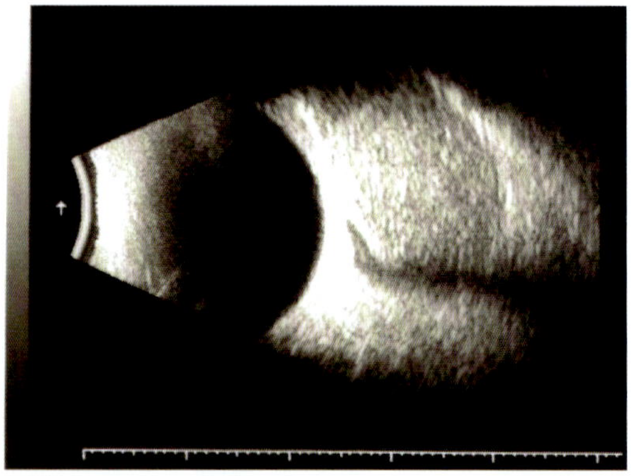

图19-11 海绵状血管瘤B型超声

视神经上方类圆形占位病变，边界清楚，内回声强而分布均匀，声衰减少

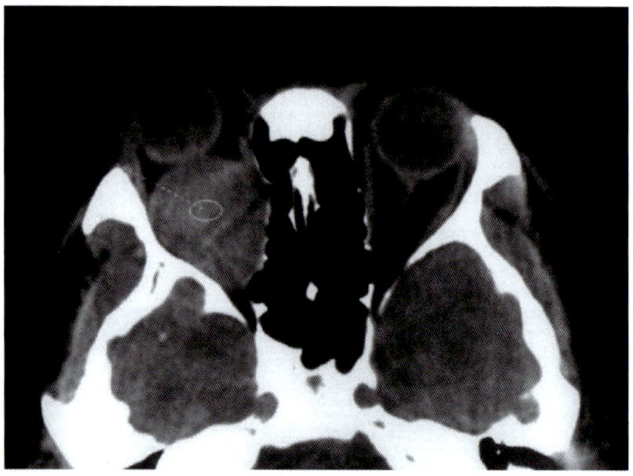

图19-12 海绵状血管瘤轴位CT像

右眶肌肉圆锥内类圆形占位病变，边界清楚，均质，眶腔扩大

【诊断】海绵状血管瘤的诊断主要依靠影像学检查，典型的B型超声图像具有定性诊断意义；^{99m}Tc标记红细胞放射核素显像具有独特性，绝大多数患者可以确定诊断。CT和MRI检查具有定位诊断意义。

【治疗】根据肿瘤大小和位置不同，采用不同的治疗方案。如肿瘤较小、未出现任何症

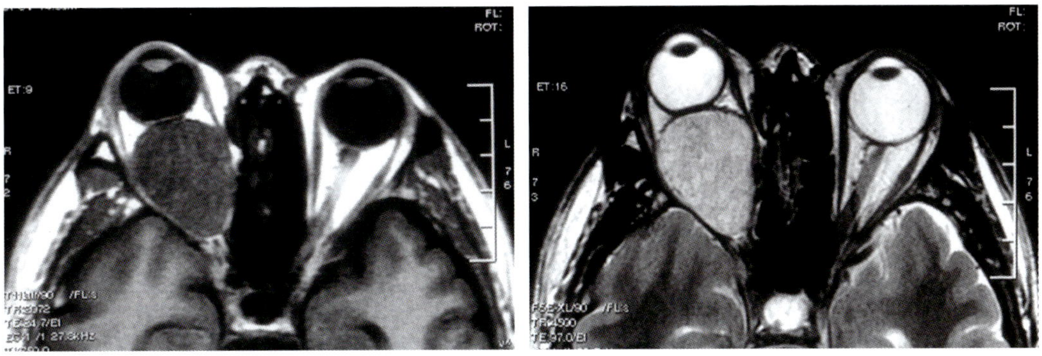

A．T1WI　　　　B．T2WI

图 19-13　海绵状血管瘤轴位 MRI 像

右眶肌肉圆锥内梨形占位病变，边界清楚，T1WI（A）为中信号，T2WI（B）为高信号，眶腔扩大，眼球突出

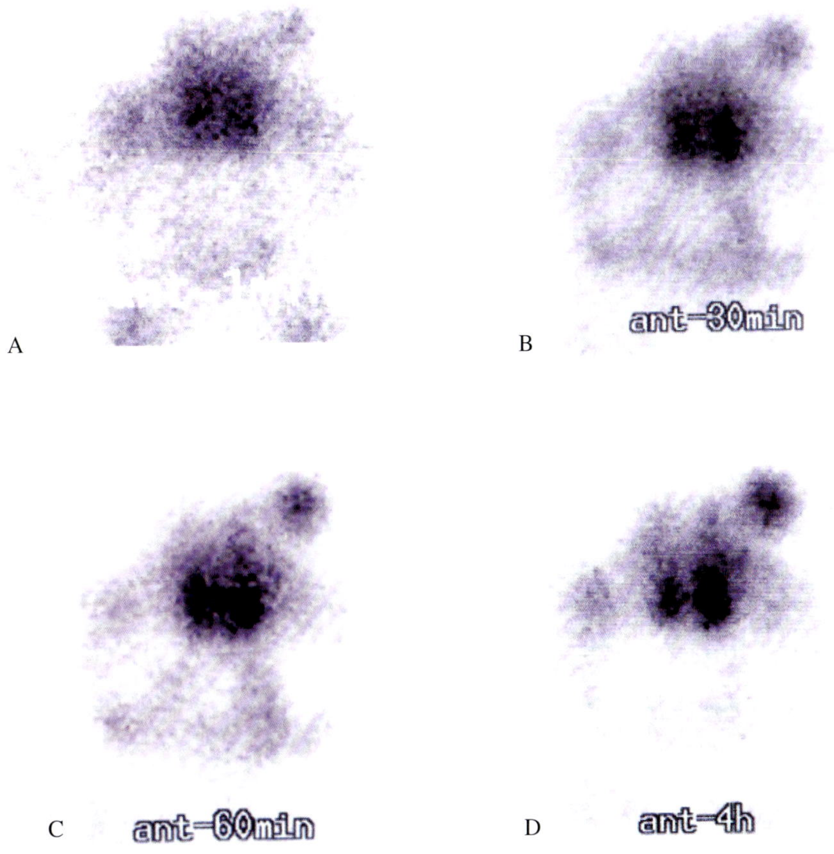

图 19-14　海绵状血管瘤 ^{99m}Tc 放射核素显像

注射显影剂后 1 min、30 min、60 min、4 h 后，左眶病变部位出现逐渐增强的放射性浓集影

状和体征，可密切观察。如出现眼球突出等临床症状，可手术切除。根据影像学定位，选择前路或外侧开眶术。如肿瘤位于眶尖部，且 CT 提示肿瘤与周围组织有粘连可能，为避免并发症，可采用伽马刀放射治疗。

三、眼眶脑膜瘤

眼眶脑膜瘤（orbital meningioma）分为原发于眶内脑膜瘤和继发于颅内脑膜瘤两种，前者多来自眶内段视神经的蛛网膜及眶内异位脑膜细胞；后者多由颅内蝶骨嵴脑膜瘤蔓延而来。

【临床表现】 脑膜瘤多发生于中年女性，偶见于儿童。视神经鞘脑膜瘤沿视神经生长，向前至球内段视神经，向后经视神经管向颅内蔓延，早期视神经增粗，视神经纤维受压迫，出现视力减退，视盘水肿，继而视神经萎缩。当肿瘤突破硬膜向眶内生长，导致眼球突出，限制眼外肌运动，出现眼球运动障碍。由于视网膜中央静脉神经鞘内段长期慢性压迫，静脉压逐渐增高，在视网膜中央静脉与脉络膜静脉之间形成侧支循环，于视盘表面出现短粗弯曲的异常静脉血管，称为视网膜睫状静脉。视力减退、眼球突出、慢性视盘水肿或萎缩、视神经睫状静脉称为视神经鞘脑膜瘤四联征。蝶骨嵴脑膜瘤经视神经管或眶上裂入眶，沿蝶骨大翼扁平状生长，肿瘤压迫视神经导致同侧原发性视神经萎缩；当肿瘤生长，体积增大，颅内压增高时，可引起对侧视盘水肿，表现为一侧视神经萎缩，另一侧视神经水肿，称为Foster-Kennedy综合征。肿瘤累及第Ⅲ、Ⅳ、Ⅵ脑神经和第Ⅴ脑神经眼支，可引起眶上裂综合征。蝶骨嵴脑膜瘤眶内蔓延引起眶骨增生、颞部隆起和眼球突出，眼睑和球结膜水肿常见，而视力减退及眼球运动障碍发生较晚。

【影像学检查】 B型超声显示视神经增粗，肿瘤形状不规则，边界不清，内回声强弱分布不均，声衰减显著，不可压缩。彩色多普勒超声显示肿瘤内部较为丰富的彩色血流信号，呈动脉频谱。视神经鞘脑膜瘤CT显示视神经管状、梭形或锥形增粗，"车轨征"（即沿视神经鞘密度增高，视神经纤维密度偏低，似车轨状）及钙化（图19-15），向视神经管蔓延者可见视神经管扩大。蝶骨嵴脑膜瘤可见沿增厚的蝶骨大翼，颅中窝和眶内均可见扁平状生长的软组织密度影。MRI在显示视神经管内病变和颅内蔓延者方面优于CT（图19-16）。

知识拓展：视神经鞘脑膜瘤和视神经胶质瘤的鉴别

【诊断】 主要根据CT和MRI影像进行诊断，CT显示视神经增粗、"车轨征"或钙化，应考虑视神经鞘脑膜瘤可能；MRI可以显示肿瘤向颅内蔓延的情况。视神经胶质瘤也表现为视神经增粗，因此应予以鉴别。

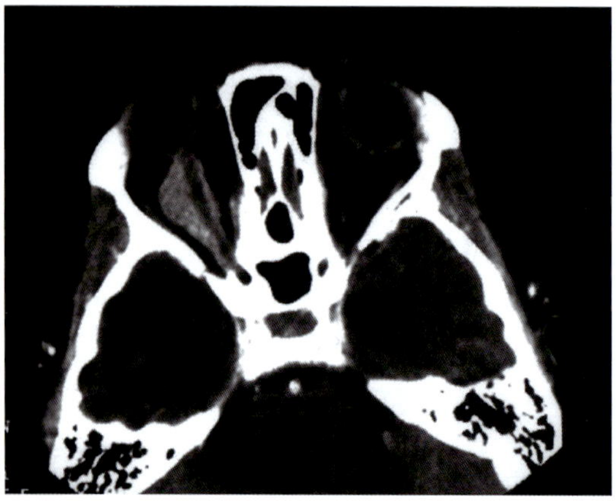

图19-15　视神经鞘脑膜瘤轴位CT像

右眶视神经呈不规则形肿大，中央低密度为视神经纤维影像，两侧高密度影像为视神经鞘肿瘤影像，呈"车轨征"

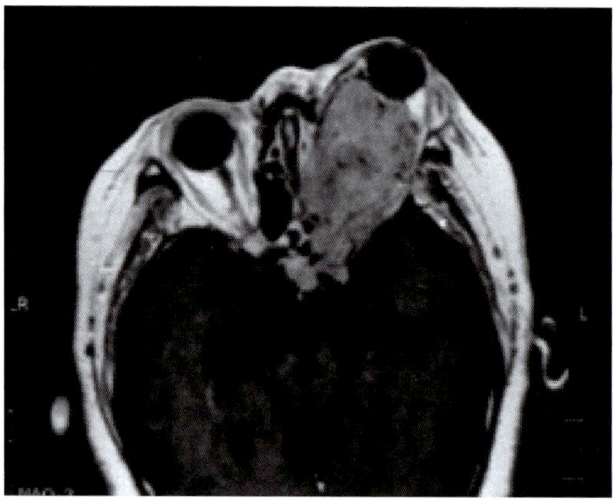

图19-16　视神经鞘脑膜瘤颅内蔓延轴位增强MRI像

左眶内占位病变将正常结构遮蔽，已侵及颅内和同侧筛窦，眶腔扩大，眼球高度突出

【治疗】 早期视力无改变，无眼球突出者可密切观察；出现临床症状和体征者可手术切除。脑膜瘤范围广泛，完全切除困难，且术后视力丧失、肿瘤复发等并发症多见。儿童脑膜瘤倾向于多发，预后差。伽马刀或立体定向放射治疗对于脑膜瘤的生长有抑制作用，并能保存有用视力，也是目前治疗方法的选择之一。

四、横纹肌肉瘤

眼眶横纹肌肉瘤（orbital rhabdomyosarcoma）是儿童时期最常见的原发性眼眶恶性肿瘤，多发生于 10 岁以下。肿瘤恶性程度高，生长迅速，早期发生淋巴和血行转移，预后差。

【临床表现】 典型的临床表现为发病急，类似急性眶蜂窝织炎，有半数患者发病前有外伤史。肿瘤多位于肌锥外间隙，导致眼球突出并向一侧移位，眼睑水肿充血，球结膜高度水肿，突出于睑裂之外，眼睑闭合不全，很快出现暴露性角膜溃疡。位于眶前部的肿瘤，于眶缘处可触及软性肿物，肿瘤坏死球结膜可有结痂破溃（图 19-17）。肿瘤增大后患者视力丧失、眼球固定，眶内压增高，出现头痛、恶心、呕吐等高眶内压症状。如不及时治疗，肿瘤可破坏眶骨壁，向颅内、鼻窦蔓延，并经淋巴、血行转移。

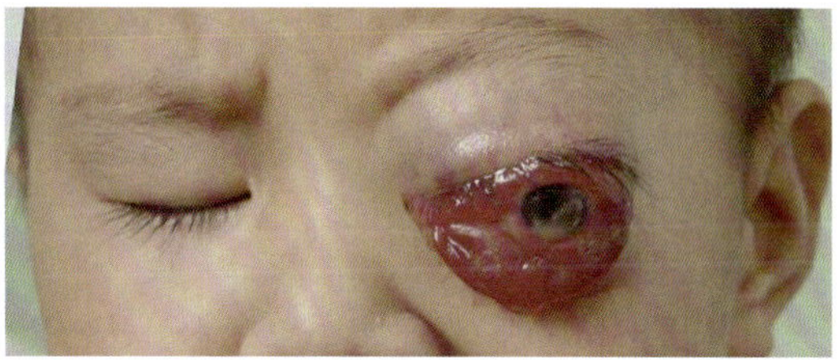

图 19-17　眼眶横纹肌肉瘤外观

左眼球高度突出，眼睑水肿，球结膜充血水肿，突出于睑裂外，睑裂不能闭合，角膜溃疡

【影像学检查】 B 型超声显示肿瘤呈不规则形或类圆形，边界清楚，内回声弱且分布均匀，声衰减少，不可压缩。彩色多普勒超声显示肿瘤内部非常丰富的彩色血流信号，呈动脉频谱。CT 显示软组织密度影，增强 CT 扫描，病变呈不均匀强化（图 19-18）。有颅内、颞凹或鼻窦内蔓延者，MRI 可清晰显示。

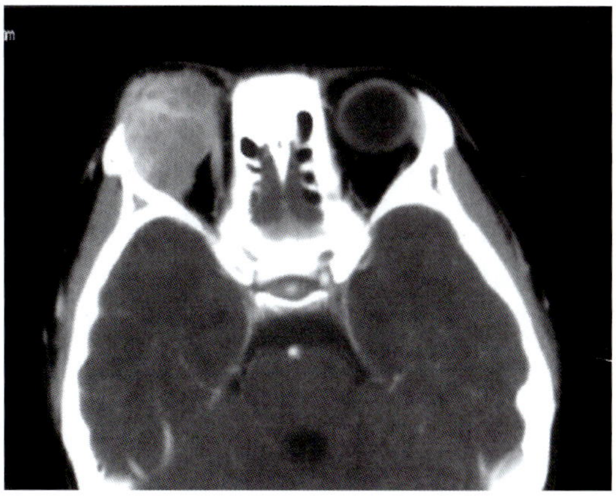

图 19-18　横纹肌肉瘤轴位强化 CT 像

右眶外上方不规则形占位病变，边界清楚，局部不均匀强化，不均质

【诊断】 儿童时期发病，病情进展迅速，数日至数周内致眼球高度突出、眶区疼痛、眶内压增高、睑裂闭合不全，实验室检查血象无显著异常，影像学检查显示眼眶实体性占位病变，应高度怀疑横纹肌肉瘤。

【治疗】 应采用多种方法综合治疗。肿瘤较小者可直接手术切除；肿瘤较大者术前先行化疗减容，使肿瘤体积缩小，再行扩大范围肿瘤切除术，术后辅以放射治疗、化学治疗和生物治疗，放射总量不小于 60 Gy。

（张　虹）

第四节　眼眶先天性异常

一、先天性小眼球合并囊肿

先天性小眼球合并囊肿（congenital microphthalmos with cyst）是一种先天性眼眶异常，为胚胎发育阶段胚裂未闭合，神经上皮增殖在眼眶形成的囊肿。囊壁由结构不清、发育不良的视网膜自眼球缺损处向眶内突出形成，外层绕以纤维血管组织，内容物为液体，与玻璃体相连。

【临床表现】 出生时即存在，单侧或双侧发病。囊肿位于眶下方，向前隆起，皮肤呈青蓝色，呈囊性感，有透光性。囊肿上方为与之相连的小眼球，小眼球大小不一，角膜小而混浊，眼内结构不清，无视力。有些小眼球被囊肿遮蔽而被埋于眶深部，囊肿可随眼球运动而活动。

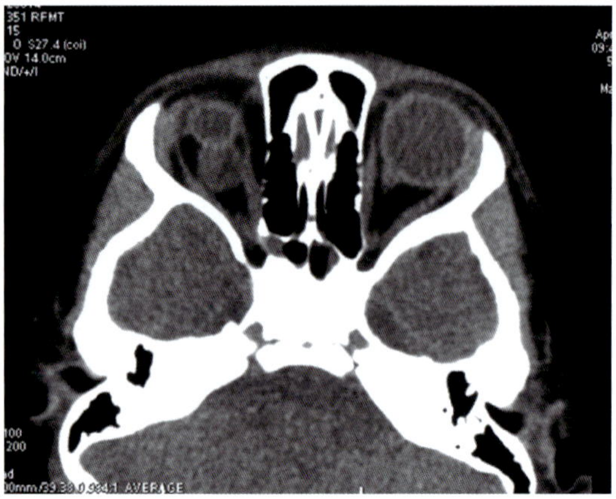

图 19-19 先天性小眼球合并囊肿轴位 CT 像
右眶肌肉圆锥内可见葫芦形病变，前端为小眼球，后端为与小眼球相连的囊肿

【影像学检查】 B 型超声显示前部为小眼球，后部为与之相连的囊肿，呈葫芦状，仔细检查可见其相连处。CT 显示前部为小眼球，有些可见钙化，后方为与之相连的囊性病变（图 19-19）。MRI 囊肿在 T1WI 为低信号，T2WI 为高信号，与玻璃体信号相似。

【诊断】 出生时即存在病变，睑裂闭合，不见正常眼球，眶腔内有囊性肿物，应高度怀疑先天性小眼球合并囊肿。影像学检查显示异常小眼球及与之相连的囊性肿物可以确定诊断。

【治疗】 手术摘除。如眼球接近正常大小，结构完整，可保留眼球，只摘除囊肿；若眼球极小且无功能，将小眼球与囊肿一并摘除，同时安放义眼座，保证眼眶正常发育。

二、脑膜脑膨出

脑膜脑膨出（meningoencephalocele）是由于先天性眶骨缺失，脑膜或脑膜脑组织突入眼眶。根据病变的位置可分为前部膨出和后部膨出；根据突出的内容物可分为脑膜膨出和脑膜脑膨出。

【临床表现】 出生时即可出现临床表现。前部脑膜脑膨出表现为邻近内眦部光滑的、有搏动感的肿物，少数病例发生于双侧。囊肿的搏动感与脉搏一致，压迫可使肿物退回至颅内，隆起度缩小，可出现脉搏减弱、恶心、呕吐，甚至昏迷等脑部症状。可有鼻泪管阻塞，也有些病例儿童时无症状，直到成年后形成继发性筛窦炎才发现原发病变。后部脑膜脑膨出比前部膨出发病慢，眼球向前下方突出、移位，并具有与脉搏一致的搏动。

【影像学检查】 B 型超声显示眶内囊性、无回声病变。CT 扫描是检查脑膜脑膨出的最好方法，它不但可以发现眶骨缺失，还可以显示眶内软组织病变，并能够确定病变的位置、范围。肿物在 T1WI 和 T2WI 均显示为中等信号。

【诊断】 根据典型的临床表现和影像学发现，可以确定诊断。

【治疗】 手术治疗，应与神经外科医生配合完成。

思考题

1．眼眶病患者主要应进行哪些眼科和全身检查？
2．眼眶肿瘤的诊断方法与治疗原则？
3．诊断眼眶肿瘤常用的影像学方法有哪些？

（张 虹）

第20章 眼外伤

病例 20-1

患者，男性，50 岁，7 小时前车祸致右眼部撞伤。受伤当时即感头痛，右眼疼痛，视力下降，随即到眼科急诊就诊。查体：视力右眼指数 / 眼前，左眼 1.0。眼压右眼 T_{n-1}，左眼 T_n。右眼眼睑肿胀，下睑内眦部斜形全层裂伤，长约 2.5 cm，下睑伤口侵及下泪小管。球结膜大量出血伴水肿，鼻下方球结膜裂伤，鼻下方角膜全层裂伤，伤口不规则、水肿，长约 4 mm，可见色素膜脱出，色素膜表面可见渗出膜，伤口向鼻下方巩膜延伸。前房浅，下方前房积血可见液平，瞳孔不规则，尖端指向鼻下方，隐约可见虹膜 2 ~ 5 点位根部离断，其余眼内结构不清。左眼眼位正，眼睑无内翻和外翻，无上睑下垂，泪小点位正，结膜无充血及水肿，角膜透明，前房深度正常，瞳孔圆，直径 3 mm，光反射存在，晶状体密度稍高，眼底小瞳孔下未见明显异常。既往患者双眼视力 1.0，无眼疾病史及手术史，无全身病史、手术史及药物过敏史。

讨论题：

1. 根据上述病史及查体，初步诊断是什么？
2. 为明确诊断还应该做哪些检查，检查过程中应注意些什么？
3. 患者神经外科就诊，头颅 CT 未见明显异常；眼眶 CT 示左眼球失去正常形态，眶内壁骨折，未见眼内异物；急诊冲洗右眼泪道可见下睑皮肤裂开处有冲洗液体流出，下一步应该给予哪些初步处理？
4. 现患者拟行急诊手术，针对此患者目前眼部情况，请大致描述手术中基本原则。

第一节 概 述

眼外伤（ocular trauma）是指眼球及附属器因外来的物理性、化学性和生物性因素造成组织及功能的损害。

一、眼外伤的临床类型

眼外伤通常按原因分为机械性和非机械性两大类，机械性眼外伤是物理性外伤中的一类。前者包括钝器、锐器和异物伤等；后者包括眼热烧伤、化学伤、辐射伤和毒气伤等。熊咬伤、蜂刺伤、飞虫入眼及植物性眼损伤等，除产生理化损伤外，还会引起生物性反应，特别是感染及过敏性反应。

关于机械性眼外伤，目前国际上已基本上接受了 1996 年由美国“伯明翰眼外伤命名”（Birmingham eye trauma terminology，BETT）倡导的分类。机械性眼外伤分类：以眼球作为参照组织，把眼球壁（eyeball）限定为角膜和巩膜。将机械性眼外伤分为开放性眼外伤和闭合性眼外伤两大类，各自再进行细分（图 20-1）。并按照损伤部位分区。

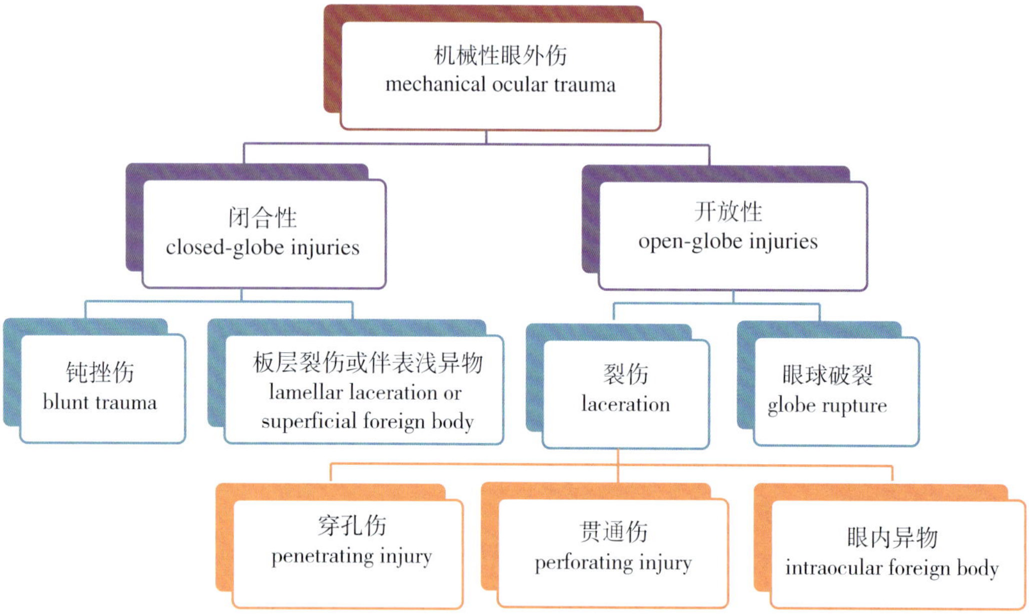

图 20-1 机械性眼外伤的分类

开放性眼外伤分区：Ⅰ区为局限于角膜和角巩膜缘；Ⅱ区为角巩膜缘后 5 mm 范围内的巩膜（即没进入视网膜）；Ⅲ区为角巩膜缘 5 mm 后（图 20-2）。眼内异物以入口为准，如果有贯通伤或多个伤口，则按最后面的伤口定分区。

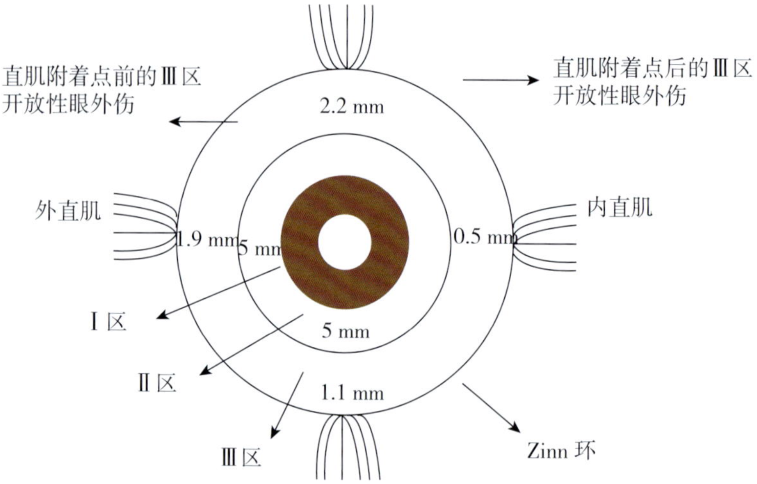

图 20-2 开放性眼外伤分区图

闭合性眼外伤分区：依位置最靠后的眼组织改变来划分。Ⅰ区为局限于球结膜、巩膜和角膜的浅表层；Ⅱ区为从角膜内皮到晶状体后囊，包括睫状突；Ⅲ区为晶状体后囊膜以后的眼内结构，包括睫状体平坦部、视网膜、玻璃体、脉络膜以及视神经的损伤。如果当时情况不容许做眼后节检查，可应用 B 超帮助损伤分区。

二、眼科急诊

急诊患者通常发病较急，就诊时要求医生迅速对病情做出正确的判断并及时处理。眼科医生除了应具备较强的眼科专业技能以外，还应掌握急诊诊疗流程、规范以及应对原则。

（一）眼科急诊的临床思维

眼科急诊包括眼科急性疾病、急性中毒及眼外伤。眼科急诊的诊断是否正确、处理是否及时，直接影响进一步治疗，甚至关系到最终视力。为确保患者得到最佳的预后，应掌握以下处理原则：①立即对患者全身及眼部状况进行全面评估；②迅速做出正确诊断；③制订治疗策略；④正确用药；⑤在有手术指征时做好术前准备；⑥手术治疗原则及步骤；⑦请相关科室会诊；⑧相关法律或人文等多方面内容。

做好眼科急诊常见疾病的逻辑分析及鉴别诊断至关重要，如急性眼红、急性视力障碍、急性视物遮挡、急性眼痛、眼外伤等。

1．急性眼红（图 20-3）。

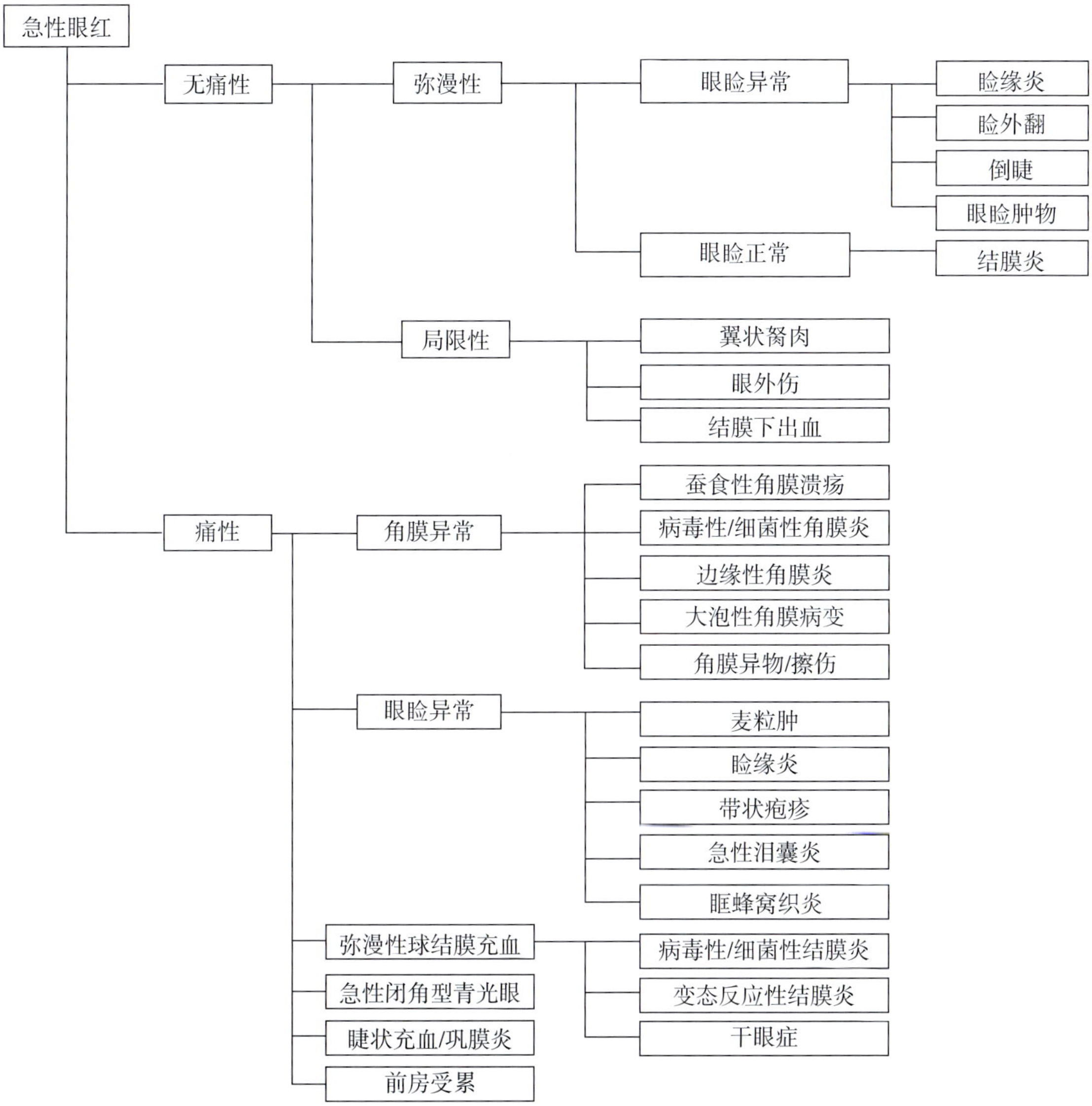

图 20-3　急性眼红常见眼部疾病

2．急性视力障碍（图 20-4）。

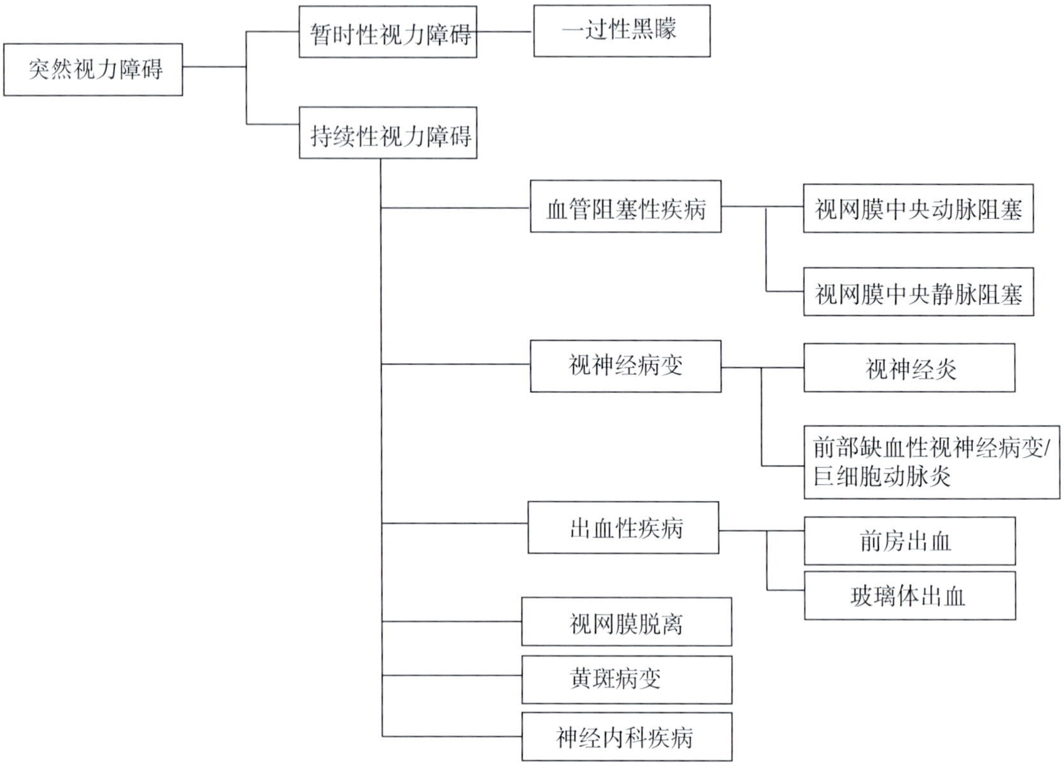

图 20-4　急性视力障碍常见眼部疾病

3．急性视物遮挡　多见于：①血管阻塞性疾病：视网膜分支动脉阻塞、视网膜分支静脉阻塞；②视神经病变；③视网膜脱离；④神经系统疾病：脑血管意外、眼眶损伤或复合损伤累及脑神经。

4．急性眼痛　多见于：①角膜异常、眼睑异常与弥漫性球结膜充血；②眼压急剧升高：闭角型青光眼、外伤性（房角后退）青光眼、色素性青光眼、葡萄膜炎、前房积血、与晶状体相关的解剖位置和炎症因素影响；③睫状充血：巩膜炎、葡萄膜炎、眼内炎。

5．眼外伤　多见于：①机械性眼外伤，包括闭合性眼外伤（钝挫伤、板层裂伤）和开放性眼外伤（眼球破裂和眼球裂伤）（眼球裂伤包括穿孔伤、眼内异物、贯通伤）；②非机械性眼外伤，包括化学伤、热烧伤、辐射伤。

在遇到车祸复合伤或生命体征存在严重问题的情况时，需要及时请相关科室会诊，共同制订治疗方案。眼科急诊会诊涉及所有临床科室，如神经内、外科的视盘水肿，外科的头面部创伤或烧伤，内科的血管性疾病，妇产科的妊娠中毒症等。

面对眼科急诊患者，首先要明确怎样对患者的状况进行全面评估，图 20-5 为眼科急诊常规检查步骤。

（二）诊疗流程

在眼科急诊，所接诊患者包括首诊到眼科的和其他急诊科室首诊后转到眼科急诊的。对于首诊到眼科急诊的患者，首先询问病史，检查患者生命体征。如果生命体征存在严重问题或伴有重要脏器复合伤，应请专科医师优先处理威胁生命的问题。经检查确定为生命体征平稳的患者，接下来进行眼科检查，除有明显眼球穿孔伤外，应尽可能检查眼底，必要时散瞳检查。如果病情需要，再进行影像学检查或实验室检查。最后，根据检查结果做出初步诊断，制订治疗方案，包括收住院诊治、急诊治疗和门诊进一步检查治疗等（图 20-6）。

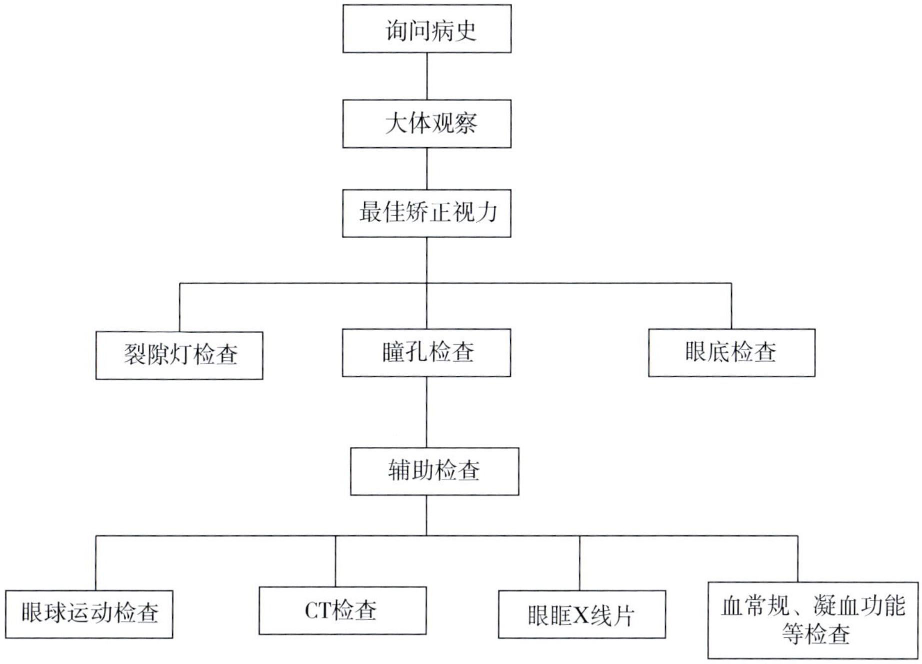

图 20-5 眼科急诊检查顺序

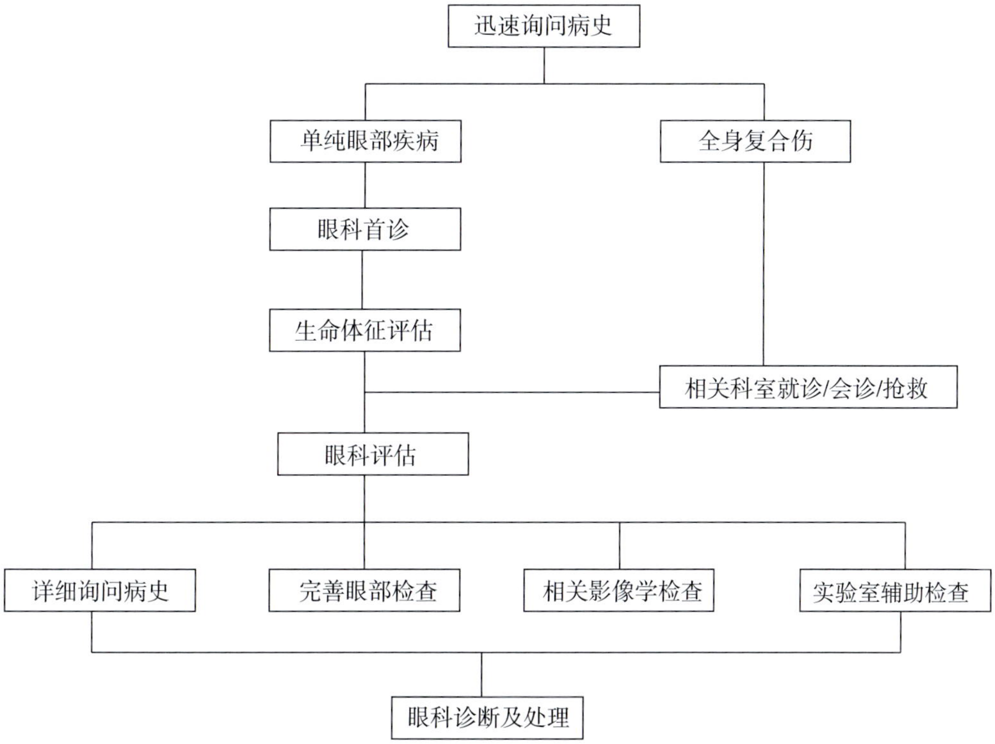

图 20-6 眼科急诊诊疗流程

（三）急救措施

1．良好的急诊医疗设备是提高诊疗质量、顺利进行急救诊疗的物质基础。即使在基层医疗单位，虽不能强调大而全的设备，急诊室也应具备必要的消毒、冲洗、注射、缝合、换药及包扎用品等。同时急诊室还需常备的药物包括：①诊断用药，如 1% 荧光素钠用于角膜染色；眼科用表面麻醉剂，如 0.4% 盐酸奥布卡因滴眼液，不仅用于测眼压和查前房角镜、三面镜，也可紧急止痛，角膜、结膜囊麻醉取异物。上述两类药物必须经常更换，绝对避免污染。②应急用药，包括眼部冲洗剂，如生理盐水、2% 碳酸氢钠溶液、2% 硼酸溶液；散瞳剂，如复方托吡卡胺滴眼液；缩瞳剂，如 2% 或 1% 毛果芸香碱；血管扩张剂；麻醉药品，如 2% 利多卡因；地塞米松等，以上药品均需做明显标志并妥善放置。同时还应准备一定数量的抗生素滴眼液、眼膏等。③其他急救用药，主要用于全身意外情况下抢救，如肾上腺素、50% 葡萄糖注射液、止血药、强心剂及抗休克药等。

2．眼科医生需要掌握必要的急救措施，如包扎眼，局麻药、荧光素、散瞳剂等眼科局部用药的使用原则。如遇到飞溅液体致伤，急救原则是争分夺秒地在现场彻底冲洗眼部，送至眼科急诊后分秒必争地用大量水冲洗，至少 30 分钟，并清除异物、处理创面，及时给予后继治疗。如遇开放性眼外伤，存在明显的眼球破裂，或有明显的眼球穿孔伤，应就地立即用硬纸板一类的物品（如纸杯的 1/3 底部）遮盖固定，以暂时性保护眼球，而不应试图分开眼睑做检查。

三、眼外伤的预防

眼外伤是我国单眼盲的首位致盲眼病。职业性外伤、交通事故和儿童外伤是眼外伤发生的主要原因，近年来，运动相关性眼外伤在我国也逐渐增多，这些都是我国开展眼外伤防治工作的重点。

90% 以上的眼外伤是可以预防的，成功预防眼外伤的效益远大于外伤后的治疗。加强卫生安全的宣传教育，注重岗前培训，严格执行操作规章制度，完善防护措施，能有效减少眼外伤。针对不同人群眼外伤的发病特点，需有重点地进行防范，如：①工农业生产所致的职业性外伤，工作时配戴防护面罩或护目镜；掌握一定的急救常识，发生意外及时就医；②交通事故所致外伤，有关部门应加强监管，严禁酒后驾车，驾驶车辆或乘车时养成系安全带的习惯；③对于儿童外伤，应禁止其玩弄危险玩具；社会应重视儿童眼外伤的宣传工作，政府部门、教育机构、家长、教师均应采取周密的防护措施预防意外事故的发生；④运动相关眼外伤，从业前应严格体检；针对不同运动项目，配戴达到特定标准的护目镜；对运动员、家属、教练、裁判均需做好运动眼外伤的宣传教育。此外：① 建立详细、系统、长期的眼外伤登记体系，分析我国眼外伤流行病学特征，可为防治提供决策依据；② 制定出以大数据为背景的眼外伤救治规范和临床指南，提高基层医务人员诊疗水平，使伤员能及时获得正规处理，可减少感染及致盲等严重并发症的发生。

第二节　眼球及视神经钝挫伤

眼球钝挫伤（ocular blunt trauma）是由机械性的钝力直接伤及眼部，造成眼组织的器质性病变及功能障碍。挫伤除在打击部位产生直接损伤外，钝力通过在眼内和球壁的传递，也会产生间接损伤。视神经挫伤（optic nerve contusion）是眼外伤直接殃及视神经，或是头部或眶部受伤间接引起视神经受伤。

一、角膜挫伤（contusion of cornea）

角膜擦伤（cornea abrasion）累及角膜上皮组织，出现疼痛、畏光、流泪及眼睑痉挛等眼部刺激症状，累及瞳孔区可影响视力。裂隙灯下可见角膜上皮有片状或条状上皮缺损区。缺损区荧光素着染。若发生感染，可致角膜溃疡。结膜囊涂抗生素眼膏后包扎，也可戴亲水性角膜接触镜。长期不愈合的角膜缺损可行羊膜移植、结膜瓣遮盖术或角膜移植术。角膜深层挫伤波及角膜基质层，由角膜局灶或弥漫性内皮功能障碍所致，角膜基质水肿（cornea edema）常伴有角膜后弹力层皱褶及角膜基质层增厚。局部滴用糖皮质激素或高渗溶液，加速水肿的吸收，必要时应用散瞳剂。角膜后弹力层破裂（tears in Descemet membrane）常位于垂直方向，多位于鼻上方角膜。

二、前房积血（hyphema）

前房积血常见，由虹膜或睫状体的血管破裂所致。可分为原发性积血和继发性积血，前者指伤时即出血，后者指伤后 2 ～ 7 天发生的出血。血液积于前房的容量可分为 3 级：少于 1/3 为Ⅰ级（图 20-7A），介于 1/3 ～ 2/3 为Ⅱ级，多于 2/3 为Ⅲ级。或记录血平面的实际高度（mm 数）。严重时前房完全充满血液（图 20-7B）。积血量大可引起继发性青光眼。角膜内皮损害、高眼压和出血量大会引起角膜血染（corneal blood staining），角膜基质呈现棕黄色，中央呈盘状混浊，渐变为黄白色，长期不消退。少量前房积血多能自行吸收。处理包括双眼包扎，半卧位，应用止血药物，虹膜睫状体炎时应用糖皮质激素滴眼液。血量较多（超过 50%）且有血块者，超过 7 日不吸收者或眼压高保守治疗无显效者，应行前房冲洗术。所有患者伤后 2 ～ 4 周均应行前房角检查及散瞳巩膜压迫法检查眼底。

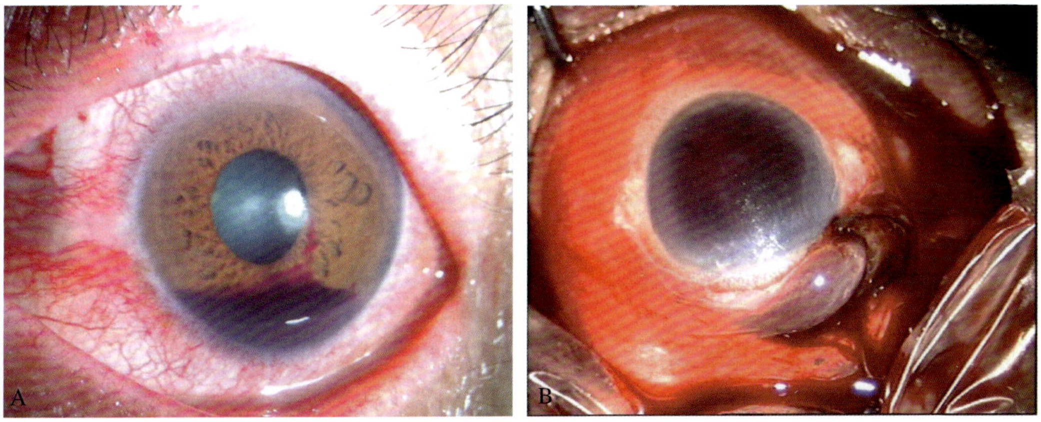

图 20-7　前房积血

A．左眼前房积血Ⅰ级；B．左眼球破裂，前房完全充满血液

三、虹膜挫伤（contusion of iris）

虹膜挫伤可出现暂时性的瞳孔缩小、瞳孔散大及瞳孔括约肌损伤，瞳孔缘出现不规则裂口（导致瞳孔形状永久性不规则）。瞳孔括约肌受损出现瞳孔散大，称为外伤性散瞳。睫状肌调节痉挛可呈近视状态，睫状肌或其支配神经受损常伴有调节麻痹。当有虹膜根部离断（iridodialysis）时，虹膜根部呈新月形裂隙，瞳孔不圆，呈“D”字形（图 20-8），断裂处较大时形成双瞳。全虹膜根部离断称为外伤性无虹膜，可出现眩光、单眼复视，通过裂隙灯可看见睫状突及晶状体赤道部。有复视或离断范围大者可行虹膜根部复位术。外伤性无虹膜严重畏光者，可配戴有小孔的接触镜或安装人工虹膜。

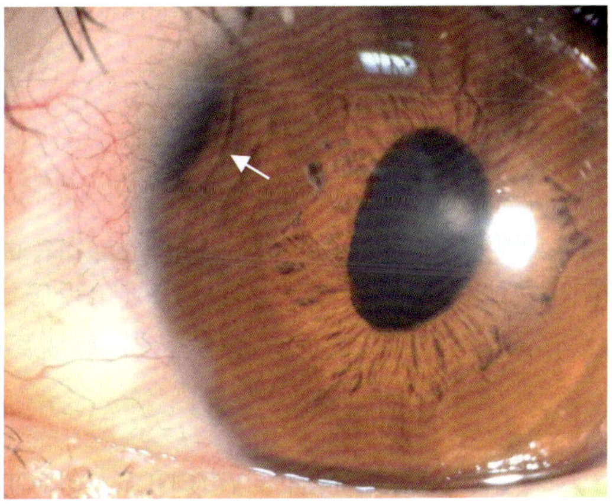

图 20-8　虹膜根部离断

左眼鼻上方 9 : 30 ～ 10 : 30 位虹膜根部缺损（白色箭头示），瞳孔变形，大致呈”D”字形

四、睫状体挫伤（contusion of ciliary body）

睫状体在巩膜突处开始与巩膜分离称为睫状体分离（cyclodialysis），睫状体上腔与前房相通，使房水进入脉络膜上腔，超声生物显微镜（UBM）可清晰显示。睫状体与巩膜突之后的巩膜分离，称为睫状体脱离（ciliary body detachment）（图 20-9A）。睫状肌的环形纤维与纵行纤维发生分离或撕裂，称为睫状体撕裂伤。挫伤致睫状肌的环形纤维与纵行纤维发生分离或撕裂，虹膜根部向后移位，使房角加宽、前房变深，为房角后退（recession of anterior chamber angle）（图 20-9B）。广泛的房角后退常导致小梁间隙及巩膜静脉窦的闭塞，使房水排出受阻，发生继发性青光眼，称为房角后退性青光眼（angle-recession glaucoma）。受伤早期多合并有虹膜睫状体炎，称为外伤性虹膜睫状体炎。睫状体分离或脱离时，由于睫状体上皮水肿使房水生成减少，同时引流增加，可造成低眼压状态，表现为视力下降、视物变形、浅前房、视盘水肿、视网膜静脉扩张、黄斑水肿及放射状皱褶、眼轴变短等。房角镜下可见睫状体向中心及向后脱离退缩，露出白色的巩膜，内面附有色素沉着。外伤性虹膜睫状体炎可滴用糖皮质激素滴眼液或非甾体抗炎药和滴用散瞳剂。睫状体离断轻者可药物治疗、观察。范围大或持续低眼压者，可考虑行睫状体修复术。房角后退性青光眼若眼压持续增高，按开角型青光眼治疗。

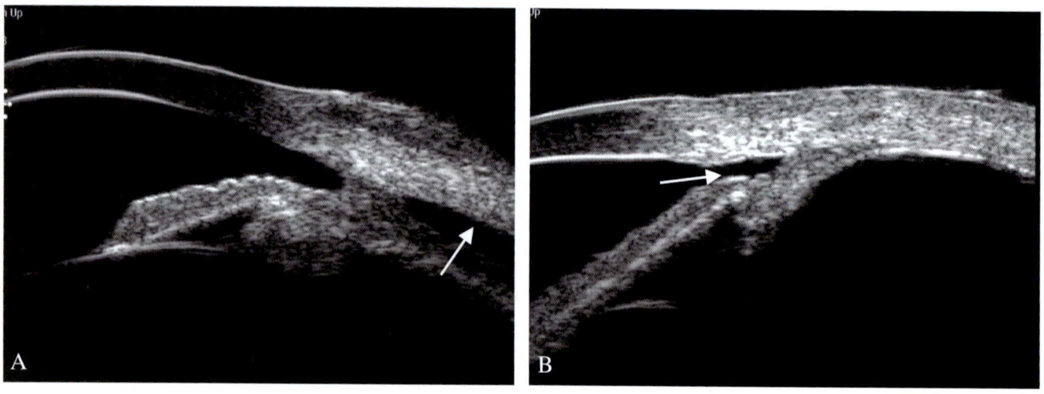

图 20-9 睫状体挫伤

A．睫状体脱离（白色箭头示）；B．房角后退（白色箭头示）

五、晶状体挫伤（len contusion）

晶状体挫伤可引起晶状体透明度的改变，导致外伤性白内障。由于挫伤程度不同，晶状体损伤程度及对视力影响不同，依情况手术治疗（具体参见第十章第一节）。晶状体挫伤可致悬韧带部分或全部断裂，导致晶状体半脱位或全脱位。晶状体半脱位（图 20-10）会引起玻璃体疝、虹膜震颤、散光和单眼复视。晶状体全脱位可向前脱入前房或嵌顿于瞳孔区，也可向后脱入玻璃体（图 20-11），严重外伤时角巩膜缘破裂，晶状体可脱位致球结膜下甚至眼外。当晶状体全脱位引起继发性青光眼、视网膜脱离等严重并发症时，以及脱位于前房和瞳孔嵌顿的晶状体需要及时手术。

六、玻璃体积血（vitreous hemorrhage）

挫伤使睫状体、视网膜或脉络膜的血管破裂，引起出血，流入玻璃体内。玻璃体积血容易使玻璃体变性液化、纤维增生、组织粘连，形成牵拉性视网膜脱离（图 20-12）。恰当处理眼球外伤，卧床休息使眼球静息。新鲜积血者，应以止血为主。出血停止后应采用促进血液吸收

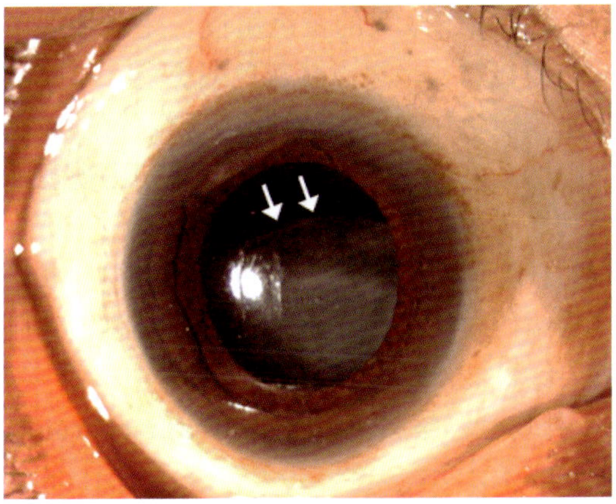

图 20-10 外伤性晶状体半脱位

右眼钝挫伤致晶状体脱位于下方（白色箭头所示为脱位晶状体缘）

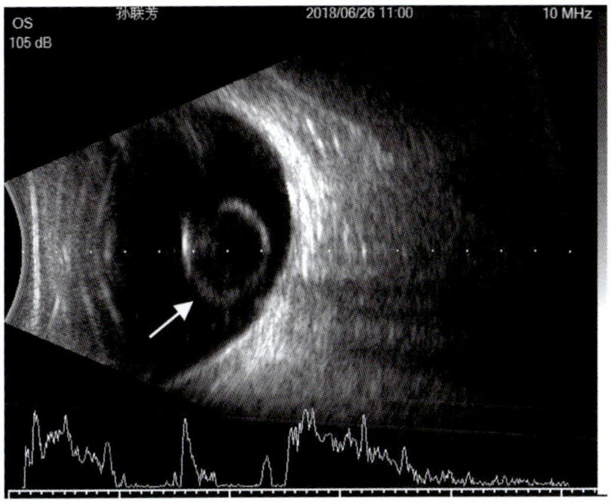

图 20-11 外伤性晶状体全脱位

左眼钝挫伤致晶状体脱位于玻璃体腔（白色箭头所示为脱位晶状体）

的药物。对出血量大或出血不吸收的患者，应行玻璃体切割术。合并有视网膜脱离时应尽快行玻璃体切割术治疗。

七、视网膜挫伤（contusion of retina）

轻度挫伤导致的后极部出现的一过性视网膜水肿称为视网膜震荡（commotio retinae），又称 Berlin 水肿，多发生于黄斑部。视力下降，数日后水肿吸收后视力恢复，病理过程可逆，不留明显的病理改变。可以给予血管扩张剂、维生素 B_1 及糖皮质激素。重度挫伤时视网膜产生器质性改变，可致视功能永久性损害。临床表现为重度的视网膜灰白色混浊水肿，多伴有眼底出血。伤后 1 ～ 2 周水肿吸收后，黄斑部遗留色素紊乱，多呈棕色或黄褐色，可呈片状或地图状。视网膜脉络膜萎缩、囊样变性或视网膜表面的玻璃体、内界膜牵拉可形成外伤性黄斑裂孔。外伤性黄斑裂孔一般不需要治疗，若孔缘有牵拉、出现视网膜脱离，应手术治疗。钝挫伤也可引起其他部位视网膜裂孔，如有锯齿缘离断、巨大视网膜裂孔、赤道前马蹄形裂孔时，可出现视网膜脱离，依情况行激光或玻璃体切除手术治疗。

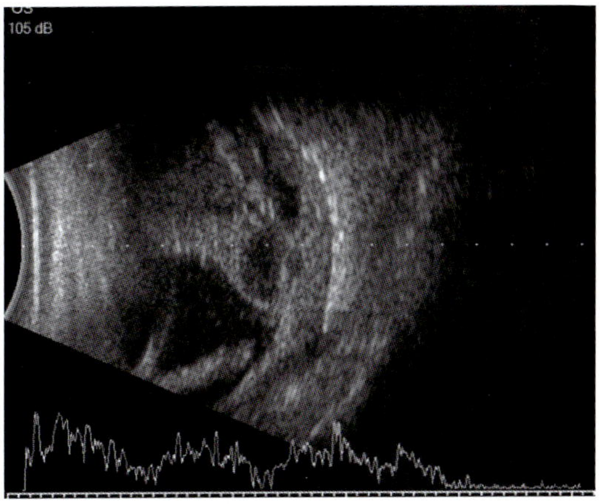

图 20-12 玻璃体积血、牵拉性视网膜脱离

左眼球破裂伤后 2 周，眼 B 超示左眼玻璃体内大量密集点状及膜样强回声，左眼玻璃体积血、玻璃体机化物、牵拉性视网膜脱离

八、脉络膜挫伤（choroid contusion）

1．外伤性脉络膜破裂（traumatic choroidal rupture） 系外力直接伤及眼球壁或间接由玻璃体传导至脉络膜使其受损血管破裂。脉络膜破裂多位于后极部，可以一个或多个，与视盘呈同心圆弧状排列；也可呈新月形，位于黄斑区，位于黄斑部者多单发。受伤早期眼底可以见到棕黄色条纹，边缘被出血或水肿的视网膜所覆盖。以后逐渐变为边缘清晰的月牙形灰白色损害，可见色素镶边，损害周围则有色素脱失（图 20-13）。若破裂仅累及视网膜色素上皮层或 Bruch 膜，则不伴有出血，累及脉络膜毛细血管，伴有出血，常常掩盖破裂区，出血吸收后在

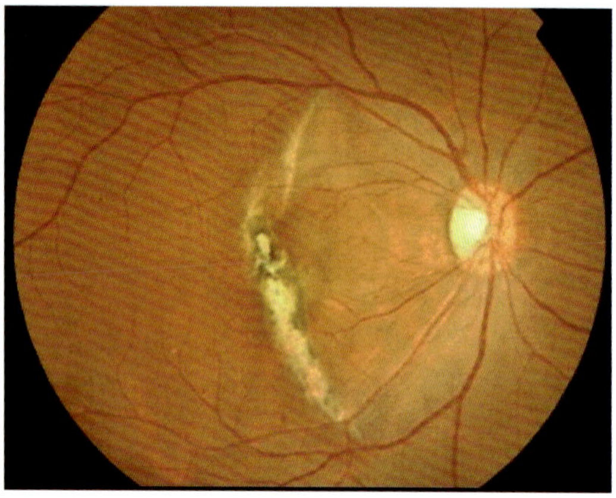

图 20-13 外伤性脉络膜破裂

右眼外伤性脉络膜破裂，黄斑区月牙形黄白色损害，损害周围可见色素脱失

Bruch 膜水平留下永久的黄色瘢痕。完全性裂伤导致脉络膜显露，呈斑点状灰色或黑色，不完全裂伤多呈黄白色。视网膜组织多完整，跨越破裂区视网膜的动、静脉无中断现象，后期出现视网膜萎缩和上皮增生等改变。如黄斑无损伤，脉络膜破裂对视力影响小，若位于黄斑部，则造成严重的视力障碍。可发生组织增殖及脉络膜新生血管。需要针对性治疗。

2．外伤性脉络膜出血（traumatic choroidal hemorrhage）

（1）外伤性脉络膜毛细血管层出血：外伤后由于脉络膜的 Bruch 膜破裂，毛细血管层的出血通过 Bruch 膜破口，流入视网膜色素上皮下，形成出血性色素上皮的脱离。由于视网膜色素上皮和脉络膜粘连紧密，阻止了出血的扩散，使出血有一定的局限性。眼底检查时可见出血区呈大小不等的棕灰色或暗红色，圆形轻度隆起，表面有视网膜血管经过，此处视网膜呈烟雾状灰色和白色。黄斑部的脉络膜出血，中心视力显著减退。

（2）脉络膜大血管出血：强力的挫伤可引起脉络膜大血管破裂，血液流入并积存血管周围的间隙内。眼底呈现棕黑色的扁平状或结节状隆起，表面视网膜灰白污浊。出血多局限于脉络膜，若 Bruch 膜和色素上皮层受到损伤，屏障功能破坏，出血可渗透到视网膜下或视网膜内，形成视网膜出血。

（3）晚期脉络膜出血：多发生在外伤 6 个月以后，指脉络膜新生血管形成，过度生长，通过 Bruch 膜到视网膜色素上皮下，发生破裂造成的出血。

3．外伤性脉络膜脱离（traumatic choroidal detachment） 系眼球挫伤后房水或血液进入脉络膜上腔而产生脉络膜与巩膜之间的分离。脉络膜脱离分为两种类型：浆液性和血性。在眼球挫伤时眼压突然降低，脉络膜血管扩张，从脉络膜血管壁渗出的浆液至脉络膜上腔，可发生浆液性脉络膜脱离，其发生脉络膜脱离的关键为低眼压。而脉络膜脱离又可以伴有低眼压，进一步引起脉络膜上腔的渗漏和脱离。睫状后长或睫状后短动脉可能破裂，导致出血性脉络膜脱离。轻度的脉络膜渗漏患者，表现为轻度视力下降和视物变形，若累及黄斑区，视力减退明显。广泛而长期的脉络膜脱离，视力严重下降且不易恢复。眼底周边部可见棕红色、棕黑色或褐色、灰褐色的局限性隆起，表面光滑，边界清楚，类似脉络膜肿瘤。可见正常脉络膜血管，其上的视网膜正常或同时脱离。由于涡状静脉分割，脉络膜脱离有时表现为几个局限性球形或半球形隆起，在球形隆起之间有低谷。亦可呈环状脱离，此种脱离不易发现。由于赤道部前脉络膜表层较后极部疏松，故脉络膜脱离多发生于赤道部前方，但也可伸达视盘边缘。常呈扁平型隆起，这是由于该部位睫状后短动脉及神经经巩膜进入脉络膜，与巩膜紧密接触，限制了脉络膜脱离的发展。

一般脉络膜脱离数日内可自行消失，无需手术处理。若合并炎症，局部或全身可用糖皮质激素治疗，以降低脉络膜血管的渗透性。长期不吸收者可放出脉络膜上腔液体。

九、视神经挫伤（optic nerve contusion）

因额部或眉弓部，尤其是眉弓颞上方的钝击或挤压伤，致视神经损伤或视神经管内鞘膜扭曲或变形，造成视神经受压，影响视神经血液循环，或骨折直接损伤视神经。颅脑和眼眶 CT 可提示视神经管骨折、视神经鞘血肿、筛板、蝶窦及海绵窦内侧壁的骨折等。早期可给予糖皮质激素、甘露醇减轻视神经周围的水肿，并给予血管扩张剂、神经营养药物。合并视神经管骨折，可联合耳鼻喉科及神经外科行手术治疗。严重挫伤可致视神经撕脱（optic nerve avulsion），视盘成坑状凹陷，伴有后极部视网膜出血，视力完全丧失。

十、眼球破裂（globe rupture）

严重钝挫伤，眼球受到钝性物体的打击，使眼压突然升高致眼球发生破裂，称为眼球破裂（globe rupture）。常常发生在眼前段角巩膜缘处或直肌附着部位。当钝挫伤致浓厚结膜下出血、水肿伴低眼压、视力严重下降时，应高度怀疑眼球破裂。CT 或 B 型超声检查可显示眼环连续性的中断、眼球变形、眼球体积缩小或眼球轴径缩短以及其他眼内结构受损的征象。

V20-1u

视频：眼外伤早期玻璃体切割术

V20-2u

视频：眼外伤无光感眼玻璃体切割术

如结膜完整、结膜下大量出血掩盖破裂部位，或巩膜破裂伤位于直肌下或后部巩膜，不易发现，临床上不能直接看到伤口称之为隐匿性巩膜破裂（occult scleral rupture）。后巩膜破裂多呈隐匿性，常有低眼压，球结膜出血、水肿，前房积血及玻璃体积血（图 20-14），视力极度低下或无光感。前段的损伤则很轻微。

仔细检查伤眼，尽可能缝合修补伤口，对疑似隐匿性巩膜破裂者，可行手术探查，以防漏诊。除一期缝合外，于伤后 10 ～ 14 天可行玻璃体切除手术，有部分患者可保留眼球，甚至恢复一定有用视力。除非眼球结构完全破坏，无法将眼球缝合，一般不应做初期眼球摘除术。

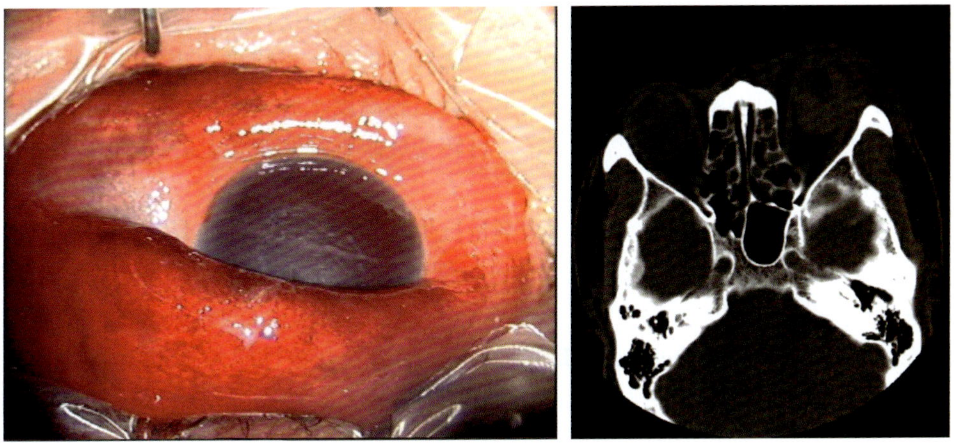

图 20-14 眼球破裂伤

左眼拳击伤致眼球破裂：A．左眼全周浓厚球结膜下出血及水肿、角膜塌陷，前房积血，其余眼内结构不清；B．眼眶 CT 轴扫可见左眼球失去正常形态，密度增高，左眼球破裂出血、左眼眶内壁骨折。术中探查发现颞下方隐匿性后巩膜破裂

第三节 眼球穿孔伤

眼球穿孔伤（penetrating trauma of eye ball）是由锐器或异物造成的眼球壁的全层裂开，使眼内容物与外界沟通。常见的原因有锐器伤，如刀、剪、针等的刺伤或切割伤；异物伤如快速溅起的金属碎屑或碎片、石块、子弹等穿入；植物性外伤如树枝、竹刺伤等严重时也可致角膜裂伤。同一致伤物有进入伤口和穿出伤口形成双穿孔者称为眼球贯通伤（perforating trauma of eye ball）。

【临床表现】 临床症状常有视力下降、明显的眼痛、流泪和眼睑痉挛等刺激症状。

1．视力减退 受伤部位的不同，视力减退的程度也有不同。在角膜周边部的单纯小穿孔伤，视力可以不受影响。

2．角膜或角巩膜穿孔伤，创口小而规则，无眼内容物脱出，可自行闭合。伤口较大者，

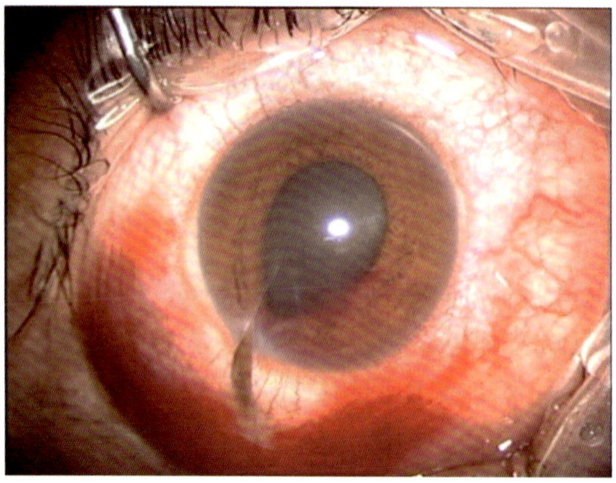

图 20-15 眼球穿孔伤

右眼颞下 7 : 00 位可见角巩膜裂伤，伤口长约 4mm，部分虹膜组织嵌夹于伤口，瞳孔变形、移位，尖端指向伤口处，巩膜裂伤处可见片状结膜下出血

往往裂开、水肿，房水外溢，前房变浅或消失，虹膜、晶状体、玻璃体脱出或嵌顿于伤口，瞳孔变形，常向伤口部位移位而呈梨形（图 20-15）。可伴有晶状体破裂及白内障，或眼后段损伤。较深的角膜穿孔伤，检查常可在伤口相对应处见虹膜穿孔，可伴有前房积血或房水混浊。虹膜穿孔不会自行愈合，它是诊断角膜穿孔的重要依据之一。巩膜穿孔伤眼内容物向伤口脱出。

3．眼压降低 由于眼球壁不完整，房水外溢，眼内容脱出，眼压明显降低。

【并发症及处理】

1．外伤性感染性眼内炎（endophthalmitis）及全眼球炎（panophthalmitis） 为穿孔伤最紧迫的并发症。是细菌或其他致病微生物由致伤物带入或从伤口侵入眼内引起的急性化脓性炎症。常见的感染菌有铜绿假单胞菌、葡萄球菌、真菌等。一般常发生在伤后 1 ～ 3 天，出现伤眼疼痛和刺激症状加重，并有剧烈头痛，视力可迅速严重下降，甚至无光感。检查可见眼睑明显肿胀、触痛，睁眼困难，结膜明显充血、水肿，角膜水肿、混浊，房水高度混浊，有大量的炎性细胞或出现前房积脓，玻璃体内有雪球样混浊或脓肿形成，玻璃体积脓时瞳孔区呈黄色反光。此病预后差，炎症进一步发展，波及眼球壁及其周围组织时，称为全眼球炎。出现眼球突出、球结膜高度水肿、充血，眼球运动受限，视力完全消失，甚至角膜脓肿穿孔。如控制不良，可转变成眼眶蜂窝织炎，并向颅内蔓延，引起化脓性脑膜炎，危及生命。

治疗时应充分散瞳。眼部和全身应用大剂量抗生素。玻璃体内注药是有效的治疗途径。在玻璃体内注药的同时，应抽取房水和玻璃体进行细菌培养和药敏试验。如用药后无明显好转，应尽早行玻璃体切割术。

2．交感性眼炎（sympathetic ophthalmia） 一眼遭受开放性眼外伤或内眼手术后发生的双侧肉芽肿性葡萄膜炎称为交感性眼炎，受伤眼又称诱发眼，未受伤眼称交感眼。是一种 T 细胞介导的自身免疫性疾病。严重角巩膜裂伤伴葡萄膜组织嵌顿、穿孔伤致睫状体区域损伤及穿孔伤伴眼内异物存留时，更易发生交感性眼炎。交感性眼炎可发生在外伤或手术后 5 天致 56 年内，多数（80%）发生在 3 周到 3 个月之间。临床表现包括畏光、流泪、视力下降，眼部检查可见伤眼的葡萄膜炎症状持续不退并逐渐加重，出现 KP，瞳孔缘可有小珍珠样灰白色结节，眼底可见周边部黄白色点状渗出（Dalen-Fuchs 结节）。经过一定的潜伏期，交感眼出现类似的葡萄膜炎，视力急剧下降。晚期出现视网膜脱离、继发性青光眼、眼球萎缩等，严重时可至失明。

一旦发现本病应给予硫酸阿托品散瞳、糖皮质激素滴眼液频繁点眼、球周使用皮质类固醇；眼部炎症较重可选用糖皮质激素和免疫抑制剂如环孢霉素等口服。预防措施为伤后及时缝合伤口，切除或还纳脱出的葡萄膜组织；及时应用抗菌、消炎药。如果损伤严重，视力无光感，及时将眼球摘除。近年由于眼外伤一期修复手术技术的提高及二期玻璃体切除手术的推广应用，严重眼外伤已经不主张为预防交感性眼炎而摘除眼球了。

3．外伤性增生性玻璃体视网膜病变（proliferative vitreoretinopathy，PVR） 由外伤引起眼内过度的修复反应，纤维组织增生所致，常引起牵拉性视网膜脱离（见图 20-12）。早期行玻璃体切割术，解除牵引，以挽救视力。

【治疗】 伤后应尽早缝合创口，恢复眼球结构的完整性，预防和控制感染并及时处理并发症，必要时二期手术治疗，争取最大限度恢复视功能。

1．角膜伤口小于 3 mm、表面整齐、闭合良好、无虹膜组织脱出者可不予缝合，戴治疗性软性角膜接触镜或加压包扎，密切随访及观察。伤口大于 3 mm，创口对合欠佳，前房浅，有渗漏或眼内组织嵌顿者，需做显微手术严密缝合，恢复前房。脱出的眼内组织如果在受伤 24 小时以内，局部清洁，在抗生素溶液清洁冲洗后仔细还纳入眼内，关闭伤口；若有污染不能还纳时，可予剪除。脱出的睫状体应予复位，脱出的晶状体和玻璃体予以切除。

2．角巩膜伤口应先固定角巩膜缘一针，再缝合角膜及巩膜。缝合后向前房注入平衡盐水、消毒空气或黏弹剂以恢复前房。对巩膜伤口，应自前向后边暴露、边缝合。必要时可暂时离断直肌。玻璃体腔内注射平衡盐水升高眼压。术后点散瞳剂及抗生素滴眼剂。

视频：角膜伤口缝合

3．确定眼内异物存留者，在眼内异物定位后尽早取出。

4．对于复杂病例可采用两步手术，即初期缝合伤口、恢复前房、控制感染；在 10 ~ 14 天时，再行内眼手术。

5．严重的眼球穿孔伤若有明确的手术指征，如晶状体破裂、玻璃体大量积血，可在伤口缝合的同时做玻璃体切除手术以期挽救。

6．贯通伤有出口和入口，对前部入口即行缝合，后部出口不易发现或缝合有困难时可于伤后 1 周内做玻璃体切除手术，清除积血，寻找前后伤道，切除粘连牵拉的机化组织，术中冷冻或激光封闭视网膜裂孔，后极部伤道视情况而定。

视频：眼球贯通伤后极部伤口处理

7．抗感染　角膜及角巩膜穿孔伤者，应肌内注射破伤风抗毒素以预防破伤风，全身及局部应用广谱抗生素预防细菌感染。

第四节　眼异物伤

眼部异物包括位于眼睑及眼球表面、眼内及眼眶内的异物。眼睑及眼球表面（结膜和角膜）及眼眶内的异物统称眼球外异物（extraocular foreign bodies）。眼内异物（intraocular foreign bodies）是指致伤物穿破眼球壁留置于眼内的损害。其损伤因素包括机械性破坏、化学及毒性反应、继发感染等。延误诊断和处理常会导致眼内炎，眼内铜、铁锈沉着症，甚至眼球萎缩。对疑有创口或开放性眼外伤者，都应先排除眼球内异物的可能。

一、眼球外异物（extraocular foreign bodies）

1．眼睑异物（eyelid foreign body）　眼睑异物多见于爆炸伤、车祸致挡风玻璃碎片或其他意外损伤，常为多发异物。极小异物如不引起局部反应，一般不必取出。较大的或引起局部反应和不适的异物，导致眼睑功能障碍或感染的异物，应在伤后早期手术修复时及时取出。

2．结膜异物（conjunctival foreign body）　细小异物，如灰尘、煤屑、小昆虫、睫毛等进入睑裂区的球结膜面，常滞留在睑板下沟、穹窿部及半月皱襞。当结膜异物造成患者不适，产生角膜损害、局部组织反应和炎症时可在表面麻醉下行结膜囊冲洗或采用无菌生理盐水蘸湿的棉签拭去。之后滴用抗生素滴眼液。

3．角膜异物（corneal foreign body）　角膜异物以铁屑、煤屑较多见（图 20-16）。有畏光流泪异物感等明显角膜刺激征。铁质异物存留可形成锈斑。植物性异物易引起感染。可在表面麻醉下用盐水棉签拭去或无菌注射器剔除。锈斑应尽量一次刮除干净。要严格无菌操作，术后应用抗生素滴眼液或眼膏。

4．眶内异物（intraorbital foreign body）　球壁与眶壁有较大间隙，在意外情况下，异物位于眶内、眼球之外，称之为眶内异物。进入眼眶的异物，可以仅从眼睑或内外眦进入（图

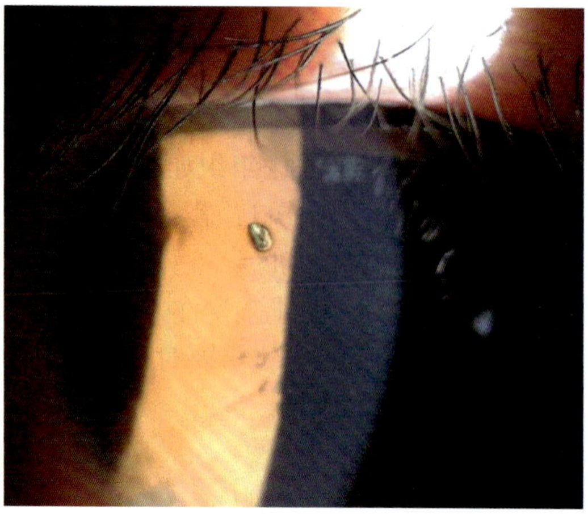

图 20-16 角膜异物

铁屑沉着于角膜中央，尚未形成角膜浸润及锈环

20-17A)，也可以为眼球贯通伤后，穿越眼球存留于眶内。眼眶异物包括金属异物和非金属异物。眼眶CT扫描可定位异物（图20-17B、C)。非金属异物必要时需加做超声和磁共振成像检查，以便增加眶内异物发现率。金属异物可在眶内存留很长时间而不引起明显症状或体征，多数可不取出；非金属异物以玻璃等非植物性异物和植物性异物（如木质、竹等）常见，几乎所有植物性异物在眶内最终都会引起眼眶的感染，甚至眶蜂窝织炎和骨髓炎等，因而植物性异物必须尽早全部取出（图20-17D)。而玻璃等非植物性异物一般不引起感染，可暂时不取出。

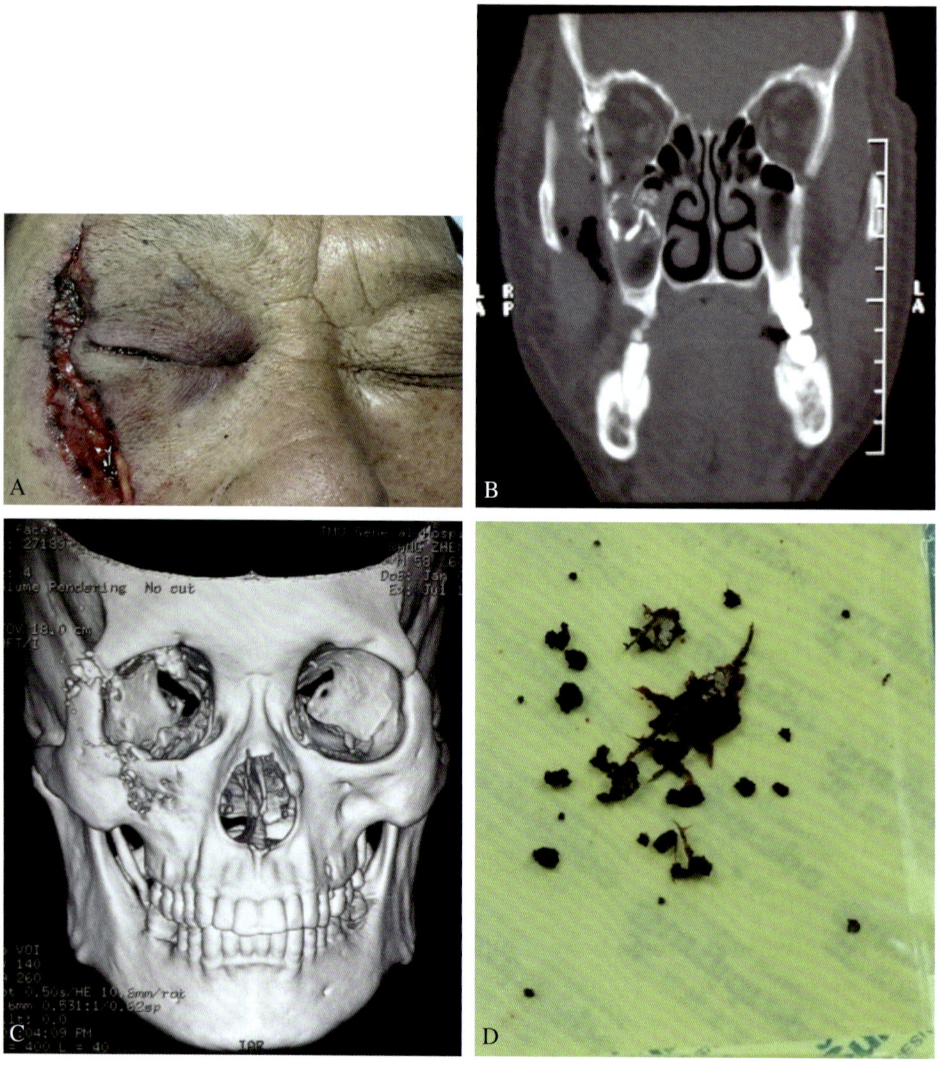

图 20-17 眼睑复杂裂伤伴多发眶内异物

工作时角磨机不慎崩伤右眼。A．可见右眼眼睑复杂裂伤，伤口极深，延至面部，大量黑色物质嵌夹伤口内；B．眼眶CT冠状扫描可见斑片状高密度影位于右侧眶内及右侧上颌窦内，考虑为异物，且伴颧骨、眶外侧、内侧、下壁骨折；C．CT三维重建可见右侧眶内异物；D．术中取出大量黑色物质，包含木屑、铁块等

二、眼内异物（intraocular foreign bodies）

【诊断】

1．详细询问病史 包括受伤时间、致伤物、受伤方向及伤后症状。

2．全面的眼部检查 发现伤口是诊断的重要依据。争取发现穿孔口及眼内异物，如角膜、虹膜和晶状体的线性穿孔口，角巩膜伤口，相应的虹膜部位有穿孔痕，晶状体局限性混浊，表明异物进入眼内（图 20-18A、B）。巩膜伤口较难发现。若屈光间质尚透明，可在裂隙灯或检眼镜下直接看到异物。必要时做三面镜检查。

3．选择恰当的辅助检查 影像学检查是眼内异物重要的检查方法，特别是对屈光间质不透明者更为重要。临床上常采用 X 线摄片、超声检查、CT 扫描等（图 20-18C、D），MRI 可用于非磁性异物检查，禁用于磁性异物，异物性质不明时不能使用。一般常用眼眶 CT 扫描并进行异物的三维定位。眼前段微小低密度异物，是 UBM 检查的适应证。

4．眼内异物的特殊检查 ①电磁铁法：根据是否有疼痛或被吸部位有无跳动进行判断；②感应试验法：应用眼科金属探测仪；③化学分析法：检测房水成分确定异物性质。

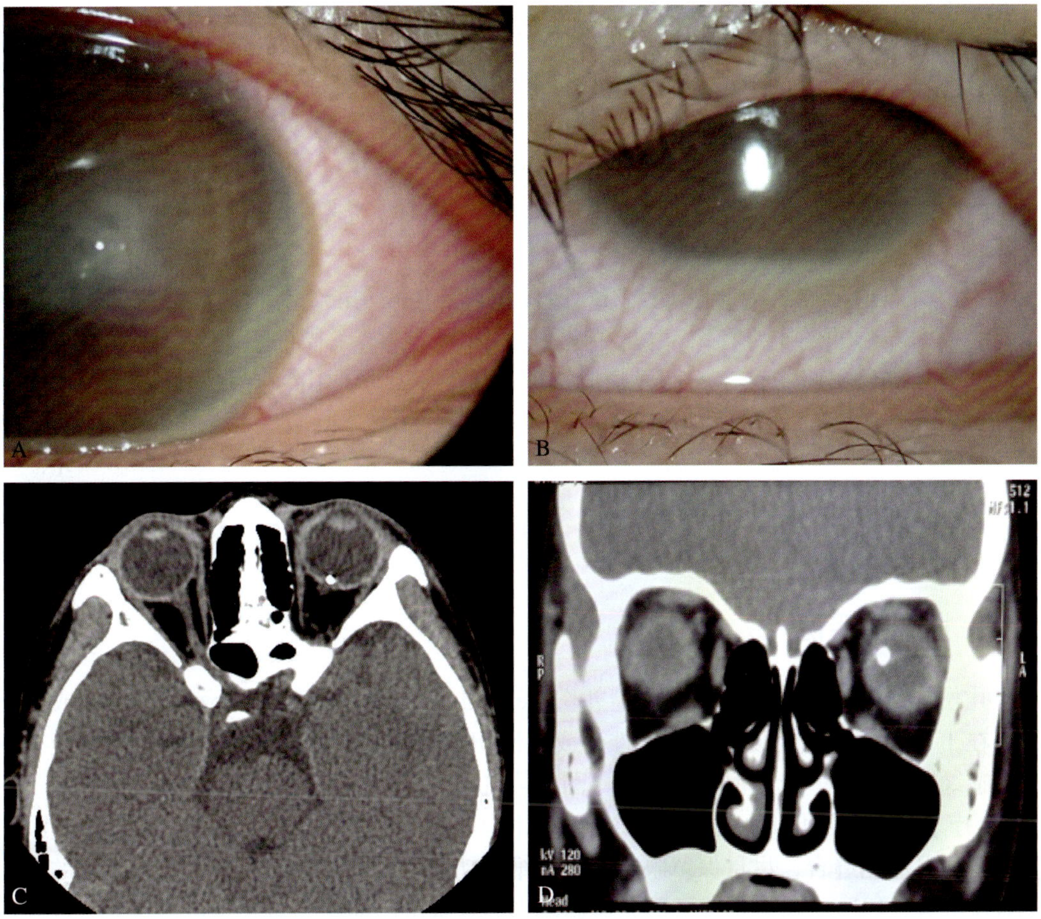

图 20-18 角膜穿孔伤伴眼内异物

铁质异物崩伤左眼：角膜中央瞳孔区可见一几乎密闭伤口，局部角膜水肿混浊，前房下方积脓，隐约可见晶状体混浊（A、B）；眼眶 CT 示左侧眼球视盘区异物，左侧晶状体密度较对侧稍低，左侧前房密度较对侧稍高（C、D）

【并发症】

1．眼铁质沉着症（ocular siderosis） 铁可在眼内多种组织沉着，并释放铁离子被氧化并向异物周围扩散，引起组织脂质过氧化，细胞膜损伤，酶失活等毒性反应。最早可在损伤后几

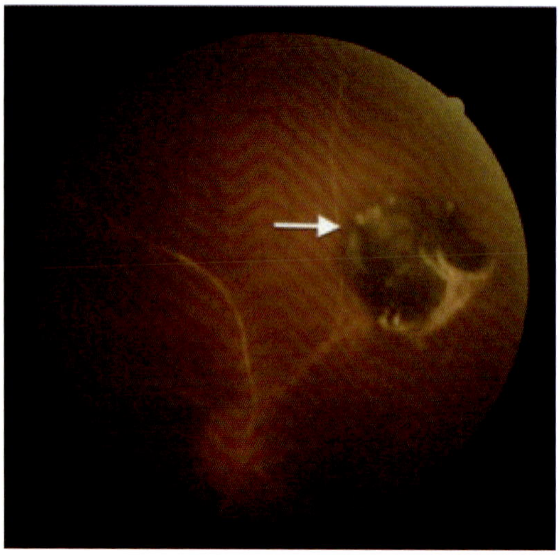

图 20-19　眼铁质沉着症

铁质异物长期沉着于右眼眼底后极部并产生视网膜毒性反应，致右眼视力下降至无光感，白色箭头所指为铁质异物

天出现，也可在几年后发生（图 20-19）。可见铁沉积在角膜基质层，虹膜呈棕色，日久萎缩、后粘连、瞳孔散大、对光反射减弱或消失，晶状体前囊下出现棕色颗粒，皮质呈弥漫棕黄色混浊，玻璃体液化也呈弥漫棕褐色混浊，视网膜光感受器和色素上皮对铁质沉着最敏感，损害后出现色素增殖、萎缩，改变类似视网膜色素变性。症状为夜盲、向心性视野缺损或失明。铁离子沉积于小梁网可继发青光眼。早期 ERG 显示 a 波升高，以后 b 波降低，甚至消失。

2. 眼铜质沉着症（ocular chalcosis） 为铜的毒性反应，可引起急性铜质沉着症和严重炎性反应。铜易于沉积在膜上（如后弹力层、晶状体囊膜），通过增加脂质过氧化反应导致细胞破坏。多在铜异物伤后数月出现。角膜后弹力层周边部棕黄色沉着，称为 Kayser-Fleiseher 环。房水有绿色颗粒，虹膜呈黄绿色，瞳孔中等散大，反应迟钝。晶状体皮质及后囊表面有黄绿色细点状沉着物，称“向日葵样白内障”。玻璃体细微黄绿色或棕红色颗粒样混浊，并有条索形成，视网膜血管和黄斑区可见金属斑。纯铜异物可引起严重无菌性化脓性眼内炎。可出现虹膜睫状体炎、白内障、青光眼、玻璃体混浊、视网膜病变等并发症。

【治疗】 眼内异物的治疗以最大限度保存和恢复伤眼功能，保留眼球为目的。应尽早取出异物。根据异物的性质、存留部位、并发症的情况，选择不同的手术方式。对于眼后段异物，磁性异物应尽早吸出，非磁性异物应行玻璃体手术尽早取出，有并发症者处理相应的并发症。

视频：眼内异物取出术

第五节　眼附属器外伤

一、眼睑泪器伤

穿孔伤、钝挫伤和咬伤所致的眼睑外伤（eyelid trauma）常引起眼睑水肿、出血或皮下气肿。可在 1 ～ 2 周内完全吸收。严重挫伤或锐器切割伤，可造成眼睑全层裂伤（图 20-20A）。内眦部睑缘撕裂伤，多造成泪小管断裂（图 20-20B）。

【治疗】 眼睑淤血和肿胀，早期冷敷，受伤 48 小时后热敷，以促进淤血及水肿吸收。眼睑裂伤要尽早清创缝合，尽量保留眼睑组织，维护功能，提高美容效果。对眼睑全层的裂伤应分层对位缝合，以减少瘢痕形成，防止眼睑畸形。伴提上睑肌断裂者要尽可能修复。合并泪小管断裂时，争取同时行泪小管吻合术。术后应用抗生素及破伤风抗毒素。

二、眼眶外伤

（一）眼眶钝器伤（blunt instrumental injury of orbit）

常因钝力打击、车祸或高处跌落。常造成眼眶骨骨折。表现为眼睑肿胀、淤青、结膜下大量淤血（图 20-21）。骨折累及眶上裂可出现眶上裂综合征，眶尖骨折则表现为眶尖综合征。

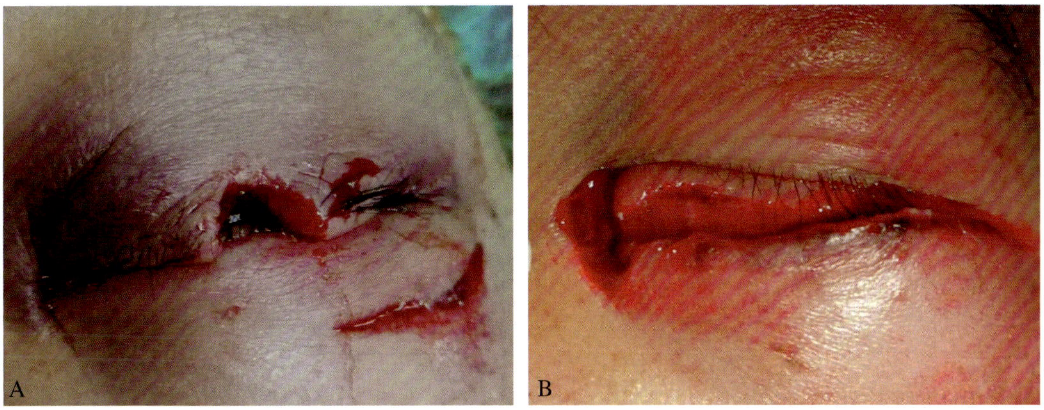

图 20-20　眼睑裂伤

A．可见左眼眼睑全层裂伤，中央睑板断裂；B．可见左眼内眦部眼睑全层裂伤，冲洗泪道证实左眼泪小管断裂

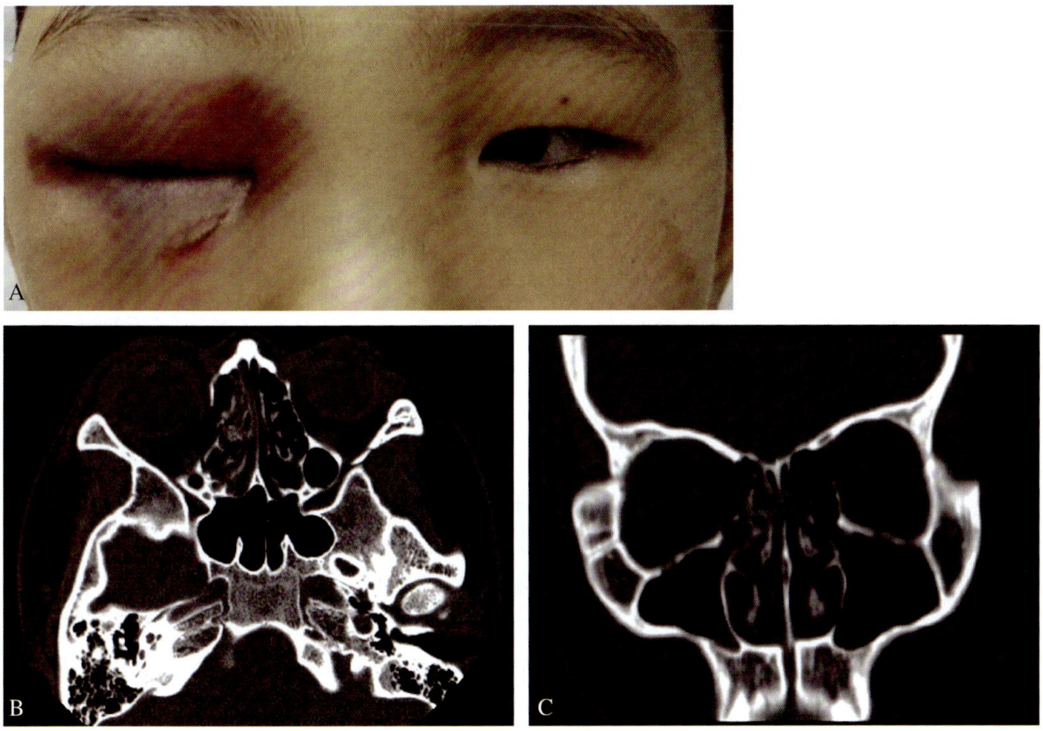

图 20-21　眼眶钝挫伤

右眼拳击伤后：眼睑高度肿胀、淤血（A），眼眶 CT 轴位（B）及冠状位（C）扫描可见右眼眶内壁骨折，眶内及眶周软组织肿胀、积气，内直肌肿胀、内直肌及眶内脂肪局部向邻近筛窦疝入

【治疗】 对眶骨骨折伴有眶内组织嵌顿、眼球运动受限、眼球凹陷者，可手术治疗。骨折手术修复的适应证为：嵌顿引起的持久性复视；眼球内陷 2 mm 以上；眶底骨折一半以上日后可出现眼球内陷，应在伤后 1 ～ 2 周手术为宜，肌肉嵌顿型应尽早手术。

（二）眼眶锐器伤（**sharp instrumental injury of orbit**）

可引起眼睑、眼球及眼眶深部组织的损伤（图 20-17）。眼外肌及其支配神经损伤后，则出现眼球运动障碍。眶内出血可引起急性眶内压升高，眼球突出。若损伤视神经，则危及视功能。

【治疗】 软组织损伤应清创缝合，应用糖皮质激素及抗生素防止感染，止血、改善血液循环及康复治疗。

第六节 眼化学伤

眼化学伤（ocular chemical injury）由化学物品的溶液、粉尘或气体接触眼部所致。以酸、碱烧伤为常见。

1. 酸烧伤（acid burns） 酸性物质对眼的损伤称为酸烧伤。酸性物质分为有机酸与无机酸两大类，酸性物质有凝固组织蛋白的作用，发生组织凝固性坏死，形成焦痂或蛋白凝固膜。凝固蛋白的屏障作用可减轻酸性物质进一步向深部组织渗透，因此酸向眼内组织渗入较慢，坏死一般限于酸接触面。无机酸分子小，结构简单，活动性强，容易渗入组织。因此，无机酸所致的组织损伤较有机酸为重。

2. 碱烧伤（alkali burns） 多由氢氧化钠、生石灰、氢氧化铵等物质引起。其穿透力更强，可发生皂化反应，同时又与组织蛋白形成可溶于水的碱性蛋白，形成有双向溶解度的化合物，能持续穿透眼组织，向深部渗透。碱性物质对细胞蛋白有很强的作用，能毁坏细胞的酶和结构蛋白，迅速导致组织广泛凝固坏死。碱性化合物常发生角膜缘血管网的血栓形成和坏死，严重影响角膜营养，降低角膜的抵抗力，而易继发感染，使之发生溃疡和穿孔。角膜溃疡组织中含有大量胶原酶，能消化分解胶原，易形成溃疡穿孔。使胶原变性、血管栓塞，后果严重。

【临床表现及并发症】 根据烧伤后组织反应程度，分为轻、中、重三种程度。

1. 轻度 眼睑与结膜轻度充血水肿，角膜上皮有点状剥脱或水肿。数日后水肿消退，上皮修复后不留瘢痕。

2. 中度 眼睑皮肤出现水疱或糜烂；结膜水肿，出现小片状缺血坏死；角膜明显混浊、水肿，上皮层完全剥脱或形成白色凝固层。治愈后遗留角膜斑翳而影响视力。

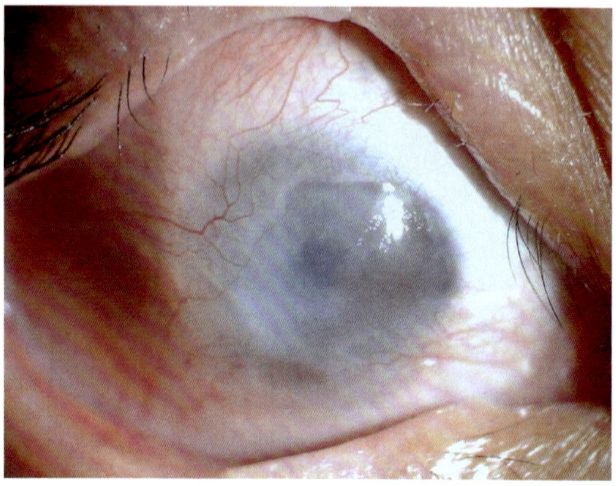

图 20-22 眼碱烧伤

右眼碱烧伤后 2 月余，图示结膜充血，角膜混浊，部分角膜上皮结膜化，伴新生血管长入角膜

3. 重度 结膜出现广泛缺血性坏死，呈灰白色混浊；角膜全层灰白或瓷白色。坏死组织释放趋化因子，大量中性粒细胞浸润并释放胶原酶，角膜基质层溶解，持续性角膜溃疡或穿孔。碱性物质可渗入前房，引起葡萄膜炎、继发性青光眼或并发性白内障等。角膜溃疡愈合后形成角膜白斑，角膜穿孔愈合后形成粘连性角膜白斑、角膜葡萄肿或眼球萎缩。结膜上皮损伤愈合后造成睑球粘连（图 20-22）、假性胬肉。最终可导致视功能丧失或眼球萎缩。

（4）除眼球化学烧伤外，眼附属器可以出现一系列的损害，眼睑、泪道的烧伤造成瘢痕性泪点闭锁、睑外翻、睑内翻、睑裂闭合不全、睑球粘连、眼睑畸形等并发症。

【治疗】

1. 急救治疗 立即终止接触致伤物，就近争分夺秒地彻底冲洗眼部是处理酸碱烧伤的最重要步骤，可将损伤减少到最低程度。大量清水或其他洁净水反复冲洗，冲洗时翻转眼睑，转动眼球，暴露穹窿部，将结膜囊内的化学物质尽可能清除，至少冲洗 30 分钟以上。送到眼科后，要再次冲洗，并检查结膜囊内是否还有异物存留。必要时结膜切开和行前房穿刺释放房水中有害物质。

2. 后续治疗　①早期局部或全身应用抗生素控制感染。1% 阿托品散瞳，局部滴用降眼压药。1 周内局部和全身应用糖皮质激素，抑制炎症反应和新生血管形成。伤后 2 ~ 3 周角膜有溶解倾向，应停用。维生素 C 和 0.5%EDTA（依地酸钠）可用于石灰烧伤。局部点用不含防腐剂的人工泪液、含生长因子的眼液以促进上皮愈合；②切除坏死组织，防止睑球粘连。可行羊膜移植，或做对侧球结膜移植。换药时用玻璃棒分离睑球粘连。如角膜溶解变薄，行全角膜板层移植术；③应用胶原酶抑制剂防止角膜巩膜坏死溶解，如 2.5% ~ 5% 半胱氨酸、2.5% 依地酸二钠、10% 枸橼酸钠、0.1mol/L 青霉胺溶液点眼。全身应用四环素类药物；④晚期针对并发症进行治疗，如矫正睑外翻，睑球粘连分离、眼表重建、角膜移植术等。

第七节　物理性眼外伤

一、眼部热烧伤及低温性损伤

1. 高温液体、高温物体、热气流或火焰可引起眼的热烧伤（heat injury of eye）。眼睑皮肤出现红斑水疱，结膜充血、水肿，角膜混浊，巩膜及深层组织坏死。后遗症有瘢痕性睑外翻、睑裂闭合不全、角膜白斑、睑球粘连，甚至眼球萎缩。治疗原则：防止感染，去除坏死组织、促进创面愈合，预防并发症。角膜坏死者可行羊膜移植或带角膜缘上皮的全角膜板层移植。

2. 低温性损伤（cold injury）又称冻伤。由寒冷所致原发性组织冻伤和继发性血液循环障碍所造成。轻度冻伤复温后皮肤发红、刺痒和发热感，可出现水疱。重度冻伤则可造成组织坏死。按冻伤性炎症治疗。

二、辐射性眼损伤（radiation injury）

辐射性眼损伤是由电磁波谱中各种辐射线直接照射眼部造成的损害。①红外线损伤：主要是热作用。波长 800 ~ 1200nm 的短波红外线，可被虹膜、晶状体吸收，引起白内障。接触红外线应戴防护眼镜，由镜片吸收或阻断红外线。②紫外线损伤：电焊弧光引起的眼部紫外线损伤又称电光性眼炎（electric ophthalmia，flash ophthalmia）；雪原及水面反射紫外线损伤眼角膜，称为雪盲。紫外线对组织有光化学作用，使蛋白质凝固变性，角膜上皮坏死脱落。潜伏期为 3 ~ 8 小时，起病急，剧烈眼痛，畏光流泪，眼睑痉挛，结膜充血，角膜染色阳性。如无感染，24 小时后可自行缓解而痊愈。治疗：对症处理，减轻疼痛，抗生素眼膏涂眼，包扎双眼，戴防护面罩或吸收紫外线的防护眼镜。③可见光损伤：主要是热和光化学作用，引起视网膜黄斑损害。如观察日食造成的黄斑损伤称“日蚀性视网膜炎”，出现中心暗点、视物变形，明显视力下降。早期黄斑中心凹黄白色斑点，逐渐形成红色板层裂孔。强光下应戴有色眼镜。眼科仪器的强光源也可引起视网膜光损伤，影响中心视力。应注意防护。④离子辐射性损伤：X 线、γ 线、中子或质子束可引起辐射性白内障、视网膜病变、视神经病变、角膜炎或虹膜睫状体炎等。肿瘤放射治疗时，要注意防护。⑤微波损伤：微波频率低，穿透性强，可引起白内障或视网膜出血。

三、眼电击伤（ocular electrical injury）

雷电或工业用电均可造成眼部电击伤（ocular electrical injury），出现皮肤烧伤、电击性白内障、脉络膜视网膜损伤等，影响视力。

四、应激性眼损伤（ocular irritable injury）

应激性眼损伤指外界压力变化、加速度、噪声等外部环境物理性因素变化引起的眼部损伤。压力骤降可引起减压性损伤，表现为视力下降、视野缩小，结膜或视网膜出血。速度骤变也可引起不同程度视物模糊或中心视力丧失。强烈噪声可使光敏感性下降、视野缩小、辨色力降低。

思考题

1．简单叙述眼外伤的急诊诊疗流程。
2．如何判断隐匿性巩膜破裂伤的发生？一期缝合后还应如何处理？
3．眼球穿孔伤治疗原则是什么？
4．眼内异物的并发症及其危害是什么？如何保留更好的视力？
5．眼化学伤的现场急救及后继治疗有哪些？

（颜　华　郭海霞）

第21章 其他系统疾病的眼部表现

第一节 内科病的眼部表现

病例 21-1

患者，女性，59 岁，因双眼逐渐视力下降 5 年，加重 2 个月就诊，既往有糖尿病病史 20 年，长期服用盐酸二甲双胍治疗，空腹血糖控制在 7.0 ~ 9.0 mmol/L。眼科检查：视力：右眼 0.2，左眼 0.1，矫正后右眼 –3.00 DS=0.4，左眼 –2.00 DS=0.3，眼压：右眼 18 mmHg，左眼 19 mmHg，双眼晶状体周边皮质楔形伴后囊下混浊，棕黄色核，玻璃体轻度絮状混浊，视盘边界清，颜色正常，视网膜静脉充盈迂曲，视网膜可见微血管瘤，黄白色渗出及散在点片状出血斑，黄斑区组织轻度水肿。

讨论题：

1．目前该患者还需行哪些检查？

2．该患者的诊断、鉴别诊断以及治疗方案是什么？

一、动脉硬化与高血压

1．人眼视网膜动脉除主干外，其余分支均属于小动脉。小动脉硬化常与高血压同时存在，其眼底所见的视网膜动脉硬化在一定程度上反映了全身血管的情况，但眼底血管正常也不能排除全身血管无硬化改变。小动脉硬化的眼底可见动脉硬化性视网膜病变（arteriosclerotic retinopathy），具体表现为：①视网膜动脉弥漫性变细，走行变直，颜色变淡，反光增强；②动静脉交叉压迫征；③后极部视网膜可见渗出和出血。

动脉粥样硬化主要累及大型及中型动脉，很少累及视网膜动脉，偶尔可发生脱落栓子从视网膜中央动脉进入视神经后至筛板之间的一段，可引起视网膜中央动脉阻塞。

2．高血压引起的眼部病变主要为眼底病变，包括高血压性视网膜病变（hypertensive retinopathy，HRP）、高血压性脉络膜病变、高血压性视神经病变等。高血压病程越长，眼底病变程度越重。高血压性视网膜病变可分为缓进型和急进型两大类：

（1）缓进型（良性）HRP：早期视网膜动脉呈功能性血管痉挛，表现为动脉管径粗细不均，管壁反光增强。随着病程进展，可呈铜丝状或银丝状外观，静脉迂曲扩张，动静脉管径之比由正常的 2∶3 减少为 1∶2 或 1∶3。由于动静脉交叉处有共同鞘膜，依据动脉和静脉交叉处所处的位置，硬化的动脉可将其下面静脉压陷、推移，动脉两侧静脉变细、变尖，称为 Gunn 征，如果静脉走行在硬化的动脉之上，可呈拱桥状走行，称为 Salus 征，可出现视网膜水肿、渗出及出血。临床上常采用 Keith-Wagener 分类法将高血压视网膜病变分为 4 级：Ⅰ级：主要表现为血管收缩、变窄，有静脉隐蔽现象，即在动静脉交叉处透过动脉看不到其下的静脉血柱；Ⅱ级：主要表现为动脉硬化，视网膜动脉局限性或普遍性缩窄，反光增强，呈铜丝或银丝状，可见动静脉交叉压迫征（Gunn 征、Salus 征）；Ⅲ级：主要表现为棉绒斑、硬性渗出、出血以及广泛微血管改变；Ⅳ级：在Ⅲ级改变的基础上，同时伴有视盘水肿和动脉硬化的各种并发症。

（2）急进型（恶性）HRP：血压在短期内突然急剧升高，引起视网膜及脉络膜血管代偿失调。急进型高血压常伴有眼底、肾和大脑损害，眼底最主要的表现为视盘水肿和视网膜水肿，称为高血压性视神经视网膜病变。同时视网膜可见火焰状出血、棉绒斑、硬性渗出及脉络膜梗死灶（Elschnig 斑）。

二、糖尿病

糖尿病引起的眼部并发症较多，其中以晶状体和眼底病变最常见。

1．眼前部并发症 ①角结膜：泪膜稳定性降低，球结膜小血管迂曲扩张并有微血管瘤，角膜知觉减退。②虹膜：在虹膜表面尤其是瞳孔缘处见有细小的新生血管，并发展到虹膜周边部，称为虹膜红变，常发生于晚期及青少年糖尿病患者。如新生血管波及房角时，房水排出障碍，进而发生新生血管性青光眼。有些患者也可伴有虹膜睫状体炎，前房闪辉，可局部应用糖皮质激素及散瞳剂治疗。③晶状体：高血糖可使晶状体纤维肿胀变性、混浊，形成白内障。④屈光不正：血糖升高，血液内无机盐含量减少，房水渗透压降低，房水渗入晶状体，使其变凸，屈光度增加，发生突发性近视或原有老视症状减轻，一般可有 3 ~ 4D 屈光度变化。⑤眼球运动障碍：可出现眼球运动神经麻痹，从而引起复视和眼球运动障碍，糖尿病患者动眼神经麻痹时，瞳孔通常不受累。一般眼肌麻痹常在 1 ~ 2 个月内恢复。

2．眼后部并发症 包括糖尿病视网膜病变、视神经病变及视神经萎缩等，其中糖尿病视网膜病变是糖尿病微血管病变中最重要的表现之一（参见第 14 章第二节）。

三、肾疾病

能够引起眼病的肾疾病以急性肾小球肾炎（acute glomerulonephritis，AGN）和慢性肾小球肾炎（chronic glomerulonephritis，CGN）多见。

1．急性肾小球肾炎 儿童或青少年多见。常表现为眼睑水肿，是急性肾炎的早期临床表现之一。多数患者眼底无异常，少数可有视盘水肿，视网膜轻度水肿、线状及火焰状出血、渗出、血管痉挛、狭窄等。随着病情好转，眼底可恢复至正常。

2．慢性肾小球肾炎 视力可轻微减退，也可显著视力下降，甚至出现尿毒症性黑矇。眼睑水肿明显，晨起为重。结膜可出现水肿，贫血严重时可发生球结膜下出血。因伴有高血压和贫血，眼底可见视盘色淡或水肿，视网膜弥漫性水肿、火焰状或片状出血、棉绒斑或星芒状硬性渗出，视网膜动脉呈铜丝状或银丝状，有动静脉交叉压迫征，严重者可引起渗出性视网膜脱离。

四、甲状腺相关眼病（thyroid associated ophthalmopathy，TAO）

是一种自身免疫性疾病，参见第 19 章第二节。

五、血液病

1．贫血 贫血的眼部表现与贫血的性质和程度有关。急性贫血结膜苍白，视盘色淡，视网膜血管变细，可见水肿和棉绒斑，若合并前部缺血性视神经病变，可出现视力和视野损害。

慢性长期失血除上述改变外，还可见眼睑水肿，结膜苍白，视网膜可见棉绒斑或硬性渗出，发生在黄斑部的渗出物呈星芒放射状并可引起视力障碍。其他表现还有球结膜出血、眼球运动障碍、眼球震颤、瞳孔反应迟钝等。

2．白血病　眼部病变多发生在血液循环丰富的组织，如视网膜、脉络膜、眼眶等处。急性白血病视网膜浸润表现为视网膜静脉迂曲、血管白鞘，视网膜出血多位于后极部，呈火焰状或圆形，可有渗出性视网膜脱离。典型的 Roth 斑表现为中央白色细胞碎屑及毛细血管内栓子，其周为视网膜内层出血。慢性白血病可有周边结节状视网膜浸润、周边视网膜微血管瘤、玻璃体白血病细胞浸润等。虹膜浸润类似虹膜睫状体炎表现，可有虹膜结节。白细胞浸润可引起眼眶占位性病变，发生眼球突出，称为绿色瘤，多见于小儿。若出现绿色瘤提示病情严重，预后不良。

3．真性红细胞增多症　当红细胞超过（6 ~ 6.3）$\times 10^{12}$/L 或血红蛋白含量超过 170 g/L 以上时，可出现视物模糊、飞蚊症、畏光、复视等症状。眼睑皮肤及结膜血管充血扩张呈紫红色，视网膜静脉迂曲扩张呈紫红色或紫黑色，严重者发生视网膜中央或分支静脉阻塞，视盘充血水肿等。

六、结核病

眼部结核多继发于全身结核病，一般发生在身体其他部位原发性结核痊愈或钙化后，很少发生于活动性结核病灶者。除晶状体外，眼部各组织均可感染结核。

1．眼睑结核　初期表现为大小不等的硬结，以后发生干酪样坏死，形成溃疡及瘘管，经久不愈，痊愈后常形成瘢痕引起睑外翻。

2．泪器结核　以结核性泪腺炎多见，亦可发生结核性泪囊炎。

3．结膜结核　多见于青少年，常表现为泡性结膜炎，与对结核分枝杆菌蛋白的过敏反应有关。

4．角膜结核　以基质性角膜炎最为常见。基质性角膜炎是角膜对结核分枝杆菌蛋白的过敏反应，多发生在年轻女性，易反复发作。

5．巩膜结核　多由邻近病灶感染所致，也可由结核分枝杆菌蛋白的过敏反应引起，表现为巩膜各层的炎症。如巩膜病变向角膜扩展，自愈后可形成三角形或舌状瓷白色角膜瘢痕，称为硬化性角膜炎。

6．结核性葡萄膜炎　结核是内因性葡萄膜炎的重要原因之一。结核性虹膜睫状体炎其虹膜表面可见 Koeppe 结节，羊脂状角膜后沉着物；脉络膜粟粒状结核多见于小儿，表现为脉络膜上大小不一的黄白色圆形结节，微隆起，多位于眼底后极部。

7．视网膜、视神经结核　主要表现为视网膜淡黄色病灶、球后视神经炎或视盘炎。视网膜静脉周围炎常见于年轻男性患者。

8．眼眶结核　以结核性骨膜炎较为常见，多发生于儿童或青年，易形成瘘管，病程迁延，经久不愈。

七、亚急性细菌性心内膜炎

心脏瓣膜赘生物脱落形成栓子阻塞小血管可出现眼睑和皮下小出血点或出血斑，其中心部常呈灰白色。球结膜下出现点状、线状或火焰状出血点。细菌栓子经血流至视网膜血管可发生视网膜中央或分支动脉阻塞、眼内炎、脓毒性视网膜炎，在视盘附近的视网膜出现出血和渗出，出血数量和形状不一。

八、风湿热及类风湿关节炎

风湿热在眼部可表现为眼睑轻度水肿、痉挛，虹膜睫状体炎，视网膜脉络膜炎等。类风湿关节炎在眼部可表现为干燥性角结膜炎、结节性外层巩膜炎、非肉芽肿性虹膜睫状体炎、全葡萄膜炎等。

九、钩端螺旋体病

钩端螺旋体病急性期可见结膜充血、结膜下出血及巩膜黄疸，在恢复期后 2 ～ 6 周可发生双眼急性虹膜睫状体炎或全葡萄膜炎而导致不同程度的视力障碍，眼底可见黄白色渗出，亦可见出血。若累及视神经则表现为视盘充血，边缘模糊，静脉充盈迂曲。少数病例可伴发角膜炎、巩膜炎、球后视神经类或眼外肌麻痹。一般来说，本病多为轻型或良性，对糖皮质激素反应良好，预后较好。

十、结节病

结节病的眼部并发症以慢性肉芽肿性葡萄膜炎为多见。表现羊脂状角膜后沉着物，虹膜 Koeppe 及 Busacca 结节、虹膜后粘连以及前部玻璃体中雪球状混浊团块、视网膜和脉络膜黄白色结节、静脉血管旁白鞘、囊样黄斑水肿及视盘水肿等。眼睑皮肤、眼眶、睑结膜及球结膜可有小结节，并可伴有泪腺肿大以及泪腺浸润所致的干性角膜炎。本病的确诊需行结膜结节病理检查。

十一、流行性出血热

流行性出血热眼部表现多为眼睑出血斑点、皮下出血、眼睑水肿、结膜下出血、视网膜出血、水肿和血管痉挛等。常伴有眼眶疼痛，偶有眶内出血。

十二、维生素缺乏

1．维生素 A 缺乏 婴幼儿血维生素 A 水平低于 500g/L 即构成维生素 A 缺乏症，在眼部可有夜盲、角结膜干燥症，严重时形成角膜软化症。角膜软化症多见于 4 岁以下的儿童，常累及双眼，表现为夜盲，结膜干燥，角膜呈灰白色成灰黄色混浊，进而自溶坏死形成溃疡，严重者可穿孔形成角膜葡萄肿或眼球萎缩而致失明。

2．维生素 B_1 缺乏 眼部可表现为角结膜上皮损害、浅层角膜炎、眼肌麻痹、眼球震颤、球后视神经炎和视神经萎缩等。

3．维生素 B_2 缺乏 可出现睑缘炎、结膜炎、酒渣鼻性角膜炎、角膜缘新生血管形成等。

4．维生素 C 缺乏 可出现眼睑、结膜、前房、玻璃体、视网膜和眼眶等部位出血。

5．维生素 D 缺乏 常见于 3 岁以下儿童，可引起眼球突出、眼睑痉挛、屈光不正和低钙性白内障。

6．维生素 E 缺乏 主要影响视网膜色素上皮功能，可导致视力减退。

7．维生素 K 缺乏 少数发生视网膜出血，若有颅内出血，可引起颅内高压致视盘水肿及皮质盲。

8．维生素 PP 缺乏 表现为视神经炎或视网膜炎。

第二节　外科病的眼部表现

病例 21-2

患者，女性，48 岁，1 个月前因车祸致脑挫伤，颅内出血。1 周前出现左眼视物不清，既往无高血压、糖尿病等全身疾病史。眼科检查：右眼视力 1.0，左眼视力手动 / 眼前。左眼瞳孔直接对光反射迟钝，玻璃体腔内呈血性混浊，眼底窥不清。B 超检查：左眼玻璃体内点状及连续条带状回声，不与后极部球壁相连，视网膜未见异常。颅脑 CT 显示：左侧额叶软组织挫伤，颅后窝骨折出现乳突部皮下淤血，枕下部肿胀及皮下淤血，声音嘶哑，吞咽困难。

讨论题：

1．该患者的诊断是什么？应与哪些疾病相鉴别？

2．请给出目前的治疗方案。

一、颅脑外伤

根据外伤部位、暴力程度、受伤方式的不同而有不同的眼部表现。

1．硬脑膜外血肿　常见于顶骨或颞骨骨折，瞳孔改变是本病的重要体征。在血肿形成后的早期，患侧瞳孔一过性缩小，随之扩大，对光反射迟钝或消失；同侧上睑下垂。晚期对侧瞳孔亦散大。此外，本病还可伴有眼球运动神经麻痹。

2．硬脑膜下血肿　眼部表现为同侧时瞳孔散大，病情较重者常出现视盘水肿。视网膜水肿、静脉充盈、眼球运动神经麻痹。

3．颅底骨折　在眼部可表现为双侧眼睑、结膜、眼眶皮下淤血。颅前窝骨折，出血流进眶内、眶周皮下及球结膜下形成淤血斑，称之“熊猫”眼征，并可有脑脊液鼻漏，颅内积气，以及视神经损伤导致的视力障碍；颅中窝骨折可见脑脊液耳漏，可发生致命性鼻出血或耳出血。颅后窝骨折出现乳突部皮下淤血，枕下部肿胀及皮下淤血，声音嘶哑，吞咽困难。

4．颅骨骨折　常同时伴有视神经管骨折，若压迫视神经，可引起失明。

5．视路损伤　严重的颅脑损伤可引起不同部位的视路损伤，如视交叉、视束损伤，产生相应的视野缺损，或伴有眼球运动神经麻痹。参见本书视路疾病相关章节。

二、与外伤有关的视网膜病变

1．远达性视网膜病变（Purtscher's retinopathy）　严重的胸腹部挤压伤或粉碎性骨折后发生的间接性眼部损伤，称为远达性视网膜病变，又名 Purtscher 病。眼底可见视网膜水肿、渗出、出血、棉绒斑及黄斑改变，荧光素眼底血管造影显示眼底小动脉阻塞及渗漏。此外，还可伴有眼睑及结膜充血水肿、眼球突出。

2．Terson 综合征　本病是由蛛网膜下腔出血引起的玻璃体和视网膜前出血。约 2/3 的蛛网膜下腔出血患者伴有眼内出血，约 6% 伴有玻璃体积血。本病多见于 30 ～ 50 岁患者。根据颅内出血的病史，排除眼部自身出血性疾病后，如患者突然视力下降，并伴有玻璃体或视网膜出血，即可诊断。

3．婴儿摇晃综合征　其发病机制可能是在摇晃婴儿时由于加速和减速运动导致硬脑膜的桥状血管撕裂出血，导致颅内压升高，从而引起视网膜出血。眼部出现视网膜出血及棉绒斑。视网膜出血一般可完全吸收，视力恢复正常，少数患者可有视神经萎缩和黄斑部的瘢痕形成。

4. Valsalva 视网膜病变 腹腔内压力突然升高（如咳嗽、呕吐、举重、用力排便），可使眼内静脉压上升到足以使黄斑毛细血管破裂的程度，出血一般位于内界膜下，通常较小，偶有 1 ~ 2PD，视力仅稍有下降，预后好，出血多在数月内自行消退。

第三节 神经与精神疾病的眼部表现

病例 21-3

患者，女性，35 岁，双眼视力下降伴左侧面部及双手指、足趾尖麻木和双下肢无力 10 余天。1 年前曾发生双眼视力下降伴头晕，未曾诊治，1 周后症状自行消退。全身检查：行走不便，左侧面部、双手及双下肢痛觉减退，双下肢肌力减退。眼部检查视力：右眼数指 /10 cm， 左眼数指 / 眼前，均不能矫正，眼压：右眼 16 mmHg，左眼 15 mmHg。左眼球轻度水平震颤，双眼瞳孔稍大，直接对光反射迟钝，眼底视盘颜色偏淡，边界清楚。VEP 显示：双眼 P_{100} 波潜伏期延长，振幅值降低。MRI 显示：T2 加权像见患者大脑双侧脑白质、脑室周围及脑干均有多处小灶性高信号斑。

讨论题：

1. 该患者的可能诊断是什么？应与哪些疾病鉴别？
2. 应进一步对该患者做哪些检查？

1. 多发性硬化（multiple sclerosis） 眼部最常见的损害为双眼或单眼球后视神经炎。常反复发作，重者遗留视神经萎缩。此外，少数患者还可有复视、眼肌麻痹、眼球震颤、上睑下垂、Horner 综合征等。

2. 视神经脊髓炎（neuromyelitis optica） 又称 Devic 病，是视神经与脊髓同时或相继受累的急性或亚急性脱髓鞘病变。常表现双侧急性视神经炎或球后视神经炎，可同时或先后发生脊髓炎引起截瘫，视力多急剧下降，甚至失明。视野表现中心暗点或哑铃状暗点，向心性缩窄。偶伴有眼外肌麻痹。

3. 肝豆状核变性 又称 Wilson 病，眼部的特征性改变为角膜棕黄色色素环（Kayser-Fleischer 环），裂隙灯下检查可见角膜缘处 2 ~ 3 mm 色素颗粒组成的环，位于角膜后弹力层及角膜深层，近中心处色淡，近边缘处色浓，呈黄绿色或棕黄色。少数患者可伴有夜盲，晶状体前囊或前囊下葵花状混浊。

4. 重症肌无力（myasthenia gravis） 常伴有眼外肌受累，表现为上睑下垂、复视、斜视等。若病变仅发生在眼肌，称为眼型重症肌无力。两眼可同时或先后发病，晨轻暮重。眼内肌不受累，故瞳孔光反射正常。应与先天性上睑下垂、动眼神经麻痹、先天性肌无力综合征等相鉴别。临床上常用新斯的明注射以明确诊断。

5. 脑血管疾病 脑血管的发病部位和程度不同，疾病的眼部表现也不同。①短暂性脑缺血发作主要为脑动脉硬化所致，可导致短暂性、可逆性神经功能缺损，不留后遗症，但常反复发作。②脑梗死的前循环梗死可出现病灶对侧同向性偏盲，眼向病灶侧凝视；后循环梗死可有瞳孔异常、动眼神经麻痹、垂直凝视麻痹、对侧偏盲或皮质盲等。③蛛网膜下腔出血会导致视力减退、眼肌麻痹、一侧动眼神经麻痹、眼球偏斜、眼球运动障碍、眼球突出、眼球震颤、视野改变、瞳孔扩大、对光反射迟钝，眼底可见视网膜动脉变细或阶段性收缩、视网膜静脉扩张、视网膜及玻璃体积血，甚至视乳头水肿。④脑出血的壳核出血可出现双眼同侧偏盲、向病灶对侧同向凝视不能、视盘水肿；丘脑出血可有上视不能、凝视鼻尖、眼位偏斜或分离性斜视、眼球会聚障碍、瞳孔缩小等特征性眼征；颞叶出血可有对侧上方象限盲；枕叶出血可有视野缺损；顶叶出血可有对侧下象限盲；脑桥出血可有双眼向病灶侧凝视或核间性眼肌麻痹，严重者可有双侧针尖样瞳孔；中脑出血可有一侧或双侧动眼神经麻痹、眼球不同轴；小脑出血可有双侧针尖样瞳孔；脑室出血严重者可有针尖样瞳孔、眼球分离性斜视或复视、视盘水肿。

6．颅内肿瘤　在眼部可有两大类表现：一类因肿瘤引起颅内高压而发生视盘水肿及一过性黑矇，晚期可出现视神经萎缩；另一类则为视野的改变，其特征与肿瘤定位有关。额叶肿瘤表现为向心性视野缩小，伴有患侧视神经萎缩、对侧视盘水肿，称为 Foster-Kennedy 综合征；垂体腺瘤可引起双侧原发性视神经萎缩及双颞侧偏盲；颞叶肿瘤表现为对侧上方象限同侧偏盲；顶叶肿瘤可引起对侧下方象限同侧偏盲；枕叶肿瘤多出现对侧同向偏盲且常有黄斑回避。

7．颅内炎症　因炎症病变部位不同，眼部的表现也不同。可有上睑下垂、眼球震颤、眼外肌麻痹、瞳孔大小改变、对光反射迟钝或消失，也可出现视盘水肿、视神经网膜炎或视神经萎缩等。

8．癔症　癔症多发生于情绪不稳的患者，往往有精神刺激或情绪激动的病史。眼部症状表现多种多样，但瞳孔及眼底检查正常。癔病患者发病时常有诱因，所有症状均可在暗示情况下缓解或消除。

第四节　药源性眼病

病例 21–4

患者，男性，31 岁，因双眼反复红、痒 1 年，胀痛 1 个月就诊。既往因患双眼慢性结膜炎应用妥布霉素地塞米松滴眼液，每日 3 或 4 次，约 1 年。眼科检查视力：右眼 0.4，矫正 –2.50 DS=1.0，左眼 0.5，矫正 –2.00 DS=1.0，右眼眼压 44 mmHg，左眼眼压 45 mmHg，双眼结膜充血，上睑可见少量滤泡和乳头增生，角膜透明，前房正常深浅，晶状体后囊下斑点状混浊，眼底视盘右眼 C/D 约 0.6，左眼 C/D 约 0.4。房角镜检查：双眼房角开放，小梁网色素右眼Ⅳ级，左眼Ⅲ级。OCT 示：右眼视网膜神经纤维层上方萎缩变薄，左眼大致正常。视野示：右眼下方弓形缺损与盲点相连，左眼大致正常。

讨论题：

1．该患者的诊断是什么？需与哪些疾病鉴别？

2．采取的治疗方案是什么？

药源性眼病是指应用药物所致的眼病，多种药物全身或局部应用可引起眼部损害，常见的有糖皮质激素、氯喹、氯丙嗪、洋地黄、胺碘酮、乙胺丁醇、利福平、避孕药、抗恶性肿瘤药物等。这些药物长期大量应用可能导致眼部损害，如引起视物模糊及视物变色、角膜的损害、眼外肌麻痹、激素性青光眼、激素性白内障、细菌性角膜炎、单纯疱疹性角膜炎及真菌性角膜炎、中心性浆液性视网膜脉络膜病变，或使原有病变加重，甚至发生泡状视网膜脱离，也可能发生视神经炎、视神经视网膜炎、损伤盘斑束而引起视力减退、视野中心暗点、色觉障碍等症状，甚至出现视神经萎缩、视神经炎等病变。所以在眼科临床工作中，要询问患者用药史。至于用药史与眼病是否相关，需要根据药理学、药物学谨慎鉴证。

第五节　儿科病的眼部表现

病例 21-5

患者，女性，出生后 8 天。患者因双眼红 3 天伴有脓性分泌物来就诊，询问病史，该患儿系 33 周的顺产早产儿，出生体重 1400 g，生后有吸氧史，其母有性病史。眼科检查：双眼睑、结膜高度充血水肿，结膜囊有大量脓性分泌物，角膜透明，双眼玻璃体腔见黄白色增殖条索和新生血管。

讨论题

1．考虑患儿为何疾病？处理对策是什么？

2．患者尚需排除哪些其他系统疾病？

3．需要进一步做哪些必要的检查？

1．产伤　新生儿经过产道时或因难产尤以产钳分娩者，因头部受挤压，常可发生一些眼部损伤，如眼睑出血、挫伤或上睑下垂；结膜出血、水肿；角膜上皮擦伤、角膜实质层水肿或后弹力层皱褶；前房积血、虹膜根部离断、视网膜出血或玻璃体积血、晶状体脱位或外伤性白内障、眼肌麻痹、眼眶骨折，甚至眼球脱位。部分患儿因头部受挤压而发生颅内出血或静脉窦撕裂而引起颅内血肿，从而发生颅内高压、蛛网膜下腔出血，导致视盘水肿、视网膜前出血、玻璃体积血或眼球运动神经的麻痹及瞳孔异常。不少婴幼儿的一些原因不明的弱视、斜视、视神经萎缩、眼球震颤、眼球凹陷等也可能与产伤有关。

2．早产儿视网膜病变　早产儿视网膜病变（retinopathy of prematurity，ROP）是发生在早产儿和低体重儿的眼部视网膜血管增生性疾病。ROP 是目前儿童盲的首位原因，与早产、视网膜发育不成熟有关，用氧是抢救的重要措施，又是致病的危险因素。最早出现在矫正胎龄（出生孕周 + 出生后周数）32 周，早期筛查和正确治疗可以阻止病变的发展。ROP 分区和分期见表 21-1。早产儿视网膜病变一旦发生，进展很快，有效治疗的时间窗口很窄，因此应对 37 周以下早产儿出生后及时检查，对高危者应每周检查。30% 的 1 期患儿可自愈。在第 2 ～ 3 期激光或冷冻治疗无血管区。第 4 ～ 5 期行玻璃体手术，切除增殖的纤维血管组织，同时做光凝，以挽救视力。

表21-1　早产儿视网膜病变分区和分期

部位
Ⅰ区：以视乳头为中心，视乳头中央到黄斑中心凹距离的 2 倍为半径画圆
Ⅱ区：以视乳头为中心，视乳头中央到鼻侧锯齿缘为半径画圆，除去Ⅰ区之后的环状区域
Ⅲ区：Ⅱ区以外剩余的部位
（早期病变越靠近后极部（Ⅰ区），进展的风险性越大）
严重程度
第 1 期：约矫正胎龄 34 周，在眼底视网膜颞侧周边有血管区和无血管区之间出现分界线
第 2 期：约矫正胎龄 35 周（32 ～ 40 周），眼底分界线隆起呈嵴样改变

续表

第 3 期：约矫正胎龄 36 周（32 ～ 43 周），眼底分界线的嵴样病变上出现视网膜血管扩张增殖，伴随纤维组织增生；阈值前病变平均发生于矫正胎龄 36 周，阈值病变平均发生于矫正胎龄 37 周
第 4 期：由于纤维血管增殖，发生牵拉性视网膜脱离，先起于周边，逐渐向后极部发展。又可分为两期：4A 期无黄斑脱离，4B 期黄斑脱离
第 5 期：约出生后 10 周，漏斗状视网膜全脱离。可继发青光眼、角膜变性、眼球萎缩等

3．麻疹　麻疹初期病儿常有畏光、流泪、结膜充血等急性卡他性结膜炎表现，后期可因继发感染而产生脓性分泌物，重者可发展成为角膜溃疡。有时因高热、营养摄入不足或消耗过大，发生维生素 A 缺乏而导致角膜软化。若并发亚急性硬化性全脑炎，可引起幻视、皮质盲、眼球运动障碍、视神经炎等眼部损害。少数病儿因继发感染及全身抵抗力下降引起败血症而发生转移性眼内炎，最终引起眼球萎缩。

4．流行性腮腺炎　妊娠期妇女若患腮腺炎，其出生的婴儿往往会有小眼球、小角膜、角膜混浊及先天性白内障等眼部先天异常。儿童患腮腺炎，可有眼睑充血、水肿，上睑下垂或睑裂变窄，或可伴有急性泪腺炎。少数病例发生结膜炎、浅层点状角膜炎或深层角膜炎。有的于腮腺炎痊愈 10 天左右发生虹膜睫状体炎。也有视网膜静脉充盈、迂曲，甚至发生血管阻塞者。少数病儿并发眼外肌麻痹、眼肌痉挛、青光眼、视盘炎或球后视神经炎。

5．白喉　白喉患者常可发生卡他型、假膜型或坏死型膜性结膜炎，以致眼睑红肿、触痛，结膜充血；脓性分泌物紧密黏附于结膜表面，很难除去。除去膜后，其下的结膜多有出血。少数严重者结膜可留下瘢痕，以致眼睑内翻倒睫。有时因膜性结膜表面粗糙，引起角膜炎症及溃疡。白喉患者常因毒素损伤神经系统而发生眼肌麻痹和调节功能障碍，一般均在发病后 2 ～ 8 周时发生，但预后良好。

6．百日咳　百日咳常可引起眼睑水肿、眼睑皮下出血及结膜下出血，严重者可有前房积血、视网膜出血，甚至玻璃体积血。除玻璃体积血较难吸收外，其余各部出血均可于咳嗽减轻时自行吸收，预后良好。

7．急性细菌性痢疾　急性细菌性痢疾可因失水而引起眼睑皮肤干燥及眼球内陷，也可因营养不良导致维生素 A 缺乏。中毒性痢疾有时可出现视网膜动脉痉挛和视网膜水肿。累及大脑枕叶皮层时可引起皮质盲。少数患者可伴有结膜炎、虹膜睫状体炎或视神经炎。

8．白化病　眉毛、睫毛色白，视力低下，畏光，虹膜蓝色或灰色半透明，眼球震颤，立体视觉差，斜视，屈光不正，视网膜色素缺失，黄斑发育不全，视神经通路异常。

第六节　妇产科病的眼部表现

病例 21-6

患者，女性，34 岁，左眼视物不清 2 天。患者妊娠 8 个月，血压 160/100 mmHg。眼科检查：双眼睑无水肿，结膜轻微充血，双眼前节正常，眼底检查见视盘水肿，边界模糊，视网膜动脉狭窄，视网膜可见散在棉绒斑及出血。

讨论题

1．患者可能的诊断是什么？如何处理？

2．需要进一步做哪些必要的检查？

妊娠高血压综合征简称妊高征，是妊娠6个月以后出现水肿、蛋白尿、高血压为主要特征的临床综合征，是危及孕、产妇及胎儿生命的重症。可发生眼睑和结膜水肿以及球结膜血管改变，但以眼底病变最为显著。其视网膜病变的发病率为53% ~ 86%。眼底改变在临床上可分为三期：

1．视网膜动脉痉挛期 视网膜动脉痉挛性收缩，常先发生在中央动脉的鼻侧分支，继而进展为普遍性狭窄，管径粗细不均，管壁反光增强，动静脉比例可由正常的2∶3变为1∶2，1∶3或1∶4。

2．视网膜动脉硬化期 当血管功能性收缩持续过久，便出现血管的器质性改变，进入硬化期。临床观察中发现，血管痉挛可持续数周以上才引起血管硬化，但是一旦血管硬化，则随即出现视网膜水肿、渗出和出血，进入视网膜病变期。故只有硬化而没有视网膜病变的时期可能很短，或有的患者可不经过动脉硬化期而直接发生视网膜病变。

3．视网膜病变期 持续痉挛造成血-视网膜屏障破坏，导致视盘水肿、视网膜水肿、出血和渗出，显著者视网膜毛细血管呈无灌注区，出现棉绒斑、黄斑星芒状渗出和出血，形成妊娠毒血症性视网膜病变。如水肿及渗出严重，常可引起继发性视网膜脱离。

妊娠高血压综合征视网膜病变出现的迟早、程度的轻重与胎儿及孕妇的健康密切相关。病变广泛者，胎儿死亡率较高，也影响孕妇产后的视力。反之则胎儿死亡率低，孕妇的视功能可无改变。在发生严重的视网膜病变时，应考虑终止妊娠以保护孕妇视力。

第七节 皮肤病与性病的眼部表现

病例 21-7

患者，女性，48岁，双眼干涩不适2年，伴有口干、关节疼痛。眼科检查：双眼睑无水肿，结膜充血，泪河消失，角膜上皮点状脱失，KP（-），前房深，房水（-）；泪膜破裂时间3秒，Schirmer实验1 mm/5 min。

讨论题：

1．患者可能的诊断是什么？

2．如何进一步检查？

1．红斑狼疮 几乎所有眼部组织均可受累，但巩膜炎、结膜炎及干性角膜结膜炎最为常见。外眼损害主要为眼睑红斑及水肿。眼底最主要的改变是后极部视网膜在急性期可出现很多棉绒斑，但在缓解期可以消失。部分患者可有视网膜血管炎、视网膜动脉或静脉阻塞、视网膜深层及浅层的出血、视盘水肿、继发性视神经萎缩以及因神经系统的损害引起的复视及眼球震颤等。

2．Sjögren综合征 是一种以侵犯唾液腺和泪腺为主的自身免疫性疾病。特征是全身多发性干燥症。多见于中老年女性。眼部由于结膜角膜干燥常有异物感、刺痛、眼干涩及畏光等症状。眼睑皮肤干燥或轻度水肿，结膜干燥、充血，角膜上皮点状脱落，荧光素染色呈阳性，泪膜破裂时间变短。

3．Behcet病（参见第13章第二节）。

4．Stevens-Johnson综合征 眼部表现为严重的结膜，角膜炎；眼睑红肿、糜烂，结膜有大量的脓性分泌物或假膜形成。愈后结膜面呈大片瘢痕而致睑球粘连、眼睑内翻、倒睫以及泪腺管阻塞引起的干眼症。严重病例可发生角膜溃疡、穿孔，或眼内化脓性感染，使视力丧失或眼球萎缩。

5．麻风　眼部损害可表现为：眉毛、睫毛部分或全部脱落；眼睑出现结节，粗糙变厚，导致上睑下垂、眼睑萎缩、眼睑外翻或呈“兔眼”；结膜可有卡他性结膜炎，结膜分泌物中可发现大量麻风杆菌；角膜易发生上皮脱落、溃疡或浅层点状角膜炎，有时也可有深层角膜炎，角膜也可因三叉神经受损而发生神经麻痹性角膜炎；麻风患者也可发生虹膜睫状体炎，虹膜表面可出现粟粒性小结节或孤立性麻风结节；麻风尚可导致眼球运动神经麻痹而出现眼球运动障碍。角膜的深层炎症和溃疡或因角膜暴露及三叉神经损害致角膜混浊，是麻风致盲的主要原因之一。

6．淋病　是由淋病双球菌引起的性传播疾病。眼部表现为淋菌性结膜炎，本病是新生儿最严重的急性化脓性结膜炎，常致眼睑、结膜高度充血水肿、结膜大量脓性分泌物，容易侵犯角膜产生角膜溃疡、角膜穿孔而致失明。

7．梅毒　先天性梅毒，其眼部表现主要是基质性角膜炎及脉络膜视网膜炎。梅毒性脉络膜视网膜炎的眼部临床表现有：伴有或不伴有动脉阻塞的血管炎、黄斑水肿、星状黄斑病变、黄斑盘状脱离、假性视网膜色素变性、视网膜脱离、脉络膜渗出、视网膜中央静脉阻塞、视网膜下新生血管膜形成、视网膜坏死、视神经视网膜炎等。后天性梅毒的早期可有皮肤或黏膜发生下疳，初次感染后 4 ～ 6 个月，约 5% 的二期梅毒患者可出现急性虹膜睫状体炎，常伴皮疹，三期梅毒多在感染后 20 ～ 30 年发生，出现瞳孔缩小、对光反射消失而近反射正常的典型 Argyll-Robertson 瞳孔。

8．获得性免疫缺陷综合征　又称艾滋病。本病的不同时期均可累及眼部，引起视力损害或丧失。视网膜微血管病变是最常见的艾滋病眼部病变，此时的中心视力多不受影响。眼部感染可由细菌、病毒等原因引起，是导致严重视力障碍的主要原因。当视神经受损伤，可表现为不同程度的视力下降、视野缺损、眼球活动障碍、上睑不能抬起来、眼球转动困难、复视等症状，甚至致盲。有脑血管性并发症时，第Ⅲ、Ⅳ、Ⅵ脑神经障碍，引起上睑下垂、眼肌麻痹、视盘水肿、视盘炎、球后视神经炎、视神经萎缩，偶见巩膜炎、虹膜睫状体炎、葡萄膜炎或继发性青光眼

第八节　口腔科病的眼部表现

病例 21-8

患者，男性，58 岁，左眼球突出 1 天，伴眼眶部疼痛，眼睑红肿，视物模糊。既往史：糖尿病 8 年，拔牙后 4 天。查体体温：38.7℃，精神萎靡。视力右 1.0，左 0.6，左眼球突出固定，眼睑充血肿胀，眼睑张力高，皮肤温度高于右侧，有触痛，未触及肿物。球结膜充血水肿，部分脱出睑裂。瞳孔直径 5 mm，直接对光反射消失。CT 显示：左眼眶软组织弥漫性密度增高，眼球突出，眼外肌增粗，眼环增厚。

讨论题：

1．该患者的诊断是什么。

2．请分析可能的病因。

1．齿槽脓肿 可引起眼部对细菌毒素或组织蛋白分解产物的过敏反应，表现为角膜炎、葡萄膜炎或眶蜂窝织炎。拔牙后感染可引起虹膜睫状体炎、化脓性眼内炎或眶蜂窝织炎。

2．下颌瞬目综合征（marcus gunn syndrom） 三叉神经与动眼神经中枢或末梢有异常的联系，多为单侧。当张口和下颌向左右活动时，睑裂发生变化，上睑提起，睑裂开大甚至超过健眼；咀嚼时，眼睑随下颌的咀嚼运动不停地瞬目。

3．三叉神经痛 眼神经受损时，出现患侧睑裂以上皮肤感觉障碍，角膜反射消失；眉毛脱落、结膜充血、流泪。单侧青光眼急性发作易误诊为三叉神经痛，应注意鉴别。

第九节 耳鼻喉科病的眼部表现

病例 21-9

患者，女性，50 岁，右眼球突出、复视、视力丧失 2 个月，伴涕血 1 年。右颈部肿块 4 个月，右耳鸣、重听，右面颊部麻木感 1 个月。检查：右眼球突出度 15 mm，上睑下垂，眼球固定，球结膜充血水肿，突出睑裂，眶上及内侧可触及肿物，质硬固定。右侧颈部可触及 5 cm×4 cm 大小肿块，质硬，无活动，无痛。双侧鼻甲不大，中鼻道宽敞，无脓性分泌物。鼻咽部右侧咽隐窝饱满，粗糙伴血痂。CT 显示：右眶尖不规则高密度影，鼻咽腔肿物及广泛骨破坏。

讨论题：

1．该患者的临床诊断是什么？

2．如何治疗？

1．炎症性疾病 急性化脓性中耳乳突炎蔓延至岩部时可表现为复视、外直肌麻痹、眼球后疼痛等，蔓延至乙状窦、海绵窦时可表现为眼睑结膜充血水肿、眼球突出、眼球固定、视盘水肿、视网膜静脉扩张等，蔓延至内耳时可表现为眼球震颤及眩晕。扁桃体炎可引起虹膜睫状体炎、全葡萄膜炎、急性结膜炎和角膜溃疡。鼻窦炎可引起眶蜂窝织炎、眶内脓肿、眶反应性水肿和眼球突出。

2．鼻窦肿瘤 侵入眼眶，造成眼球突出、眼球移位，累及视神经引起视力下降。

3．鼻咽癌 因肿瘤经颅底破裂孔等处侵入脑部，可有第Ⅱ～Ⅵ脑神经及视神经受损；肿瘤进入眼眶引起眼球突出；还可有眼外肌麻痹、斜视及 Horner 综合征；因三叉神经受损引起神经麻痹性角膜炎或溃疡。

思考题

1．为什么在诊治眼病时要考虑到眼部以外疾病？

2．举例说明眼部检查对诊断其他系统疾病的意义。

3．举例说明哪些全身疾病可以引起眼部表现。

（张铭连 王萌萌）

第22章 防盲治盲

病例 22-1

沿海某县，总人口 35 万人，乡镇农村人口 28 万人。有很多长年在外的劳务输出人员，有年迈去外地养老者，有死亡后不注销户口者。

讨论题：

1. 要调查某时间断面 50 岁以上农村人口视力损伤的情况及危险因素，怎样设计流行病调查方案？
2. 在公安局系统查到的户籍档案与实际情况不符怎么办？
3. 被流调对象不配合，不到流调临时工作站接受眼病检查怎么办？

病例 22-1 答案与解析

第一节 概 述

盲（bindness）和视力损伤对患者造成巨大痛苦和损失，也给患者家庭和社会带来沉重的负担，防盲（prevention of blindness）治盲意义重大。防盲治盲既是公共卫生事业的一部分，也是眼科学的重要组成部分。眼科医师所从事的工作主要是防盲治盲和视觉康复。防盲治盲工作主要包括对盲和视力损伤进行流行病学调查，对引起盲和视力损伤的主要眼病进行病因和防治方法的研究，对盲和视力损伤的防治进行规划、组织和实施等。

第二节 盲和视力损伤的标准

世界卫生组织（World Health Organization，WHO）于 1973 年提出了盲和视力损伤分类标准，这一标准将视力损伤分为 5 级，其中 1、2 级视力损伤为低视力；3、4、5 级视力损伤为盲。一个人较好眼的最佳矫正视力 < 0.05 时为盲，较好眼的最佳矫正视力 < 0.3、但 ≥ 0.05 时为低视力（表 22-1）。此外，不论中心视力是否损伤，如果以中央注视点为中心，视野半径 $\leq 10°$ 但 $> 5°$ 时为 3 级盲，视野半径 $\leq 5°$ 时为 4 级盲。这一盲和视力损伤分类标准的制定对于做好防盲治盲工作意义重大。

在防盲治盲的实际工作中，为了能全面地反映盲和视力损伤情况，又将盲和低视力分为双眼盲、单眼盲、双眼低视力和单眼低视力。如果一个人双眼最好矫正视力都 < 0.05，则为双眼盲；如果一个人双眼最好矫正视力都 < 0.3，但 ≥ 0.05 时，则为双眼低视力。这与 WHO 标准是一致的。如果一个人只有一眼最好矫正视力 < 0.05，另眼 ≥ 0.05 时，则称为单眼盲。如果一个人只有一眼最好矫正视力 < 0.3 但 ≥ 0.05，另眼 ≥ 0.3 时，则称为单眼低视力。在实际统计中，这些人将归于单眼盲中，而不归入单眼低视力中。上述盲和视力损伤的标准都是以最好

矫正视力来衡量的。采用这样的方法就不容易发现屈光不正造成的视力损伤。如果采用日常生活视力，就有可能发现屈光不正造成的视力损伤。所谓日常生活视力是指在日常屈光状态下的视力：如果一个人平时不戴眼镜，则将其裸眼视力作为其日常生活视力；如果一个人平时戴眼镜，不论这副眼镜是否合适，则将戴这副眼镜的视力作为日常生活视力；如果一个人已配有眼镜，但他在日常生活中并不戴用，则以其裸眼视力作为其日常生活视力。

表22-1 视力损伤的分类（国际疾病分类标准，世界卫生组织，1973）

视力损伤		最好矫正视力	
类别	级别	较好眼	较差眼
低视力	1 级	< 0.3	≥ 0.1
	2 级	< 0.1	≥ 0.05（指数 /3 m）
盲	3 级	< 0.05	≥ 0.02（指数 /1 m）
	4 级	< 0.02	光感
	5 级	无光感	

第三节 国际防盲治盲状况

WHO 根据 55 个调查资料，于 2004 年重新公布了根据 2002 年人口资料所确定的全世界视力损伤人群，盲人为 3700 万人，低视力者为 1.24 亿人，共有视力损伤者 1.61 亿人。视力损伤的地区分布为：西太平洋地区占 26%，东南亚地区占 27%，非洲占 17%，欧洲、美洲和中东地区各占 10%。全世界盲人患病率为 0.7%。发展中国家的情况更为严重，全世界 9/10 的盲人生活在那里。目前大约 60% 的盲人生活在非洲、中国和印度。由于人口增长和老龄化，世界盲人负担大幅度增加。从 1978 年到 1990 年之间，世界盲人数增加了 1000 万人。2010 年 WHO 最新数据显示，视力损伤者已达到 2.85 亿人，盲人为 3926 万人。如果这种趋势持续下去，到 2020 年盲人数将增加 1 倍。

全世界盲的发病具有以下特点：①不同经济地区的盲患病率明显不同，盲患病率在发达国家约为 0.3%，而在发展中国家为 0.6% 以上。②不同年龄人群中盲患病率明显不同，老年人群中明显增高。发展中国家老年人群盲患病率增高更为明显。③低视力患病率约为盲患病率的 2.9 倍，如果不做好低视力患者的防治，盲人数将会急剧增加。④不同经济地区盲的主要原因明显不同，经济发达地区为年龄相关性黄斑变性、糖尿病视网膜病变等，而发展中国家以老年性白内障和感染性眼病为主。⑤由于世界人口的增长和老龄化，盲人数将继续增加。2015 年的统计数据显示，导致 50 岁及以上成年人视力损伤（中重度）的原因中，因屈光不正得不到矫治占 52.34%，白内障占 25.15%，青光眼占 2.05%，年龄相关性黄斑变性占 4.38%，糖尿病视网膜病变占 1.30%，角膜混浊占 1.14%，沙眼占 0.64%，其他因素占 13.00%；50 岁及以上成年人致盲原因中，因屈光不正得不到矫治占 20.28%，白内障占 35.15%，青光眼占 8.49%，年龄相关性黄斑变性占 5.93%，糖尿病视网膜病变占 1.06%，角膜混浊占 3.21%，沙眼占 0.97%，其他因素占 24.92%。在这些盲的原因中，如果及时采取恰当的措施，有的能够及早预防或控制，有的能够成功地治疗而恢复视力。根据 WHO 估计，全球 80% 的盲是可以避免的。WHO 和一些国际非政府组织联合，于 1999 年 2 月发起“视觉 2020，享有看见的权利”行动，目标是在 2020 年全球根治可避免盲。盲和视力损伤是世界范围内的严重公共卫生、社会和经济问题。已确定白内障、沙眼、河盲（盘尾丝虫病）、儿童盲、屈光不正和低视力等作为“视觉 2020”行动的重点。这次行动将通过预防和控制疾病，培训人员，加强现有的眼保健设施和机构，采用适当和能负担得起的技术，动员和开发资源用于防治盲等措施，来解决可避免盲。

第四节　我国防盲治盲工作的历史和现状

我国曾是盲和视力损伤十分严重的国家之一。新中国成立之前，卫生条件差，人民生活贫困，眼病非常普遍，以沙眼为主的传染性眼病、角膜病、眼外伤、白内障、青光眼等是致盲的主要原因。沙眼患病率高达 50% ~ 90%。新中国成立后，各级政府大力组织防治沙眼。全国眼科医师积极参与防治沙眼，使全国沙眼患病率明显下降，这是我国防盲治盲工作取得的历史性成就。1984 年，国家成立全国防盲指导组，统筹全国防盲治盲工作，制定了《1991 年—2000 年全国防盲和初级眼保健工作规划》。卫生部（现国家卫生健康委员会）等国家部委发出通知，规定每年 6 月 6 日为"全国爱眼日"。20 世纪 80 年代，全国各地进行眼病流行病学调查，明确白内障为致盲主要原因。各地积极开展筛查和手术治疗白内障。全国残疾人联合会把白内障盲人复明纳入工作范围，极大地推动了防盲治盲工作。1988 年，国务院批准实施的《中国残疾人事业五年工作纲要》将白内障手术复明列为抢救性的残疾人三项康复工作之一。1991 年国务院批准的《中国残疾人事业"八五"计划纲要》中又明确规定了白内障复明任务。全国各省、市、自治区也相继成立了防盲指导组，认真规划防盲治盲工作，建立和健全防盲治盲网络，根据各自实际情况，防盲治盲工作正以多样化形式发展。

我国的防盲治盲越来越得到社会各界的广泛关注和积极参与。我国在防盲治盲中积累了许多经验，在农村建立县、乡、村三级初级眼病防治网络，开展防盲治盲工作，防盲治盲工作已纳入我国初级卫生保健事业。近年来，全国各地组织眼科手术医疗队、手术车到农村和边远地区巡回开展白内障复明手术，也是防盲治盲的一种有效形式。开展评选"防盲先进县""白内障无障碍县"是我国现阶段做好防盲治盲工作行之有效的方法之一。2012 年，由卫生部和中国残联组织制定《全国防盲治盲规划（2012 年—2015 年）》，《规划》提出了"十二五"我国防盲治盲工作目标：到 2015 年年底，85% 的县级综合医院眼科能开展白内障复明手术；为 50 万名低视力患者免费配用助视器；培训低视力儿童家长 20 万名；力争根治致盲性沙眼等。提升基层防盲治盲能力。2010 年，WHO 公布的最新数据显示，中国视力损伤者人数为 7551 万，其中低视力人数为 6726 万，盲人为 825 万，盲和低视力的患病率随年龄增加而明显增加。由于我国人口众多，老龄化的速度很快，如果不采取切实有效措施做好防盲治盲，我国的盲人数将会急剧增加。目前我国盲的主要原因依次为白内障（46.1%）、角膜病（15.4%）、沙眼（10.9%）、青光眼（8.8%）、视网膜脉络膜病（5.5%）、先天 / 遗传性眼病（5.1%）、视神经病（2.9%）、屈光不正与弱视（2.9%）、眼外伤（2.6%）。各地在调查中发现，半数以上盲和视力损伤是可以预防和治疗的。经过"十一五"期间的努力，目前我国 94% 的县级医院可以开展眼科医疗服务，其中 84% 的县级医院可以开展白内障复明手术。"十三五"全国眼健康规划（2016—2020）提出，加强城市三级医院眼科、眼科医院与县级综合医院眼科、基层医疗卫生机构的纵向合作，强调建立协作体。目前我国防盲治盲工作也存在一些问题，主要是组织协调有待于进一步加强，防盲治盲的实际需要和效率不高之间存在着矛盾，大规模白内障手术治疗的质量有待于进一步提高。

第五节　盲和低视力的康复

一些眼病患者虽经积极治疗，仍处于盲和低视力状态。对于这些患者并不意味着已经毫无希望，应当采取康复措施，目的是尽可能地提高这些患者生活质量。眼科医生的责任不仅在于诊断、治疗和预防那些致盲眼病，而且应当关注处于盲和低视力状态患者的康复。应当尽快地帮助盲人适应生活。盲人适应生活的能力可因盲发生年龄、患者的性格、受教育程度、经济状况及其他因素而有很大的差别。尤其是对青壮年人来说，盲的状态常会对他们的职业和社会生活造成巨大冲击。盲人的康复应根据具体情况采取个性化实施。老年盲人可能最需要适应家庭生活方面的训练，而年轻的盲人则需要适应社会生活、教育、工作等比较全面的训练，包括盲文方面的训练。对于仍有部分视力的盲人和低视力患者来说，应当采用光学助视器和非光学助视器来改进他们的视觉活动能力，使他们利用残余视力工作和学习，以便获得较高的生活质量。

目前使用的助视器有远用和近用两种。常用的远用助视器为放大 2.5 倍的 Galileo 式望远镜，以看清远方景物。这种助视器不适合行走时配戴。近用的助视器有：①手持放大镜：是一种凸透镜，可使视网膜成像增大。②眼镜式助视器：主要用于阅读，其优点是视野大，携带方便，使用时不需手来扶持，价格较低。③立式放大镜：将凸透镜固定于支架上，透镜与阅读物之间的距离固定，可以减少透镜周边部的畸变。④双合透镜放大镜：由一组消球面像差正透镜组成，固定于眼镜架上，有多种放大倍数，可根据需要选用。其优点是近距离工作时不需用手扶持助视器，但焦距短，对照明的要求高。⑤近用望远镜：在望远镜上加阅读帽而制成。其优点是阅读距离较一般眼镜式助视器远，便于写字或操作。缺点是视野小。⑥电子助视器：即闭路电视，包括摄像机、电视接收器、光源、监视器等，对阅读物有放大作用。其优点是放大倍数高，视野大，可以调节对比度和亮度，体位不受限制，无需外部照明，更适用于视力损伤严重、视野严重缩小和旁中心注视者，但价格较贵，携带不便。非光学助视器包括大号字的印刷品、改善照明、阅读用的支架等，也有助于患者改善视觉活动能力。许多低视力患者常感到对比度差和眩光。戴用浅灰色的滤光镜可减少光的强度，戴用琥珀色或黄色的滤光镜片有助于改善对比敏感度。现代科学技术的进步会为盲人带来方便。电子导盲眼镜、声呐眼镜、障碍感应发生器、激光手杖、字声机、触觉助视器等虽然不能给盲人获得清晰的影像，但明显提高了生活质量。人工视觉研究的进展有可能使盲人重建视觉。盲人的教育和就业也是一个很重要的问题。我国主要通过民政部门和残疾人联合会开展工作，很多地方设立了盲童学校，进行文化和专业技术培训。国家对吸收盲人就业的单位给予优惠政策，有助于全社会都来关心盲人，使他们能像普通人一样分享幸福的生活。

第六节　眼科流行病学概述

眼科流行病学（ophthalmic epidemiology）是流行病学与眼科学之间的边缘学科，是将临床流行病学与眼科学结合，来解决眼科中所面临的问题，它的研究范围广泛，可以了解眼病的发生状况和自然过程，测定眼病的患病率、发病率、致盲率，阐明眼病的发生和流行的规律，探讨眼病发生的病因和危险因素，了解预防和诊治眼病的措施的效果等。

流行病学所研究的范围日益广泛，几乎每种疾病的研究都需应用流行病学方法。研究的内容主要有下述方面：

1．调查记录疾病的地区分布，人群年龄、性别、职业等的分布，发病时间的分布等。测定疾病的患病率、发病率、死亡率，以及人群中疾病的消长情况及其性质的变化等。

2．阐明疾病在特定时间、地点、条件下的发病或流行规律，以便有效控制疾病的发生与流行，为消灭某种疾病提供依据。

3．探索疾病的病因与性质，以证实各种疾病的特殊病因，并评价其在致病中的重要性。尚难以肯定病因的疾病可以应用流行病学的方法分析探讨其致病因素。

4．研究影响疾病发病或流行的因素。某种疾病的发病或流行可与不同时期（如季节、气候条件）和不同地区的地理条件、经济状况及文化水平等有密切关系，都可以是影响疾病发病或流行的因素。沙眼的发病和流行就是明显的例子。以流行病学的方法发现引起疾病发病或流行的因素，才能有效地对疾病加以控制。

5．了解疾病全部自然病程，准确地提出治疗和预防措施。流行病学研究可查出疾病的所有病例，由轻到重的所有临床类型，从而了解疾病的全部自然过程，有针对性地提出治疗和预防措施

6．根据流行病学研究的结果，明确了疾病的病因、流行或发病的因素及影响发病或流行的自然因素和社会因素，制定出合理而有效治疗和预防措施，达到控制和消灭某种疾病的目的。治疗和预防措施的效果，也需以流行病学的方法加以评价。

流行病学的研究方法分为描述性研究和分析性研究两大类。描述性研究是对已有的资料获通过特殊调查，如问卷调查、面谈、观察等方法收集到的资料进行整理归纳，对疾病或健康状态在人群中的分布情况加以描述。这种研究的目的不是专门检验一项病因假设，而是研究疾病在一定人群中发生数量及其分布特点。它主要回答是谁、什么地区和什么时候易患这种疾病。通过分析，可以形成有关致病因素的假设和进一步分析研究的方向。描述性眼病研究包括：①病例报告，研究单个或若干具有同样特点的眼病病例。优点是简便易行，不必设对照组，节省人力、时间和资金。缺点是得出的结论或规律性内容片面性大，论据强度不高，结论的可信度有限。②眼病发生的流行病学描述，主要是收集眼病在某人群中分布与发生的资料，要体现出患某种眼病的区域特点、时间特点及眼病患者的个体情况，其研究的目的是了解谁、什么地区和什么时候最容易患病。③对眼病的描述性横断面研究或普查，是运用某种手段收集特定人群在某个时间断面的疾病资料，能了解某一时点或时段的疾病患病率及相关情况。

分析性研究是检验特定病因假设时所用的研究方法，通过流行病学方法发现疾病的病因，阐明某种因素在疾病发生中的作用，对疾病预后及其结局的了解，以及对预防和治疗效果的追随观察。这类研究分为观察性研究和实验性研究两大类。实验性研究是重要的研究方法之一，包括动物实验和人体研究，是一种前瞻性研究。动物实验要求严格的实验设计，包括眼病动物模型的选取和制备、对照组的确定、干预手段的可行性等，尽力做到眼病研究的单因素分析。此外，人体研究必须严格遵守相关法律规定及符合伦理道德规范。观察性研究是通过严密的观察和认真的分析来确定某种眼病与某些因素之间的关系，以探究某种眼病的病因、条件等危险因素。在这类研究中，所研究的某一危险因素的暴露程度不被研究者所控制，只是通过观察和分析来达到研究的目的。常用的观察性研究包括：①眼病分析性横断面研究，某一时间点或限定的时间段内同时对某人群检测眼病及寻找相关的危险因素。它不需要随访，既不是回顾性研究，也不是前瞻性研究。②眼病病例对照研究，是一种有效的常用的研究方法。它比较一组患者（研究组）与另一组或几组未患此病者（对照组）的各种相关因素，从中分析危险因素与发病间的联系及联系程度，以便确定病因。是一种回顾性研究。③队列研究，是比较一组具有危险因素的暴露组和另一组无这种危险的对照组，经过一定时间后某种特定疾病的发生情况的研究。从危险因素不同的两组对比，判断某些危险因素与某种眼病之间的相关性。根据作为观察终点的事件在研究开始时是否已经发生，可将队列研究分为前瞻性和历史回顾性两类。

眼科流行病学研究的常用指标包括：①患病率，是测量某一时点或某一时期的人群中，已经发生的某种疾病的可能性。计算时分子是指已经发生某种疾病的总数，分母是调查人群的总数。患病率不能用于病因分析的研究，当缺少必要的资料计算发病率时，患病率也可以用来估计疾病在人群中的重要性。②发病率，某人群中在某阶段时间内新发生某种眼病与总人数之比，是进行病因研究的基本工具。发病率和患病率有明显的关联。它们的关系可表达为 $P \backsim I \times D$（式中的 P 为患病率，I 为发病率，D 为疾病存在时间）。如果患者康复或死亡，则这一患者就不存在了，表明患病率直接随发病率和疾病存在的时间而变化。如果发病率稳定，

疾病长期存在，且患病者与人群中其他人的死亡率相同，那么P=I×D。在这种情况下，只要知道了其中两项，就可以计算第三项。在队列研究中，两组之间发病率之比称为相对危险度（relative risk，RR），表示疾病的发生与暴露因素之间的统计学关系强度。RR=1，表示暴露组人群的疾病发生率与非暴露组人群相同，暴露因素与发病没有联系；RR小于1，则该因素不但不是病因，可能还有保护作用；RR大于1，表示暴露组人群疾病的发生率高于非暴露组，该因素可能是病因。在病例对照研究中，由于不能计算疾病的发病率，可用两组之间的患病率之比来表示疾病与暴露因素之间的统计学关系强度，称为疾病优势比（odds ratio，OR）。OR=1时，暴露因素与疾病无关；OR大于1时，暴露因素引起疾病的危险增加；OR小于1时，暴露因素对疾病有预防作用。

思考题

1．视力损伤的分类标准是什么？
2．我国盲的主要原因是什么？
3．全世界盲的发病特点有哪些？

（刘　平）

第23章 眼科常用药物概述

一、局部麻醉药

麻醉可以达到止痛和制动的作用，眼部最常用的麻醉方式为局部麻醉。

局部麻醉的方式：表面麻醉：将局麻药直接滴在角膜和结膜表面，使感觉神经末梢麻醉。常用于眼科检查和小手术前。浸润麻醉：向皮下或较深组织注药，麻醉感觉神经末梢及纤维。传导麻醉或神经干麻醉：将药物注射于神经干周围或神经干内，使该神经干所支配区域产生麻醉。常见方式为球后麻醉，用于进行各类内眼手术。

常用药物：①普鲁卡因（procaine）：主要用于浸润麻醉，注射后 7 ～ 8 分钟起效，维持 30 ～ 45 分钟。常在溶液中加入少量肾上腺素以延长药效至 1 小时（每 100 ml 加入 0.1% 肾上腺素 0.2 ～ 0.5 ml）。不良反应：偶见过敏反应，大量吸收或静脉注射时可出现中枢神经系统中毒。②丁卡因（tetracaine）：有良好的表面穿透性，广泛用于表面麻醉。滴眼后 1 ～ 3 分钟起效，维持 20 ～ 40 分钟。不良反应：滴眼后短暂烧灼感，对角膜上皮有轻度损害。大剂量可抑制心脏传导系统和中枢神经系，一般不用于浸润麻醉。③奥布卡因（oxybuprocaine）：表面麻醉剂，点药后 10 ～ 20 秒起效，持续 14 分钟。不良反应：少有过敏反应。④利多卡因（lidocaine）：可用于各种形式的局部麻醉，给药 5 分钟起效，维持 1 ～ 2 小时。不良反应：过量或进入静脉可引起毒性反应，出现中枢神经系统抑制症状。二、三度房室传导阻滞，高敏，癫痫，休克患者禁用。⑤布比卡因（bupivacaine）：长效局部麻醉药，作用时间长达 4 ～ 7.5 小时。常用 2% 利多卡因和 0.75% 布比卡因 1 ∶ 1 配伍应用，前者起效快，后者作用时间长。不良反应：少有，肝肾功严重不全、低蛋白血症和过敏患者禁用。

二、散瞳剂和睫状肌麻痹剂

散瞳剂（mydriatics）和睫状肌麻痹剂（cycloplegics）不是两个完全等同的概念，有散瞳作用的药物并不都具有麻痹睫状肌的作用，而麻痹睫状肌的药物一般都有散瞳作用。散瞳剂包括拟肾上腺素药和抗胆碱药，而睫状肌麻痹剂一般指的是抗胆碱药。这对于初学者非常重要，这两类药物在临床上使用的目的并不同。散瞳一般用于眼底检查；也用于葡萄膜炎的治疗，活动瞳孔而减少瞳孔后粘连。麻痹睫状肌主要用于青少年屈光检查，排除调节对屈光检查的影响；也用于葡萄膜炎和恶性青光眼等疾病的治疗，以减轻葡萄膜的炎症及缓解睫状肌的痉挛。

拟肾上腺素类药物：眼科常用的主要为苯肾上腺素（phenylephrine），又称去氧肾上腺素、新福林，为选择性的 α 肾上腺素受体激动剂，兴奋瞳孔开大肌和睫状肌上的 α 肾上腺素受体，产生扩瞳作用而无睫状肌麻痹作用。同时又收缩血管，减少睫状突血流，降低眼压。除眼底检查和治疗葡萄膜炎外，还用于治疗缩瞳剂所导致的虹膜囊肿及交感神经受损所导致的上睑下垂。不良反应：点药后局部烧灼感、畏光，诱发闭角型青光眼急性发作，严重甲状腺功能亢进、高血压和心肌梗死等，对以上疾病患者要慎重使用。

抗胆碱类药物：①阿托品（atropine）：0.5% ～ 3% 的滴眼液，0.5% ～ 1% 的膏剂。阿托品可用于屈光检查、解除调节痉挛，还可用于治疗虹膜睫状体炎和恶性青光眼。但其不良反应也较严重，滴眼后如不注意压迫泪囊部可能引起激动、谵妄、面部潮红、皮肤黏膜干燥、发热、口干、心动过速等全身中毒反应；可诱发急性闭角型青光眼发作和过敏反应。②后马托品（homatropine）：2%、5% 的滴眼液。用于屈光检查。作用、过敏及副作用与阿托品相似，起效快，效力约为其 1/10，维持时间短。对于某些疾病（如虹膜睫状体炎）的治疗较阿托品和东莨菪碱有优势。③托吡卡胺（tropicamide）：0.5%、1% 的滴眼液，0.25% 和 1% 氢溴酸羟苯丙胺混合滴眼液制剂。可用于高血压、心绞痛和其他心血管疾病患者，也可用于开角型青光眼患者。扩瞳效果好，麻痹睫状肌作用弱，用于眼底散瞳检查。婴幼儿需慎用。

三、青光眼用药

青光眼药物治疗的原则：①正确诊断是选择治疗的前提条件，不同类型、病期、病情的青光眼，其用药方案不同；②必须合理选择药物，了解影响药物生物效价的各种因素，拟定治疗方案时要比较治疗收益和风险的大小；③强调个性化治疗原则，选用药物的种类和剂量不能仅以眼压控制情况作为标准，必须考虑视野进展程度等因素。与青光眼治疗有关的药物包括降眼压类药物、视神经保护类药物和抗青光眼滤过手术辅助类用药等。

（一）降眼压类药物

眼压升高是青光眼发病和进展的主要危险因素，也是唯一可控的因素。药物降眼压通过两种途径发挥降眼压作用，一是减少房水生成，二是促进房水流出。常用的药物包括 6 类：拟胆碱类药物、肾上腺素受体阻滞剂、肾上腺素受体激动剂、前列腺素类药物、碳酸酐酶抑制剂和高渗剂。

1．拟胆碱类药物

（1）毛果芸香碱（pilocarpine）：又称匹罗卡品。节后拟胆碱药，选择性激动 M 胆碱受体，对闭角型青光眼，缩瞳可以使周边部虹膜离开房角前壁而开放房角，使房水外流通畅；对开角型青光眼，收缩睫状肌牵拉巩膜突、小梁网，使其张开，改善房水流畅系数，促进房水外流。0.1% ～ 2% 的滴眼液，4% 的凝胶。不良反应：全身毒性反应少，滴眼后可出现短暂的调节痉挛，长期应用可出现虹膜后粘连、晶状体混浊等。缩瞳剂破坏血 - 房水屏障，刺激成纤维细胞生成，青光眼外滤过手术前需停药 2 周。

（2）卡巴胆碱（carbachol）：又称碳酰胆碱，不仅直接作用于睫状肌胆碱能神经末梢，还抑制胆碱酯酶，间接增强胆碱能神经的作用，产生更强的缩瞳和收缩睫状肌的作用。0.75%、1.5%、2.25% 和 3% 的滴眼液。与毛果芸香碱不同的是，可前房用药，是后者作用的 200 倍，常用于青光眼及白内障手术中进行缩瞳治疗。前房用药后 5 分钟内获最大缩瞳作用，持续 24 小时。

2．肾上腺素受体拮抗剂 作用于睫状体上皮和睫状体血管，抑制房水形成。不良反应：减慢心率、降低血压、减慢心脏传导、支气管痉挛。支气管哮喘、窦性心动过缓及二、三度房室传导阻滞禁用。

（1）噻吗洛尔（timolol）：又称噻吗心安，为非选择性 β 受体阻滞剂，对心肌无直接抑制作用。用药半小时起效，作用维持 24 小时，1 或 2 次 / 日。倍他洛尔（betaxolol）：又称贝特舒，临床上唯一的选择性的 β_1 受体阻滞剂，除可通过作用于睫状体抑制房水生成以外，还有钙离子拮抗剂作用，增加灌注压，改善眼部微循环，故对视神经有保护作用。0.25%、0.5% 的滴眼液。2 次 / 日。

（2）左布诺洛尔（levobunolol）：又称贝他根，非选择性的 β 受体阻滞剂，0.25%、0.5% 的滴眼液。2 次 / 日。

（3）卡替洛尔（carteolol）：又称美开朗。不同于其他 β 受体拮抗剂的是，卡替洛尔具有部分激动作用，可减少支气管痉挛或心动过缓等副作用。1%、2% 的滴眼液，1 或 2 次 / 日。

3．肾上腺素受体激动剂　减少房水生成并促进房水经葡萄膜 - 巩膜途径外流。不良反应：眼部血管收缩、轻度散瞳，口、鼻干燥。

（1）酒石酸溴莫尼定（brimonidine tartrate）：是相对选择性的 α_2 受体激动剂，同时具有一定的抗视网膜神经节细胞凋亡的作用，提高受损神经节细胞的生存率，对神经产生保护和营养作用。0.2% 的滴眼液。2 或 3 次 / 日。

（2）阿可乐定（apraclonidine）：为可乐定衍生物。用于防治眼部激光手术或开角型青光眼散瞳后的急性眼压升高。0.25 ～ 0.5% 的滴眼液。

（3）地匹福林（Dipivefrin，DPE）：为肾上腺素衍生物，是更易被眼吸收的肾上腺素前药。0.1% 滴眼液，2 次 / 日。用药量为肾上腺素 1/10，药效是其 10 倍。不良反应较肾上腺素少。

4．前列腺素类衍生物　作用于睫状肌上的前列腺素 FP 受体，松弛睫状肌，使肌间距加大，同时降解肌纤维间基质，降低葡萄膜巩膜途径外流阻力，使房水经葡萄膜巩膜通路排出增加。相对传统的抗青光眼药物，具有疗效稳定持久、副作用小的特点，对闭角型青光眼疗效不佳。不良反应：加重眼部充血和原有的炎症反应。睫毛变长，虹膜棕色色素化，结膜充血，浅层点状角膜病变及异物感。与囊样黄斑水肿的形成有关。

（1）曲伏前列腺素（travoprost）：0.004% 滴眼液，1 次 / 日。副作用：拉坦前列腺素（latanorpost）：0.005% 滴眼液，1 次 / 日。

（2）贝美前列胺（bimatoprost）：为天然前列腺胺的类似物，直接增加葡萄膜巩膜途径房水外流，还增加小梁网途径的房水外流，其降眼压机制是双重的。0.03% 的滴眼液，1 次 / 日。

5．碳酸酐酶抑制剂　可明显降低开角和闭角型青光眼的眼压。全身使用的碳酸酐酶抑制剂降压效果迅速而显著，是青光眼重要的急诊用药，用于局部药物不能控制眼压或不能应用甘露醇的病例。磺胺类药物过敏者禁用。

（1）乙酰唑胺（acetazolamide）：又名醋氮酰胺，通过抑制位于睫状突的碳酸酐酶同工酶而减少房水生成（约 50%）、降低眼压。125 mg、250 mg 的片剂。成人 2 ～ 4 次 / 日，每次 250 mg，急性病例可以加倍，24 小时最大剂量＜ 1 g。小儿每日 5 ～ 10 mg/kg，每 4 ～ 6 小时一次，或者 2 或 3 次 / 日。副作用：感觉异常（手指、足趾、口唇周围麻木或蚁走感），低钾血症、疲乏、四肢麻木等；胃肠道症状、肾结石、精神抑郁或错乱和剥脱性皮炎等。磺胺过敏者可有交叉过敏。

（2）醋甲唑胺（methazolamide）：眼内透性比乙酰唑胺强且与血浆蛋白结合率低，具有低剂量高效率降眼压的特点。25 mg、50 mg 片剂。成人 2 或 3 次 / 日，首次 50 ～ 100 mg，之后每次 25 ～ 50 mg，日总剂量＜ 600 mg。副作用极少，不易引起肾结石或代谢紊乱，适于老年人等不易耐受碳酸酐酶抑制剂患者。

（3）布林佐胺（brinzolamide）：为眼局部应用碳酸酐酶抑制剂，用药半小时起效。0.3%、1% 和 2% 的混悬滴眼液，2 ～ 4 次 / 日。副作用：视物模糊、眼部烧灼感、味觉异常等。

6．高渗剂　一组全身用药后快速降低眼压的化合物。通过提高血浆胶体渗透压，使眼内组织的水分向眼内血管移行，玻璃体容积减小而降低眼压。同时，促使虹膜、晶状体后移，使前房加深，房角重新开放，房水循环改善，眼压下降，对急性闭角型青光眼特别有意义。适于各类青光眼伴急剧眼压增高，或一些内眼手术前后需降低眼压时，对睫状环阻滞性青光眼有效。各类型青光眼在局部用药和碳酸酐酶抑制剂作用下，眼压仍得不到控制，可适量加用：

（1）甘露醇（mannitol）：5% ～ 25% 的注射用溶液，常用 20%，1.5 ～ 2 g/kg 体重，在 30 分钟内快速静滴完，即产生降眼压作用，维持仅 6 小时，需重复给药，在首次给药后 6 ～ 8 小时给予首次剂量的一半剂量。连续用药最好不超过 1 周。副作用：全身副作用为多尿、腹泻、心血管负担过重和肺水肿。过多过长应用易引起脱水和电解质紊乱及肾损伤，故肾功能不全者慎用。偶见过敏、血尿、急性肾衰竭、肺水肿、充血性心力衰竭等。颅内脱水严重时引起头痛等低颅压综合征，血液脱水严重时可引起血栓形成，尤其是在儿童和老年人更应注意。

（2）甘油（glycerin）：口服渗透性降压药，常用 50%，单次口服剂量 1 ~ 1.5 g/kg 体重，用药后 10 分钟起作用，30 分钟达高峰，持续 4 ~ 6 小时，可重复给药。副作用同甘露醇。100% 甘油也可作为眼局部用药，用于对角膜水肿的患者进行房角镜或检眼镜检查。

（二）视神经保护类药物

除了降眼压这一最有效的视神经保护措施外，强调更直接的神经保护治疗。由于青光眼的慢性、进行性临床特征，在组织病理上存在正常到死亡不同阶段的神经节细胞和神经纤维。对于已死亡的神经尚无能为力，但死亡和濒临死亡的神经组织形成的病理微环境将对周围组织继续损害，及时采取恰当的治疗措施才能保护和拯救邻近的正常及受损神经组织。研究提示，青光眼视神经损害的原发因素不仅是眼压，神经营养因子缺乏、代谢障碍毒性产物、自身免疫损伤等也可能直接或间接作用于视网膜视神经，因此，神经保护治疗就显得更为重要。

1．钙通道阻滞剂 通过抑制 Ca^{2+} 和细胞内 Ca^{2+} 释放，阻断兴奋性氨基酸介导的毒性，具有抑制自由基，增加血流和稳定细胞膜，达到保护视神经的作用。

2．谷氨酸受体拮抗剂 谷氨酸是主要的视网膜兴奋性毒素，生理状态下存在于神经末梢谷氨酸囊泡内，病理条件下大量释放，过度刺激受体而造成视网膜神经节细胞的凋亡。谷氨酸受体拮抗剂通过阻止这种作用而发挥视神经保护作用。

3．神经生长因子 通过转基因等方法表达神经营养因子，对青光眼视网膜神经节细胞损伤的修复及防止其进一步损害起着重要的作用。

4．一氧化氮途径抑制剂 抑制 NO 的生成可保护缺血和兴奋性毒素介导的神经元损伤。

5．抗氧化剂 缺血再灌注损伤能产生大量的氧自由基，直接与脂质、核酸蛋白发生反应，又促使兴奋性毒素的释放，共同作用加速神经元死亡。氧自由基清除剂包括过氧化物酶、超氧化物歧化酶等内源性酶系统，以及维生素 C 及维生素 E 等抗氧化的维生素。也有研究发现，天然的叶黄素和玉米黄素可以对高眼压动物模型的神经节细胞有抗氧化损伤的保护作用。

（三）抗青光眼滤过手术辅助类用药

抗青光眼滤过手术后滤过道阻塞和结膜下组织纤维化是导致手术失败的主要原因。可采用抑制成纤维细胞增殖的抗代谢药物进行预防。

1．氟尿嘧啶（5-fluorouracil，5-Fu） 对增殖细胞，尤其是 S 期细胞具有杀灭作用。在小梁切除术中可用 50 mg/ml 5-Fu 浸润于海绵中放置在巩膜瓣中及瓣上数分钟，随即用大量生理盐水冲净；也可在术后进行结膜下注射治疗，预防滤过泡瘢痕化。不良反应：频繁的结膜下注射 5-Fu 可导致角膜上皮缺损或结膜伤口渗漏、滤过泡破裂等。

2．丝裂霉素（mitomycin C，MMC） MMC 对成纤维细胞的抑制作用是 5-Fu 的 100 倍，可用来阻止手术区血管再生、抑制成纤维细胞增生和瘢痕形成。术中用法同 5-Fu。也可用于翼状胬肉切除术中，防止胬肉复发。MMC 对结膜、角膜、巩膜、睫状体、小梁网细胞均有毒性作用。

四、眼科局部抗感染用药

眼科抗感染药包括抗细菌药物、抗真菌药物和抗病毒药物。

（一）常用抗细菌药物

使用局部抗生素治疗应尽量避免细菌耐药性的发生。

1．眼部局部常用的合成抗菌素 喹诺酮类药物是目前临床使用最多的一类抗细菌药物。

（1）氧氟沙星（ofloxacin）：广谱的抗菌药物，对绝大多数革兰氏阳性与阴性菌作用很强，对衣原体和支原体也有效。0.3% 的滴眼液和膏剂。

（2）左氧氟沙星（levofloxacin）：氧氟沙星的左旋异构体，抗菌谱同氧氟沙星但活性高 2 倍。0.3% ～ 0.5% 的滴眼液和膏剂。

（3）加替沙星（gatifloxacin）：第四代喹诺酮类药物，抗菌谱更广，对厌氧菌、支原体、衣原体有较强作用。0.3% 的滴眼液和膏剂。

2．头孢菌素类抗生素

（1）头孢唑林钠（cefazolin sodium）：第一代头孢菌素，对多种革兰氏阳性与阴性菌、放线菌有效，对革兰氏阳性菌，如金黄色葡萄球菌、溶血性链球菌等作用较强。5% 的滴眼液。

（2）头孢他啶（ceftazidime）：第三代头孢菌素。对多种革兰氏阳性与阴性菌有较强作用。结膜下注射 100 ～ 150 mg，玻璃体内注射 2 mg/0.1 ml。

3．大环内酯类抗生素　红霉素（erythromycin）对革兰氏阳性菌有较强作用，尤其对耐药金黄色葡萄球菌更有效。对沙眼衣原体也有抑制作用。但很多细菌容易对本品产生耐药性。0.5% 的滴眼液和膏剂。

4．氨基糖苷类抗生素

（1）新霉素（neomycin）：对多种革兰氏阳性与阴性菌、放线菌及螺旋体有抑制作用，对大肠埃希菌、结核分枝杆菌、假单胞菌和变形杆菌作用较强。金黄色葡萄球菌和链球菌易产生耐药性。0.5% ～ 1% 的滴眼液和膏剂。

（2）妥布霉素（tobramycin）：对多种革兰氏阳性与阴性菌有抑制和杀菌作用。对葡萄球菌高度敏感，且有较强的抗革兰氏阴性菌的能力，对庆大霉素耐药的铜绿假单胞菌也敏感。0.3% 的滴眼液，3mg/g 的膏剂。

5．多肽类抗生素　万古霉素（vancomycin）对革兰氏阳性菌有很强的抗菌作用，适用于耐甲氧西林金黄色葡萄球菌（MRSA）感染。对大多数革兰氏阴性菌耐药。5% 的滴眼液。

6．氯霉素类抗生素　氯霉素（chloramphenicol）通过抑制细菌蛋白质合成而产生抑菌效果，对大多数革兰氏阳性与阴性菌有效，特别是后者。0.25% ～ 0.5% 的滴眼液，1% 的膏剂。

7．利福平（rifampicin）　对多种革兰氏阳性与阴性菌、沙眼衣原体和某些病毒有抑制作用，尤其对耐药金黄色葡萄球菌、结核分枝杆菌、麻风分枝杆菌和沙眼衣原体有较强作用。1% ～ 2.5% 的滴眼液和膏剂。

（二）常用抗真菌药物

1．抗真菌抗生素

（1）两性霉素 B（amphotericin B）　广谱抗真菌抗生素，对荚膜组织胞浆菌、新型隐球菌、白念珠菌、粗球孢子菌、曲霉菌、镰刀菌属有效。低浓度抑菌，高浓度杀菌。可 0.1% ～ 0.3% 的滴眼液滴眼、前房注射、玻璃体腔内注射或静脉注射治疗。治疗真菌性眶蜂窝织炎、眼内炎及角膜溃疡。

（2）那他霉素（natamycin）：又称匹马霉素，广谱抗真菌抗生素，对曲孢子真菌、芽生菌属、组织胞浆菌属、隐球菌属、念珠菌属、球孢子菌属、曲霉菌属、镰刀菌属、小孢子菌属、青霉属、孢子丝菌属和滴虫均有抑制作用。0.5% 的混悬滴眼液，1% 的眼膏。

2．咪唑类抗真菌药

（1）酮康唑（ketoconazole）：具广谱抗真菌作用，对念珠菌属、孢子菌属、隐球菌属、拟球酵母菌属有明显活性。1% ～ 2% 的混悬滴眼液。口服 200 mg，2 次 / 日。

（2）氟康唑（fluconazole）：具广谱抗真菌作用，对深、浅部真菌均有效，尤其对隐球菌、念珠菌有较强活性，对曲霉菌效果较差。体内抗真菌作用优于体外。可全身或眼局部给药，第一天 200 mg，随后 100 mg 1 次 / 日静脉注射 6 ～ 8 周，0.2% ～ 0.5% 的滴眼液或膏剂。

（3）伊曲康唑（itraconazole）：广谱抗真菌药，能强力抑制多数致病性真菌。每次

100 ～ 200 mg，1 次 / 日。

（4）伏立康唑（voriconazole）：广谱抗真菌药物，0.2 g 口服 2 次 / 日或 1% 滴眼液滴眼。

3．烯丙胺类抗真菌药 特比萘芬（terbinafine）：广谱抗真菌药，对荚膜组织胞浆菌、曲霉菌、皮炎芽生菌、皮肤真菌有杀菌作用。每次 0.25 g。

（三）常用抗病毒药物

1．非选择性抗疱疹病毒药物 碘苷（idoxuridine）仅抑制 DNA 病毒，对单纯疱疹病毒（HSV）、牛痘病毒、水痘病毒等有效。对 HSV 容易产生耐药。0.1% 的滴眼液，3% 的膏剂。

2．选择性抗疱疹病毒药物

（1）阿昔洛韦（acyclovir）：选择性抑制 HSV、水痘 - 带状疱疹病毒（VZV），对牛痘病毒、RNA 病毒无效。对 HSV 容易产生耐药。主要治疗疗各类单纯疱疹病毒角膜炎、带状疱疹性眼病。剂型包括 0.1% 的滴眼液，3% 的膏剂、口服或静脉点滴。

（2）更昔洛韦（ganciclovir）：对 HSV 和 VZV 的作用与阿昔洛韦相当，对巨细胞病毒（CMV）的作用明显高于阿昔洛韦，对微小 RNA 病毒和腺病毒有效。主要用于治疗各类单纯疱疹性角膜炎、带状疱疹性眼病、急性视网膜坏死综合征、CMV 视网膜炎。0.2% 的滴眼液、凝胶或膏剂，也可结膜下注射、玻璃体内注射或静脉滴注治疗。

3．广谱抗病毒药物

（1）干扰素（interferon）：对 DNA 病毒和 RNA 病毒都有作用，对衣原体和原虫也有作用。3 × 106 U/ml 的滴眼液。

（2）利巴韦林（ribavirin）：对 DNA、RNA 病毒都有抑制作用。0.1% ～ 0.5% 的滴眼液或膏剂。

五、局部应用糖皮质激素

糖皮质激素的主要药理作用包括抗炎作用、免疫抑制作用、增强机体应激能力、细胞凋亡诱导作用。糖皮质激素是一把双刃剑，除了类肾上腺皮质功能亢进综合征、消化道溃疡、诱发或加重感染、诱发精神病或癫痫发作、引起高血压和动脉粥样硬化、骨质疏松、肌肉萎缩、伤口延迟愈合等全身副作用外，局部长期使用可导致激素性青光眼和并发性白内障。

眼科常用糖皮质激素：①滴眼治疗。氢化可的松油剂：0.5%、0.12%、0.125%、1%；醋酸泼尼松龙悬液：0.125%、1%；泼尼松龙磷酸钠溶液：0.125%、1%；地塞米松磷酸钠悬液：0.1%，油剂：0.05%；甲羟松悬液：1%；氟米龙悬液：0.1%、0.25%，油剂：0.1%；氯替泼诺悬液：0.5%；还有糖皮质激素与抗生素复方制剂，如妥布霉素和地塞米松复方制剂等。②眼周注射。氢化可的松（hydrocortisone）结膜下或球后注射：每次 7.5 ～ 12.5 mg；泼尼松龙（prednisolone）结膜下或球后注射：每次 7.5 ～ 12.5 mg；地塞米松（dexamethasone）结膜下注射：每次 1 ～ 2 mg。

六、非甾体抗炎药

非甾体类药物主要通过抑制前列腺素（PG）的产生而发挥抗炎作用。非甾体类药物是临床上常用的另一类抗炎药物，抗炎机制与激素不同。虽抗炎效果不如激素，但副作用小，与激素协同用药可以极大增加抗炎效果。常用非甾体类药物的制剂和用法：①吲哚美辛（idnomethacin）针剂：结膜下注射每次 5 ～ 10 mg；片剂：每次 25 mg，3 次 / 日。②双氯芬酸钠（diclofenac sodium）：0.1% 滴眼液。③酮咯酸氨丁三醇（ketorolac tromethamine）：常用 0.5% 滴眼液，4 次 / 日。④普拉洛芬（pranoprofen）：常用 0.1% 滴眼液，4 次 / 日。

七、其他抗过敏药

主要用于控制速发型变态反应，常用者为组胺受体阻断药和过敏介质阻滞药。

组胺受体阻滞药：传统的抗组胺药用于治疗过敏性结膜炎、春季角结膜炎及其他过敏性眼病。主要有：①氯苯那敏（扑尔敏，chlorphenamine）：口服 4 mg，1 ~ 3 次 / 日，滴眼 0.1% ~ 0.5%；②曲吡那敏（tripelennamine）：口服 4 mg，2 或 3 次 / 日，滴眼 0.1% ~ 0.5%；③安他唑啉（antazoline）：滴眼 0.5%；④西替利嗪（cetririzine）：滴眼 0.1%。新型抗组胺药能组织炎性介质释放，抑制多种炎症细胞活化。主要有：①酮替芬（ketotifen）：滴眼 0.025% ~ 0.05%；②左卡巴斯汀（levocabastine）：滴眼 0.05%；③依美斯汀（emedastine）：滴眼 0.05%；④依匹斯汀（epinastine）：滴眼 0.05%。

过敏介质阻滞药：①色甘酸钠：滴眼 2% ~ 4%；②奈多罗米（nedocromil）：滴眼 2%；③洛度沙胺（lodoxamide）：滴眼 0.1%；④吡嘧司特（pemirolast）：滴眼 0.1%。

八、血管收缩剂和充血缓解剂

0.12% 去氧肾上腺素或 0.05 ~ 0.15% 四氢唑啉，可收缩结膜表面血管，减轻或消除眼红。还可以减轻烟雾等引起的眼部刺激症状和眼痒。

九、人工泪液和眼用润滑剂

人工泪液和眼用润滑剂多用于泪液缺乏性干眼的治疗。缓解干眼症状、减少干眼症的并发症。临床上常用的人工泪液：右旋糖酐羟甲纤维素、0.5% 羟丙甲纤维素、羧甲基纤维素钠、卡波姆、透明质酸钠。各种人工泪液特点不同，选择时充分考虑药物的成分和作用机制，根据病情决定用药剂量和种类。

（钟　勇）

附录

眼科测量正常值

一、解剖生理部分

（一）眼球的解剖生理数据值

眼球	前后径 24 mm，垂直径 23 mm，水平径 23.5 mm
	眼内轴长（角膜内面至视网膜内面）22.12 mm，赤道部周长 74.71 mm
	赤道部距角膜缘 14.5 mm
	容积 6.5 ml，重量 7g
	眼球突出度 12 ~ 14 mm，两眼相差不超过 2 mm
角膜	横径 11.5 ~ 12 mm，垂直径 10.5 ~ 11 mm
	厚度中央部 0.5 ~ 0.55 mm，周边部 1 mm
	内皮细胞数 2899 ±410/mm^2
	曲率半径　前面 7.84 mm，后面 6.8 mm
屈光力	前面 +48.8 D，后面 –5.8 D，总屈光力 +43 D
	屈光指数　1.337
角膜缘	男性成人宽度（病理标本测定）
	上方：1.9 ~ 2.67 mm，平均 2.37 mm
	鼻侧：0.83 ~ 1.58 mm，平均 1.29 mm
	下方：1.83 ~ 2.40 mm，平均 2.15 mm
	颞侧：1.0 ~ 1.67 mm，平均 1.35 mm
巩膜厚度	眼外肌附着处 0.3 mm，赤道部 0.4 ~ 0.6 mm，视神经周围 1.0 mm
	前房中央深度　2.5 ~ 3 mm
房水	体积 0.15 ~ 0.3 ml，前房 0.2 ml，后房 0.06 ml
	生成速率 2 ~ 3 μl/min
	流出易度 0.22 ~ 0.28 μl/（min · mmHg）
	比重 1.006，pH 7.5 ~ 7.6
	屈光指数 1.336
	氧分压 55 mmHg，二氧化碳分压 40 ~ 60 mmHg
瞳孔	直径 2.5 ~ 4.0 mm，双眼差< 0.25 mm
	瞳距 60.9 ±0.18 mm（男），58.3 ±0.13 mm（女）
晶状体	直径 9 ~ 10 mm，厚度 4 ~ 5 mm，体积 0.2 ml
曲率半径	前面 10 mm，后面 6 mm
屈光力	前面 +7 D，后面 +11.66 D，总屈光力 +19.11 D
	屈光指数 1.437
玻璃体	体积 4.5 ml

屈光指数 1.336

睫状体　宽度 6 ～ 7 mm

脉络膜　平均厚度约 0.25 mm，脉络膜上腔间隙 10 ～ 35 μm

锯齿缘距角膜缘 7 ～ 8 mm

视网膜　视网膜动静脉直径比 2 ∶ 3

黄斑　直径 1 ～ 2 mm

中心凹位于视盘颞侧缘 3 ～ 4 mm，视盘中心水平线下 0.8 mm

距下斜肌最短距离（下斜肌止端鼻侧缘内上）2.2 mm

距赤道 18 ～ 22 mm

视盘　直径　1.5 mm × 1.75 mm

（二）眼附属器的解剖生理数据值

睑裂　长 26 ～ 30 mm，平视时高 8 mm，上睑遮盖角膜 1 ～ 2 mm

内眦间距 30 ～ 35 mm，平均 34 mm

外眦间距 88 ～ 92 mm，平均 90 mm

睑板　睑板中央部宽度：上睑 6 ～ 9 mm，下睑 5 mm；睑板长为 29 mm；厚为 1 mm

睫毛　上睑 100 ～ 150 根，下睑 50 ～ 75 根

平视时倾斜度：上睑 110° ～ 130°，下睑 100° ～ 120°

寿命 3 ～ 5 个月，拔除后 1 周生长 1 ～ 2 mm，10 周可达正常长度

结膜　结膜囊深度（睑缘至穹窿部深处）：上方 20 mm，下方 10 mm

穹窿结膜与角膜缘距离：上下方均为 8 ～ 10 mm，颞侧 14 mm，鼻侧 7 mm

泪器　泪腺　眶部 20 mm × 11 mm × 5 mm，重 0.75 g

睑部 15 mm × 7 mm × 3 mm，重 0.2 g

泪小点　直径 0.2 ～ 0.3 mm，距内眦上泪点 6 mm，下泪点 6.5 mm

泪小管　直径 0.5 ～ 0.8 mm，可扩张 3 倍。管长 10 mm，垂直部 1 ～ 2 mm

泪囊　长 10 mm，宽 3 mm；上 1/3 位内眦韧带以上

鼻泪管　全长 18 mm；下口位于下鼻甲前端之后 16 mm，鼻前孔外侧缘后方 30 mm

泪囊窝　长 17.86 mm，宽 8.01 mm

泪液　正常清醒状态下，每分钟分泌 0.9 ～ 2.2 μl

比重 1.008，渗透压 295 ～ 309 mOm/L，平均 305 mOm/L

屈光指数 1.336

泪膜　厚度 7 μm，总量 7.4 μl，更新速度每分钟 12% ～ 16%，pH 6.5 ～ 7.6

渗透压（296 ～ 308）mOsm/L

眼眶　深 40 ～ 50 mm，容积 25 ～ 28 ml

视神经孔直径 4 ～ 6 mm，视神经管长 4 ～ 9 mm

视神经　全长 42 ～ 51 mm

眼内段 1 mm，眶内段 25 ～ 30 mm，管内段 6 ～ 10 mm，颅内段 10 mm

眼外肌　肌腱宽度　内直肌 10.3 mm，外直肌 9.2 mm，上直肌 10.8 mm

下直肌 9.8 mm，上斜肌 9.4 mm，下斜肌 9.4 mm

直肌止点距角膜缘　内直肌 5.5 mm，下直肌 6.5 mm

外直肌 6.9 mm，上直肌 7.7 mm

眶内血管　睫状前动脉　7 支

睫状后短动脉　10 ～ 20 支

睫状后长动脉　2 支

涡静脉　4 ~ 6 支，距角膜缘 14 ~ 25 mm

二、临床检查部分

视功能检查

视野　　直径 3 mm 白色视标检查正常周边视野的范围

颞侧 90°，鼻侧 60°，上方 55°，下方 70°

蓝、红、绿色视标检查，周边视野依次递减 10° 左右

生理盲点　呈长椭圆形，垂直径 7.5 ±2°，横径 5.5 ±2°

其中心在注视点外侧 15.5°，水平中线下 1.5°

立体视觉　　立体视敏度 < 60 秒弧

对比敏感度　　函数曲线呈倒“U”型，也称为山型或钟型

泪液检查

泪膜破裂时间　10 ~ 45 秒

Schirmer 实验　正常值 10 ~ 15 mm/5 min

低分泌 < 10 mm/5 min，干眼 < 5 mm/5 min

眼压　　正常值 11 ~ 21 mmHg

青光眼检查相关数据

房水流畅系数（C）　正常值：0.19 ~ 0.65 μl/（min · mmHg）

病理值：≤ 0.12 μl/（min · mmHg）

房水流量（F）　正常值（1.84 ±0.05）μl/min，> 4.5 μl/min 为分泌过高

压畅比（P/C）　正常值≤ 100，病理值≥ 120

巩膜硬度（E）　正常值 0.0215

饮水试验　饮水前后眼压值相差：正常值≤ 5 mmHg，病理值≥ 8 mmHg

暗室试验　试验前后眼压相差：正常值≤ 5 mmHg，病理值≥ 8 mmHg

暗室加俯卧试验　试验前后眼压相差：正常值≤ 5 mmHg，病理值≥ 8 mmHg

视网膜中央动脉血压　弹簧式视网膜血管血压计测量值：60 ~ 80 mmHg/30 ~ 40 mmHg

荧光素眼底血管造影　臂 - 脉络膜循环时间平均 8.4 秒

臂 - 视网膜循环时间为 7 ~ 12 秒

各年龄最大调节力与近点距离

年龄（岁）	10	20	30	40	50	60	70	80
调节力（D）	14	10	7	4.5	2.5	1.0	0.25	0.00
近点距离（cm）	7.1	10	14.3	28.5	40	100	400	无穷远

（马建民）

中英文专业词汇索引

K

L

M

N

P

Q

Z

主要参考文献

1. 崔浩，王宁利，徐国兴．眼科学．3 版．北京：北京大学医学出版社，2013.
2. 赵堪兴，杨培增．眼科学．8 版．北京：人民卫生出版社，2013.
3. 李德姣，王宁利，牟大鹏．全景超声生物显微镜对人眼睫状沟距离及前房直径的测量．中华实验眼科杂志，2011，29（10）：918-921.
4. 王宁利，解晓斌，陈伟伟，等．基于磁共振成像的无创颅内压及跨筛板压力差测量方法的标准与规范探讨．中华眼科杂志，2014，50（12）：936-940.
5. 葛坚，王宁利．眼科学．3 版．北京：人民卫生出版社，2015.
6. 范先群．眼整形外科学．北京：北京科学技术出版社，2009.
7. 中华医学会眼科学分会眼整形眼眶病学组．我国睑板腺癌临床诊疗专家共识．中华眼科杂志，2017，53（6）：413-415.
8. 刘祖国．干眼．北京：人民卫生出版社，2017.
9. 孙旭光．睑缘炎与睑板腺功能障碍．北京：人民卫生出版社，2015.
10. 中华医学会眼科学分会角膜病学组．干眼临床诊疗专家共识（2013 年）．中华眼科杂志，2013，49（1）：73-75.
11. 中华医学会眼科学分会角膜病学组．我国睑板腺功能障碍诊断与治疗专家共识（2017 年）．中华眼科杂志，2017，53（9）：657-661.
12. 黎晓新，王宁利．眼科学．北京：人民卫生出版社，2015.
13. 王宁利，欧阳洁，周文炳，等．中国人闭角型青光眼房角关闭机制的研究．中华眼科杂志，2000，36（1）：46-51.
14. 中华医学会眼科学分会青光眼学组．中国原发性闭角型青光眼诊治方案专家共识（2019 年）．中华眼科杂志，2019，55（5）：325-328.
15. 张明，范肃洁，梁远波，等．原发性闭角型青光眼首选治疗指征探讨．眼科，2017（01）：23-28.
16. 中华医学会眼科学分会青光眼学组．中国正常眼压性青光眼诊疗专家共识（2019 年）．中华眼科杂志，2019，55（5）：329-332.
17. 孙云晓，谢媛，刘祥祥，等．自发性局限性筛板缺损与青光眼视神经损伤进展的关系．中华眼科杂志，2019，55（5）：338-346.
18. 北京医学会眼科学分会青光眼诊治新技术共识小组．中国人色素播散综合征诊断标准探讨．中华眼科杂志，2015，51（4）：255-256.
19. 梁庆丰，刘旭阳．北京眼压与颅压相关疾病研究中跨筛板压力差致青光眼视神经损伤的机制．中华眼科杂志，2014，50（10）：798-800.
20. 孙芸芸，陈伟伟，王宁利．高眼压症的诊断与治疗．中华眼科杂志，2016，52（7）：542-546.
21. 任泽钦．青光眼局部降眼压药专家共识和一线药物的选择．眼科，2012，21（1）：11-13.

22. 马楠．视网膜血管瘤样增生的眼底表现及治疗现状．中华实验眼科杂志，2013，31（1）：101-104.
23. 刘家琦，李凤鸣．实用眼科学．3 版．北京：人民卫生出版社，2010.
24. 邹玉凌，游志鹏．中心性浆液性脉络膜视网膜病变的光动力疗法研究进展．中国实用眼科杂志，2012，30（11）：1269-1271.
25. 郝雨时．斜视．天津：天津科技出版社，1982.
26. 赵堪兴．斜视弱视学．北京：人民卫生出版社，2011.
27. 夏晓波，赵桂秋．眼科学实习指导．北京：人民卫生出版社，2016.
28. 葛坚，刘奕志．眼科手术学．3 版．北京：人民卫生出版社，2015.
29. 颜华，王宁利，姚克．眼科学．北京：清华大学出版社，2016.
30. 黎晓新，王宁利．眼科学．北京：人民卫生出版社，2016.
31. 颜华．我国眼外伤救治现状与面临的挑战．中华眼科杂志，2015，51（8）：561-564.
32. Yanoff M，Duker JS. Ophthalmology. 4th ed. Philadelphia：Elsevier Saunders. 2014.
33. Liu H，Yang D，Ma T，et al. Measurement and Associations of the Optic Nerve Subarachnoid Space in Normal Tension and Primary Open Angle Glaucoma. Am J Ophthalmol，2018，186：128-137.
34. Xie X，Zhang X，Fu J，et al. Noninvasive intracranial pressure estimation by orbital subarachnoid space measurement：The Beijing Intracranial and Intraocular Pressure（iCOP）study. Crit Care，2013，17（4）：R162.
35. Li DJ，Wang NL，Chen S，et al. Accuracy and repeatability of direct ciliary sulcus diameter measurements by full-scale 50-megahertz ultrasound biomicroscopy. Chin Med J（Engl），2009，122（8）：955-959.
36. Fea A，Damato D，Actis AG，et al. Blepharoplastic：essential review. Minerva Chir，2013，68（6 Suppl 1）：49-56.
37. Craig JP，Nichols KK，Nichols JJ，et al. TFOS DEWS Ⅱ definition and classification report. Ocul Surf，2017，15（3）：276-283.
38. Wolffsohn JS，Arita R，Chalmers R，et al. TFOS DEWS Ⅱ diagnostic methodology report. Ocul Surf，2017，15（3）：539-574.
39. Jones L，Dowine LE，Korb D，et al. TFOS DEWS Ⅱ management and therapy report. Ocul Surf，2017，15（3）：575-628.
40. Paul RE，James JA. Vaughan & Asbury's General Ophthalmology，19th ed. New York：McGraw-Hill Education，2017.
41. Quigley HA，Broman AT.The number of people with glaucoma worldwide in 2010 and 2020.Br J Ophthalmol，2006，90（3）：262-267.
42. Sommer A，Tielsch JM，Katz J，et al. Relationship between intraocular pressure and primary open angle glaucoma among white and black Americans. The Baltimore Eye Survey. Arch Ophthalmol，1991，109（8）：1090-1095.
43. Collaborative Normal-Tension Glaucoma Study Group. Comparison of glaucomatous progression between untreated patients with normal-tension glaucoma and patients with therapeutically reduced intraocular pressures. Am J Ophthalmol，1998，126（4）：487-497.
44. Berdahl JP，Allingham RR，Johnson DH. Cerebrospinal fluid pressure is decreased in primary open-angle glaucoma. Ophthalmology，2008，115（5）：763-768.

45. Berdahl JP，Fautsch MP，Stinnett SS，et al. Intracranial pressure in primary open angle glaucoma，normal tension glaucoma，and ocular hypertension：a case-control study. Invest Ophthalmol Vis Sci，2008，49（12）：5412-5418.
46. Ren R，Jonas JB，Tian G，et al. Cerebrospinal fluid pressure in glaucoma：a prospective study. Ophthalmology，2016，117（2）：259-266.
47. Jonas JB，Wang N，Yang D，et al. Facts and myths of cerebrospinal fluid pressure for the physiology of the eye. Prog Retin Eye Res，2015，46：67-83.
48. Wang N，Xie X，Yang D，et al. Orbital cerebrospinal fluid space in glaucoma：the Beijing intracranial and intraocular pressure（iCOP）study. Ophthalmology，2012，119（10）：2065-2073.e1.
49. Zhang Z，Liu D，Jonas JB，et al.Axonal Transport in the Rat Optic Nerve Following Short-Term Reduction in Cerebrospinal Fluid Pressure or Elevation in Intraocular Pressure. Invest Ophthalmol Vis Sci，2015，56（8）：4257-4266.
50. Berdahl JP，Fleischman D，Zaydlarova J，et al. Body mass index has a linear relationship with cerebrospinal fluid pressure. Invest Opthalmol Vis Sci，2012，53（3）：1422.
51. Dewundara SS，Wiggs JL，Sullivan DA，et al. Is Estrogen a Therapeutic Target for Glaucoma？ Semin Ophthalmol，2016，31（1-2）：140-146.
52. Flammer J，Konieczka K . The discovery of the Flammer syndrome：a historical and personal perspective. EPMA Journal，2017，8（2）：75-97.
53. Arnarsson A，Sasaki H，Jonasson F. Twelve-year Incidence of Exfoliation Syndrome in the Reykjavik Eye Study. Acta Ophthalmol，2013，91（2）：157-162.
54. Liu L，Ong EL，Crowston J. The concave iris in pigment dispersion syndrome. Ophthalmology，2011，118（1）：66-70.
55. Papaconstantinou D，Georgalas I，Kourtis N，et al. Lens-induced glaucoma in the elderly. Clin Interv Aging，2009，4：331-336.
56. Miraldi Utz V，Coussa RG，Traboulsi EI. Surgical management of lens subluxation in Marfan syndrome. J AAPOS，2014，18（2）：140-146.
57. Bai HQ，Yao L，Wang DB，et al. Causes and treatments of traumatic secondary glaucoma. Eur J Ophthalmol，2009，19（2）：201-206.
58. Horsley MB，Chen TC. The use of prostaglandin analogs in the uveitic patient. Semin Ophthalmol，2011，264（4-5）：285-289.
59. Iwao K，Inatani M，Seto T，et al. Long-term outcomes and prognostic factors for trabeculectomy with mitomycin C in eyes with uveitic glaucoma：A retrospective cohort study. J Glaucoma，2014，23（2）：88-94.
60. Radcliffe NM，Finger PT. Eye cancer related glaucoma：current concepts. Surv Ophthalmol，2009，54（1）：47-73.
61. Jones R 3rd，Rhee DJ. Corticosteroid-induced ocular hypertension and glaucoma：a brief review and update of the literature. Curr Opin Ophthalmol，2006，17（2）：163-167.
62. Mangouritsas G，Mourtzoukos S，Portaliou DM，et al. Glaucoma associated with the management of rhegmatogenous retinal detachment. Clin Ophthalmol，2013，7：727-734.
63. Nassr MA，Morris CL，Netland PA，et al. Intraocular pressure change in orbital disease. Surv Ophthalmol，2009，54（5）：519-544.
64. Lee H，Khan R，O' Keefe M. Aniridia：current pathology and management. Acta

Ophthalmol，2008，86（7）：708-715.
65. Chattopadhyay A，Kher AS，Bharucha BA，et al. Microcornea，glaucoma，and absent frontal sinus. J Pediatr，1995，127（2）：333.
66. Hommer A. A review of preserved and preservative-free prostaglandin analogues for the treatment of open-angle glaucoma and ocular hypertension.Drugs Today（Barc），2010，46（6）：409-416.
67. Wolffsohn JS，Davies LN. Advances in anterior segment imaging. Curr Opin Ophthalmol，2007，18（1）：32-38.
68. Weinreb RN，Grajewski A，Papadopoulos M，et al. Consensus on childhood glaucoma. Amsterdam：Kugel Publications，2013.
69. Ou Z，Liu G，Liu W，et al. Bioinformatics analysis of CYP1B1 mutation hotspots in Chinese primary congenital glaucoma patients. Biosci Rep，2018，38（4）.
70. Grieshaber MC，Fraenkl S，Schoetzau A，et al. Circumferential viscocanalostomy and suture canal distension（canaloplasty）for whites with open-angle glaucoma.J Glaucoma，2011，20（5）：298-302.
71. Ahmed II，Katz LJ，Chang DF，et al. Prospective evaluation of microinvasive glaucoma surgery with trabecular microbypass stents and prostaglandin in open-angle glaucoma.J Cataract Refract Surg，2014，40（8）：1295-1300.
72. Belovay GW，Naqi A，Chan BJ，et al. Using multiple trabecular micro-bypass stents in cataract patients to treat open-angle glaucoma.J Cataract Refract Surg，2012，38（11）：1911-1917.
73. Hays CL，Gulati V，Fan S，et al. Improvement in outflow facility by two novel microinvasive glaucoma surgery implants.Invest Ophthalmol Vis Sci，2014，55（3）：1893-1900.
74. Shi Y，Wang H，Yin J，et al. Microcatheter-assisted trabeculotomy versus rigid probe trabeculotomy in congenital glaucoma. Br J Ophthalmol，2016，100（9）：1257-1262.
75. Shi Y，Wang H，Yin J，et al. Outcomes of microcatheter-assisted trabeculotomy following failed angle surgeries in primary congenital glaucoma. Eye，2017，31：132–139.
76. Grover DS，Smith O，Fellman RL，et al. Gonioscopy assisted transluminal trabeculotomy：an ab interno circumferential trabeculotomy for the treatment of primary congenital glaucoma and juvenile open angle glaucoma. Br J Ophthalmol，2015，99（8）：1092-1096.
77. Tsai JC，Chang HW，Kao CN，et al. Trabeculectomy with mitomycin C versus trabeculectomy alone for juvenile primary open-angle glaucoma. Ophthalmologica，2003，217：24-30.
78. Rabiah PK. Frequency and predictors of glaucoma after pediatric cataract surgery. Am J Ophthalmol，2004，137（1）：30-37.
79. Swamy BN，Billson F，Martin F，et al. Secondary glaucoma after paediatric cataract surgery. Br J Ophthalmol，2007，91（12）：1627-1630.
80. Wong WL，Su X，Li X，et al. Global prevalence of age-related macular degeneration and disease burden projection for 2020 and 2040：a systematic review and meta-analysis. Lancet Glob Health，2014，2（2）：e106-116.
81. Petrarca R，Jack TL. Radiation therapy for neovascular age-related macular degeneration.

Clin Ophthalmol，2011，5：57-63.

82. Lund RD，Wang S，Klimanskaya I，et al. Human embryonic stem-cell derived cells rescue visual function in dystrophic RSC rats. Cloning Stem Cells，2006，8（3）：189-199.

83. Gullapalli VK，Khodair MA，Wang H，et al. Retinal pigment epithetium and photo-receptor transplantation frontiers//Ryan SJ. Retina. Amsterdam：Elsevier，2013：669-689.

84. Tseng WA，Thein T，Kinnunen K，et al. NLRP3 inflammasome activation in retinal pigment epithetial cells by lysosomeal destabilizeation：implications for age-related macular degenerateon. Invest Ophthalmol Vis Sci，2013，54（1）：110-120.

85. Ho L，van Leeuwen R，Witteman JC，et al. Reducing the genetic risk of age-related macular degeneration with dietary antioxidants，zinc，and ω-3 fatty acids：the Rotterdam study. Arch Ophthalmol，2011，129（6）：758-766.

86. Ding JD，Johnson LV，Herrmann R，et al. Anti-amyloid therapy protects against retinal pigmented epithelium damage and vision loss in a model of age-related macular degeneration. Proc Natl Acad Sci USA，2011，108（28）：E279-287.

87. Mata NL，Lichter JB，Vogel R，et al. Investigation of oral fenretinide for treatment of geographic atrophy in age-related macular degeneration. Retina，2013，33（3）：498-507.

88. Pearson RA，Barber AC，Rizzi M，et al. Restoration of vision after transplantation of photoreceptors. Nature，2012，485（7396）：99-103.

89. Rosenbaum AL，Santiago AP. Clinical Strabismus Management. Philadelphia：W.B. Saunders Company，1999.

90. Birch EE. Amblyopia and binocular vision. Prog Retin Eye Res，2013，33：67-84.

91. Kiorpes L，Daw N. Cortical correlates of amblyopia. Vis Neurosci，2018，35：E016.

92. Hamm LM，Black J，Dai S，et al. Global processing in amblyopia：a review. Front Psychol，2014，5：583.

93. Goldstein MH，Wee D. Sports injuries：An ounce of prevention and a pound of cure. Eye Contact Lens，2011，37：160-163.